• 广州市高校创新创业（就业）教育项目（穗高教〔2019〕15号）成果 •

Multidisciplinary Management of Diabetes in Pregnancy and Critical Cases

妊娠合并糖尿病疑难危重病例分析及多学科管理

李映桃　张　莹　王子莲　主编

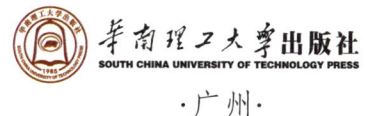

·广州·

图书在版编目（CIP）数据

妊娠合并糖尿病疑难危重病例分析及多学科管理/李映桃，张莹，王子莲主编. —广州：华南理工大学出版社，2022.9

ISBN 978－7－5623－7108－3

Ⅰ. ①妊… Ⅱ. ①李… ②张… ③王… Ⅲ. ①妊娠合并症-糖尿病-疑难病-病案 ②妊娠合并症-糖尿病-险症-病案 Ⅳ. ①R714.256

中国版本图书馆 CIP 数据核字（2022）第 130896 号

妊娠合并糖尿病疑难危重病例分析及多学科管理

李映桃　张　莹　王子莲　主编

出 版 人：柯　宁
出版发行：华南理工大学出版社
（广州五山华南理工大学 17 号楼　邮编：510640）
http://hg.cb.scut.edu.cn　E-mail: scutc13@scut.edu.cn
营销部电话：020-87113487　87111048（传真）
策划编辑：吴翠微
责任编辑：张　楚　陈　蓉
责任校对：詹伟文　李　璟
印 刷 者：佛山家联印刷有限公司
开　　本：787mm×1092mm　1/16　印张：23　字数：588 千
版　　次：2022 年 9 月第 1 版
印　　次：2022 年 9 月第 1 次印刷
定　　价：218.00 元

版权所有　盗版必究　印装差错　负责调换

《妊娠合并糖尿病疑难危重病例分析及多学科管理》

编委会

主　　编　李映桃　张　莹　王子莲

副 主 编　吴　繁　温济英　王懿春　梁伟璋　吴伟珍

学术秘书　陈　佳　王振宇　黄俊巧

编　　者

广州医科大学附属第三医院：

产科：	**陈敦金**　贺　芳　古士锋　黄　蓓　黄心怡　黄俊巧　黄芳英　柯彩萍　李映桃　梁伟璋　刘玉冰　陈娟娟　刘梦玥　黎思颖　毛丽丽　苗永慧　孙　雯　苏春宏　王　艳　温景锋　吴伟珍　王　永　王　瑞　肖晓梅　徐崇彬　余　琳　赵永朝　周梦阳　郑　暄　曾丽珠　张梦琪　李玉芳　李　佳　叶　婷　洪　雅　蓝　天
儿科：	范　茜　黄卫亮　孔　娟　林黎黎　李　颖　邱国莹　苏志文　吴　繁　朱剑东
内分泌科：	陈　慧　罗恒聪　李　泽　李任远　刘美兰　刘　恩　彭献莹　张　莹　张　奋　郑思远
风湿免疫科：	陆　宇　张建瑜
ICU科：	高元妹　甘朝晖　贾明旺　廖广园　李　静　王懿春　徐　仲
神经内科：	梁燕玲
呼吸内科：	魏立平　刘　沁
麻醉科：	王寿平　揭英锡　谢洁红
药剂科：	谭湘萍　梅峥嵘　王　颖　殷锦锦　严鹏科
产前诊断科：	李志华　胡柳琴
眼科：	王双勇
精神心理科：	周伯荣　胡佳佳　王璐洁

中山大学附属第一医院产科：	陈海天　王子莲
广东省妇幼保健院产科：	段冬梅　郭晶晶　胡海滨　雷　琼　李　慧 温济英　袁　力　钟彩娟　周宇恒　张温麓 邹燕敦　周立平
广州医科大学附属第二医院：	郭　慧
佛山市妇幼保健院：	陈　佳　陈海霞　郭晓玲
中山大学孙逸仙纪念医院：	王振宇
中山大学附属第三医院：	范建辉　陈新娟　李　萍
广东省珠海市妇幼保健院：	李兆生　尹保民
南方医科大学珠江医院：	潘石蕾
南方医科大学深圳医院：	卢澄钰
惠州第一妇幼保健院：	陈　平　谢玉珍
广州医科大学附属第五医院：	丘峻朝　余丽君
广东省佛山市三水区妇幼保健院：	杜春彦　彭冰洁
广州市海珠区妇幼保健院：	潘东娜　杜　丹
深圳市宝安区妇幼保健院：	何　青　朱元芳
广东省东莞市松山湖中心医院：	梁黎璇

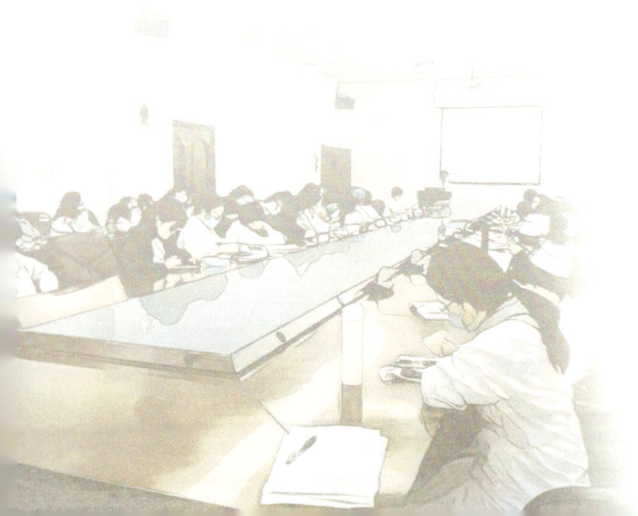

主编简介

李映桃 主任医师,教授,硕士研究生导师

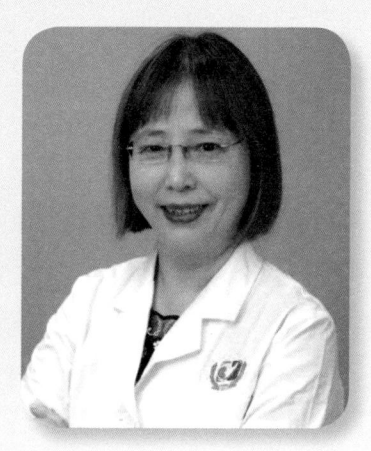

专长于急危重症孕产妇的救治和管理,产科适宜技术的研发和推广,以及妊娠合并糖尿病发病机制研究和科普健教。

曾作为访问学者分别在法国和美国学习。获评首届柔济名医和羊城好医生、2007年度全国卫生系统先进个人、2019年广州市最美医师,荣获2020年广东省医师奖、2020年广东省医学科技奖科普奖。创立的"妊娠期糖尿病创新工作室"为"广州市劳模和工匠人才创新工作室",其模式被国内多家医院借鉴和推广。

现为国家博士后项目评审专家,广东省和广州市科技项目评审专家。中国妇幼保健协会妊娠合并糖尿病专业委员会委员,广东省保健协会母婴安康分会主任委员,广州市医师协会母胎医学分会主任委员,广东省医学会生殖免疫与优生分会副主任委员,广东省女医师协会围产保健专家委员会副主任委员等。

主持各级科研项目共21项,获国家新型实用专利8项,广东省适宜技术推广项目7项。参编著作15部,主编《产科急救快速反应团队演练及技术操作示范》《妊娠合并糖尿病知识读本》《孕期控糖一看通》《图说糖妈妈饮食3+3》《宫颈机能不全诊治》《助产士门诊手册》《宫颈功能不全手册(孕妈版)》等7部,主译《产科学手册》1部。在国内外发表论文超百篇。国内率先建设公众号"柔济糖妈妈在线"互联网医疗平台及"多媒体/出版社–互联网–临床医院孵化器"一体化大学生创新创业教育平台。

张莹 主任医师，教授，硕士研究生导师

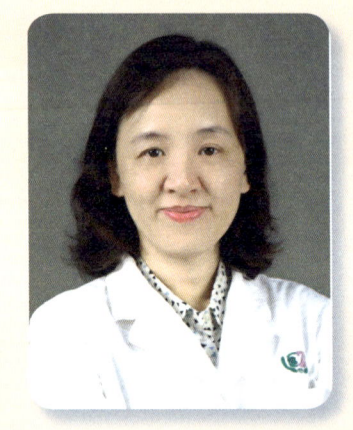

广州医科大学附属第三医院内分泌代谢科主任，内分泌代谢病学博士。长期从事内分泌代谢病临床、教学、科研工作。兼任广州市糖尿病学会副主任委员、广东省糖尿病学会常委、广东省内分泌学会常委、广东省药学会内分泌代谢用药专家委员会副主委、广东省预防医学会内分泌代谢专家委员会副主委、广东省健康管理学会内分泌代谢分会常委、广东省医师协会内分泌分会委员、广东省营养学会公共营养专委会常委、中国微循环学会糖尿病与微循环专业委员会委员、中国老年学和老年医学学会骨质疏松分会内分泌专家委员会委员、中国药学会临床内分泌用药评价分会常委、广州市健康科普专家等；荣获"岭南名医""羊城好医生"称号。研究方向：糖尿病、肥胖与生育相关内分泌代谢病。主持多个国家自然科学基金、广东省自然科学基金等省部级课题，主持并参与多个国际/国内多中心临床研究项目，并作为多个国际期刊及国内核心期刊审稿人及编委，在国内外发表论文60余篇。

王子莲 主任医师，教授，博士研究生导师

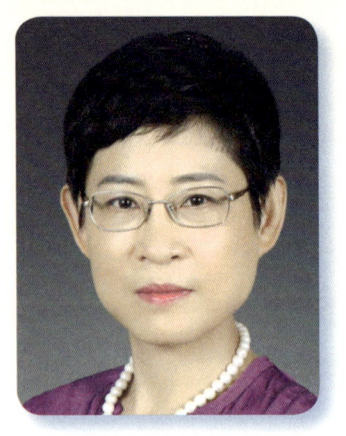

中山大学附属第一医院副院长，在围产医学领域尤其在高危妊娠、母胎监护、多胎妊娠、妊娠期糖尿病、妊娠合并内外科疾病的诊治等方面具有较深入的研究和丰富的临床经验，参与产科多个诊治指南的制定。先后获得国家自然科学基金项目、国家重点研发计划项目、卫生部行业项目、世界糖尿病基金会资助项目、广东省自然和社会发展项目、广州市科技计划项目以及中山大学5010计划等资助，在国内外学术期刊上发表学术论文多篇。获广东省南粤优秀教师、教育部宝钢优秀教师、中山大学教学名师等称号，主办多届"中山母胎监护论坛"，为传播产科新知识、新理念起到了积极的推动作用。

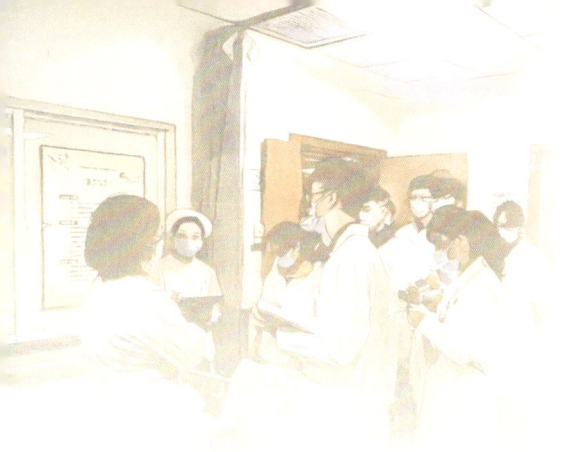

前　言

　　本书是广州医科大学附属第三医院广州重症孕产妇救治中心联合中山大学附属第一医院、中山大学孙逸仙纪念医院、中山大学附属第三医院和广东省妇幼保健院等医院收集的近十年的妊娠合并糖尿病疑难病例总结；也是实习医生、进修医生、住院医生、主治医生、副教授、教授等多层级医师的临床查房、文献复习、集体讨论的集结，还是内分泌科、营养科、重症医学科、肾内科、眼科、中医科等多学科的智慧结晶，更是临床诊治的思辨记录以及妊娠合并糖尿病创新工作室团队日复一日教学查房深入探讨的教学成果。笔者希望本书的出版能更好地为各级医院的各级医护和患者提供例证的查询和参考，为妊娠合并糖尿病并发疑难杂症和危急重症的诊治提供线索，有助于更全面和更深入地了解复合（多种）疾病共生，分清治疗的主次和用药的选择，避免药物间的协同或拮抗作用影响治疗效果，同时尽可能避免药物对胎儿的可能的不利影响。

　　数据显示，近年来全球范围内罹患妊娠合并糖尿病的妇女约为2090万人。血糖控制不良，可导致严重的母儿并发症，母儿妊娠结局不良，不仅使孕产妇及其家庭身心受损，而且给个人和社会带来了沉重的经济负担。本书所选择的疑难病例，不仅有妊娠合并糖尿病较常见的合并症，如出生缺陷、胎儿窘迫、死胎、巨大儿、酮症酸中毒和低血糖症、子痫前期、高脂血症、胰腺炎等；也有少见罕见的合并症，如糖尿病胃瘫、视网膜剥离、HELLP综合征、急性脂肪肝、1型暴发性糖尿病、内分泌相关肿瘤等特殊病例的诊治。全书分为两大部分：第一部分为疑难危重妊娠合并糖尿病个案式病例分析，以病例摘要、病例分析和小结三段论格式展开陈述，共31个临床案例；第二部分为从多个专科角度陈述的疑难危重妊娠合并糖尿病的病例分析，以问答模式对9个案例进行剖析，文末还暖心附上专科知识要点。四十多个病例，带我们随病入诊，引导我们追踪和探索病因、发病机制、疾病的诊断、治疗及预后评估的最佳措施与方案。

广州医科大学附属第三医院妇产科发展至今已有百年历史,是我国最早的妇产科临床医疗、教学基地之一。在此基础上1998年成立广州市重症孕产妇救治中心,2010年成为国家临床(产科)重点建设项目单位,2017年荣获"广东省产科临床质量控制中心""广东省重症孕产妇救治中心"资质,促使我们在2012年专门成立了"妊娠合并糖尿病创新工作室"。工作中时常会遇到全国各地转诊而来的疑难危重糖尿病孕产妇,每天上午8:00—9:00都会进行妊娠合并糖尿病疑难病例分析和文献学习,我们深信只有不断学习和探索,温故而知新,才能有所进步。翻阅临床记录的每一个病例,一切历历在目,就像发生在昨天!患者是我们最好的老师,感恩她们指引我们学到了很多新的知识,让我们每天都在进步。也希望广大读者能与我们共鸣,能从我们诊治妊娠合并糖尿病疑难危重患者的经验总结中提升自己的医疗水平。另外,恳请同道们不吝指正我们诊治过程中的不足,让我们可以共同携手共进,不断提高临床的诊治水平,更好地服务糖尿病母婴。

李映桃

2022年3月27日于羊城

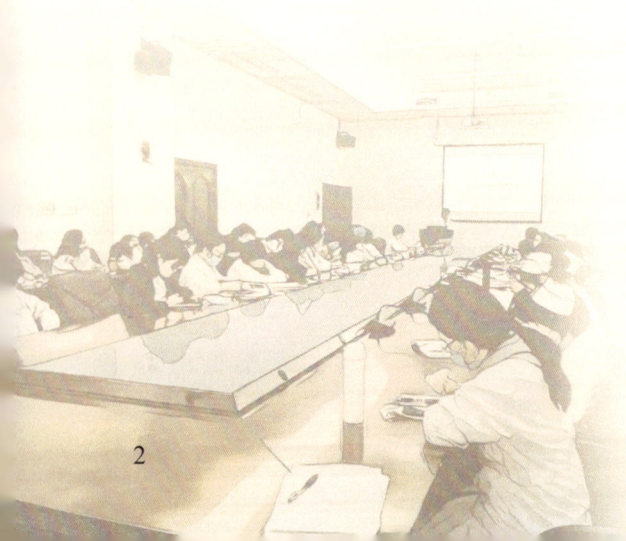

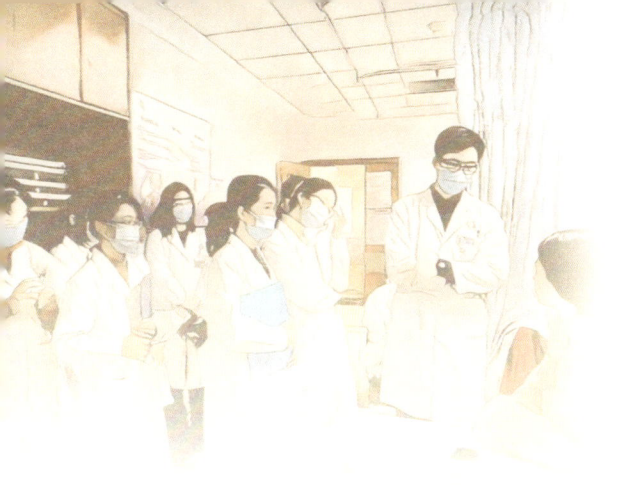

上编　疑难危重妊娠合并糖尿病个案式病例分析

1　1型糖尿病视网膜病变致失明合并妊娠 ·· 2
　1.1　病例摘要 ·· 2
　1.2　病例分析 ·· 4
　1.3　小结 ·· 8

2　1型糖尿病视网膜病变并发妊娠剧吐及胃轻瘫 ································ 10
　2.1　病例摘要 ·· 10
　2.2　病例分析 ·· 12
　2.3　小结 ·· 14

3　2型糖尿病妊娠晚期突发双眼视力下降 ·· 16
　3.1　病例摘要 ·· 16
　3.2　病例分析 ·· 18
　3.3　小结 ·· 21

4　妊娠合并糖尿病并发子痫前期伴右眼视力障碍 ································ 22
　4.1　病例摘要 ·· 22
　4.2　病例分析 ·· 23
　4.3　小结 ·· 28

5　1型糖尿病早孕期进展为糖尿病肾病并发子痫前期 ·························· 30
　5.1　病例摘要 ·· 30
　5.2　病例分析 ·· 34
　5.3　小结 ·· 37

6　1型糖尿病孕期进展为糖尿病肾病并发酮症酸中毒和胎儿窘迫 ········ 39
　6.1　病例摘要 ·· 39
　6.2　病例分析 ·· 41
　6.3　小结 ·· 45

7 1 型糖尿病酮症酸中毒并发子痫前期 ··········· 47
7.1 病例摘要 ··········· 47
7.2 病例分析 ··········· 50
7.3 小结 ··········· 52

8 妊娠合并糖尿病发生正常血糖酮症酸中毒及胎儿窘迫 ··········· 54
8.1 病例摘要 ··········· 54
8.2 病例分析 ··········· 55
8.3 小结 ··········· 57

9 妊娠期暴发性 1 型糖尿病发生酮症酸中毒及死胎 ··········· 58
9.1 病例摘要 ··········· 58
9.2 病例分析 ··········· 59
9.3 小结 ··········· 66

10 妊娠期糖尿病合并急性脂肪肝 ··········· 67
10.1 病例摘要 ··········· 67
10.2 病例分析 ··········· 69
10.3 小结 ··········· 71

11 妊娠合并糖尿病酮症酸中毒并发死胎及 HELLP 综合征 ··········· 73
11.1 病例摘要 ··········· 73
11.2 病例分析 ··········· 75
11.3 小结 ··········· 78

12 妊娠期糖尿病并发重度子痫前期及胎盘早剥 ··········· 80
12.1 病例摘要 ··········· 80
12.2 病例分析 ··········· 83
12.3 小结 ··········· 87

13 三胎妊娠合并妊娠期糖尿病 ··········· 89
13.1 病例摘要 ··········· 89
13.2 病例分析 ··········· 93
13.3 小结 ··········· 97

14 脑梗塞后妊娠合并慢性高血压及 2 型糖尿病 ··········· 98
14.1 病例摘要 ··········· 98
14.2 病例分析 ··········· 102
14.3 小结 ··········· 105

15 慢性高血压及糖尿病妊娠期出现阻塞性睡眠呼吸暂停综合征 ··········· 107
15.1 病例摘要 ··········· 107

15.2　病例分析 ……………………………………………………………… 108
　　15.3　小结 …………………………………………………………………… 113

16　妊娠合并糖尿病酮症酸中毒并发重症胰腺炎 ……………………………… 115
　　16.1　病例摘要 ……………………………………………………………… 115
　　16.2　病例分析 ……………………………………………………………… 117
　　16.3　小结 …………………………………………………………………… 120

17　早期未分化结缔组织病继发抗磷脂综合征合并妊娠期糖尿病 …………… 122
　　17.1　病例摘要 ……………………………………………………………… 122
　　17.2　病例分析 ……………………………………………………………… 125
　　17.3　小结 …………………………………………………………………… 129

18　自身免疫性多内分泌腺综合征Ⅱ型致 1 型糖尿病合并妊娠 ……………… 130
　　18.1　病例摘要 ……………………………………………………………… 130
　　18.2　病例分析 ……………………………………………………………… 132
　　18.3　小结 …………………………………………………………………… 135

19　先天性肾上腺皮质增生症合并双胎妊娠并发妊娠期糖尿病 ……………… 137
　　19.1　病例摘要 ……………………………………………………………… 137
　　19.2　病例分析 ……………………………………………………………… 138
　　19.3　小结 …………………………………………………………………… 142

20　库欣综合征合并妊娠合并糖尿病 …………………………………………… 144
　　20.1　病例摘要 ……………………………………………………………… 144
　　20.2　病例分析 ……………………………………………………………… 146
　　20.3　小结 …………………………………………………………………… 148

21　多囊卵巢综合征及糖尿病合并妊娠 ………………………………………… 150
　　21.1　病例摘要 ……………………………………………………………… 150
　　21.2　病例分析 ……………………………………………………………… 152
　　21.3　小结 …………………………………………………………………… 155

22　糖尿病合并妊娠期高脂血症导致重症急性胰腺炎 ………………………… 158
　　22.1　病例摘要 ……………………………………………………………… 158
　　22.2　病例分析 ……………………………………………………………… 159
　　22.3　小结 …………………………………………………………………… 163

23　肥胖症合并糖尿病致死胎 3 次 ……………………………………………… 164
　　23.1　病例摘要 ……………………………………………………………… 164
　　23.2　病例分析 ……………………………………………………………… 166

24 高血压及 2 型糖尿病合并妊娠 ... 171
24.1 病例摘要 ... 171
24.2 病例分析 ... 172
24.3 小结 ... 175

25 妊娠期糖尿病合并焦虑并抑郁障碍 ... 177
25.1 病例摘要 ... 177
25.2 病例分析 ... 179
25.3 小结 ... 181

26 妊娠合并糖尿病母亲婴儿相关呼吸窘迫综合征 ... 183
26.1 病例摘要 ... 183
26.2 病例分析 ... 186
26.3 小结 ... 190

27 妊娠合并糖尿病与巨大儿 ... 192
27.1 病例摘要 ... 192
27.2 病例分析 ... 195
27.3 小结 ... 197

28 妊娠合并糖尿病与小于胎龄儿 ... 198
28.1 病例摘要 ... 198
28.2 病例分析 ... 201
28.3 小结 ... 206

29 妊娠合并糖尿病与新生儿持续性低血糖 ... 207
29.1 病例摘要 ... 207
29.2 病例分析 ... 209
29.3 小结 ... 213

30 妊娠期糖尿病引起新生儿高胆红素血症 ... 214
30.1 病例摘要 ... 214
30.2 病例分析 ... 216
30.3 小结 ... 219

31 妊娠合并糖尿病与超早产儿心肌肥厚改变 ... 221
31.1 病例摘要 ... 221
31.2 病例分析 ... 223
31.3 小结 ... 226

23.3 小结 ... 169

下编　疑难危重妊娠合并糖尿病的问答式病例分析

1 规培医师妊娠期糖尿病的规范管理及多囊卵巢综合征合并妊娠期糖尿病 230
 1.1 妊娠期糖尿病的病史采集和病例规范 230
 1.2 规培医师需掌握的妊娠期糖尿病的围产期规范管理 236
 1.3 规培医师应掌握的妊娠期糖尿病知识要点 242

2 专科护士妊娠合并糖尿病的规范管理及糖尿病合并双胎妊娠 243
 2.1 妊娠合并糖尿病的护理病史采集 243
 2.2 护理健康教育规范 245
 2.3 妊娠合并糖尿病的产时和产后护理管理 256
 2.4 妊娠合并糖尿病护理管理知识要点 258

3 产科医师妊娠合并糖尿病围产期规范管理及 2 型糖尿病合并妊娠 260
 3.1 孕前管理 260
 3.2 孕期管理 262
 3.3 围分娩期管理 265
 3.4 产后管理 266
 3.5 产科医师妊娠合并糖尿病管理知识要点 267

4 内分泌科医师妊娠合并糖尿病的围产期管理及 2 型糖尿病合并妊娠 269
 4.1 初次产检病史采集和管理 269
 4.2 孕期管理 273
 4.3 产后管理 277
 4.4 内分泌科医师妊娠合并糖尿病管理知识要点 277

5 产前诊断科对糖尿病妇女胎儿的全周期管理及 2 例病例分析 279
 5.1 妊娠合并糖尿病妇女胎儿的孕期管理 279
 5.2 妊娠合并糖尿病妇女分娩期超声影像管理 285
 5.3 妊娠合并糖尿病妇女合并胎儿生长受限的孕期管理 286
 5.4 产前诊断科医生对妊娠合并糖尿病胎儿的全周期管理的知识要点 ... 289

6 新生儿科对妊娠合并糖尿病妇女婴儿合并围产期窒息的规范管理及案例分析 291
 6.1 妊娠合并糖尿病妇女之胎儿窘迫病史采集和管理 291
 6.2 妊娠合并糖尿病妇女之新生儿窒息的产时管理 294
 6.3 妊娠合并糖尿病妇女之新生儿复苏后监测及转运 297
 6.4 妊娠合并糖尿病妇女之婴儿合并窒息的管理知识要点 298

7 麻醉科医生对妊娠合并糖尿病酮症酸中毒围分娩期的麻醉和镇痛管理及案例分析 …… 300

- 7.1 妊娠合并糖尿病合并 DKA 病史采集和管理 …… 300
- 7.2 妊娠合并糖尿病妇女剖宫产的术中管理 …… 305
- 7.3 妊娠合并糖尿病妇女剖宫产术后管理 …… 306
- 7.4 妊娠合并糖尿病妇女围分娩期的麻醉和镇痛管理知识要点 …… 306

8 临床药师对妊娠合并糖尿病围产期的安全用药与管理及 1 型糖尿病合并妊娠（R 级）案例分析 …… 308

- 8.1 妊娠合并糖尿病妇女孕前用药咨询与管理 …… 308
- 8.2 妊娠合并糖尿病妇女孕期安全用药与管理 …… 311
- 8.3 妊娠合并糖尿病妇女分娩期安全用药与管理 …… 314
- 8.4 妊娠合并糖尿病妇女产褥期安全用药与管理 …… 317
- 8.5 妊娠合并糖尿病妇女围产期的安全用药与管理的知识要点 …… 318

9 重症医学科医师对疑难重症妊娠合并糖尿病病例分析及高级生命支持的应用 …… 322

- 9.1 妊娠合并糖尿病合并子痫妇女的营养支持治疗 …… 322
- 9.2 妊娠期糖尿病合并肾结石并发脓毒性休克的支持治疗 …… 325
- 9.3 血液净化治疗的应用 …… 327
- 9.4 妊娠合并糖尿病合并高脂血症性胰腺炎的支持治疗 …… 330
- 9.5 重症医学科医师重症妊娠合并糖尿病病例分析及高级生命支持的应用的知识要点 …… 332

附录 1 不同血糖监测方法在妊娠合并糖尿病中的应用进展 …… 334

附录 2 2022 年中国妊娠期高血糖诊治指南与美国糖尿病学会妊娠合并糖尿病诊治指南比较 …… 341

◉ 上 编

疑难危重妊娠合并糖尿病个案式病例分析

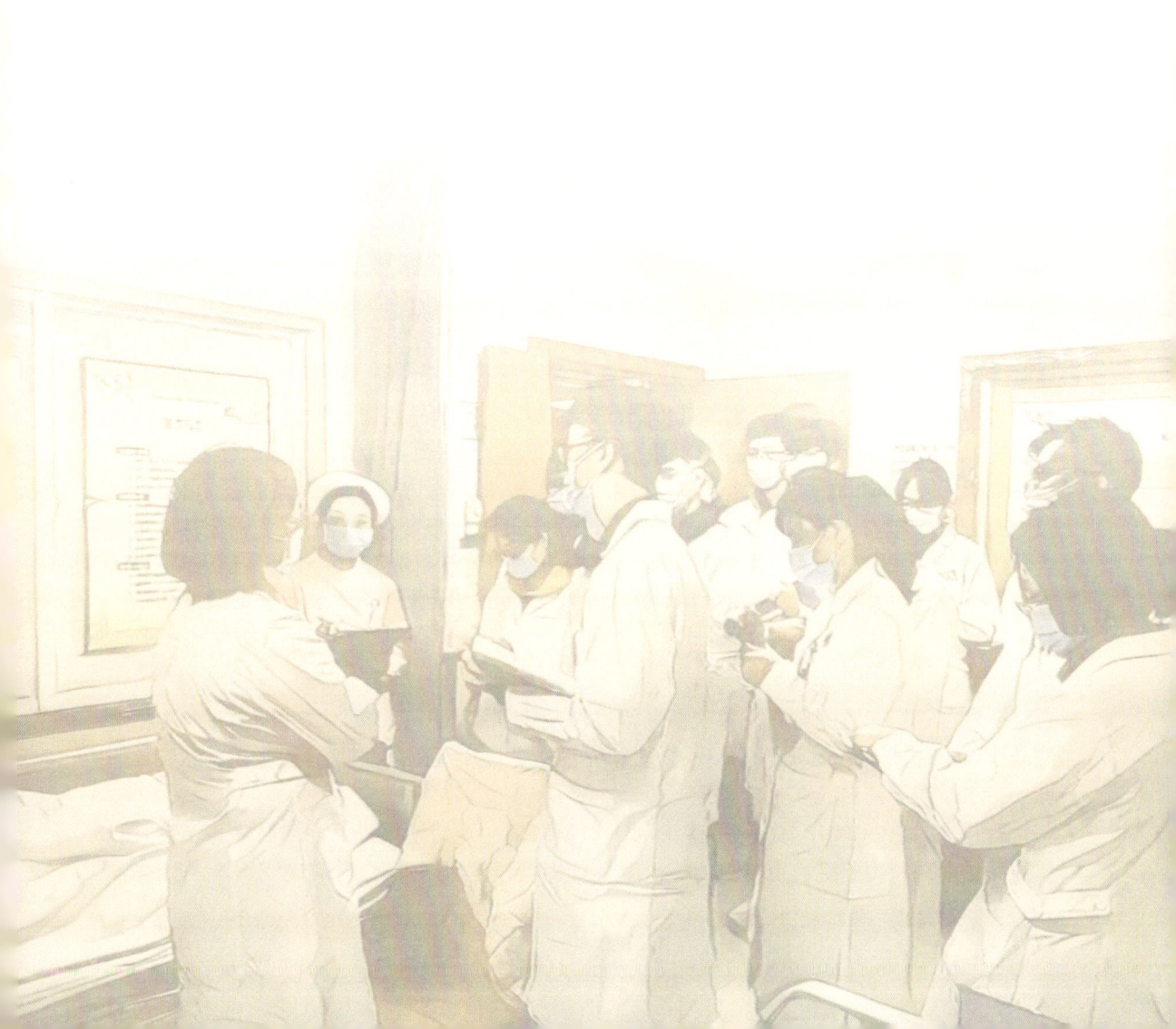

1　1型糖尿病视网膜病变致失明合并妊娠

陈海霞　李映桃　李兆生　卢澄钰　刘玉冰　吴伟珍

1型糖尿病视网膜病变（diabetic retinopathy，DR）合并妊娠，对母儿的危害极大，可增加各种并发症的发生风险，为糖尿病妇女妊娠的相对禁忌证。如何通过孕前、孕期、产褥期的规范管理，降低母儿并发症，是孕期管理的重点。本案例对1例1型糖尿病视网膜病变致失明合并妊娠并成功分娩的过程进行报道和分析。

1.1　病历摘要

患者32岁，孕1产0。因发现糖尿病24年，停经36周，于2015年10月20日入院待产。末次月经2015年2月10日，预产期2015年11月17日。停经35d测尿hCG阳性；停经6周行阴道彩超确诊宫内早孕；停经12周余出现中度恶心、呕吐等早孕反应，查血糖浓度为2.9mmol/L，至当地医院接受营养支持治疗，好转后出院；孕期未行胎儿颈项透明层厚度（NT）检查。孕18^{+3}周行唐氏筛查提示21-三体综合征"临界风险"，孕18^{+5}周行无创产前基因诊断提示"低风险"；孕26周行Ⅲ级彩超未见异常。孕前3个月至孕26周胰岛素泵入用量均为5U（三餐前），基础量14U/d；自测微量血糖浓度，三餐前波动于5.1～8.0mmol/L，三餐后2h血糖浓度波动于8.5～10.0mmol/L。孕26周余因频繁呕吐伴乏力、眩晕等不适入当地医院就诊，测得血糖浓度1.9mmol/L，血压（BP）162/90mmHg（1mmHg=0.133kPa），休息后复测血压波动于110～134/70～80mmHg。查尿蛋白+，尿酮体++++，血气分析未见异常。考虑"轻度子痫前期；糖尿病合并妊娠；妊娠剧吐；饥饿性酮症"。当地医院建议患者终止妊娠，患者及家属拒绝并要求转入广州医科大学附属第三医院（以下简称"广医三院"）。予以胰岛素泵控糖治疗、营养支持，胰岛素用量为三餐前均为6U，基础量15U/d，病情渐稳定，餐前血糖浓度波动在7.8～10.2mmol/L，餐后2h血糖浓度波动在4.4～9.1mmol/L，糖化血红蛋白（HbA1c）水平6.0%；查动态血糖监测波动于3.0～13.9mmol/L，动态血压波动于100～118/81～90mmHg，反复查酮体、尿蛋白阴性，出院后每周到广医三院门诊产检。孕30周始调整胰岛素三餐前用量为7U—5U—5U，基础量每日分8个时间段泵入，共15.4U/d，至孕36周；期间监测血糖，三餐前血糖浓度波动于4.7～10.0mmol/L，三餐后2h血糖浓度波动于6.0～10.5mmol/L，HbA1c水平为6.4%。孕36周始胰岛素用量减量为三餐前4U—5U—5U，基础量每日分5个时间段泵入，共9U/d，直至分娩前；期间监测血糖，餐前血糖浓度波动于3.3～10.1mmol/L，餐后2h血糖浓度波动于4.4～10.9mmol/L，HbA1c水平6.2%。门诊产检血压正常，尿蛋白、尿酮体阴性。整个孕期无烦渴、多饮多尿等不适。

既往史：患者24年前（8岁）确诊为1型糖尿病，开始使用皮下注射胰岛素治疗；11年前开始出现视力下降、视物模糊等；10年前因糖尿病视网膜病变行右眼手术治疗，术后右眼视力恢复良好,持续半年后,视力突然下降,诊断为视网膜脱落,其后双眼无法视物;9年前开始使用胰岛素微泵治疗,胰岛素用量为基础量14U/d、三餐前均为5U,此剂量一直用至孕前。孕前3个月复查HbA1c水平为6.4%。患者既往无其他特殊病史。

家族史:否认家族遗传史。

入院体格检查:体温36℃,脉搏87次/分,呼吸18次/分,血压101/71mmHg,身高158cm,体重61.5kg,体重指数(BMI)22.8kg/m²,心肺听诊无异常,双下肢水肿(+)。产科检查:宫高33cm,腹围94cm,胎方位右骶前(RSA),未入盆,胎心率145次/分,未扪及宫缩。阴道检查:宫颈居后,质软,宫颈管消退40%,宫颈口未开,先露S-3,宫颈Bishop评分3分。骶骨中弧,尾骨不翘,坐骨棘Ⅰ度凸,坐骨切迹可容三横指,骶尾关节活动度好。骨盆未见狭窄征。

入院诊断:(1)妊娠合并糖尿病;(2)糖尿病视网膜病变(Ⅴ期);(3)G1P0,孕36周,单活胎,臀位。

入院后诊治经过:患者于孕36~37周夜间凌晨3:00多次测血糖浓度达11.1mmol/L以上,最高达14.9mmol/L,且血糖浓度波动幅度较大,多次复查血酮体波动范围在0.3~0.6mmol/L;查肾功能肌酐、尿素以及尿酸呈上升趋势(图1-1-1),不能排除发生糖尿病肾病和糖尿病酮症酸中毒的可能,于孕37^{+1}周在硬膜外麻醉下行子宫下段剖宫产术。新生儿体重2750g,Apgar评分10分—10分—10分,转新生儿科护理。术后12h进食,予胰岛素[用量为三餐前4U—3U—4U,基础量0.4U/(h·d)]泵入,直至术后6d。患者术后餐前血糖浓度波动于4.7~9.4mmol/L,餐后血糖浓度波动于6.0~10.2mmol/L,术后恢复可,于术后6d腹部切口拆线并出院。

相关监测:患者肾功能变化见图1-1-1,围产期胰岛素用量见图1-1-2,糖化血红蛋白变化见图1-1-3,母儿体重增长情况见图1-1-4和图1-1-5。

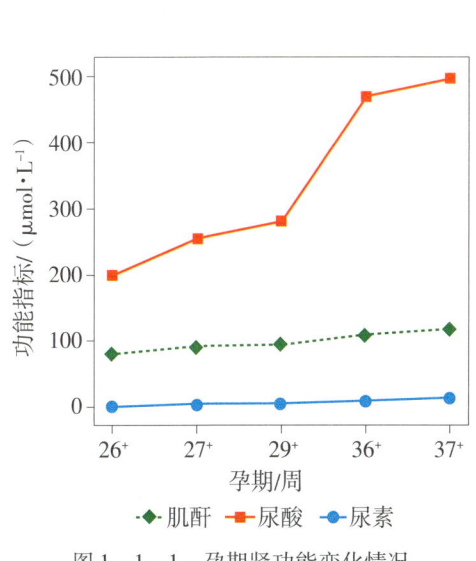

图1-1-1 孕期肾功能变化情况

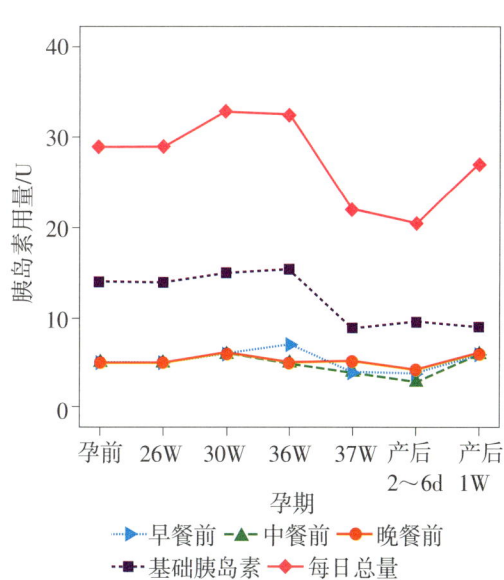

图1-1-2 孕期胰岛素用量变化情况

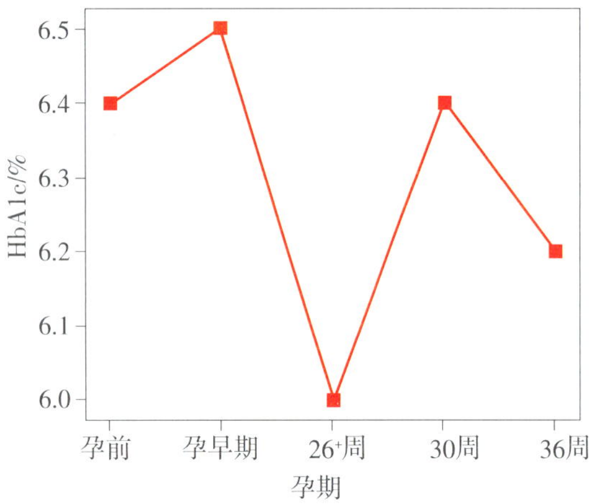

图 1-1-3　孕期糖化血红蛋白变化情况

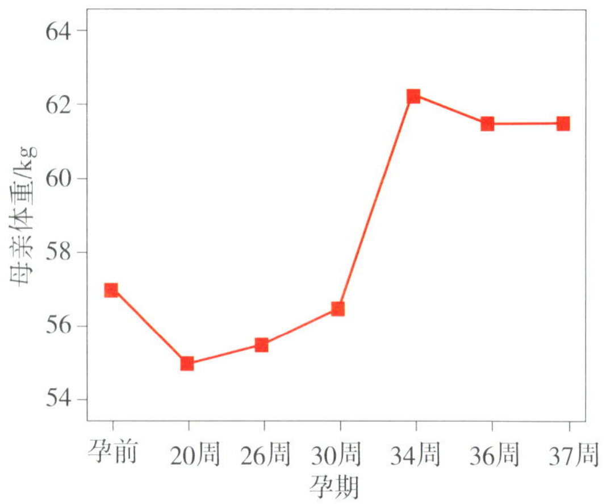

图 1-1-4　孕期母亲体重增长情况

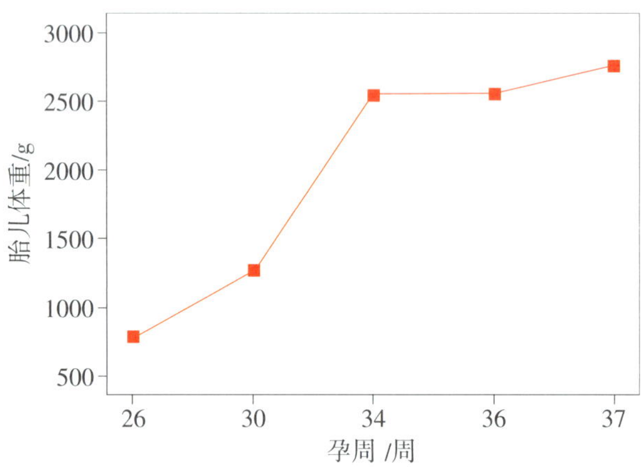

图 1-1-5　孕期胎儿体重增长情况

1.2　病例分析

1.2.1　妊娠合并糖尿病的发生率及 DR 分期

妊娠合并糖尿病是产科常见的高危妊娠，近年来发病率持续上升，可分为孕前糖尿病（pre-gestational diabetes mellitus，PGDM）和妊娠期糖尿病（gestational diabetes mellitus，GDM）；其中，PGDM 又分为妊娠前患有 1 型糖尿病（Type 1 diabetes mellitus，T1DM）或妊娠前患有 2 型糖尿病（Type 2 diabetes mellitus，T2DM）[1-2]。妊娠合并糖尿病中，GDM 占 90% 左右，而 PGDM 不足 10%；PGDM 患者中，大部分是 T1DM 患者，占 PGDM 患者中的 7.5% 左右[3]。糖尿病微血管病变是发生在糖尿病患者中的特异性损害，主要表现为微循环障碍、微血管瘤形成和微血管基底膜增厚。常见的糖尿病微血管病变主要包括糖尿病肾（diabetic nephropathy，DN）和 DR，与高血糖密切相关。DR 是成年人后天失明的主要原因，其发生发展与糖尿病病程长短密切相关；T1DM 病程超过 15 年者，DR 的发生率高达 98%[4]。国际眼科会议和美国眼科学会联合会议提出 DR 国际临床分类，将 DR 分成 5 期。1 期无明显视网膜病变。2 期为轻度非增殖性 DR，仅有微动脉瘤。3 期属于中度非增殖性

DR，病变介于 2 期和 4 期之间。4 期为重度非增殖性 DR，无增殖性视网膜病变体征合并以下 3 项的任意一项：①4 个象限都有 20 个以上的视网膜内出血灶；②2 个或 2 个以上象限内有确定的静脉串珠样改变；③1 个或 1 个以上象限有显著的视网膜微血管异常。5 期为增殖性 DR，存在以下 1 项病变或 2 项均有：①新血管形成；②玻璃体/视网膜前出血。

> 【本例患者评估】
> 本例患者 T1DM 病程 24 年，双眼视网膜已脱落，双目失明，已发展为 DR 的第 5 期。

1.2.2 DR 与妊娠的相互影响

1.2.2.1 DR 对母儿的影响

（1）对孕妇的影响：主要包括子痫前期、酮症酸中毒、感染等发生风险的增加。PGDM 者在孕期有 12%～15% 会发生子痫前期，发生风险是正常孕妇的 4～5 倍[3,5-7]；糖尿病 B 级子痫前期发生率为 11%～12%，C 级增加至 21%～22%，D 级为 21%～23%，而 F～R 级可高达 36%～52%[8]。PGDM 者在孕期有 1%～3% 会发生酮症酸中毒，胎儿的死亡率达 35%，酮症酸中毒是导致糖尿病孕妇胎儿死亡的重要原因，须警惕其发生[3,5,9]。控制血糖和孕妇体重达标而又不出现低血糖，可降低酮症酸中毒发生的概率。另外，PGDM 者由于细胞免疫和体液免疫发生异常，合并妊娠时更易发生各种感染，常见的包括泌尿系、生殖道感染等。

（2）对围产儿的影响：主要包括流产、胎儿畸形、胎儿生长受限、羊水过多、早产、巨大儿、死胎、新生儿低血糖症、新生儿呼吸窘迫综合征，新生儿黄疸、低血镁、低血钙，围产儿死亡等发生率增加。PGDM 者在妊娠期有 6%～10% 会发生胎儿先天畸形，4.3% 会发生自然流产，其发生胎儿先天畸形的风险比未患糖尿病的孕妇高 2～5 倍[5,10]。HbA1c 水平高低与胎儿畸形的发生率密切相关。有研究表明，当 HbA1c 水平 >10.1% 时，PGDM 孕妇孕期胎儿畸形发生率达 20%～25%[11]，15% 会发生胎儿生长受限，50% 会因为母体或胎儿原因发生早产，0.58% 会发生死胎，其中引起死胎的一半的原因与高血糖有关[3]。

（3）远期影响：PGDM 患者孕期或产后数年发生 DN 等其他微血管病变的概率增加，约 5% 会在孕期或产后数年内发生糖尿病肾病，尤其是孕期发生过子痫前期的孕妇[3]。除此之外，其后代将来发生肥胖、代谢综合征和糖尿病的风险大大增加。

1.2.2.2 妊娠对 DR 的影响

妊娠可促进 DR 的发生发展。妊娠期间，39% 病程超过 15 年的糖尿病妇女会发生增殖性视网膜病变，病程不足 15 年者增殖性视网膜病变的发生率为 18%[12]。

> 【本例患者评估】
> 本例患者属于糖尿病 D 级，妊娠中期发生了轻度子痫前期，需严密控制其血糖、血压、尿蛋白并监测其变化，使其渐趋平稳。随着孕周的进展，肌酐、尿素氮以及尿酸水平均在不断上升，提示肾功能下降（如图 1-1-1 所示）。因患者 T1DM 病史 24 年，同时合并妊娠，不排除发生 DN 的可能。

1.2.3 孕前、孕期及围产期管理

1.2.3.1 孕前管理

所有 DR 妇女，计划妊娠前均应在内分泌科和产科进行全面的孕前咨询和检查，包括血压、眼底、肾功能、HbA1c、心电图、心肌酶检查等，评估 PGDM 病情严重程度，确定是否适合妊娠。DR 患者应接受治疗后妊娠[13]；对孕前使用降糖药的患者最好在孕前 3～6 个月停用降糖药，改用胰岛素控制血糖达到或接近正常水平后再妊娠；PGDM 计划妊娠前应将血糖控制在：空腹血糖浓度<6.5mmol/L，餐后 2h 血糖浓度<8.5mmol/L。HbA1c 水平<6.5%（注射胰岛素者，允许 HbA1c 水平<7.0%）；如 HbA1c 水平>8.0%，不建议妊娠，血糖控制良好后方可妊娠[13-14]。充分了解妊娠与 PGDM 间的相互影响及母儿可能的不良预后，在孕期严密监测其发生和发展。

> 【本例患者的管理】
> 本例患者有 11 年 DR 史，经治疗后复发，致视网膜脱落失明 10 余年，一直在内分泌科和营养科医生的指导下进行饮食、运动、胰岛素调节血糖等综合治疗。孕前 3 个月反复查 HbA1c、空腹和餐后 2h 血糖均达标后计划妊娠，为其孕期减少母儿并发症的发生打下了良好基础。

1.2.3.2 孕期管理

受孕后最初 7 周是胚胎发育关键时期，此阶段孕妇高血糖可致严重结构畸形或自然流产的发生[3,5,10]。早孕期间胰岛素用量与孕前变化不大，但易发生厌食、恶心、呕吐等消化道反应症状；若胰岛素用量未相应减少，则易发生低血糖，引起饥饿性酮症。因此，在此期间要严密监测血糖和酮体的变化，及时调整胰岛素用量，并嘱患者少食多餐，进食容易消化的食物，必要时静脉营养，减轻胃肠道负担，防止低血糖和饥饿性酮症的发生[3,5]。

> 【本例患者的管理】
> 本例患者因早、中孕期频繁发生消化道反应，而胰岛素用量未相应减少，从而导致了低血糖和饥饿性酮症。随着孕周的增加，胎盘分泌的抗胰岛素激素逐渐增多，胰岛素抵抗逐渐增强；胰岛素抵抗始于孕 24～28 周，孕 32～34 周达到高峰，而孕妇体内所需胰岛素量也相应的增加，孕晚期可达孕前水平的 140% 左右[3]；T1DM 患者孕期胰岛素用量达高峰为孕 32～33 周[15]；直至孕 36 周，胰岛素抵抗水平不再进一步增加，但因胎儿生长、发育及活动所需能量增加，需要从母体体内获取更多能量，表现出孕妇体内血糖水平稍下降，胰岛素用量须相应地稍微减少。如图 1-1-2 示：本例患者早孕至 26 周胰岛素用量同孕前；孕 26 周以后缓慢逐渐增加；孕 30～36 周达最大量，约达孕前水平的 114%；孕 36 周以后逐渐减量。但本例患者胰岛素总用量在整个孕期波动幅度不大，可能由于患者长期使用胰岛素，对胰岛素敏感性下降，使胰岛素用量不易掌握，应以血糖控制水平并结合每餐食物摄取热量为基础，个体化使用胰岛素。
>
> 孕期应严格控制血糖水平并密切监测血糖变化，PGDM 血糖控制目标：餐前、睡前及夜间血糖浓度峰值 3.3～5.4mmol/L，餐后 2h 血糖浓度 5.4～7.1mmol/L，HbA1c 水平尽可能控制在 6.0% 以下，同时还要注意避免低血糖发生[16]。HbA1c 反映近 2～3 个月内血糖的控制水平，是评价血糖控制良好与否的可靠指标，与 PGDM 孕期多种并发症的发

生密切相关。Miailhe等[17]通过一项巢式病例对照研究发现，T1DM合并妊娠者分娩前HbA1c水平在6.4%或以上与紧急剖宫产密切相关；且整个孕期血糖水平控制良好会降低中晚期胎儿损害风险。Timar等[10]报道，孕晚期HbA1c水平与胎儿出生时的脐血中促红细胞生成素相关，提示母亲高血糖是引发胎儿窘迫的一个重要因素。Gordin等[7]研究发现，T1DM患者HbA1c水平增高与子痫前期的发生有关，并增加后期发展成DN的风险。因此，PGDM患者，应在早、中、晚孕期分别测定1次HbA1c水平，最好在整个孕期每隔1~2个月复查HbA1c水平，以预测和预防胎儿窘迫、DN以及子痫前期等并发症的发生。如图1-1-3示：本例患者整个孕期HbA1c水平波动于6.0%~6.5%，血糖总体控制水平尚可，但血糖浓度波动幅度较大，需不断微调胰岛素用量，可能因患者长期使用胰岛素，对胰岛素敏感性降低所致。此外，PGDM孕期体重管理非常关键。该例患者BMI 22.8，属标准体重。根据2009年美国医学研究会（IOM）推荐，孕期总体重增长范围应为11.5~16kg。孕早期由于胎儿对营养的吸收有限，体重增加1~2kg；孕中、晚期由于胎儿发育、胎盘增重以及羊水量的增加，这两期体重应各增加5~6kg，体重增长的平均率约为0.4kg/周。本例患者早孕期体重减轻，中孕期体重共增加了1.5kg，平均0.15kg/周，整个早中孕期体重增长过少，说明饮食营养摄入不足，从而导致多次出现低血糖和饥饿性酮症。孕晚期体重共增加了5kg，平均0.71kg/周，体重增长稍快。总体来看，此患者整个孕期体重增长过少而不达标。但整个孕期胎儿体重增长尚可（图1-1-5），胎儿发育也正常，这与中晚孕期合理控制饮食、适量运动及个体化调节胰岛素使用使得母体血糖控制总体水平达标有关。另外，妊娠可促进DR的发生发展。PGDM患者应在妊娠早、中、晚期3个阶段进行眼底检查，密切监测眼底变化情况，防止妊娠加重视网膜病变。此外，还应定期监测肝酶、24h尿蛋白、肾功能等实验室指标，并完善心电图、心脏彩超等检查，评估器官受累情况，慎防子痫前期和DN的发生。

1.2.3.3 分娩期管理

对于妊娠合并DR的孕妇，如果血糖控制良好，不伴有其他母儿并发症，可在严密母胎监护下在孕38~39周终止妊娠，如出现母儿合并症，须适时终止妊娠，必要时进行促胎肺成熟[18]。DR合并产科指征为选择性剖宫产手术的指征。围手术期将血糖控制在6~9mmol/L较为理想。

【本例患者的管理】

本例患者糖尿病视网膜脱落致失明多年，且血糖控制不稳定，于孕36~37周凌晨多次测血糖浓度达11.1mmol/L以上，最高达14.9mmol/L，且血糖浓度波动幅度较大，多次复查血酮体浓度波动在0.3~0.6mmol/L；查肌酐、尿素氮以及尿酸呈上升趋势。不排除发生DN和糖尿病酮症酸中毒的可能，继续妊娠可能危及母儿生命。妊娠达37周，臀位、胎儿发育已成熟。经阴道试产预计不能短期内结束分娩，遂择期行剖宫产术。该患者围手术期血糖浓度控制在6.2~8.9mmol/L，较为理想。

1.2.3.4 产褥期管理

分娩后随着胎盘的娩出，胎盘分泌的抗胰岛素物质迅速消失。胎盘娩出后数日内患者对胰岛素特别敏感，胰岛素需要量迅速下降，产后应密切监测血糖的变化，血糖控制目标同孕前。在恢复正常饮食后，胰岛素用量一般应减少至分娩前用量的40%~50%，通常在产后1周内恢复至孕前用量[3,5]。提倡母乳喂养，其对子代具有一定的保护作用。有文献报道[1]，具有T1DM个人史或家族史的妇女可能是HLA-DR3和HLA-DR4基因的携带者，应告知孕妇婴儿配方的牛乳可刺激抗胰岛β细胞抗体的产生，可促进T1DM在儿童期的发生发展，因此，提倡母乳喂养。如果必须人工喂养，推荐使用大豆类的乳制品。另外，母乳喂养可使产妇血糖水平降低，需要适当减少胰岛素的用量，以适应母乳喂养的需要，并注意防止低血糖的发生。

【本例患者的管理】

本例患者产后2~6d的胰岛素总用量减少至分娩前用量的94%，产后1周胰岛素用量基本恢复至孕前水平。产后继续鼓励其坚持母乳喂养。

1.3 小结

妊娠期是T1DM合并DR患者的特殊生理时期，可增加各种并发症的发生风险。T1DM合并DR患者应在孕前3~6个月到内分泌科和产科咨询，评估风险；由内分泌科和产科医生告知患者T1DM合并DR对母儿的危害性，制定个体化的合理饮食、运动以及血糖控制计划，并嘱患者待血糖控制达标后再怀孕。妊娠后，由内分泌科、产科、营养科、儿科等多学科合作，严密监测母儿状况，减少母儿并发症的发生，提高新生儿存活率。产后内分泌科应密切随访T1DM合并DR患者血糖控制情况及其并发症的发生、发展以及严重程度。

通过孕前、孕期、产褥期的规范管理，本例患者母儿均未出现严重并发症，是T1DM合并DR妊娠并成功分娩的一个案例。

【参考文献】

[1] CASTORINO K, JOVANOVI L. Pregnancy and diabetes management: advances and controversies[J]. Clin. Chem., 2011, 57(2): 221-230.

[2] 关怀, 尚丽新. 妊娠期糖尿病的流行现状[J]. 中国实用妇科与产科杂志, 2015, 31(1): 91-94.

[3] NAVNEET M, MONICA C. Pregnancy in type 1 diabetes mellitus: How special are special issues[J]. North Am. J. Me. Sci., 2012, 4(6): 250-256

[4] 王吉耀. 内科学[M]. 2版. 北京. 人民卫生出版社, 2010: 1038-1040.

[5] VARGAS R, REPKE J T, URAL S H. Type 1 diabetes mellitus and pregnancy[J]. Rev. Obstet. Gynecol, 2010, 3(3): 92-100.

[6] BASU A, ALAUPOVIC P, WU M, et al. Plasma lipoproteins and preeclampsia in women with type 1 diabetes: a prospective study[J]. J. Clin. Endocrinol. Metab., 2012, 97(5): 1752-1762.

[7] GORDIN D, KAAJA R, FORSBLOM C, et al. Pre-eclampsia and prenancy-induced hypertension are associated with severe diabetic retinopathy in Type 1 diabetes later in life[J]. Acta. Diabetol., 2012, 50 (5): 781-787.

[8] CUNNINGHAM F G, KENNETH J L, STEVEN L B, et al. Williams Obstetrics[M]. 23rd ed. New York: The McGraw-Hill Companies, 2010: 1104-1125.

[9] 樊尚荣, 林小妹. 死胎病因及管理[J]. 中国实用妇科与产科杂志, 2014, 30(6): 413-415.
[10] TIMAR B, TIMAR R, ALBAI A, et al. Predictors for pregnancy outcomes in Romanian women with Type 1 diabetes mellitus: a prospective study[J]. Diabetol. Metab. Syndr., 2014, 6(1): 125-126.
[11] HANSON U, PERSSON B, THUNELL S. Relationship between haemoglobin A1C in early Type 1 (insulin-dependent) diabetic pregnancy and the occurrence of spontaneous abortion and fetal malformation in Sweden [J]. Diabetologia, 1990, 33(2): 100-104.
[12] CHEW E Y, MILLS J L, METZGER B E, et al. Metabolic control and progression of retinopathy. National Institute of Child Health and Human Development Diabetes in Early Pregnancy Study[J]. Diab. Care, 1995, 18(5): 631-637.
[13] 中华医学会妇产科分会产科学组. 妊娠合并糖尿病诊治指南(2014版)[J]. 中华妇产科杂志, 2014, 49(8): 78-82.
[14] 杨慧霞. 妊娠合并糖尿病临床实践指南[M]. 2版. 北京: 人民卫生出版社, 2013: 76-131.
[15] 曹泽毅. 中华妇产科学[M]. 2版. 北京: 人民卫生出版社, 2004: 549-560.
[16] 杨慧霞. 妊娠期糖尿病的诊断变迁和血糖管理[J]. 中华医学信息导报, 2015, 30(12): 19-23.
[17] MIAILHE G, LE R C, TIMSIT J, et al. Factors associated with urgent cesarean delivery in women with type 1 diabetes mellitus[J]. Obstet. Gynecol., 2013, 121(5): 983-989.
[18] 李俊男, 漆洪波. 伴有母胎合并症及并发症妊娠的分娩时机[J]. 中国实用妇科与产科杂志, 2016, 32(87): 726-730.

2 1型糖尿病视网膜病变并发妊娠剧吐及胃轻瘫

郭慧　李兆生　李映桃　卢澄钰　王振宇　吴伟珍　刘玉冰

1型糖尿病视网膜病变合并妊娠对母儿的危害极大，若再合并胃轻瘫及剧吐，临床处置极为棘手[1]。本案例报告并分析1例1型糖尿病视网膜病变（diabetic retinopathy，DR）合并妊娠剧吐及胃轻瘫患者，在广医三院成功分娩的临床过程。

2.1 病例摘要

患者29岁，因"发现糖尿病14年，停经30周，反复呕吐5个月余"于2014年7月3日入广州医科大学附属第三医院（广医三院）。末次月经2013年11月29日，预产期2014年9月5日。停经1个月开始出现恶心、呕吐，查尿酮体阳性，考虑妊娠剧吐，在外院住院治疗1周后好转出院。之后2次因妊娠剧呕再次入该院，行胃镜检查提示：慢性浅表性胃炎，幽门螺杆菌检测阴性。胎儿染色体非整倍体血清学筛查提示21-三体综合征高风险（风险值为1：182），该院多次建议患者引产及行鼻空肠置管行肠内营养，患者拒绝，均经静脉营养治疗后好转出院。2014年4月13日因孕4个月余，反复呕吐，转诊并住广医三院治疗。呕吐10～20次/d，仅能进食少量液体。经颈内静脉置管营养支持治疗1个月，呕吐情况稍改善，体重增加0.5kg，2014年5月12日出院。出院时胰岛素泵基础量为1.6U/h，三餐前用量为6U；空腹血糖浓度5.0～6.0mmol/L，餐后2h血糖浓度7.0～9.6mmol/L。复查甲状腺功能五项、肝肾功能正常，尿蛋白阴性，肝胆胰脾泌尿系统彩色超声检查未提示明显异常。请广医三院消化科及外科会诊，均提示暂未见器质性病变。多次请精神医学科会诊，考虑神经心理性呕吐。出院后患者定期到广医三院内分泌科和产科门诊产检。

既往史：患者于2000年诊断为1型糖尿病，接受皮下注射胰岛素治疗。2002年曾因DR行双眼人工晶体植入术。2010年行双侧DR激光电凝术，并改用皮下胰岛素泵治疗。

家族史：否认家族遗传史。

婚育史：孕2产1，2010年曾因DR合并妊娠（DR级），孕34周早产死产1男婴，新生儿体质量2650g，外观未见异常，未尸检。

入院体格检查：体温36.7℃，心率100次/min，呼吸20次/min，血压165/109mmHg，身高154cm，孕前体质量49kg，BMI 20.66kg/m^2，现体质量50kg，心肺听诊无异常，双下肢水肿阴性。专科检查：宫高24cm，腹围80cm，胎方位右骶前（RSA），未入盆，胎心率145次/min，未扪及宫缩。骨盆外测量正常，未行阴道检查。

入院诊断：（1）1型糖尿病合并妊娠（R级）；（2）妊娠剧吐；（3）孕2产1，孕30^{+6}周，单活胎；（4）不良孕产史；（5）双眼人工晶体眼；（6）双侧DR激光电凝术后；（7）慢性浅表性胃炎。

入院诊治经过：入院测微量血糖浓度23.7mmol/L，予自带皮下胰岛素泵7U泵入；1h后复测血糖浓度20.7mmol/L，予停皮下胰岛素泵，改生理盐水50mL + "诺和锐"50U微量泵5U/h泵入。血气分析提示：pH 7.348，碱剩余（BE） - 3.3mmol/L，血酮体浓度

1.0mmol/L。拟诊断糖尿病酮症酸中毒转重症监护室(ICU),行深静脉置管术,予补液(纠正酸碱平衡和电解质紊乱)、胰岛素微量泵入(降血糖及消除酮体)、营养支持等综合治疗。6h后糖尿病酮症酸中毒纠正,但呕吐情况无明显好转,微量血糖浓度为4.4～14.8mmol/L。3d后转回产科继续接受营养支持治疗,病情渐渐好转,呕吐3～5次/d,孕30～33周,空腹血糖浓度7.8～8.2mmol/L,餐前半小时血糖浓度6.3～10.7mmol/L,餐后2h血糖浓度5.6～12.6mmol/L,睡前血糖浓度6.3～8.9mmol/L,多次查血、尿酮体阴性,但血红蛋白质量浓度86g/L,血清铁和铁蛋白含量低,予口服琥珀酸亚铁。孕33周后呕吐又加剧(>10次/d),难以控制,予地塞米松6mg肌内注射,2次/d,共2d,促胎肺成熟,多次复查血酮体浓度波动范围在0.3～0.9mmol/L,血糖浓度3.6～16.5mmol/L,与家属沟通后考虑1型糖尿病合并妊娠(DR级),糖尿病酮症,糖尿病性胃轻瘫。孕34周,考虑患者血糖控制不良,反复低血糖,有不良孕产史,建议择期剖宫产终止妊娠。2014年8月2日硬膜外麻醉下行剖宫产术,分娩一活女婴,体质量2450g,羊水清,量约2100mL,Apgar评分10分—10分—10分;新生儿转新生儿重症监护室(NICU)。

新生儿出生诊断:(1)早产儿;(2)低出生体质量儿;(3)新生儿呼吸窘迫综合征;(4)心肌损害;(5)新生儿高胆红素血症;(6)低钙血症;(7)新生儿宫内感染;(8)房间隔缺损;(9)动脉导管未闭。新生儿接受住院治疗14d后出院。

产妇术后呕吐好转,2～6次/d,术后当天血糖浓度9.1～19.3mmol/L。急查血酮体浓度为0.9mmol/L。考虑手术应急导致血糖浓度波动大,术后予改门冬胰岛素泵入基础用量0.5U/h(3:00—22:00)、0.4U/h(22:00—次日3:00);另外予100g葡萄糖静脉滴注配合门冬胰岛素2.2U/h泵入。产妇术后第2天凌晨发生低血糖(2.3mmol/L),予10%葡萄糖500mL静脉滴注,呕吐5～6次/d;患者血糖4.7～14.7mmol/L,改基础胰岛素方案为门冬胰岛素泵入0.4U/h(3:00—22:00)、0.3U/h(22:00—次日3:00),补足液体并予葡萄糖150g维持配合胰岛素泵入。术后第3天,患者呕吐明显好转,2次/d,可自行进食,改基础胰岛素方案为门冬胰岛素泵入0.2U/h(22:00—次日3:00)、0.5U/h(3:00—22:00),餐前泵入胰岛素量依患者进食量调整。术后第5天后,患者进食量正常(糖尿病普食),胰岛素方案为门冬胰岛素泵入0.6U/h(0:00—3:00)、0.7U/h(3:00—5:30)、0.55U/h(5:30—7:30)、0.5U/h(7:30—次日0:00)。术后6天拆线出院。

新生儿半岁后复查超声心动图,未发现异常。

相关监测:患者孕期体重、腹围、宫高增长曲线见图1-2-1,孕期平均每日胰岛素用量变化见图1-2-2,孕期超声检测胎儿体重增长的变化见图1-2-3。

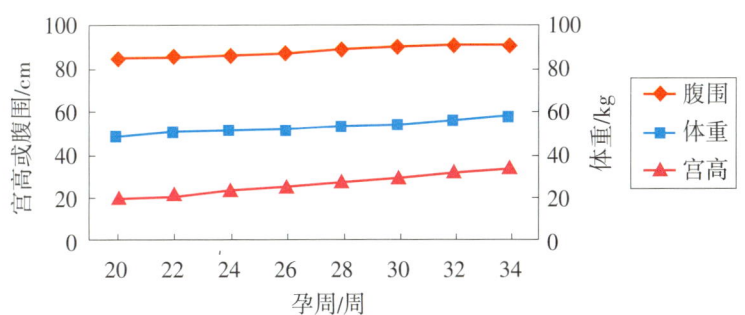

图1-2-1 患者孕20～34周体重(kg)、宫高(cm)、腹围(cm)增长曲线

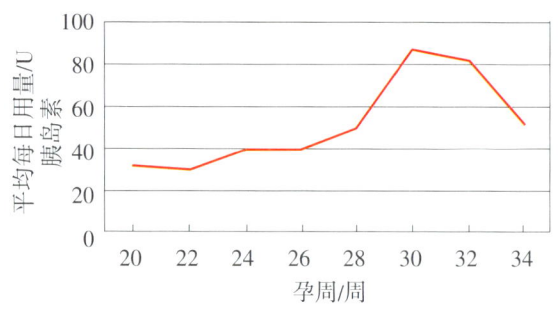

图1-2-2 患者孕20～34周平均每日胰岛素用量曲线

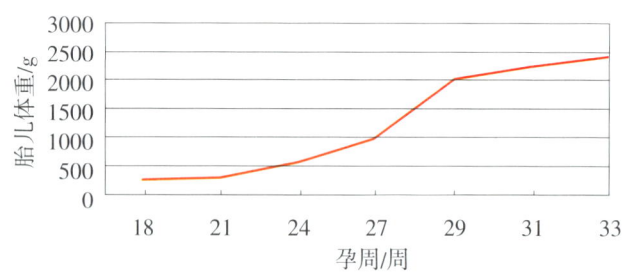

图1-2-3 超声测量胎儿孕18～33周体重增长曲线

注：采用广医三院胎儿医学超声所提供的孕期胎儿体重估计公式计算：$EFW[g] = 10^{1.3596 - [0.00386*AC(cm)*FL(cm)] + 0.0064*HC(cm) + [0.00061*BPD(cm)*AC(cm)] + [0.174*FL(cm)]}$

(EFW：胎儿体重估计；AC：腹围；FL：股骨；HC：头围；BPD：双顶径)

2.2 病例分析

2.2.1 妊娠合并糖尿病性胃轻瘫与妊娠剧吐

大部分孕妇妊娠早期会出现恶心呕吐的症状，约2%症状严重难以缓解，出现体质量下降、电解质紊乱等，即妊娠剧吐[2]。糖尿病性胃轻瘫(diabetic gastroparesis，DGP)是糖尿病患者常见的并发症之一，30%～40%的T1DM患者和约20%的T2DM患者会出现胃轻瘫[3]。胃轻瘫是一种症状严重的多因素疾病，与血糖浓度>12.6mmol/L、血糖浓度波动幅度大、胃肠激素紊乱相关。其特点是恶心、呕吐、食欲不振等，并伴有胃排空延迟而无阻塞。糖尿病患者胃轻瘫发病率明显增加，且患者容易出现明显的心理负担[4-5]。有研究表明，血糖控制不良者胃轻瘫的发生率约为血糖控制良好者的2.7倍[5]。

> **【本例患者评估】**
>
> 妊娠剧吐及糖尿病性胃轻瘫都为排他性诊断。本例患者糖尿病病程长，孕期频繁呕吐，血糖控制欠佳，增加了微血管及胃肠平滑肌病变的几率，容易导致胃排空延迟，加剧糖尿病性胃轻瘫发作[5-6]。病情错综复杂，且反复呕吐也可导致慢性浅表性胃炎，而慢性浅表性胃炎也可能使呕吐难以控制。本例患者孕早期胃镜检查未提示异常，孕晚期胃镜检查提示慢性浅表性胃炎，说明因反复呕吐导致胃黏膜受损。且产后患者仍时有呕吐，更不能排除糖尿病性胃轻瘫致患者呕吐。患者在终止妊娠后，呕吐状况明显好转，胰岛素控制血糖良好，表明妊娠本身就是加剧呕吐症状及导致糖尿病血糖控制不良和胃轻瘫的诱因。

2.2.2 妊娠合并糖尿病伴发剧吐对母儿的影响

对母亲的影响：①子痫前期风险增加，我国一项关于76 000个新生儿研究报道说明孕妇剧吐增加子痫前期风险[2]；②感染几率增加；③羊水过多；④引发难治性恶心呕吐，易导致酮症酸中毒、电解质紊乱等；⑤导致流产、早产等[7]。

对胎儿及新生儿的影响：①引发新生儿呼吸窘迫综合征；②胎儿生长受限、胎儿畸形等发生率增加；③引发新生儿出生后低血糖；④围产儿死亡率增加，有胎死宫内的可能[7]。

【本例患者评估】
本例患者整个孕期剧吐，虽及时接受营养支持治疗，但仍出现羊水过多、酮症、医源性早产（孕34周分娩），并发房间隔缺损等新生儿出生缺陷。

2.2.3 孕前、孕期及围产期管理

1. 孕前咨询

所有DR妇女，计划妊娠前均应在内分泌科和产科进行全面的孕前咨询及检查，DR患者应在接受治疗后妊娠[8]；孕前使用降糖药的患者最好在孕前3～6个月停用降糖药，改用胰岛素控制血糖达到或接近正常水平后再妊娠；PGDM患者计划妊娠前应将血糖控制在：空腹血糖浓度<6.5mmol/L，餐后2h血糖浓度<8.5mmol/L；糖化血红蛋白（HbA1c）水平<6.5%（注射胰岛素者HbA1c水平<7.0%）[8-9]。患者应充分了解妊娠与PGDM间的相互影响、母儿可能的不良预后，并在孕期严密监测其发生和发展。

【本例患者评估】
本例患者虽孕前DR已接受治疗，但孕前血糖控制未达标，仍为不适宜妊娠病例。

2. 孕期管理

T1DM（DR）并发胃轻瘫及剧吐主要临床处理策略为：治疗上主要为改善胃排空、加强血糖的长期调控及营养支持；监测上将孕期体重是否达标视为反映治疗效果的关键，减少母胎并发症的发生。在胎儿快速生长期孕24～34周，尽量调整营养供应满足以母胎体重适宜性增长，并对应调节胰岛素用量，将血糖控制在6～10mmol/L。按美国医学研究所推荐的孕期BMI相对应的体重管理，本例孕前BMI 20.66kg/m²，理想状况下孕期增重11.5～16kg，孕中晚期以0.42kg/周增加体质量。患者每日需要热量1670～1965kcal，按照三大营养物质分配，蛋白质应占20%，脂质占30%，碳水化合物占50%。

具体方案：（1）加强支持治疗，保证充足的热量：首选肠内营养，必要时辅以静脉营养，但患者入院时拒绝肠内营养，予右锁骨下静脉置管半肠外营养，量出而入，保持平衡[自行口服食物的热量约为500kcal/d，并予以脂肪乳氨基酸葡萄糖针1440mL，同时静脉补充K^+、Na^+、维生素等，静脉补液量2440mL/d，糖：胰岛素=（4～6）g：1U]。对剧吐导致不能进食者经肠内、外置管的方式补充营养。肠内营养符合生理状态，维持肠道结构及功能的完整，并发症相对少，是临床营养支持的首选。而肠外营养为通过外周或中心静脉给予葡萄糖（加胰岛素）、氨基酸、脂肪乳、白蛋白等。Arshad等[10]报道一例1型糖尿病患者妊娠剧吐病例，接受多学科治疗，获得全胃肠外营养治疗并于孕29周成功剖宫产

一活婴。肠外营养期间注意留置导管感染问题，若无感染可留置1个月，再更换导管；密切关注置管处有无红肿，有无发热及血象有无异常等情况；监测并预防酮症酸中毒和低血糖的发生；定期监测血尿常规、肝肾功能、血气分析、电解质情况，注意量出而入，防止因补液过多引起持续性低钠血症。另外，要注意避免刺激性气味和高热嘈杂等环境影响。还需考虑增加适量的维生素及矿物质。对糖尿病并发胃轻瘫仅胃动力不足但可少量进食者，鼓励其少食多餐，适当运动，运动前后监测微量血糖，预防运动导致的低血糖[8]。

（2）予胰岛素泵剂量个体化调整，急性期保持血糖稳定在6～9mmol/L。

（3）使用胃动力药物，如多潘立酮等。

（4）使用止吐剂，如昂丹司琼、胃复安、维生素B6、维生素B6-多西拉敏等[11]。

（5）予心理治疗：患剧吐的孕妇容易出现情绪低落、沮丧等情绪[12]，可以通过心理咨询缓解症状。

（6）予母胎并发症的监测：注意糖尿病酮症、胎儿畸形、早产、妊娠期高血压等。

> 【本例患者的孕期处置】
>
> 本例患者第一次入院置管3周后体重增加3kg，改予肠内营养，予铝碳酸镁片护胃、多烯磷脂酰胆碱护肝、维生素B6止吐等治疗；补铁治疗缺铁性贫血，后好转出院。出院后，患者病情反复，孕30周第二次住院，在深静脉置管予营养支持治疗约3周后，孕妇体重增加5kg。整个孕期体重变化为由孕前49kg先减轻至47kg，最后至终止妊娠时增至57kg，负增长3kg至正增长7kg，但总体增长过少而不达标，见图1-2-1。胎儿体重增长尚可，孕期超声评估胎儿体重基本符合孕周及正常胎儿生长曲线，见图1-2-3，且胎儿发育未见明显异常。此与孕中晚期合理的肠内外营养支持、个体化调节胰岛素剂量使得母体血糖控制总体水平接近达标有关，且对应的胰岛素使用总量随孕周增加而增加，于孕30～33周达高峰，随后呕吐病情加剧、剂量陡减，与母胎体重剧增相吻合，见图1-2-2。

3. 产科处理

据我国《妊娠合并糖尿病诊治指南（2014）》，对于糖尿病伴发微血管病变或者既往有不良孕产史者，需严密监护。终止妊娠时机应根据个体化情况，糖尿病本身并非剖宫产指征[9]。

> 【本例患者产科处理】
>
> 本例T1DM（DR）并发胃轻瘫，有孕34周死产病史，整个孕期剧吐，病情反复，进食困难，血糖控制不良，反复低血糖及酮症，已孕34周，胎儿发育趋向成熟，继续妊娠可能危及母儿安全，遂予孕34周择期行剖宫产术。因剧吐持续至产后5天，母婴分离，选择人工喂养。术后未恢复正常饮食前，继续予静脉输液，胰岛素：葡萄糖＝1U:（4～6）g，并监测血糖及酮体等相关指标，适时调整胰岛素用量；恢复正常饮食后，根据血糖情况调整胰岛素用量，胰岛素用量减至孕前计量的2/3，母儿随访预后良好。

2.3 小结

妊娠可增加T1DM（DR）患者各种并发症的发生风险。对于T1DM（DR）合并剧吐者，需开展内分泌科、消化内科、ICU 和产科多学科团队协作；适时予肠内外营养支持、胰岛素泵平稳调控血糖，预防酮症酸中毒、低血糖和感染的发生，严密监测母胎情况并适时终止妊娠，可改善母儿预后。

【参考文献】

[1] MAGON N, CHAUHAN M. Pregnancy in Type 1 diabetes mellitus：How special are special issues[J]. N. Am. J. Med. Sci., 2012, 4(6)：250 - 256.

[2] VIKANES Å, TROVIK J. Adverse maternal and birth outcomes in women hospitalised due to hyperemesis gravidarum[J]. Paediatr. Perinat. Epidemiol., 2018, 32(1)：52 - 54.

[3] HOMKO C, SIRAJ E S, PARKMAN H P. The impact of gastroparesis on diabetes control：Patient perceptions[J]. J. Diabetes Complications, 2016, 30(5)：826 - 829.

[4] ANGELI T R, O'GRADY G. Challenges in defining, diagnosing and treating diabetic gastroparesis[J]. J. Diabetes Complications, 2018, 32(2)：127 - 128.

[5] IZZY M, LEE M, JOHNS-KEATING K, et al. Glycosylated hemoglobin level may predict the severity of gastroparesis in diabetic patients[J]. Diabetes Res. Clin. Pract., 2018, 135：45 - 49.

[6] 雷辉. 糖尿病胃轻瘫发病机制及治疗方法分析[J]. 中国医学创新, 2014, 11(1)：152 - 154.

[7] 谢幸, 苟文丽. 妇产科学[M]. 8 版. 北京：人民卫生出版社, 2013：75 - 81.

[8] 中华医学会妇产科学分会产科学组, 中华医学会围产医学分会妊娠合并糖尿病协作组. 妊娠合并糖尿病诊治指南(2014)[J]. 中国实用乡村医生杂志, 2017, 24(8)：45 - 52.

[9] 杨慧霞. 妊娠合并糖尿病临床实践指南[M]. 2 版. 北京：人民卫生出版社, 2013：76 - 131.

[10] ARSHAD M F, JAVED N, BEKHIT M. Intractable hyperemesis gravidarum in a patient with Type 1 diabetes[J]. BMJ Case Rep., 2017, P ii：bcr - 2017 - 222403.

[11] VEENENDAAL M V, VAN ABEELEN A F, PAINTER R C, et al. Consequences of hyperemesis gravidarum for offspring：a systematic review and meta-analysis[J]. BJOG, 2011, 118(11)：1302 - 1313.

[12] KJELDGAARD H K, EBERHARD-GRAN M, BENTH J Š, et al. Hyperemesis gravidarum and the risk of emotional distress during and after pregnancy[J]. Arch. Womens Ment. Health, 2017, 20(6)：747 - 756.

3　2型糖尿病妊娠晚期突发双眼视力下降

苗永慧　徐崇彬　李映桃　梁伟璋　王双勇

中国的糖尿病患者居全球首位，而其常见的并发症中的一大严重并发症为糖尿病视网膜病变(diabetes retinopathy，DR)，这是一种被公认为不可逆性致盲性眼病，目前已成为一项严峻的公共卫生问题。妊娠合并糖尿病(diabetes in pregnancy，DIP)分为妊娠期糖尿病(GDM)和糖尿病合并妊娠(PGDM)，往往因为孕期血糖控制不佳导致严重并发症，特别是DR。本文报道1例2型糖尿病(Type 2 diabetes mellitus，T2DM)合并妊娠晚期DR迅速恶化，双眼视物模糊，几近失明的救治过程。

3.1　病例摘要

患者33岁，因"停经32^{+5}周，发现血糖升高4个月，视物模糊2个月"于2019年5月9日外院转诊入住广州医科大学附属第三医院(广医三院)产科。末次月经2018年9月22日，预产期2019年6月29日。本次为自然受孕。2019年11月3日当地医院早孕B超检查证实"宫内早孕6周"。2018年12月30日孕14^{+1}周，外院建卡并查空腹血糖浓度9.18mmol/L、糖化血红蛋白水平8.47%，考虑DIP，予饮食及运动控制血糖。孕期血糖控制欠佳，糖化血红蛋白水平波动于5.96%~8.47%。2019年3月3日孕23^{+1}周，因左眼视物模糊，接受视力检查：右眼视力0.5，左眼视力0.3。行眼底检查提示"双眼糖尿病性视网膜病变(右眼非增殖期；左眼增殖期)，左眼玻璃体出血，右眼黄斑病变，双眼玻璃体后脱离"。2019年4月4日孕27^{+5}周，因血糖控制差，开始予"诺和灵R"胰岛素(14U—14U—14U)餐前半小时皮下注射治疗。2019年4月20日孕30周，因患者出现双眼视物模糊，空腹血糖浓度6.5~7.5mmol/L，予胰岛素加量至18U—18U—16U。2019年5月4日孕32周，外院产科中晚孕Ⅰ级超声提示：BPD75mm，HC268mm，AC260mm，FL56mm，羊水指数12cm，胎盘位于子宫底后壁，脐动脉血流及大脑中动脉血流频谱正常，胎儿生物物理评分7分。胎儿各径线相当于29^+周。

考虑患者血糖控制不理想(餐后2h血糖浓度9~13mmol/L)，调整"诺和灵R"胰岛素剂量为18U—18U—20U。彩超提示胎儿生长发育迟缓，遂转诊至广医三院。患者孕前体重52kg，入院体重59kg，孕前BMI 20.3kg/m^2。孕期体重共增加7kg。

既往史：否认糖尿病家族史。

家族史：否认既往"高血压、糖尿病、肾病"等慢性病史。

孕产史：孕3产0，人流2次，2005年及2017年分别行人工流产1次。

入院体格检查：体温36.2℃，脉搏101次/min，呼吸20次/min，血压117/71mmHg，身高160cm。

专科检查：宫高29cm，腹围92cm，未扪及宫缩，LSA，未衔接。胎心音135次/min。骨盆外测量正常。

辅助检查：血常规、甲功三项、BNP、凝血功能未见明显异常。指尖微量血糖 14.0mmol/L，糖化血红蛋白水平 7.2%(↑)*；血酮体浓度 0.3mmol/L。

血气分析组合：酸碱度 7.480(↑)，氧分压 117mmHg(↑)，氧饱和度 98.2%(↑)，钾 3.3mmol/L(↓)，钠 129mmol/L(↓)，氯 112mmol/L(↑)，实际碳酸氢盐 20.2mmol/L(↓)，阴离子间隙 -3.5mmol/L(↓)。

产科 B 超：子宫内妊娠，如晚孕，单活胎。单臀位。双顶径 78.9mm，头围 262.0mm，腹围 276.8mm，股骨 61.9mm，胎儿估重 1778g。胎方位 LST，胎盘附着子宫后壁。羊水最大径线 5.1cm，羊水指数 7.8cm。颈后脐带影 1 周。脐动脉 PI 0.94，RI 0.62。

入院诊断：(1)糖尿病合并妊娠 R 级，2 型糖尿病性视网膜病变（双侧），左眼玻璃体出血；(2)胎儿生长受限；(3)臀位；(4)孕 3 产 0，孕 32^{+5} 周 LSA 单活胎妊娠状态。

入院诊治经过：急诊请内分泌科、临床营养科、眼科、产前诊断科、新生儿科多学科会诊。予瞬感连续动态血糖监测，并予胰岛素泵控制血糖治疗。首先予三餐前 10U—10U—10U 胰岛素泵皮下注射，胰岛素泵皮下注射基础率 0.6U/h。眼科视力检查：右眼视力 0.2，左眼视力 0.1。查看双眼底：右眼视盘清，视盘周围疑似新生血管形成，视网膜散在大片出血灶，视网膜平伏；左眼玻璃体积血严重，并见增殖纤维膜形成，视网膜部分脱离。双眼 B 超提示：右眼玻璃体混浊，左眼视网膜脱离，左眼积血声像。诊断：(1)双眼 DR（增殖期）；(2)左眼视网膜脱离；(3)右眼玻璃体积血。考虑患者病情危重，告知患者及家属病情，目前双眼 DR（增殖期）、左眼视网膜脱离、血糖控制不良、孕 32^{+5} 周，建议积极治疗眼部并发症，先行抗血管内皮生长因子(vascular endothelial growth factor，VEGF)治疗，必要时行玻璃体视网膜手术。

入院 2d 调控血糖，调整胰岛素泵剂量：门冬胰岛素 12U—12U—12U，胰岛素泵皮下注射基础率 0.8U/h。血糖逐渐平稳，空腹血糖浓度波动于 5.8~9.8mmol/L，午餐后 1h 血糖浓度波动于 7.2~11.9mmol/L，2h 血糖浓度波动于 2.6~11.7mmol/L，血酮体浓度波动于 0.3~0.7mmol/L。患者仍自觉左眼视物模糊较前加重，要求终止妊娠后积极治疗双眼并发症。与患者及家属反复沟通及经全科讨论后拟行剖宫产终止妊娠。

2019 年 5 月 13 日孕 33^{+2} 周在腰硬联合麻醉下行子宫下段剖宫产术，分娩一活女婴，羊水清，量约 400mL，新生儿出生 Apgar 评分为 8 分—10 分—10 分，体重 1735g，出生后转重症新生儿监护室。新生儿诊断：(1)早产儿；(2)低出生体重儿；(3)新生儿呼吸窘迫综合征；(4)母亲伴有妊娠糖尿病的婴儿综合征。新生儿住院治疗 21 天后出院。

产妇术后子宫收缩好，阴道流血少。术后第 1 天再次请眼科会诊，建议次日行眼科手术治疗。于 2019 年 5 月 15 日在表面麻醉下在左眼行玻璃体腔注药术，并予转眼科病房进一步治疗。5 月 21 日在局麻下行"左眼玻璃体切除+视网膜前膜剥离+眼内光凝+气液交换+硅油填充术"。5 月 23 日在表面麻醉下行"右眼视网膜光凝术"。5 月 24 日，患者右眼视网膜光凝术后第 1 日，左眼玻璃体切除术后 3 日，查体见右眼视力 0.1（小孔矫正为 0.2），左眼视力 0.1（小孔矫正为 0.2）。非接触性眼压计测眼压(NCT)示：右眼 18mmHg，左眼 15mmHg；双眼结膜充血+，角膜透明；前房清，轴深约 4CT，周边深约 1/2CT；虹膜纹理清，瞳孔圆形，直径约 3mm，对光反射存在；晶状体透明；右眼玻璃体积血

---

*上箭头↑和下箭头↓分别表示高于、低于正常范围，下同。

(+～++)，视网膜平伏，可见激光斑，后极部视网膜前增殖；左眼玻璃体腔硅油填充，视网膜平伏。

眼科考虑患者病情逐步稳定，双眼2型DR(左眼5期、右眼4期)，血糖控制满意，维持门冬胰岛素量(三餐前6U—8U—8U)、胰岛素泵皮下注射基础率0.6U/h并予出院。

3.2 病例分析

3.2.1 妊娠与DR病变的快速进展

临床数据显示，DIP孕妇中，超过80%为GDM，仅有不到20%为PGDM[1]。DR是糖尿病患者最常见的微血管病变之一，确切的发病机制尚未明确。血糖、血压、血脂异常增高是视网膜病变发生的3个重要危险因素。已知慢性血糖升高引起机体多种生理、生化改变，相继造成眼底微血管瘤、小出血点、硬性渗出、棉絮状软性渗出、新生血管形成、玻璃体积血、显微血管增殖、玻璃体机化，最终因纤维组织牵拉引起视网膜脱离、失明[2]。1型糖尿病患者病程5年、10年、15年DR发生率分别为25%、60%和80%。T2DM 5年以内病程者中，使用胰岛素与不使用胰岛素治疗的患者发生DR的比例为40%和24%，该比例在病程长达19年以上的患者中分别增加到84%和53%。T2DM患者病程5年以下与25年以上发生增殖性DR的比例分别为2%和25%。糖尿病患者的糖化血红蛋白的水平与DR的发生有直接关系[3]。孕期DR的程度对于预测妊娠期间可能发生的不良后果具有重要意义。妊娠初期无DR的孕妇，产科并发症发病率为30%，其中只有极少数患者发展成为增殖性DR。

【本例患者评估】

本例患者T2DM病程不清，孕6周初次产检诊断，但未行糖尿病分级，也未接受规范治疗和眼底DR检查，胰岛素使用的时机太晚，导致迅速发生严重的DR：右眼玻璃体混浊，视网膜散在大片出血灶；左眼玻璃体积血严重，并见增殖纤维膜形成，视网膜部分脱离。双眼迅速发展为DR(增殖期)。

3.2.2 DR病变是妊娠期全身微血管并发症的先兆

文献报道在妊娠期间DR的加重，主要与下列因素有关：血糖控制不良、糖尿病病程、妊娠前的糖尿病严重程度、妊娠期快速的血糖控制、伴随的高血压、视网膜的血流状态等[4]。同时也有研究表明糖化血红蛋白的水平和DR相关，糖化血红蛋白水平一般反映的是孕周4～8周前的血糖情况，糖化血红蛋白水平增高时，氧解离困难而引起组织缺氧。由于糖尿病患者微循环中血小板功能异常，血液黏稠度增高，易于凝聚，加上缺氧则引起小血管扩张而导致视网膜微血管病变。Aiello等[5]研究报道糖化血红蛋白水平≥8%时DR的发生率明显升高，提示当糖化血红蛋白水平升高到一定程度时，DR发生率明显增加。李东豪等[6]的研究也有类似发现，DR组孕妇妊娠中晚期糖化血红蛋白水平高于非DR和正常孕妇。因此，妊娠期糖化血红蛋白的水平和DR的发生和进展具有显著相关性。此外，缺乏及时的眼底检查、吸烟、青春期和亚临床甲状腺功能减退也是DR的相关危险因素。

【本例患者评估】

该患者发生 DR 的危险因素为：妊娠；血糖控制不良；糖化血红蛋白水平≥8%（8.47%）；妊娠期首次发现严重的高血糖但未行强化治疗、未将血糖快速地控制；未及时进行眼底检查并在专科治疗眼底病变。

3.2.3 妊娠合并 DR 影响母胎的健康

持续加重的 DR 会给妊娠带来不良影响。妊娠初期无 DR 的个体产科并发症发生率为30%，而在已有背景性 DR 的个体，其发生率上升到 70%，尤其是所有怀孕早期已表现为增殖性 DR 的患者都将发生高血压或其他产科并发症，围生儿死亡、新生儿畸形及孕产妇并发症发生风险高[7]。Klein 等[8]报道，在患有增殖性 DR 的妇女中，43% 妊娠预后不良，并有 20% 妊娠发生严重的胎儿畸型或死亡；而在非增殖性 DR 或无 DR 的个体，发生不良预后的可能性仅为 13%。根据近年国内外文献报道，围生儿死亡及畸型与孕期血糖水平密切相关。

【本例患者评估】

该患者的母儿并发症为胎儿生长受限和早产。

3.2.4 DIP 妇女孕前管理和妊娠合并 DR 孕产期管理

1. 产前管理

对于 DIP 的妇女计划妊娠前应将血糖控制如下：空腹血糖浓度<6.5mmol/L，餐后2h 血糖浓度<8.5mmol/L；糖化血红蛋白（HbA1c）水平<6.5%（注射胰岛素者 HbA1c 水平<7.0%）。患者应充分了解妊娠与糖尿病的相互影响，母儿可能发生的不良预后。关于妊娠期间眼底检查的指南，目前国内外没有统一认识，但 DIP 患者应在计划妊娠前进行眼底检查，并咨询了解 DR 的进展和风险。妊娠前 3 个月进行眼底检查，妊娠期间定期随访，有条件者，最好每 1～2 月进行眼底检查。2021 年美国内分泌协会（American Diabetes Association，ADA）指南指出：①PGDM 妇女第一次产检时进行散瞳下眼底照相检查，若正常应在孕 28 周时复查；②若合并 DR，应该在孕 16～20 周进行 DR 的严重程度评估；③在妊娠期间诊断增生前型 DR 的患者至少应在产后 6 个月内进行眼科随访[9]。2018 年美国眼科学会（American Academy of Ophthalmology，AAO）临床指南建议：在妊娠前及孕早期进行 DR 的首次筛查；无或轻度 DR 每 3～12 个月复查，重度的非增殖期视网膜病变（non-proliferative diabetic retinopathy，NPDR）及以上，每 1～3 个月检查 1 次[10]。澳大利亚国家健康与医学研究理事会（Australian Government National Health and Medical Research Council，NHMRC）提出：在妊娠前 3 个月进行 DR 的首次筛查，在妊娠期间严密监测。

【本例患者产前管理】

本例患者，产前未诊断 PGDM，未进行规范的眼底检查。

2. 孕产期管理

根据《妊娠合并糖尿病诊治指南（2014）》，PGDM 患者妊娠期血糖控制应达到下述目标：妊娠早期血糖控制勿过于严格，以防低血糖发生；妊娠期餐前、夜间血糖浓度及 FPG

质量浓度宜控制在 3.3～5.6mmol/L（60～99mg/dL），餐后峰值血糖浓度及 FPG 质量浓度宜控制在 5.6～7.1mmol/L（100～129mg/dL），HbA1c 水平＜6.0%。无论是 GDM 或 PGDM，经过饮食和运动控制，妊娠期血糖达不到上述标准时，应及时加用胰岛素或口服降糖药物以进一步控制血糖。对于 PGDM 及经胰岛素治疗的 GDM 孕妇，如血糖控制良好且无母儿并发症，在严密监测下，妊娠 39 周后可终止妊娠；对于血糖控制不满意或出现母儿并发症者，根据病情决定终止妊娠时机。糖尿病本身不是剖宫产的指征，择期剖宫产的手术指征为糖尿病伴有严重微血管病变，或其他产科指征；血糖控制不好、胎儿偏大（尤其估计胎儿体重大于 4250g 者）或既往有死胎、死产史者，应适当放宽剖宫产指征。

【本例患者孕产期管理】

本例患者为 T2DM 合并重度 DR，胎儿合并有生长受限，且母体病情进展迅速，胎儿胎龄已达 33$^+$周，胎儿肺部发育基本成熟。综合考虑母胎风险，继续妊娠可能进一步加重母体 DR 的病情，遂于 33^{+2}周行择期剖宫产术。术后母亲转至眼科，利于进一步规范治疗 DR。

3. 产后随访

在妊娠中期诊断为 DR 的孕妇，在妊娠晚期的进展率为 31.25%。同时也有研究表明产后 DR 将得到缓解，也有研究认为一些患者则为进行性，产后仍有 DR 进展[8]。妊娠将不同程度地促进 DR 的进展，而且在产后 NPDR 部分可以得到缓解，但是增殖期 DR（PDR）仍有进一步加重的趋势。妊娠期 DR 的进展与产后的缓解和妊娠初始的 DR 严重程度相关，产后仍需进行严密的随访观察至产后一年[10-11]。

【本例患者产褥期管理】

本例患者在孕期和产后 DR 均明显加重。产后眼科规范手术治疗遏制了 DR 的进展，避免了患者双目失明的悲剧。

4. 围产期 DR 病变的眼科治疗

《中国 2 型糖尿病防治指南（2020）》中关于 DR 诊治强调：T2DM 应在首次诊断后进行眼病筛查；良好地控制血糖、血压和血脂，可预防或延缓 DR 的进展；中度及以上的 NPDR 和 PDR 患者，应由眼科医师进行进一步分级诊治。当 DR 病变进展时，患者可能需要手术治疗。手术治疗可以大大降低 DR 进一步发展的机会。经及时治疗，大多数患者仍能保持视力，但是很难恢复以前失去的视力。治疗方法取决于病变的性质，如果存在黄斑水肿，则需要使用激光来减轻肿胀并控制液体的渗出。如果有新血管形成（增殖型 DR），则使用激光缩小或控制血管生长。激光治疗需要多个疗程，会降低患者的周边视力并影响夜视。如果血管破裂并且玻璃体内有大量未清除的出血，则可以选择玻璃体切除术。玻璃体内注射抗 VEGF 药物可以有效地治疗累及中心的糖尿病性黄斑水肿，并且还有助于降低增殖型 DR 患者的视力丧失风险。妊娠会加速 DR 的发生和发展，激光光凝术可用于治疗孕期重度 NPDR 和 PDR[11]。

【本例患者 DR 病变的眼科治疗】

本例患者产后第 2 天，眼科行"左眼行玻璃体腔注药术"；产后第 8 天行"左眼行玻璃体切除＋视网膜前膜剥离＋眼内光凝＋气液交换＋硅油填充术"；产后第 10 天行"右眼视网膜光凝术"；产后 11 天查视力为右眼视力 0.1（小孔矫正为 0.2），左眼视力 0.1（小孔矫正为 0.2）。经治疗，患者保持了视力，避免失明的发生。

3.3 小结

DIP 的孕期健康管理涉及内分泌科、营养科、产科、眼科等多个临床学科。妊娠是 DR 诱发因素，DR 既是造成孕妇视力下降的一种严重并发症，也是反映孕妇病情严重程度及对胎儿影响的一项重要指标。随着糖尿病发病率的逐年增加，我国二孩及三孩政策放开，孕妇年龄相对增高，糖尿病合并妊娠会逐年增加，其 DR 的发生率也将会逐年增加。因此，内分泌科、产科、眼科医生应引起重视，做好产前筛查工作，围产期尽早并规范控制血糖、血脂水平，预防妊娠高血压的发生，可避免 DR 发生或加重。一旦有 DR 加重迹象，应尽早由眼科医师开展进一步分级诊治，避免 DR 严重母儿并发症发生，改善 DR 母儿妊娠预后。

【参考文献】

[1] LIU Y L, NIU X M, CHEN X. Diagnosis and treatmengt of pregnancy and associated diseases[M]. Beijing: Peking Union Medical College Press, 2005: 261–287.

[2] YANG J Y, KIM N K, LEE Y J, et al. Prevalence and factors associated with diabetic retinopathy in a Korean adult population: the 2008–2009 Korea National Health and Nutrition Examination Survey[J]. Diabetes Res. Clin. Pract., 2013, 102(3): 218–224.

[3] AREVALO J E, FEMCMDEZ C F, MENDOZA A J, et al. Intravitreal triamcinolone combined with grid laser photocoagulation for patients with cystoid macular edema and advanced diabetic retinopathy: pilot study [J]. Arch. Soc. Esp. Oftalmol., 2013, 88(10): 373–379.

[4] BEST R M, CHAKRAVARTHY U. Diabetic retinopathy in pregnancy[J]. Br. J. Ophthalmol., 1997; 81 (3): 249–251.

[5] AIELLO L P, CAVALLERAN O J, BURSELL S E. Diabeticeye disease[J]. Endocrin. Metab. Clin., 1996, 25(2): 271–291.

[6] 李东豪, 佘若青, 唐彬, 等. 妊娠期糖尿病视网膜病变进展因素与防治措施探讨[J]. 中国实用眼科杂志, 2004, 22(11): 909–912.

[7] DURDEN E, LENHART G, LOPEZ-GONZALEZ L J, et al. Predictors of glycemic control and diabetes-related costs among Type 2 diabetes patients initiating therapy with liraglutide in the United States[J]. J. Med. Econ., 2016, 19(4): 403–413.

[8] KLEIN B E, KLEIN R, MEUER S M, et al. Does the serverity of diabetic retinopathy predict pregnancy outcome[J]. Diabetes Complications, 1998, 2: 179–184.

[9] AMERICAN DIABETES ASSOCIATION. Management of diabetes in pregnancy: Standards of Medical Care in Diabetes-2021[J]. Diabetes Care, 2021, 44(Suppl 1): S200–S210.

[10] 邵毅, 周琼. 糖尿病视网膜病变诊治规范——2018 年美国眼科学会临床指南解读[J]. 眼科新进展, 2019, 39(6): 6.

[11] 中华医学会妇产科学分会产科学组, 中华医学会围产医学分会妊娠合并糖尿病协作组. 妊娠合并糖尿病诊治指南(2014)[J]. 中华妇产科杂志, 2014, 49(8): 561–9.

4 妊娠合并糖尿病并发子痫前期伴右眼视力障碍

梁伟璋　贺　芳　李映桃　肖晓梅

妊娠合并糖尿病(DIP)增加了母体发生妊娠期高血压疾病、子痫前期、早产、产后出血、巨大儿及子代发生糖尿病和心血管病的风险。而子痫前期(preeclampsia，PE)是妊娠高血压疾病的严重情况，易造成靶器官的损害，严重威胁母儿健康和安全，也是孕产妇死亡的重要原因之一[1]。孕前糖尿病(PGDM)合并 PE 会使得病情变得复杂化和多样化。本文报道并分析 1 例 DIP 并发 PE，伴有右眼视力障碍，及时确诊和治疗的临床经过。

4.1 病例摘要

患者38岁，孕7产1，因"停经31周，视物模糊1周，阴道流液10小时余，血压升高6小时"于2019年10月8日凌晨3:00从外院转入广州医科大学附属第三医院产科。本次为自然受孕。末次月经2019年3月5日，预产期2019年12月10日。孕期定期产前检查6次，血压 100～125/60～80mmHg，孕期 NT、唐筛、产科Ⅲ级超声均未见明显异常。2019 年 8 月 26 日孕 28^+ 周 75g 葡萄糖耐量测试(OGTT)示空腹 6.77mmol/L—1h 12.14mmol/L—2h 11.72mmol/L，糖化血红蛋白(HbA1c)水平 6.3%，自行饮食控制血糖，自诉监测餐前血糖浓度波动于 5.3～6.6mmol/L，餐后血糖浓度波动为 8.0～10.2mmol/L，依从性较差，拒绝胰岛素治疗。孕 24^+ 周无明显诱因下出现间断头痛，以双侧颞部、头顶部明显，呈轻微胀痛，无恶心、呕吐等，1周前出现右眼视物模糊，均未予重视，未就诊。10月7日孕 30^{+6} 周因"未足月胎膜早破、先兆早产"到外院住院治疗。入院后右眼视力下降，仅有光感，监测血压明显升高，波动于 168～176/105～111mmHg，给予头孢唑林抗感染、地塞米松肌注促胎肺成熟，并予硝苯地平口服降压、硫酸镁静滴解痉等处理后血压控制仍不理想，血压仍高达 176/111mmHg，考虑重度子痫前期转至广医三院进一步诊治。

既往史：患者既往体健，否认"高血压、糖尿病"等慢性病史。

家族史：父母亲均患有高血压、糖尿病。

婚育史：24岁结婚，孕7产1，1999年因异位妊娠开腹切除左侧输卵管。2001年足月顺产一女婴，重2750g，健在。2002年人工流产2次，自然流产2次。

入院体格检查：体温36.5℃，脉搏103次/min，呼吸20次/min，血压151/96mmHg。孕前体质指数(BMI)为 $21.2kg/m^2$ 孕期体重共增加 11.5kg。神志清楚，对答切题。右眼瞳孔5mm，对光反射消失；左眼瞳孔3mm，对光反射存在。颈软，四肢肌力、肌张力正常，病理征阴性，脑膜刺激征阴性。心肺听诊未闻及明显异常。腹软，无压痛反跳痛，肝脾区无压痛，移动性浊音阴性，双下肢无水肿。专科检查：宫高28cm，腹围90cm，头先露。胎心音135次/min，可扪及不规律宫缩。宫颈居中，宫颈质软，宫颈管消退100%，宫口开2cm，先露S-2，宫颈 Bishop 评分8分。

入院后辅助检查：随机静脉血糖浓度8.9mmol/L，血酮体浓度1.9mmol/L，血气pH 7.46，随机尿蛋白定量7308mg/L，血常规、肝肾功能、离子组合、凝血功能未见明显异常。胎监反应型。床旁产科超声、心脏彩超和胸片未见明显异常。视力检查：右眼视力仅存光感，左眼视力粗测正常。眼底检查：双眼妊高症视网膜病变（中度）见图1-4-1。头颅CT平扫：鞍区占位（2.5cm），鞍结节脑膜瘤待排。

入院诊断：(1)子痫前期（重度）；(2)妊娠合并糖尿病；(3)右眼视力障碍查因：怀疑颅内占位病变；(4)胎膜早破（未足月）；(5)孕7产1，孕31周，单活胎早产临产。

入院后诊治经过：入院后给予持续性心电监护，监测出入量，予胰岛素50U+生理盐水50mL静脉泵入3mL/h降糖治疗；同时，予静脉用药降压，以尼卡地平1mg/h为起始剂量，根据血压变化每10min调整用量；予拉氧头孢2g预防感染。请内分泌科、眼科、神经内科和神经外科进行多学科会诊，考虑患者右眼视力障碍原因为鞍区占位性病变（脑膜瘤或垂体瘤）导致，现无颅脑血管和神经急症，可优先处理产科情况。考虑患者糖尿病合并妊娠，伴发重度PE，已临产，但短期内无法经阴道分娩，虽血糖和血压已控制平稳，仍建议缩短产程以减少母体并发症，遂于当日凌晨5:47在腰硬联合麻醉下行子宫下段剖宫产术。术程顺利，失血400mL，分娩一活男婴（体重1500g），羊水清，Apgar评分10分—10分—10分。新生儿因早产转新生儿重症监护室（NICU）。

患者术后转ICU，血压控制稳定（104～147/65～96mmHg）。但术后4h监测血糖浓度18.6mmol/L，血酮体浓度3.2mmol/L，血气pH 7.28，考虑酮症酸中毒。继续予胰岛素泵降糖，联合静脉补液消酮，术后8h血糖浓度降至11.9mmol/L，血酮体浓度0.1mmol/L，血气pH 7.38，改予GIK液（5% GS 500mL+胰岛素6U+氯化钾1.5g）补液治疗，术后10h内补液总量2000mL。同时给予拉氧头孢预防感染，气压治疗、低分子肝素预防深静脉血栓。术后22h空腹血糖浓度4.6mmol/L，血酮体浓度0.1mmol/L，予糖尿病半流饮食，改皮下胰岛素（6U—6U—6U）控制血糖。术后第2天改糖尿病普食，血压波动于110～144/72～92mmHg，餐前血糖浓度波动于5.5～6.6mmol/L，餐后血糖浓度波动于6.8～7.3mmol/L，调整皮下胰岛素用量（2U—2U—2U—4U）。术后第3～5天，血压波动于133～141/78～91mmHg，餐前血糖浓度波动于4.6～6.7mmol/L，餐后血糖浓度波动于6.8～7.3mmol/L。

患者术后血压平稳，术后第1天改硝苯地平10mg(q8h)和拉贝洛尔100mg(tid)口服降压，血压波动于129～140/86～90mmHg。术后第2天复查头颅MR（见图1-4-2）仍提示鞍上区占位，大小约2.6cm×2.4cm×1.6cm，考虑脑膜瘤可能性大。再次请眼科、神经外科等专科会诊，考虑暂无颅脑急症，患者产后尚未完全恢复，暂不适宜短期内经历颅底手术打击，暂给予甲钴胺、鼠神经因子营养神经，于产后第5天出院，出院后神经外科随诊。患者产后42天复查OGTT和血压正常，于产后2月外院神经外科进行颅底脑膜瘤切除手术。患者产后随访2年，目前右眼视力基本恢复，儿子健存。

4.2 病例分析

DIP和PE均属于全身代谢性疾病，是妊娠期最常见的并发症，近年来发病率持续上升，威胁母婴近期和远期的健康。其发病孕周越早，围产结局越差。二者妊娠期并发将使病情更加复杂和多样化，临床上的鉴别和处理也更为棘手。

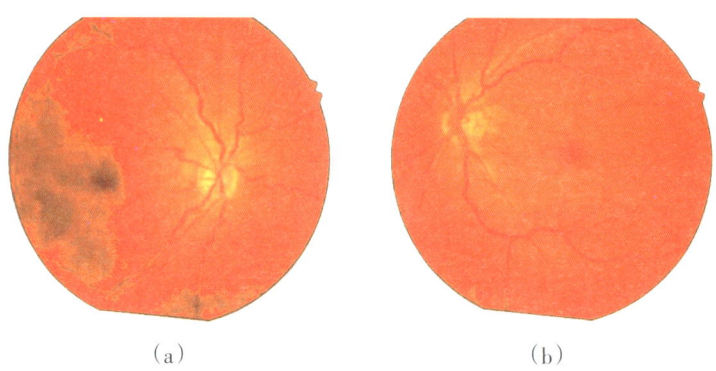

图1-4-1 双眼妊高症视网膜病变(中度):视乳头及视网膜轻度水肿,动静脉变细,少许渗出

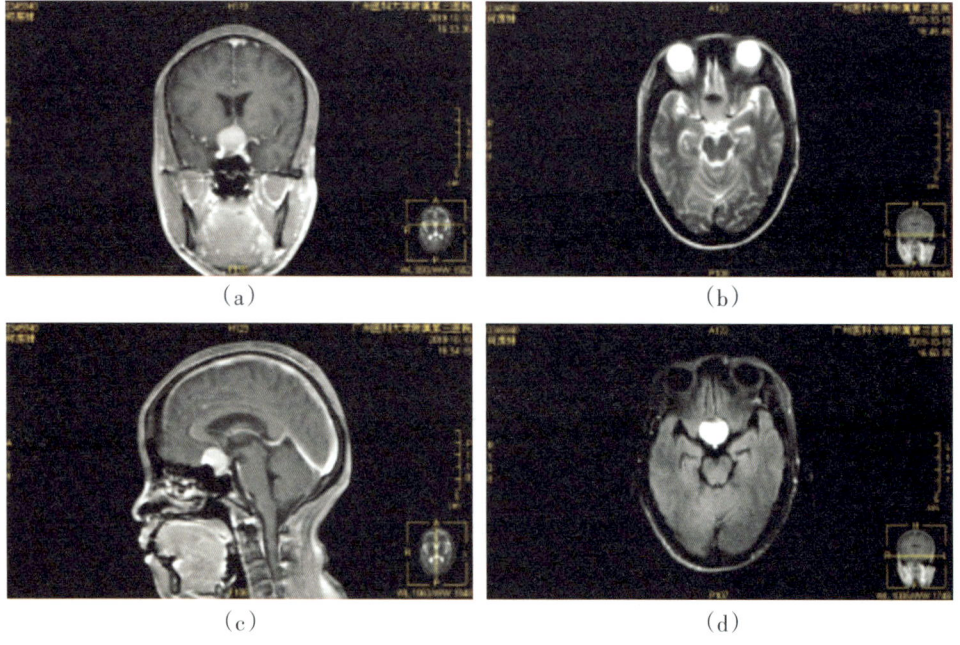

图1-4-2 头颅MRI:鞍上区见类圆形占位,大小约2.6cm×2.4cm×1.6cm,T1WI呈等信号,T2WI呈稍高信号,T2WI压水呈高信号,信号均匀;增强扫描可见均匀强化,宽基底附着于前颅窝底,病灶压迫视交叉

目前关于GDM是否是诱发PE的因素尚无定论,但调查研究发现,与非糖尿病孕妇相比较,GDM患者发生PE的概率升高2~4倍;妊娠期糖耐量异常(GIGT)、GDM并发PE的概率分别达到10.8%和17%,且PE患者的病情随糖代谢异常的加重而加重。妊娠期高血压疾病或许也是糖代谢紊乱的风险因子。有研究表明妊娠完成的16.5年后,即使孕期未合并糖尿病,妊娠期高血压疾病或PE患者日后发生糖代谢异常的风险也会提高两倍[2]。

4.2.1 DIP与PE可能的"同源"发病机理

DIP的发病机制可能与遗传因素、胰岛素抵抗、胰岛素拮抗激素释放、胰岛素信号传导通路、细胞炎性因子等多个因素相互作用相关[3-4]。而PE的发病机制目前也尚不明确,发病背景复杂,尤其是子痫前期-子痫存在多因素和多机制发病异源性异质性,以及病理改变和临床表现的多通路不平行性，存在多因素、多机制、多通路的发病特点。妊娠期高血压疾病的致病机制还与慢性子宫胎盘缺血、免疫不耐受、脂蛋白毒性、遗传印记、滋养细胞凋亡和坏死增多及孕妇过度耐受滋养细胞炎性反应等相关[5]。

DIP 及 PE 发病率较高，是目前孕产妇和新生儿死亡的重要原因，孕期同时并发这两种疾病也比较常见，GDM 和 PE 均与母体代谢功能紊乱有关，虽然两者的发病机制都尚未完全阐明，但 GDM 和 PE 受多种致病因素影响，二者之间可相互作用和相互影响。目前，已有较多报道指出 GDM 与 PE 在多个方面具有相关性，例如内皮功能紊乱、炎症反应、肾素－血管紧张素－醛固酮系统（RAAS）激活等[6-7]。

血管内皮是一种多功能器官，在调节血管张力和结构方面起着重要作用。通过高分辨率超声观察孕妇肱动脉，研究者发现 GDM 患者更易合并血管内皮的损伤，且程度与血糖浓度呈正相关[8]。血管内皮功能障碍在 PE 中也发挥着作用，PE 的主要病理变化是血管内皮细胞的损伤，该损伤使血管痉挛、血管通透性增加、蛋白和体液外渗，导致高血压的形成。

正常妊娠时随着孕周的增加，孕妇体内的炎症因子也会增加，过去认为其多与促胎肺成熟及促宫颈成熟有关，近期研究发现炎症因子如 TNF-α、IL-6 及 C 反应蛋白在 GDM 与 PE 的发生发展中均起着重要作用，如损伤内皮细胞，进而导致血管的痉挛收缩等。妊娠中晚期，孕妇体内拮抗胰岛素样物质增加，使孕妇对胰岛素敏感性随孕周的增加而下降。胰岛素分泌受限的孕妇，将出现 GDM 或使原有糖尿病加重。

RAAS 能从多个方面导致胰岛素抵抗（insulinresistance，IR），高血糖又加重 IR，从而进一步加重高血糖。RAAS 的激活在 PE 的发病过程中发挥重要作用，参与了血管收缩、交感神经活性、细胞活性和醛固酮释放，从而引发氧化性血管损伤，RAAS 的活性增强导致产生一系列妊娠期高血压疾病的症状。所以不少学者认为 GDM 与 PE 具有密不可分的联系，考虑与持续高血糖引起的微血管病变有关[9]。由此推测，GDM 与 PE 在血管内皮功能紊乱、炎症反应、RAAS 激活等发病机制方面可能存在一定的联系，但二者因果关系及相互作用机制仍须通过大样本、多中心、前瞻性的流行病学研究以及基础实验进行论证。

【本例患者评估】
本病例在孕 24 周确诊 PGDM，孕 31 周确诊 PE，说明 PGDM 者高发 PE，可能是因为母体持续高血糖引起微血管病变从而诱发 PE。GDM 与 PE 具有"同源"且密不可分的联系。

4.2.2　DIP 并发 PE 严重影响母儿的健康

研究表明，DIP 孕妇孕期出现流产、早产、子痫等的风险增加，孕妇产后发生 2 型糖尿病的风险明显增加；其后代在新生儿期出现巨大儿、产伤、低血糖等近期损害的风险增加，后代远期患代谢综合征的风险增加，包括肥胖、胰岛素抵抗、心血管代谢异常、高血脂等，且这种影响可能一直持续至青春期，甚至对后代健康产生持续一生的影响；还有可能会增加后代患神经精神性疾病的风险，如认知功能障碍、多动症、自闭症等疾病[10]。多项研究表明 PE 对母体的影响不仅局限于妊娠及产褥期，罹患 PE 的妇女多年后患心血管疾病、肾脏疾病、代谢综合征及糖尿病、甲状腺功能减退、血栓栓塞甚至认知障碍、恶性肿瘤等疾病的风险增加[11]。研究表明 GDM 合并妊娠期高血压(gestational hypertension，GH)、单纯的 GDM 或妊娠期高血压增加了巨大儿、大于胎龄儿、剖宫产、新生儿 ICU 入住的风险[12]。尽管产后血糖水平能恢复正常，既往患有 GDM 的妇女产后 2 年即表现出胰岛素抵抗、脂代谢紊乱程度增加，T2DM 的风险增加。PE 与心血管疾病(cardiovascular disease，CVD)的发生发展有关。一项流行病学研究表明既往有 PE 病史的妇女发生或死于 CVD 的风险是无 PE 病史妇女的 2 倍[13]。而 T2DM 与微白蛋白尿、慢性低度炎症和血管内皮功能紊乱之间存在相互影响。这些病理过程在 GDM 并发 PE 更加明显。因此，GDM 并发 PE 成为远期 CVD 发病的高风险组。另外，无论是 PE 或是 GDM，远期代谢综合征的发病风险都增加。

【本例患者评估】

本例患者，孕 7 产 1，2001 年足月顺产 1 次，本次 PGDM 并发 PE，孕 30 周出现胎膜早破、早产并剖宫产，提示 PGDM 并发 PE 更易导致其他并发症，严重威胁母儿健康。

4.2.3 糖尿病视网膜病变与 PE 导致的视网膜病变的诊断与鉴别

糖尿病微血管病变(diabetic retinopathy，DR)是发生在糖尿病患者中的特异性损害，主要表现为微循环障碍、微血管瘤形成和微血管基底膜增厚。DR 是常见的糖尿病微血管病变[14]，是成年人后天失明的主要原因，其发生发展与糖尿病病程长短密切相关；1 型糖尿病病程超过 15 年者，DR 的发生率高达 98%[15]。妊娠期高血压引发的疾病包括 PE，其导致眼部的靶器官损害，最常见的为眼底病变。其与妊娠期高血压严重程度显著相关，主要表现为眼底血管痉挛狭窄，提示母体循环异常。妊娠期高血压疾病眼底改变分为视网膜动脉痉挛期、视网膜动脉硬化期和视网膜病变期。其中视网膜病变期最严重，包括视盘水肿以及视网膜水肿、出血、渗出及渗出性视网膜脱离等，可作为终止妊娠的重要依据[16]。

DIP 和妊娠期高血压-子痫前期在视网膜致病机制上不同，故两者导致的视网膜病变的表现可以鉴别(表 1-4-1)。

表 1-4-1　DR 与 PE 导致的视网膜病变的鉴别

指标	PE 导致的视网膜病变	DR 导致的视网膜病变
水肿	视乳头及视网膜水肿	轻或无
渗出物	棉絮状渗出斑	硬性渗出物或围绕黄斑环形排列
出血位置	位于浅层，火焰状或线状	位于深层，点状、圆形或不规则
血管变化	以动脉变化为主，痉挛和硬化	以静脉变化为主，微血管病变新生血管

【本例患者评估】

本例患者右眼视力仅存光感，左眼视力粗测正常；双眼妊高症视网膜病变(中度)；鞍区占位(2.5cm)，鞍结节脑膜瘤待排，由此排除了 DR。

4.2.4 DIP 并发 PE 的孕前、孕期及围产期管理

DIP 并发 PE 对母胎造成的短期和长期影响如前所述，因此，良好的血糖和血压控制对减少妊娠并发症作用显著。对 DIP 妇女进行干预或治疗，可以降低 PE 风险，减少其围产期严重并发症的发生[17]。基于目前研究，高血糖和高血压之间存在密不可分的关系，在两者协同作用下，孕妇体内发生一系列不利于母胎的病理生理变化，危害母婴健康。

DIP 和 PE 互为发病危险因素。对于 DIP 孕妇，建议行 PE 高危因素的筛查、预测和预防，在孕早中期可给予小剂量阿司匹林，并应在妊娠前于专科做病情评估，以便能尽早获得针对性药物治疗和达到 PE 预防的目的[5]。不能忽视对 PE 发病的警觉性，应制定好孕期保健计划，做好严密监控及干预。同时，也要将 PE 常规检查作为 DIP 的高危人群检查内容，对于经糖代谢检查筛查出的 PE 合并糖代谢异常者，应加强血压与血糖的监测与管理，控制血压和血糖在目标范围内，降低母婴并发症的发生率[5]。

对于妊娠期高血压或 DIP 应进行规范的围产期保健，规范饮食营养和体重管理。孕前的管理主要是在孕前对育龄女性进行健康评估，包括发现 PGDM、GDM 的危险因素，以及筛查出营养不良、贫血、超重、肥胖、高血压和甲状腺功能障碍等对母亲和子代健康有影响的疾病，应及时采取预防措施或相应治疗，减少不良妊娠结局的发生率。饮食营养是贯穿妊娠期的重要的发病影响因素，应遵循全面、足量、均衡原则，以体重管理达标为指南针；注意每次产前检查的尿蛋白问题、体重增长情况，提高孕妇自身依从性和自我管理能力等[5]。在妊娠中晚期最主要的是早期诊断，以便及时地为患者提供合适的治疗、适时终止妊娠，降低不良结局的发生[18]。

> **【本例患者围产期管理评估】**
>
> 该患者孕前未保健，孕 24 周出现视力障碍未就诊，BMI 为 21.2kg/m²；孕 28 周才做糖耐量筛查确诊 PGDM，未规范血糖和体重管理，拒绝胰岛素治疗；孕 30 周体重共增加 11.5kg，增重超标；孕 31 周出现视物模糊 1 周、阴道流液 2h 余到外院住院治疗，经视力检查发现右眼视力仅存光感，监测血压明显升高，波动于 168～176/105～111mmHg，给予头孢唑林抗感染，地塞米松肌注促胎肺成熟，并予硝苯地平口服降压、硫酸镁静滴解痉等处理后血压控制仍不理想，血压仍高达 176/111mmHg，诊断重度 PE 后转至广医三院进一步诊治，评估 PE 的发生与 PGDM 不规范诊治有关。
>
> 另外，患者剖宫产术后酮症酸中毒的发生，与胎膜早破、感染、不规范饮食、不规范控糖、糖皮质激素的使用、临产应激及手术刺激有关；也与 PE 发生后血压升高影响睡眠和进食有关，两者互为因果。
>
> 再者，该患者 DIP 并发重度 PE，出现视力障碍，视力检查示右眼视力仅存光感左眼视力粗测正常。眼底检查示双眼妊高症视网膜病变（中度）。头颅 MRI 和 CT 示鞍上区见类圆形占位。结合患者的病史、症状和视力检查、眼底检查、外院 CT 和本院 MR 检查结果，排除了糖尿病或 PE 所致视网膜脱落的可能。针对病情控制血压和降糖消酮，并及时终止妊娠避免了病情恶化，最终母儿结局良好，患者在产后血糖和血压迅速恢复正常。产后专科择期进行颅脑手术，切除病灶，获得良好的母儿预后。

4.3 小结

所有育龄妇女，需规范围产期保健、孕中期进行糖耐量筛查；诊断 GDM 的妇女应规范地进行血糖和体重管理；评估为 PE 高危人群者，应尽早使用阿司匹林预防 PE 的发生；DIP 并发 PE 者，尽可能避免并发未足月胎膜早破和早产，一旦发生，糖皮质激素的使用需异常谨慎，避免诱发 DKA。另外，DIP 并发 PE 妇女若出现视力异常，需鉴别 DR 与 PE 导致的视网膜病变，并及时行颅脑 CT 或 MR 检查，查明病因，开展专科对因手术治疗，以获得良好母儿预后。

【参考文献】

[1] MAGON N, CHAUHAN M. Pregnancy in Type 1 diabetes mellitus: How special are special issues[J]. North American Journal of Medical Sciences, 2012, 4(6): 250-256.

[2] 孙利娟, 黄荷凤. 子痫前期相关代谢异常研究进展[J]. 世界最新医学信息文摘, 2018, 18(38): 50-51.

[3] RANCOURT R C, OTT R, ZISKA T, et al. Visceral adipose tissue inflammatory factors (TNF-Alpha, SOCS3) in gestational diabetes (GDM): epigenetics as a clue in GDM pathophysiology[J]. International Journal of Molecular Sciences, 2020, 21(2): 1-13.

[4] 中华医学会妇产科学分会产科学组, 中华医学会围产医学分会妊娠合并糖尿病协作组. 妊娠合并糖尿病诊治指南(2014)[J]. 中华妇产科杂志, 2014, 49(8): 561-569.

[5] 中华医学会妇产科学分会妊娠期高血压疾病学组. 妊娠期高血压疾病诊治指南(2020)[J]. 中华妇产科杂志, 2020, 55(4): 227-238.

[6] WEISSGERBER T L, MILIC N M, MILIN-LAZOVIC J S, et al. Impaired flow-mediated dilation before, during, and after preeclampsia: a systematic review and meta-analysis[J]. Hypertension (Dallas, Tex: 1979), 2016, 67(2): 415-423.

[7] 王艳, 查文慧, 陈洋, 等. 妊娠期糖尿病与妊娠期高血压疾病病理机制的相关性[J]. 国际生殖健康/计划生育杂志, 2020, 39(1): 63-66.

[8] 叶静文, 梁慰强, 舒毅, 等. 妊娠糖尿病妇女分娩后肱动脉内皮依赖性舒张功能的研究[J]. 山西医药杂志, 2020, 49(7): 834-837.

[9] 支雪荣, 马瑛, 李晓红. 妊娠期糖尿病合并子痫前期患者内脂素、抵抗素水平及糖脂代谢状况与妊娠结局分析[J]. 中国妇幼保健, 2019, 34(19): 4409-4411.

[10] 杨彦娜, 潘清蓉, 王广, 等. 妊娠合并糖尿病对后代的远期影响[J]. 中华糖尿病杂志, 2021, 13(5): 501-504.

[11] 贾艳菊, 崔洪艳, 丰华, 等. 子痫前期与母体的远期疾病[J]. 国际妇产科学杂志, 2020, 47(4): 388-393.

[12] STELLA C L, O'BRIEN J M, FORRESTER K J, et al. The coexistence of gestational hypertension and diabetes: influence on pregnancy outcome[J]. American Journal of Perinatology, 2008, 25(6): 325-329.

[13] SMITH G C, PELL J P, WALSH D. Pregnancy complications and maternal risk of ischaemic heart disease: a retrospective cohort study of 129 290 births[J]. Lancet (London, England), 2001, 357(9273): 2002-2006.

[14] 陈海霞, 李兆生, 卢澄钰, 等. 1 型糖尿病视网膜病变合并妊娠 1 例报告并文献复习[J]. 中国实用妇科与产科杂志, 2017, 33(2): 233-237.

[15] 葛均波,徐永健,王辰. 内科学[M]. 9版. 北京:人民卫生出版社,2018.

[16] 胡利,李东豪,刘贞,等. 妊娠期高血压疾病患者视网膜病变期的危险因素分析[J]. 中华眼底病杂志,2020,36(12):959-963.

[17] 马静,郎廷元,徐红兵. 妊娠期糖尿病的筛查与诊疗进展[J]. 现代医药卫生,2018,34(15):2336-2339.

[18] 陈敦金,谭虎. 建立孕产妇"全孕期"管理体系降低不良妊娠结局[J]. 中国实用妇科与产科杂志,2020,36(5):385-388.

5　1型糖尿病早孕期进展为糖尿病肾病并发子痫前期

李映桃　黄心怡　吴伟珍　刘梦玥　黄俊巧　梁伟璋　张　莹

糖尿病引起的慢性肾脏病(diabetic kidney disease，DKD)，既往称"糖尿病肾病"，它是一个逐渐发展、日积月累、较为漫长的与高血糖相关的疾病。妊娠可加剧糖尿病病程，发展为DKD，导致母婴预后不良。良好的生活方式、有效的血糖和血压控制是防治DKD并保障母儿良好妊娠结局的关键[1]。本文报告并分析1例1型糖尿病，早孕期进展为DKD，晚孕期合并子痫前期，在广医三院成功分娩，母婴预后良好的临床过程。

5.1　病例摘要

患者30岁，已婚，因"1型糖尿病 20^+ 年，停经 32^{+1} 周，血压升高1天"，于2018年12月15日17:15入广医三院。本次受孕为自然受孕。末次月经2018年5月1日，预产期2019年2月4日，核实孕周 32^{+1} 周。停经1个月开始出现恶心、呕吐等早孕反应，孕11周开始在广医三院门诊规范产检，NT正常，唐氏筛查为低风险，产科Ⅲ级B超胎儿及胎儿超声心动图未见异常。孕12周开始予阿司匹林100mg/d。孕期予规范饮食、运动和胰岛素控制血糖，胰岛素用量由孕11周早上地特胰岛素12U，三餐前门冬胰岛素12U—10U—14U，睡前地特胰岛素12U，共60U，逐渐增加至入院当天早上地特胰岛素24U，三餐前门冬胰岛素26U—22U—24U，睡前地特胰岛素22U，共118U(图1-5-1)。孕期血糖控制欠佳，波动较大，空腹血糖浓度3.1～14.1mmol/L，餐后2h血糖浓度3.3～14.2mmol/L。糖化血红蛋白水平波动在6.1%～7.8%(图1-5-2)。2018年7月17日孕11周查尿常规，尿蛋白++，以后每1～3周复查尿蛋白波动于+～++，随机尿蛋白定量波动于211～789mg/L，24h尿蛋白定量波动于0.7～2.36g(图1-5-3)，尿潜血-～+，血压变化情况具体见表1-5-1。2018年12月15日孕 32^{+1} 周常规产检，测血压143/91mmHg，24h尿蛋白定量2.29g，拟"1型糖尿病肾病(F级)合并妊娠，子痫前期"收住院。孕妇精神好、食欲佳、睡眠可、大小便正常。孕期母体增重情况具体见图1-5-4。胎儿发育体重增长情况见图1-5-5。

既往史：患者于1998年(10岁)因出现"多饮、多食、多尿及体重减轻"在当地医院确诊为1型糖尿病，使用中效胰岛素"诺和灵"30R，起始剂量为早餐8U、晚餐4U，血糖控制尚可。2004年(18岁)使用胰岛素"诺和灵"30R，用量为早餐40U、晚餐20U，血糖控制尚可。2008年(22岁)，胰岛素用法改为早上地特胰岛素12U，三餐前门冬胰岛素12U—10U—14U，睡前地特胰岛素12U，共60U，至2016年第1次妊娠。患者2001年因急性阑尾炎在当地医院行"阑尾切除术"。

家族史：母亲体健，父亲8岁诊断为糖尿病，目前一般情况尚可。

5 1型糖尿病早孕期进展为糖尿病肾病并发子痫前期

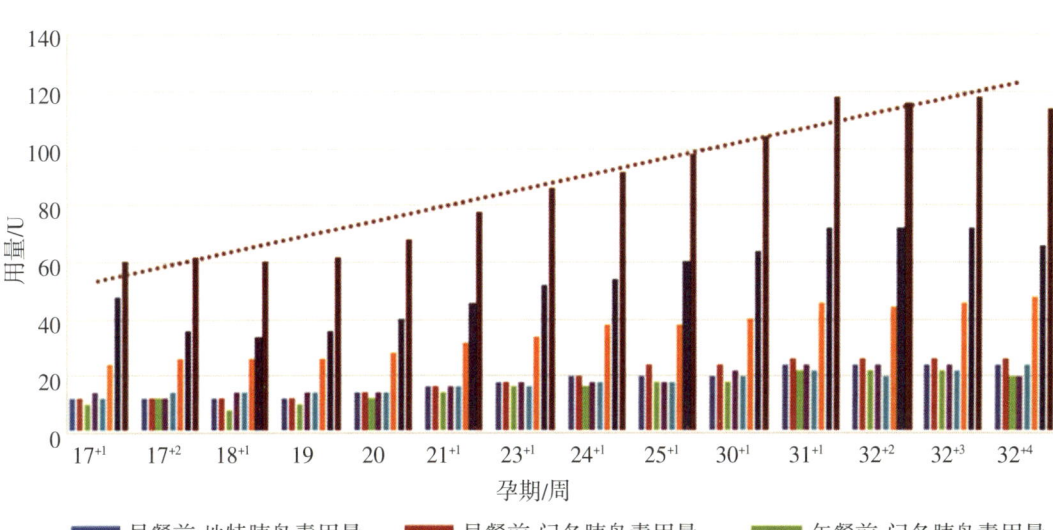

图1-5-1 孕期(17^{+1}～32^{+4}周)胰岛素(门冬+地特)使用情况

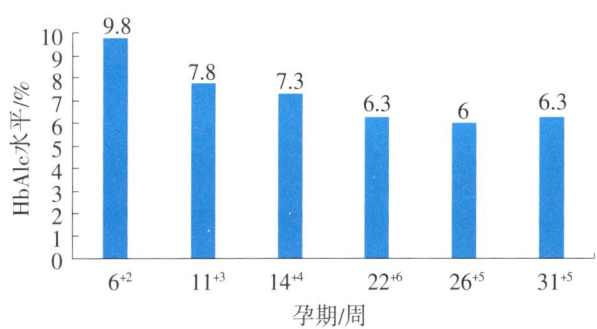

图1-5-2 孕期糖化血红蛋白情况

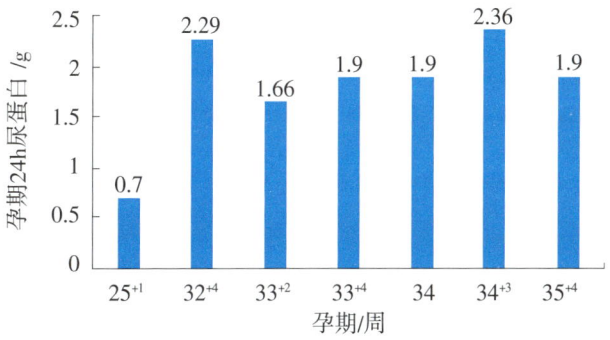

图1-5-3 孕期24h尿蛋白变化

表 1-5-1 孕期血压波动情况

时间	孕期/周	血压/mmHg
2018-08-14	15^{+1}	109/72
2018-08-28	17^{+1}	111/72
2018-09-11	19^{+1}	116/69
2018-09-25	21^{+1}	118/72
2018-10-09	23^{+1}	122/71
2018-10-23	25^{+1}	126/86
2018-11-06	27^{+1}	123/76
2018-11-20	29^{+1}	136/78
2018-11-27	30^{+1}	137/87
2018-12-04	31^{+1}	136/84
2018-12-05	31^{+2}	143/83
2018-12-11	32^{+1}	143/91
2018-12-17	33^{+1}	126/77（予硝苯地平缓释片 10mg，q8h）
2018-12-24	34^{+1}	128/82（予硝苯地平缓释片 10mg，q8h）
2019-01-02	35^{+1}	126/81

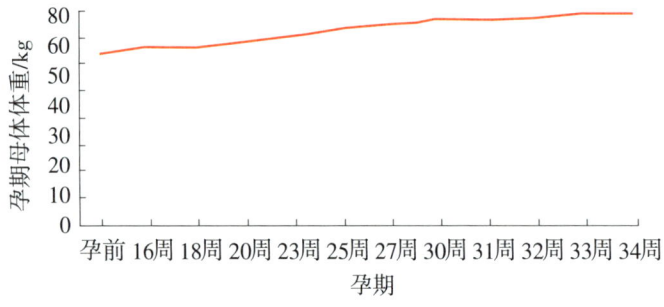

图 1-5-4 孕期母体体重增长情况

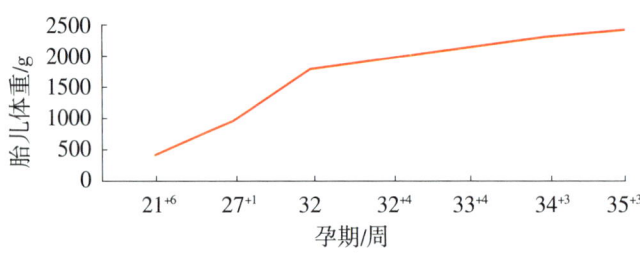

图 1-5-5 孕期胎儿体重增长情况

婚育史：26 岁结婚，孕 2 产 1。2016 年因糖尿病合并妊娠、重度子痫前期于孕 37$^+$周在北京大学第三医院滴催引产，引产失败改行剖宫产手术。分娩一活女婴，体重 3700g。术后恢复情况好。患者孕期根据血糖监测情况调整胰岛素用量，至分娩前总量约为 128U。

产后胰岛素用量恢复至孕前，总量约为70U，血糖控制尚可。

入院查体：体温36.3℃，心率85次/min，呼吸18次/min，血压143/91mmHg，身高165cm，孕前体重64kg，BMI 23.5kg/m^2。现体重76.9kg，整个孕期增重12.9kg。心肺听诊无异常，双下肢水肿（+）。

专科检查：耻骨联合上见约13cm长手术疤痕，未扪及规律宫缩，子宫下段无压痛。宫高32cm，腹围106cm，右枕前（ROA），未衔接。胎心音132次/min，胎心规则，估计胎儿体重2000g。骨盆外测量正常，阴道内诊：宫颈评分1分，宫口未开，先露S-3。

入院诊断：(1)1型糖尿病合并妊娠F级（DKD）；(2)子痫前期（轻度）；(3)疤痕子宫；(4)孕2产1，孕33^{+1}周，LOA单活胎；(5)高脂血症。

入院后辅助检查：

血常规组合：白细胞9.75×10^9/L，红细胞3.15×10^{12}/L，血红蛋白99g/L，红细胞压积29.40%，血小板311×10^9/L，尿蛋白++，随机尿浓度518mg/L。

24h尿蛋白定量：24h尿量2900mL，尿液蛋白浓度789mg/L，24h尿蛋白定量2.29g。

位相镜检细胞形态：蛋白弱阳性，畸形红细胞0个/mL，均一红细胞2000个/mL，白细胞45个/UL。

白带常规+BV：G+大杆菌++，血酮体0.2mmol/L。凝血常规试验：未见明显异常。

丙氨酸氨基转氨酶6.0U/L，尿素7.16mmol/L，肌酐73μmol/L，天冬氨酸氨基转移酶10.7U/L，尿酸321.1μmol/L，血糖4.80mmol/L，总蛋白59.91g/L，白蛋白31.7g/L，钠134.4mmol/L，氯101.98mmol/L，白蛋白/球蛋白比值1.1。

血脂组合：总胆固醇8.43mmol/L，甘油三酯4.34mmol/L，载脂蛋白A12.71g/L，载脂蛋白B 1.61g/L，高密度脂蛋白胆固醇2.74mmol/L，低密度脂蛋白胆固醇5.20mmol/L，清洁度2度。

心脏彩超：左房轻度增大，左室松弛性减低（考虑与心率过快有关），左室收缩功能正常。胆、脾、肾超声检查未见明显异常。

下肢静脉彩超：双下肢静脉血流通畅，流速偏低。

产科Ⅰ级超声提示：单活胎，体重1791g，头位，羊水最大径线75mm。

眼科会诊：双眼视盘界清，网膜平，AN约为1:3，静脉增粗迂曲，未见苍白及渗出。双眼底高血压性视网膜病变Ⅰ期。

动态血压提示：夜间收缩期血压升高，夜间舒张期血压升高，非构型图形。最高收缩压153mmHg，最高舒张压96mmHg。

入院后诊治经过：予硝苯地平缓释片10mg（q12h）控制血压，血压控制良好，血压波动于109～135/68mmHg～85mmHg。复查随机尿蛋白定量波动在673～3097mg/L，24h尿蛋白定量波动在1.66～2.36g，尿潜血+～++。肌酐Cr 61～73μmol/L，尿酸UA256～320μmol/L。血糖浓度波动较大，空腹时为6.9～7.2mmol/L，餐前血糖浓度波动于5.7～6.8mmol/L，餐后血糖浓度波动于6.8～12.7mmol/L。改用胰岛素泵调控血糖，泵入的基础率为0:00-5:00 1.2U/h，其余时间为1.1U/h。胰岛素三餐前用量为17U—19U—21U。胰岛素用量为83.5U/d，血糖浓度波动于5.4～13.9mmol/L。

2019年1月7日孕35^{+4}周多学科讨论认为患者为1型糖尿病、糖尿病肾病合并妊娠，孕晚期出现血压升高，合并子痫前期的可能性大，夜间有低血糖发生，已孕36周，胎儿基本发育成熟，超声估计胎儿体重2660g，且患者上次系重度子痫前期、引产失败行剖宫产手术，可放宽剖宫产手术指征，择期剖宫产终止妊娠。

2019年1月8日硬膜外麻醉下行剖宫产术，分娩活女婴，体重2880g；羊水清，量约400mL；Apgar评分9分—10分—10分。产后24h出血量380mL。血压正常，停用降压药。母乳喂养。皮下胰岛素泵基础率0.5～1.2U/h，三餐前门冬胰岛素用量调整为10U—10U—10U。血糖控制满意，三餐前空腹血糖浓度为4.7～5.4mmol/L，三餐后2h血糖浓度为7.7～9.7mmol/L，睡前血糖浓度为7.5～9.1mmol/L。

产后5d母婴痊愈出院。产后42d随访，母乳喂养，随机尿蛋白定量389mg/L，胰岛素用法早上地特胰岛素12U，三餐前门冬胰岛素10U—8U—8U，睡前地特胰岛素10U，血糖控制良好。

5.2 病例分析

5.2.1 妊娠合并糖尿病DKD的诊断

2020年《糖尿病肾脏疾病临床诊疗中国指南》提出DKD的诊断：符合ADA 2020年制定的DM诊断标准，有明确的DM病史，同时与尿蛋白、肾功能变化存在因果关系，并排除其他原发性、继发性肾小球疾病与系统性疾病，符合以下情况之一者，可诊断DKD：

（1）随机尿白蛋白/肌酐比值（urinary albumin-to-creatinine ratio，UACR）≥30mg/g或尿白蛋白排泄率（urinary albumin excretion rate，UAER）≥30mg/24h，且在3～6个月内重复检查UACR或UAER，3次中有2次达到或超过临界值；排除感染等其他干扰因素。

（2）估算肾小球滤过率（estimated glomerular filtration rate，eGFR）<60mL/(min·1.73m^2)持续3个月以上。

（3）肾活检符合DKD病理改变。

目前国内外指南或专家共识一致认为UACR≥30mg/g或UAER≥30mg/24h和/或eGFR<60mL/(min·1.73m^2)是2型糖尿病肾脏疾病（Type 2 diabetic kidney disease，T2DKD）诊断的必要条件。指南推荐，临床上符合DM诊断标准，明确DM与患者尿蛋白、肾功能变化存在明显的因果关系，同时排除其他疾病后便可诊断为DKD。此外，糖尿病性眼底改变可作为辅助判断依据，但肾脏病理检查仍然是DKD诊断的"金标准"[1-3]。对于DM病人来说，早期发现DKD是至关重要的。一般情况下，若DM病变10年左右，出现持续性尿微量白蛋白阳性即可诊为早期DKD。但关于妊娠期如何诊断和分期，特别是DKD与并发子痫前期的鉴别，临床上较为困难，需通过肾活检病理诊断DKD，但妊娠期肾活检为相对禁忌，通常主张产后排查确诊[1-3]。

【本例患者的诊断】

本例患者DM病变20+年，孕前尿蛋白（−）；孕期24h尿蛋白变化见图1-5-3；孕11周查尿蛋白（++），以后每1～3周复查尿蛋白波动于+～++，随机尿蛋白定量波动在211～789mg/L，24h尿蛋白定量波动在0.7～2.29g，尿潜血（−～+）；孕32周后才出现高血压及蛋白尿迅速增多。产后高血压和蛋白尿迅速好转；产后42天复查随机尿蛋白定量389mg/L。可以诊断为DKD，提示妊娠促进了糖尿病病程。

5.2.2 DKD 与妊娠的相互影响

1. 妊娠对 DKD 的影响

Young[4]等学者认为,肾功能正常或轻度肾功能障碍的 DM 妇女合并妊娠,其 DKD 的发展和进展与妊娠无关。多数学者认为,DKD 孕妇围产期并发症较无 DKD 孕妇多,妊娠可导致 DKD 的进展,约 10% DKD 患者最终进展为终末期肾病[5]。妊娠与 DKD 的关系包括妊娠可能导致 DKD 的恶化、进展,DKD 也可能增加各类妊娠相关并发症。早期(DKD 1～3 期)仅有轻微肾脏损害,血压基本正常,无或少量蛋白尿,妊娠结局较好;DKD 中晚期(DKD 4～5 期)患者妊娠出现肾功能下降和不良妊娠结局的风险明显升高[5-6]。《中国妊娠合并糖尿病诊治指南(2014)》指出,妊娠可造成轻度 DKD 患者暂时性肾功能减退。肾功能不全对胎儿的发育有不良影响;对于较严重的肾功能不全患者(血清肌酐 > 265μmol/L),或肌酐清除率 < 50mL/(min·1.73m^2)时,妊娠可对其中部分患者的肾功能造成永久性损害。因此,不建议这部分患者妊娠。DKD 肾功能正常者,如果妊娠期血糖控制理想,妊娠对肾功能影响较小[2]。美国有学者认为:轻度 DKD(肾小球滤过率估算值 > 60mL/(min·1.73m^2))在妊娠期不太可能发生肾病显著恶化。相反,患有更严重肾病或有蛋白尿的女性其妊娠期肾功能可能下降,特别是伴有未控制高血压的情况下。而对于终末期肾病女性,将怀孕推迟到肾移植后可能会有所帮助,因为肾移植患者比肾透析患者更容易成功怀孕,且并发症少[2]。

2. DKD 对妊娠的影响

有研究报道 DKD 合并妊娠围产儿死亡率高达 30%～60%,DKD 妇女其围产期风险增加,因为她们发生子痫前期、早产、小于胎龄儿、剖宫产的风险更大。据报道,DKD 妇女罹患子痫的风险是 35%～64%,而非 DKD 的糖尿病妇女罹患风险为 9%～17%。对于 1 型糖尿病并发 DKD 者若血清肌酐 > 1.5mg/dL 或出现微量蛋白尿也是子痫前期高发的预测因素。DKD 妇女的妊娠率略降低,约 5%～6.5% 的 DKD 妇女胎儿/新生儿严重并发症(围产期死亡率、先天畸形、新生儿低血糖和巨大儿)的风险显著增加,但成功的怀孕胎儿存活率高达 95%～99%。也有学者研究认为,第一孕季若蛋白尿 > 1g/d 是 DKD 妇女 < 37 周早产的一个独立的预测因子[2,7-8]。另外,妊娠期进行 DKD 与子痫前期的鉴别是十分困难的,因两者可能同时存在。唯一能够可靠区分 DKD 和子痫前期的检查是肾活检,但是肾活检很少在孕期进行。

> **【本例患者的评估】**
>
> 本例患者 DM 病变 20$^+$年,妊娠间歇期尿蛋白阴性。自孕 11 周开始,随孕周增加,24h 尿蛋白定量逐渐增加至 2.29g,可以诊断 DKD,体现妊娠加剧了 DKD 的进程。另外,第一次妊娠孕 37 周出现子痫前期,引产失败遂行剖宫产;本次妊娠孕 32 周再次出现子痫前期,孕 36 周病情加重遂行剖宫产,也说明了 DKD 妇女发生子痫前期、早产、剖宫产的风险更大。与国内文献报道一致。

5.2.3 孕前、孕期和围产期管理

良好的生活方式、有效的血糖和血压控制是防治 DKD 并保障母儿良好妊娠结局的关键。

1. 孕前管理

2021年ADA指南指出[9]：计划妊娠的DM孕龄期女性应于妊娠前咨询内分泌、母胎医学、营养及糖尿病教育专家等多学科团队，对可能加重或促使糖尿病微血管病变进展的危险因素进行评估，充分了解妊娠可能对病情的影响，包括非计划妊娠的风险及孕期母儿并发症的风险。血糖未控制达标前应该有效避孕。在计划妊娠或早孕期进行一次眼科检查和肾功能检查，妊娠期应密切随访眼底变化和肾功能，直至产后1年。管理内容主要包括如下几方面：

（1）对于严重的肾功能不全患者（血清肌酐 > 265μmol/L），或肌酐清除率 < 50mL/(min·1.73m^2)或蛋白尿 ≥ 3g/24h时，妊娠可对其中部分患者的肾功能造成永久性损害[2]，因此，不建议这部分患者妊娠。

（2）目标空腹血糖浓度60～100mg/dL（3.5～5.9mmol/L），目标HbA1c水平 < 6.5%（48mmol/mol）。

（3）生活方式管理：戒烟酒，必要时进行减肥、饮食调控、定期妊娠测试；怀孕前开始服用叶酸5mg/d，直到孕12周；完善风疹疫苗等的注射。

（4）确保使用可靠的避孕方法（不主张雌激素类避孕药），直到达到最佳的糖化血红蛋白和血压才计划怀孕。

（5）行糖尿病微血管病变（眼底检查）和肾功能检查（注意检测"尿白蛋白∶肌酐"，尽管孕期的标准测量是24h尿的"尿蛋白∶肌酐"）。

【本例患者的孕前管理】

本例患者自我管理良好，计划妊娠，孕前尿蛋白阴性，血压正常，血糖控制达标。孕前3个月眼底检查未见异常，肝肾功能正常。口服爱乐维1片/d，胰岛素使用剂量60U/d。

2. 孕期管理

与1型糖尿病或2型糖尿病合并妊娠要求相同。强调DKD妇女应限制盐的摄入（<6g/d）；适度的锻炼能有助于血糖控制，但不主张DKD者进行过度的锻炼。建议对DKD妇女设立个体化血糖管理目标：妊娠早期血糖控制勿过于严格，以防低血糖发生；妊娠期餐前、夜间血糖浓度及空腹血糖浓度宜控制在4.0～5.6mmol/L（60～99mg/dL），餐后峰值血糖浓度5.6～7.1mmol/L（100～129mg/dL），HbA1c水平 < 7.0%。科学饮食及运动管理仍是基础，切记不可为追求血糖正常而导致热量摄取不够。目标血压为110～129/65～79mmHg；使用降压药物目的是预防充血性心力衰竭、心肌缺血、肾功能受损或衰竭、缺血或出血性脑中风。60%～87% DKD妇女在孕晚期需要使用降压药。静脉应用肼屈嗪、拉贝洛尔或口服硝苯地平是最常用的三种降压方式。注意妊娠加剧DKD和母体子痫前期等的监测：妊娠32周前每4周、32周后每2周查尿蛋白定量、血清肌酐和ACR。DKD和子痫前期的鉴别十分困难，而且两者可能同时存在。孕期可能出现蛋白尿基础水平倍增的情况，超过倍增水平则可能提示DKD的恶化或者子痫前期。若妊娠前3个月内没有做视网膜病变评估，或为正常者，或孕16～20周发现视网膜病变存在者，孕28周时再做一次。注意胎儿出生缺陷、FGR、早产和宫内窘迫的监测[2,7-9]。

【本例患者的孕期管理】

本例患者T1DM合并DKD,孕12周开始使用阿司匹林100mg/d至孕34周,孕32周出现蛋白尿基础水平倍增伴血压高,考虑子痫前期收治入院,孕期血压及服药情况见表1-5-1,血压波动在109～145/72～95mmHg,眼底检查:双眼底高血压性视网膜病变I期,双眼视盘界清,网膜平,AN约为1:3,静脉增粗迂曲,未见苍白及渗出,延长孕周至孕36周胎儿成熟,病情基本平稳。

孕期予胰岛素调控血糖,皮下注射胰岛素也由孕11周60U/d,增加至孕32周118U/d,而后改用胰岛素泵,剂量调整为83.5U/d。血糖浓度波动较大,空腹血糖浓度波动在3.1～14.1mmol/L,餐后2h血糖浓度波动在3.3～14.2mmol/L。孕期糖化血红蛋白情况见图1-5-2,从9.8%降至6.3%,血糖达标率为85%。整个孕期体重增长12.9kg,体重管理情况见图1-5-4,基本达标。孕期胎儿体重增长情况见图1-5-5,提示胎儿生长发育良好,与孕周相符,说明T1DM管理良好。

3. 分娩期及产褥期管理

建议在具有新生儿高级生命支持的三级医院分娩;T1DM合并DKD,分娩时,改静脉注射胰岛素调控血糖,围手术期血糖浓度目标在5～10mmol/L。HbA1c水平>10%时死胎死产的风险高达10%,可以通过择期于37～38^{+6}周进行剖宫产以降低围产儿死亡率。绝大多数DKD妇女因高发妊娠合并症和并发症而通过剖宫产分娩。有学者认为,DKD本身也是剖宫产指征。对于妊娠合并糖尿病妇女,如果无法区分DKD进展和子痫前期,而孕妇或者胎儿陷入危险,且胎儿有存活可能的情况下,终止妊娠是最佳的治疗方案。终止妊娠可以治疗子痫前期并改善DKD。产后血糖应根据产妇母乳喂养情况,控制在合理范围。胰岛素使用剂量调整为产前1/3～1/2的剂量,再根据个人情况进行调整[2,8,10]。

【本例患者的分娩期及产褥期管理】

本例患者T1DM合并DKD,2次妊娠均在三级医院产检和分娩,均并发子痫前期,并因此而行剖宫产,分别分娩3700g及2880g女婴。母婴均无产时和产后并发症,新生儿均为适于胎龄儿。本次产后24h血压正常,停用降压药。皮下胰岛素泵基础量0.5～1.2U/h,三餐前门冬胰岛素用量调整为10U—10U—10U。血糖控制满意,三餐前空腹血糖浓度波动在4.7～5.4mmol/L,三餐后2h血糖浓度波动在7.7～9.7mmol/L,睡前血糖浓度波动在7.5～9.1mmol/L。产后5天母婴出院,42天随访,患者血压正常,蛋白尿得到改善,随机尿蛋白定量389mg/L。母乳喂养,母婴均获得良好预后。

5.3 小结

DKD妇女肾功能正常者,如果妊娠期血糖控制理想,妊娠对肾功能影响较小。DKD妇女在怀孕期间虽伴有暂时肾功能下降,仅仅极少数发展到终末期肾功能衰竭。因此从孕前3个月开始,于三级医院通过内分泌、母胎医学、肾内科、营养及糖尿病教育等多学科团队协助,控制血糖达标,预防子痫前期等合并症的发生。严密母胎监护的条件下,多数DKD妇女可以完成妊娠,达到良好的母婴预后。一旦发生子痫前期,良好的控糖仍然可以延缓子痫前期的病程,降低母婴不良并发症的发生率。

【参考文献】

[1] 中华医学会糖尿病学分会微血管并发症学组. 中国糖尿病肾脏疾病防治临床指南[J]. 中华糖尿病杂志. 2019, 11(1): 15-28.

[2] LEXOPOULOS A, BLAIR R, PETERS A L. Management of preexisting diabetes in pregnancy: a review [J]. JAMA. 2019, 321(18): 1811-1819.

[3] 王红梅, 王谢桐. 肾脏病史女性孕前保健[J]. 中国实用妇科与产科杂志, 2018, 34(12): 1342-1345.

[4] YOUNG E C, PIRES M L E, MARQUES L P J, et al. Effects of pregnancy on the onset and progression of diabetic nephropathy and of diabetic nephropathy on pregnancy outcomes[J]. Diabetes & Metabolic Syndrome Clinical Research & Reviews, 2011, 5(3): 137-142.

[5] FITZPATRICK A, MOHAMMADI F, JESUDASON S. Managing pregnancy in chronic kidney disease: improving outcomes for mother and baby[J]. Int. J. Womens Health, 2016, 14(8): 273-285.

[6] BRAMHAM K, LIGHTSTONE L. Pre-pregnancy counseling for women with chronic kidney disease[J]. J. Nephrol., 2012, 25(4): 450-453.

[7] 李萍, 杨慧霞. 糖尿病合并肾病及视网膜病变妊娠期处理与母儿预后[J]. 江苏医药杂志, 2001, 27(11): 841-842.

[8] 魏玉梅, 杨慧霞. 糖尿病并发微血管病变妊娠的监测与管理[J]. 实用妇产科杂志, 2014, 30(11): 806-807.

[9] Classification and diagnosis of diabetes. American Diabetes Association[J]. Diabetes Care, 2021, 44: S111-124.

[10] Lene Ringholm, Julie Agner Damm, Marianne Vestgaard, Peter Damm, Elisabeth R. Mathiesen. Diabetic nephropathy in women with preexisting diabetes: from pregnancy planning to breastfeeding [J]. Curr. Diab. Rep., 2016, 16: 12.

6　1型糖尿病孕期进展为糖尿病肾病并发酮症酸中毒和胎儿窘迫

周宇恒　温济英　邹燕敦　周立平

糖尿病肾病是糖尿病微血管病变的一种类型，常见于糖尿病病史超过10年的患者，约5%的T1DM妇女合并糖尿病肾病（DKD）。DKD会增加妊娠不良结局，包括先天性畸形、巨大儿、胎儿生长受限、流产、死产、早产和先兆子痫[1]。管理患有DKD的孕妇，最重要的是评估妊娠对肾功能的影响以及其对妊娠结局的影响[2]，不规范产检易加剧糖尿病病程，出现母儿不良预后。本文报告并分析1例1型糖尿病，不规范产检，孕期进展为DKD并发DKA和胎儿窘迫，由外院转入在广医三院救治的临床过程。

6.1　病例摘要

患者28岁，因"发现糖尿病18年，停经36^{+6}周，胎动增多1天"于2016年7月29日9:00入院。末次月经2015年11月20日，预产期2016年08月27日。未行孕前评估。停经13周$^+$外院诊室血压132/78mmHg，随机尿蛋白-，空腹血糖浓度8.84mmol/L，糖化血红蛋白水平6.4%，胎儿NT正常，唐氏筛查为低风险，G6PD等未见异常。产前Ⅲ级超声、胎儿心脏超声未做。自诉10岁时发现Ⅰ型糖尿病，一直予胰岛素治疗，不规律监测血糖，血糖控制情况不详。孕早期分别予三餐前18U—8U—14U短效胰岛素治疗，未见血糖监测记录及相关就诊记录。孕27周因随机血糖浓度14mmol/L、糖化血红蛋白浓度7.2mmol/L在外院内科住院，查尿白蛋白/肌酐（UACR）质量分数55.59mg/g，血压128～136/78～82mmHg，眼底检查无异常。予三餐前12U—12U—12U短效胰岛素，睡前14U中效胰岛素治疗，血糖控制平稳后出院，出院后规律监测血糖1周，早餐空腹血糖浓度波动在3.7～5.0mmol/L，餐后2h血糖浓度波动在4.7～6.7mmol/L，中餐空腹血糖浓度波动在3.1～6.7mmol/L，餐后2h血糖浓度波动在5.7～7.9mmol/L，晚餐空腹血糖浓度波动在6.2～8.5mmol/L，餐后2h血糖浓度波动在7.6～9.2mmol/L，睡前血糖浓度波动于3.3～7.8mmol/L。此后未遵嘱定期内科和产科就诊。孕30周外院测空腹血糖浓度4.7mmol/L，HbA1c水平6.2%，诊室血压136/82mmHg，随机尿蛋白+。此后未再随诊，期间无头晕头痛、无眼花、无口干、无烦渴、无多饮、无多食、无多尿等不适。2天前出现左侧轻微头痛，呈持续性，不能自行缓解，伴眼花，伴恶心，无呕吐。因自觉胎动增多，遂就诊，即收住院。

既往史：既往体健，10岁发现1型糖尿病，一直接受胰岛素治疗。否认药物过敏史。

家族史：父母身体健康，无糖尿病史。

婚育史：月经初潮13岁，平素月经规则（4d/28d），量中，无痛经。孕1产0，丈夫体健。

入院体格检查:体温36.6℃,脉搏80次/min,呼吸24次/min,血压156/106mmHg。身高155cm,孕前体重47kg,BMI 19.56kg/m²。目前体重54kg,孕期体重增加7kg。心肺听诊无异常,腹隆起,肝脾未及,四肢无水肿。产科检查:宫高32cm,腹围89cm,胎位LOA,胎心率140次/min,腹软,未及宫缩。阴道内诊:宫颈评分2分,宫口未开,先露S-3。

入院诊断:(1)1型糖尿病合并妊娠;(2)糖尿病肾病;(3)重度子痫前期;(4)怀疑胎儿宫内窘迫;(5)孕1产0,孕36^{+6}周,单活胎LOA

入院相关辅助检查:微量血糖浓度14.7mmol/L,血酮浓度3.6mmol/L。血气分析:pH 7.323,二氧化碳分压3.53kPa,氧分压15.16kPa,血碱剩余-10.8mmol/L,血浆缓冲碱浓度37.2mmol/L,碳酸氢盐浓度13.4mmol/L,血浆总CO_2浓度14.2mmol/L,肺动脉氧分压比96.4。离子七项:钠离子浓度133.7mmol/L,钾离子浓度4.62mmol/L,氯离子浓度100.7mmol/L,钙离子浓度2.27mmol/L,磷离子浓度1.66mmol/L,镁离子浓度0.72mmol/L,铁离子浓度40.51μmol/L。糖化血红蛋白水平8.1%,随机尿蛋白+++,UACR质量分数156mg/g,凝血功能、甲功五项、血常规、心肌酶五项、阴道分泌物检测未见明显异常。

产科超声:胎位LOA,BPD90mm,HC317mm,AC329mm,FL71mm。羊水暗区27mm,羊水指数82mm,脐动脉S/D 2.13。超声估测胎儿体重约2976g±434g。胎儿生物物理相评分:8分。

常规心电图检查:窦性心律,心脏呈逆钟向转位,正常范围心电图。

头部CT平扫+三维:颅脑平扫未见明显异常。

泌尿系彩色多普勒超声检查:双肾、膀胱未见明显异常,双侧输尿管上段未见扩张。

孕期血压、血糖和尿蛋白的变化情况详见表1-6-1和图1-6-1。

入院后诊治经过:入院立即行胎心监护,胎动后无明显加速,可疑型(见图1-6-2)。请眼科会诊得出,眼底可见深浅不一出血灶,未见微血管瘤,双眼底少量出血。予硝苯地平片10mg口服控制血压,生理盐水50mL加胰岛素50U静脉泵入;予5U/h灭酮治疗,同时做剖宫产终止妊娠术前准备。当天血糖血酮变化:9:17血糖浓度16.62mmol/L,血酮浓度4.12mmol/L;10:05血糖浓度14.6mmol/L,血酮浓度4.2mmol/L;11:05血糖浓度10.8mmol/L,血酮浓度2.8mmol/L;12:05血糖浓度11.0mmol/L,血酮浓度1.9mmol/L。当天13:05硬膜外麻醉下剖宫产分娩一活女婴,体重2850g,Apgar评10分—10分—10分;羊水清,约600mL。手术顺利,出血量约200mL。术后测血糖浓度8.8mmol/L,血酮浓度0.9mmol/L。

表1-6-1 孕期相关指标变化

孕期	血压/mmHg	空腹血糖浓度/(mmol·L⁻¹)	随机血糖浓度/(mmol·L⁻¹)	糖化血红蛋白水平/%	随机尿蛋白质量分数
13周	132/78	8.84	—	6.4	(-)
27周	128~136/78~82	—	14	7.2	UCER:55.59mg/g
30周	136/82	4.7	—	6.2	(+)
36周	156/106	—	14.7	8.1	(+++),UCER:150mg/g

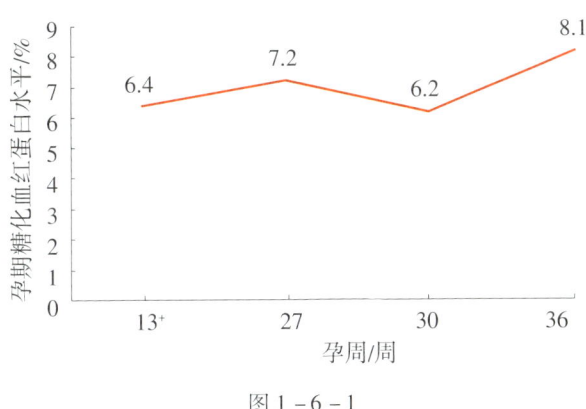

图1-6-1

术后当天血压平稳，停用降压药，继续予胰岛素泵入控制血糖。患者血糖浓度波动于2.7～11.8mmol/L，无明显头晕、口干、多食、恶心等症状。术后第二天三餐前给予门冬胰岛素6U、睡前8U"诺和灵N"皮下注射，血糖浓度控制良好，全天波动在6.3～10.4mmol/L，产后5d申请转回当地内科治疗。

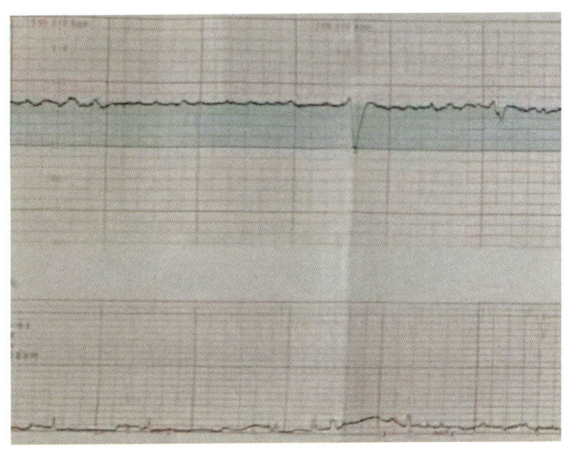

图1-6-2 胎心监护图

6.2 病例分析

6.2.1 T1DM妇女DKD的诊断和孕前管理[3-5]

有效的孕前管理、良好的血糖控制可以显著降低糖尿病患者不良母婴结局的风险，应对T1DM妇女加强糖尿病并发症筛查和病情严重度的评估。糖尿病的分期标准常用White分类法（见表1-6-2），眼底检查评估视网膜病变、超声心电图检查排除心脏病变，总尿蛋白和肌酐清除率检测评估肾功能。根据我国《糖尿病肾脏病防治指南（2021）》，目前DKD的诊断标准为：在明确糖尿病作为肾损害的病因并排除其他原因引起慢性肾病的情况下，至少具备下列一项：①排除干扰因素的情况下，3～6个月内的3次检测中至少2次UACR≥30mg/g或UAER≥30mg/24h（≥20μg/min）；②eGFR<60mL/(min·1.73m^2)持续3个月以上；③肾活检符合DKD的病理改变。一旦确诊DKD，需进行分期并给予相应处理

（表1-6-3）。过去DKD的临床分期被认为是从早期肾小球高滤过开始，随后出现微量白蛋白尿、大量白蛋白尿，进而出现肾小球滤过率下降。然而，在最近的T2DM研究中，许多DKD患者并没有表现出上述经典的逐步变化。蛋白尿现在被认为是病情活跃和恶化的表现，大量蛋白尿往往伴随肾小球滤过率的下降并可能进展为终末期肾病[6]。

对于DKD妇女，孕前咨询对成功妊娠至关重要，一旦判断可以妊娠，便应将其纳入高危登记，由多学科团队共同管理[2]。研究表明，孕前咨询能明显降低早产率、围产期死亡率及先天性畸形发生率[7]。

妊娠HbA1c的目标水平为6.5%。应进行饮食评估，必要时可减轻体重，进行高血压和蛋白尿的强化治疗，如需控制血压，应停用ACEI及ARB类药物，改为较安全的拉贝洛尔或钙通道阻滞剂。确保使用可靠的避孕方法，直至达到最佳HbA1c水平和血压。

> 【本例患者的孕前评估和管理】
> 本例患者孕前未进行糖尿病并发症的检测，未行肾功能及微量尿蛋白检查，长期使用胰岛素且血糖控制不佳，糖尿病分期达到D级以上。在未经规范管理的情况应避孕，暂不宜妊娠，并在内科医师协助下严格控制血糖，在血糖控制良好后再计划怀孕。

表1-6-2 White分类法分级标准*

级别	诊断指标
A级	妊娠期糖尿病
A1级	单纯依靠饮食控制治疗
A2级	需要加用胰岛素治疗
B级	发病年龄>20岁，糖尿病病程<10年
C级	发病年龄10~19岁，病程10~19年
D级	发病年龄<10岁，或病程<10年，或眼底有背景性视网膜病变伴有高血压
E级	发病年龄<10岁，病程>20年，伴盆腔动脉硬化
F级	已合并有糖尿病肾病（尿蛋白>300mg/d）
R级	已合并有眼底增殖性视网膜病变或玻璃体出血
R1级	同时合并有R与F两级病变
H级	已合并有冠状动脉硬化性心脏病
T级	有肾移植史

表1-6-3 DKD的临床与病理分期**

临床分期	临床特征	病理分期	病理特点	防治要点
高滤过期	肾小球滤过率轻度增高，尿微量白蛋白阴性	Ⅰa期	肾小球结构正常或体积增大	改善生活方式：控制血糖、血压

---

*《Joslin糖尿病学（第14版）》。

**《中国糖尿病肾脏病防治指南（2021）》。

续表1-6-3

临床分期	临床特征	病理分期	病理特点	防治要点
微量白蛋白尿期（早期糖尿病肾病疾病）	此期以持续性微量白蛋白尿为特征，尿白蛋白排泄率（UAER）为20～200μg/min或30～300mg/24h。患者eGFR正常或轻度下降。此期部分患者可逆转。	Ⅱa期	肾小球基底膜（GBM）轻度增厚及系膜轻度增生	控制血糖、血压、血脂，延缓肾脏病进展
		Ⅱb期	GBM增厚及系膜基质增宽明显	
大量白蛋白尿期（临床糖尿病肾病疾病期）	此期以临床显性蛋白尿为特征，尿常规或尿沉渣蛋白尿阳性，UACR>300mg/g，UAER>200μg/min或>300mg/24h。部分可表现为"DKD三联征"即大量蛋白尿、高血压、水肿。eGFR呈较明显下降趋势。此期多不可逆转。	Ⅱ-Ⅲ期	一个或多个结节性硬化（K-W结节）形成	控制血糖，降低血压，调节血脂，防治营养不良、贫血、钙磷矿物质代谢紊乱等并发症，降低心脑血管等并发症
肾衰竭期	eGFR<15mL/(min·1.73m²)，常有ESRD相关临床表现	Ⅳ期	超过50%肾小球硬化	予肾脏替代治疗，避免透析或肾移植合并发生

6.2.2 T1DM妇女孕期出现DKD的管理

（1）每两周一次产前检查，应根据糖尿病的严重程度、血糖水平以及其他妊娠并发症的情况进行调整。建议整个妊娠期间每1～2周一次多学科团队会诊。

（2）密切监测血压，使用更安全的降压药来维持接近正常的血压。收缩压目标血压110～130/70～90mmHg。

（3）子痫前期预防：小剂量阿司匹林在预防先兆子痫中的有一定作用，但目前并没有足够证据表明对孕前糖尿病女性有益，且越来越多的证据表明只有在妊娠16周前开始服用阿司匹林的女性才能获益，而且有效剂量仍待进一步探索[8]。Klemetti等研究提示，为实现严格的血糖和血压控制，对糖尿病合并妊娠的女性可推荐妊娠期应用小剂量阿司匹林，以降低先兆子痫及其相关不良母婴结局的发生率[9]。系统回顾发现每日摄入1g钙能减少55%子痫前期的发生，但都基于小样本试验。而大样本研究[10-11]未能证明额外钙摄入能减少子痫前期的发生。由于过度的钙摄入可能对患有慢性肾病的孕妇有潜在心血管影响[12-13]，目前没有指南建议对患有DKD的孕妇通过补充钙降低子痫前期的风险。

（4）在没有出血高危因素的情况下，建议对出现肾病范围蛋白尿的孕妇在妊娠期和产后期提供低分子肝素预防血栓。由于非肾病范围蛋白尿是血栓形成的危险因素，所以当存在其他血栓危险因素时，也应考虑预防性使用低分子肝素[14]。

（5）至少每月一次母体肾脏评估功能（血清肌酐、尿酸浓度、血尿素氮、肌酐清除率）。

（6）定期进行全面的眼科检查。如果在怀孕前3个月内未进行，则应在妊娠期的前3个月开展视网膜病变评估，如果正常，则在孕28周时再次评估；如果存在视网膜病变，则在孕16～20周时再次评估。

（7）心电图、心脏彩超可作为缺血性心脏病的筛查手段，特别是对于有心血管症状和高血压的女性。

（8）定期进行肝酶、糖化血红蛋白（HbA1c）、促甲状腺素（TSH）、游离甲状腺素（T4）测定，1型糖尿病女性甲状腺功能障碍的发生率高达40%。

（9）糖尿病孕妇是胎儿发生先天性畸形的高危人群，需要接受详细的超声筛查，筛查胎儿结构（于孕18～20周开展）和心脏畸形（于孕20～22周开展）。妊娠早期超声用于估计胎龄和筛选非整倍体。妊娠晚期每3～4周的超声用于评估胎儿生长。如怀疑胎儿生长受限，必须对子宫胎盘血管进行多普勒评估。

（10）在妊娠32～34周时开始胎心监测。如合并胎儿生长受限、羊水过少、先兆子痫或血糖控制不佳，应提前监测并增加监测频率。

> **【本例患者孕期出现DKD的管理及评价】**
>
> 本例孕妇为T1DM，具有糖尿病病史18年，长期使用胰岛素治疗，未行孕前咨询。患者对血糖控制的重视程度欠缺，也缺乏对妊娠后生理变化的认识，容易在妊娠阶段仍延续既往的血糖管理习惯，从而使孕期血糖控制得不到及时的调整。而且整个孕期均未遵嘱多科随诊，未口服阿司匹林预防子痫前期，依从性较差，至孕中晚期方因血糖控制不佳到内科住院。尿白蛋白肌酐比值升高，眼底检查未见异常，无法考证其基础肾脏情况，应持续加强后续肾功能监测，因肾功能受损和长期血糖异常将进一步增加酮症酸中毒和子痫前期发生风险。该患者孕晚期也发生了子痫前期。患者在孕30周的诊室收缩压均大于130mmHg，随机尿蛋白由阴转阳，此时应该警惕并发子痫前期的可能[15]。此外，除内科住院期间行微量白蛋白检测，产科检查均使用随机尿蛋白评估，有研究发现微量白蛋白尿水平具有一定预测子痫前期发生的作用，并建议对于需要胰岛素治疗的慢性糖尿病孕妇在孕早期通过评估尿微量白蛋白筛查子痫前期[16]。
>
> 另外，患者孕27周经内科调整胰岛素方案后于孕30周复查空腹血糖、糖化血红蛋白水平，结果看似正常，但是必须考虑到进入孕晚期后随着母胎营养需求的改变而出现的糖代谢变化，及时调整胰岛素用量。患者缺少规律血糖监测，加之长期糖尿病病史及需要胰岛素控制，应高度警惕孕晚期由于血管病变造成的宫内环境不良导致胎儿丢失及胎盘分泌变化使血糖急骤升高引发母体酮症酸中毒的可能，并考虑在足月前进行住院监护评估。本例患者就是在孕36^{+6}周，胎动增多1天时入院，把握住了重症T1DM孕妇的救治时机。

6.2.3　胎儿窘迫的诊断和终止妊娠时机及方式

T1DM孕妇出现DKD时终止妊娠时机应根据个体决定。当孕妇血糖控制满意，同时胎儿发育正常，可维持妊娠至足月。当足月前出现产科并发症或肾功能损害加重或无合并症但血糖控制不良，应考虑终止妊娠。分娩方式取决于母胎情况，应放宽剖宫产指征。

T1DM 女性并发 DKD 和长期血糖控制不良有关。其高血糖会导致胎盘功能和结构改变，并通过改变胎盘基因表达从而增加炎症标志物。持续高血糖和继发的高胰岛素血症会增加母体氧气消耗并降低血氧水平，上述改变导致胎儿宫内窘迫[17]。

胎儿窘迫是一种临床综合症状，根据病情分为急性和慢性窘迫，表现包括胎动改变、胎心率改变、羊水粪染、胎儿生长受限（慢性胎儿宫内窘迫）。胎动每 12h 小于 10 次应考虑低氧状态。缺氧早期，胎心率于无宫缩时加快（>160bpm），缺氧严重时胎心率常小于 110bpm。当出现胎动异常，胎心率处于正常范围但反复 NST 无反应型时应警惕胎儿窘迫。

临床处理需要根据所处孕周、病情急缓及母胎情况决定。对于急性窘迫者应尽快终止妊娠，根据产程进展决定分娩方式。对于慢性窘迫者应根据病因，视孕周、胎儿成熟度及胎儿窘迫程度决定处理。对于孕周小、胎儿娩出后存活率小者，应尽量保守治疗，同时促胎肺成熟。对于近足月，短时间无法经阴道分娩者，以剖宫产终止妊娠为宜。

【本例患者终止妊娠时机和方式】

本例 DKD 患者，在院期间血糖控制不良，出现酮症、子痫前期，考虑其已孕 36⁺周，继续妊娠可危及母儿生命安全，因此行剖宫产术终止妊娠。术后及时请内科协助会诊，及时调整胰岛素用量。母儿随访预后良好。

6.3 小结

T1DM 易导致微血管病变，应通过多充分的学科孕前评估和规范的孕期管理以尽量避免糖尿病病程的加剧。如孕期进展为 DKD，应及时认识到微血管改变导致的一系列母胎合并症发生风险增加的可能性，进行更加严密的监护并及时识别胎儿窘迫，个体化决定分娩计划和后续远期治疗方案。

【参考文献】

[1] PICCOLI G B, CLARI R, GHIOTTO S, et al. Type 1 diabetes, diabetic nephropathy, and pregnancy: a systematic review and meta-study[J]. Rev. Diabet. Stud., 2013, 10(1): 6-26.

[2] SPOTTI D. Pregnancy in women with diabetic nephropathy[J]. Journal of nephrology, 2019, 32(3): 379-388.

[3] SINGH R. Pregnancy in women with diabetic nephropathy[J]. Clinical Queries: Nephrology. 2012, 1: 168-171.

[4] KATE B. Diabetic Nephropathy and Pregnancy[J]. Seminars in Nephrology, 2017, 4: 362-369.

[5] MARK B. Diabetic Nephropathy and Pregnancy[J]. Clinical Obstetrics And Gynecology. 2007, 4: 9988-1006.

[6] YI CHIH LIN, YU HSING CHANG, SHAO YU YANG, et al. Update of pathophysiology and management of diabetic kidney disease[J]. Journal of the Formosan Medical Association, 2018, 117(8): 662-675.

[7] TEMPLE R. Preconception care for women with diabetes: is it effective and who should provide it[J]. Best Pract. Res. Clin. Obstet. Gynaecol., 2011, 25: 3-14.

[8] FINNEGAN C, BREATHNACH F M. The role of aspirin for preeclampsia prevention in women with diabetes [J]. Current Diabetes Reports, 2020, 20(12): 1-6.

[9] KLEMETTI M M, LAIVUORI H, TIKKANEN M, et al. Obstetric and perinatal outcome in Type 1 diabetes

patients with diabetic nephropathy during 1988 – 2011[J]. Diabetologia. 2015, 58(4): 678 – 86.

[10] HOFMEYR G J, BETRÁN A P, SINGATA MADLIKI M, et al. Prepregnancy and early pregnancy calcium supplementation among women at high risk of pre-eclampsia: a multicentre, double-blind, randomised, placebo-controlled trial[J]. Lancet. 2019, 393: 330 – 339.

[11] VILLAR J, ABDEL-ALEEM H, MERIALDI M, et al. World Health Organization randomized trial of calcium supplementation among low calcium intake pregnant women[J]. Am. J. Obstet. Gynecol., 2006, 194: 639 – 649.

[12] SPIEGEL D M, BRADY K. Calcium balance in normal individuals and in patients with chronic kidney disease on low-and high-calcium diets[J]. Kidney Int., 2012, 81: 1116 – 1122.

[13] ISAKOVA T, NICKOLAS T L, DENBURG M, et al. KDOQI US Commentary on the 2017 KDIGO Clinical Practice Guideline Update for the Diagnosis, Evaluation, Prevention, and Treatment of Chronic Kidney Disease-Mineral and Bone Disorder (CKD-MBD)[J]. Am. J. Kidney Dis., 2017, 70: 737 – 751.

[14] WILES K, CHAPPELL L, CLARK K, et al. Clinical practice guideline on pregnancy and renal disease[J]. BMC Nephrol, 2019, 20(1): 401.

[15] MORTON A, BURKE M, JARVIS E, et al. Changes in proteinuria and diagnosing preeclampsia in CKD pregnancy[J]. Pregnancy hypertension, 2020, 20: 92 – 95.

[16] ZEN M, PADMANABHAN S, CHEUNG N W, et al. Microalbuminuria as an early predictor of preeclampsia in the pre-gestational diabetic population: A prospective cohort study [J]. Pregnancy hypertension, 2019, 15: 182 – 188.

[17] TARVONEN M, HOVI P, SAINIO S, et al. Intrapartal cardiotocographic patterns and hypoxia-related perinatal outcomes in pregnancies complicated by gestational diabetes mellitus[J]. Acta. Diabetol., 2021, 58(11): 1563 – 1573.

7 1型糖尿病酮症酸中毒并发子痫前期

段冬梅　周宇恒　温济英　李　慧　胡海滨

　　1型糖尿病(Type 1 diabetes mellitus，T1DM)是一种慢性免疫介导的疾病，其特征是产生胰岛素的细胞被破坏导致胰岛素分泌功能下降引起的。数据显示，T1DM的发病率在过去30年增加了3.4%[1]，妊娠合并T1DM的患病率在过去几十年几乎翻了一番。尽管T1DM管理技术和医疗技术设备在过去几十年里有了很大的提高，但T1DM女性的孕产妇和胎儿并发症，如子痫前期、剖宫产、早产、巨大胎儿发生率，围产期死亡率仍远远高于普通人群中的女性，医疗费用更高[2]。本文报道并分析1例T1DM发生DKA且并发PE，经过及时确诊及治疗后母婴结局良好的临床经过。

7.1　病例摘要

　　患者为育龄女性，30岁，孕2产0，因"糖尿病25年，停经36^{+6}周，发现血压升高1天"于2015年3月24日入院。平素月经周期规则，末次月经为2014年7月13日，预产期2015年4月20日。孕21^{+}周开始于广东某医院不规范产检，初检血压134/80mmHg。患者5岁时诊断为"1型糖尿病"，一直用胰岛素"诺和灵"早餐前20U皮下注射(ih)、睡前18U(ih)治疗，未规范监测血糖。本次妊娠2^{+}月在医院内分泌科测空腹血糖浓度波动在5～10mmol/L，餐后2h血糖浓度波动在15～16mmol/L，糖化血红蛋白水平8.22%。因血糖控制不佳，调整胰岛素治疗方案，从妊娠4^{+}月开始胰岛素剂量为每天3餐前"诺和锐"20U(ih)、睡前"诺和灵N特充"10U(ih)，持续至今，未规律监测血糖。孕7^{+}月患者开始出现口干、多尿。2015年3月4日复查糖化血红蛋白水平9.59%。

　　2015年3月20日产检时查空腹血糖浓度2.26mmol/L，餐后2h血糖浓度2.76mmol/L，无头晕、手脚麻木、呼吸困难等症状，未调整胰岛素剂量。2个月前，患者无明显诱因出现双下肢水肿，呈凹陷性，抬高下肢后水肿可减轻。近10d水肿进行性加重，无缓解，间断有头痛不适，未就诊。

　　2015年3月24日产检发现血压升高，测血压波动于141～158/83～80mmHg，为求进一步诊治，遂到本院产科就诊，测血压153/102mmHg，晚餐前指尖血糖浓度9.6mmol/L，门诊拟"1型糖尿病合并妊娠、怀疑妊娠期高血压"收入院。孕期患者无头痛、乏力、视物模糊、无多食等不适。睡眠一般，精神、胃纳可，大小便如常，孕期体重增长14.5kg。孕期患者未遵医嘱规范产检，未定期复查产科超声监测胎儿发育情况。妊娠12周查胎儿颈部透明层厚度1.2mm，正常。妊娠31周产科Ⅰ级超声结果：双顶径83mm，腹围298mm，股骨60mm，羊水指数190mm，提示胎儿发育偏大，之后未再复查产科超声。

　　孕期未做Ⅲ级彩超、未行胎儿超声心动图检查。孕期血糖控制差，患者未自我监测血糖，偶有在医院测血糖：空腹血糖浓度波动于2.26～10mmol/L，餐后2h血糖浓度波动于2.76～16mmol/L，糖化血红蛋白水平波动于8.22%～9.59%。

既往史：5岁时发现"1型糖尿病"，一直予胰岛素控制血糖。否认"高血压、心脏病史"。不吸烟，不饮酒。

家族史：无特殊。

婚育史：25岁结婚，月经初潮14岁，月经期3～4d，周期28～33d，规律。2013年早孕，自然流产1次。

入院体格检查：体温36.6℃，脉搏96次/min，呼吸20次/min，血压154mmHg/97mmHg。身高157cm，孕前体重46kg，BMI 18.66kg/m^2；入院体重60.5kg，入院时BMI 24.54kg/m^2。心肺听诊无异常，腹隆起，肝脾未及，双下肢水肿++。产科检查：腹部膨隆，腹软，未及宫缩，宫高33cm，腹围96cm，胎位LOA，胎心率138次/min。

入院诊断：(1)1型糖尿病合并妊娠；(2)糖尿病酮症酸中毒；(3)子痫前期；(4)孕2产0，宫内妊娠36^{+6}周，单活胎，LOA。

入院完善辅助检查：随机血糖浓度20.8mmol/L，血酮浓度3.3mmol/L；尿常规：葡萄糖3+mmol/L，潜血2+，尿酮体3+，蛋白++；糖化血红蛋白水平10.2%；钾（K）4.0mmol/L，BNP117ng/L；肾功能肌酐115μmol/L，尿素5.2mmol/L、尿酸486.6μmol/L。血常规、凝血功能、肝功能、心肌酶、甲状腺功能、成人心脏彩超、泌尿系超声、眼底等检验检查未见异常；急诊产科超声BPD96mm，AC352mm，FL69mm，AFI 232mm。胎儿室间隔缺损，建议复查。

入院后诊治经过：入院查随机血糖浓度20.8mmol/L，血酮浓度2.3mmol/L。床边血气分析项目pH7.27，乳酸浓度1.1mmol/L，葡萄糖浓度18mmol/L，碳酸氢盐浓度5.3mmol/L，血碱剩余-16.2mmol/L，血钾4.0mmol/L，考虑糖尿病酮症酸中毒。

(1)降压治疗：予口服硝苯地平片10mg，15min后复测血压148/95mmHg，再予100mg拉贝洛尔片口服降压治疗。

(2)灭酮治疗：建立双静脉通道，一条静脉用于快速补液，另一条静脉胰岛素泵入降糖；第一个小时0.9%氯化钠注射液静脉泵入500mL/h，50U胰岛素+0.9%氯化钠注射液49.5mL静脉泵入6U/h[0.1U/(kg·h)]降血糖。

(3)监测：监测生命体征，每小时测体温，持续心电监护监测血压、脉搏、呼吸、血氧饱和度；记录24h尿量，每小时测血糖、血酮体，进行血气分析；每15min监测血压。1h后测血糖浓度15.7mmol/L，血酮浓度2.0mmol/L。血气分析：pH7.29，乳酸浓度1.0mmol/L，葡萄糖浓度15mmol/L，碳酸氢盐浓度10.6mmol/L，血剩余碱-9.3mmol/L，血钾4.6mmol/L。血压120/78mmHg，脉搏86次/min。尿量50mL。考虑治疗有效，第二个小时维持原治疗方案。第二小时后测血糖浓度12.3mmol/L，血酮浓度0.9mmol/L。考虑血糖浓度低于14mmol/L，第三小时的治疗方案调整为：胰岛素3U/h[0.05U/(kg·h)]静脉泵入，5%葡萄糖注射液静脉泵入250mL/h。第三小时后测血糖浓度9.6mmol/L，血酮浓度0.3mmol/L，血气分析：pH7.36，乳酸浓度0.1mmol/L，葡萄糖浓度9.0mmol/L，碳酸氢盐浓度18.6mmol/L，血剩余碱-1.3mmol/L，血钾4.5mmol/L，考虑酮症酸中毒已纠正，停止补液和静脉胰岛素泵入。停静脉胰岛素前半小时予胰岛素"诺和锐"皮下注射。患者进糖尿病饮食后，血糖、血酮水平逐渐下降。母体血压波动于110～154/75～97mmHg，血糖浓度波动于9.0～20.8mmol，胎心监护反应型。入院第二天晨血压135/86mmHg，复查空腹血糖浓度7.8mmol/L，血酮浓度0.5mmol/L，复查血气分析：

pH7.38，乳酸浓度 0.4mmol/L，血钾浓度 3.9mmol/L。

考虑患者 T1DM 合并妊娠，DKA，子痫前期，孕期血糖控制不佳，已妊娠 37 周，入院后酮症酸中毒已纠正，应积极终止妊娠。于 3 月 25 日在硬膜外麻醉下剖宫产一活女婴，体重 3640g，Apgar 评分 10 分—10 分—10 分，新生儿血糖浓度 1.6mmol/L，转重症新生儿科治疗。新生儿心脏超声提示：室间隔肌部 2 处连续性中断，大小分别为 2mm、1.2mm，呈左向右分流，室间隔缺损（肌部）。术中持续予胰岛素静脉泵入控制血糖平稳。

术后当天继续予胰岛素静脉泵入降糖、口服拉贝洛尔降压等治疗，术后第 1 天进食后改予皮下注射胰岛素降糖治疗，剂量为三餐前"诺和锐"10U、睡前"诺和灵 N 特充"6U(ih)。血糖浓度波动大，出现无症状空腹低血糖，血糖浓度波动于 3.6～12.2mmol/L，血酮浓度波动于 0.2～0.8mmol/L。根据血糖水平调整皮下胰岛素用量至术后第 8 天血糖稳定，24h 胰岛素用量 38U，胰岛素剂量为三餐前"诺和锐"10U—12U—8U、睡前"诺和灵 N 特充"8U(ih)。术后第 4 天血压稳定，停降压药。术后第 9 天出院，剖宫产术当天及术后每天空腹血糖情况见图 1-7-1，每天胰岛素用量见图 1-7-2，出院后内分泌科随诊，3 个月后因血糖控制不理想改用胰岛素泵治疗。

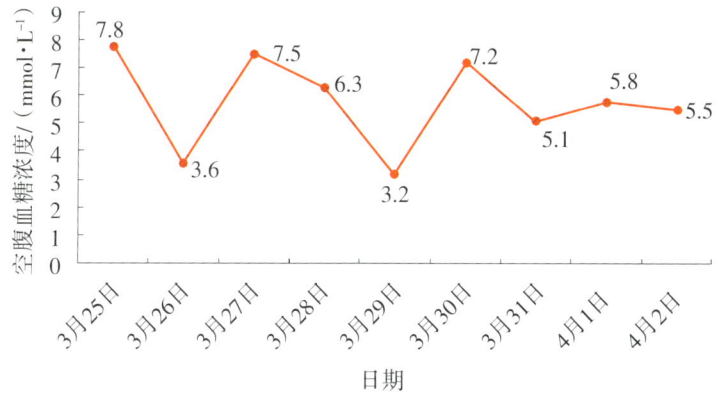

图 1-7-1　剖宫产术当天及术后每天空腹血糖情况

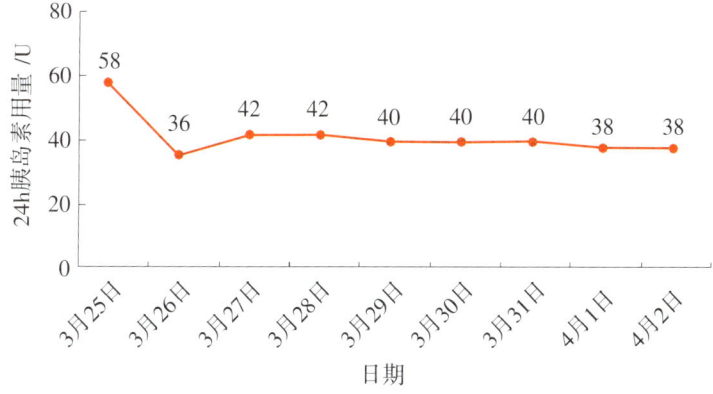

图 1-7-2　剖宫产术当天及术后每天胰岛素用量

7.2 病例分析

7.2.1 1型糖尿病的分型及对妊娠的不良影响

T1DM并非妊娠的禁忌证,但妊娠和分娩是加重T1DM病情及并发症的危险因素,糖尿病慢性并发症在孕期亦可能快速进展[3]。所以,患有T1DM的妇女在怀孕期间和产后面临着更大困难的挑战,需要高质量的专业医疗保健和支持。

依据患者发生T1DM的年龄、病程以及是否存在血管并发症等进行分级(White分类法),有助于判断病情的严重程度及预后。未经治疗的D级以上的妇女不宜妊娠,应避孕[4]。White分级标准见表1-6-2。

公众对T1DM相关的各个方面缺乏认识和了解,相当大比例的T1DM患者不知道潜在的糖尿病相关并发症[5]。我国T1DM患者自我管理行为处于中等水平,血糖控制不佳,血糖控制达标率低,超过20%的患者病程不足5年已出现微血管并发症。糖尿病自我管理行为是T1DM患者血糖控制的预测因素,全面提高自我管理行为可改善血糖控制[6-7]。我国育龄妇女对糖尿病状况的知晓率极低,仅为1.2%,即使患者意识到自己的糖尿病状况,对糖尿病的管理仍不令人满意。T1DM患者怀孕准备不充分,可能导致不良妊娠结局。研究结果提示,良好的孕前和孕期管理措施可显著改善T1DM合并妊娠的多个结局[3]。T1DM会增加子痫前期的风险,在妊娠12～16周,开始服用低剂量阿司匹林(100～150mg/d),可以降低子痫前期的风险[8]。和妊娠期体重增长合适的孕妇相比,妊娠期体重增加过多明显增加巨大儿(OR 3.5)、新生儿低血糖(OR 1.38)、新生儿高胆红素血症的风险(OR 1.43)[2,9]。即使从妊娠早期就开始进行药物干预,也不能很好地控制。妊娠期间高血糖对胎儿健康和妊娠结局的危害,特别是糖尿病对早期胚胎发育的损害。所以,妊娠前和妊娠期间良好的血糖控制对改善妊娠和分娩结局至关重要,计划妊娠的T1DM女性,孕前空腹血糖浓度推荐值为5～7mmol/L,餐前血糖浓度推荐值为4～7mmol/L,HbA1c水平的目标值是6.0%～6.5%[10]。

【本例患者的分型评估和不良妊娠结局】

本例患者5岁时发病,病程已有25年,符合White分类标准D级,孕前接受长期胰岛素治疗,但血糖控制情况不明。患者病程长,孕前未进行妊娠风险的评估及咨询,未进行糖尿病并发症筛查,如筛查视网膜病变、肾病、心血管并发症、甲状腺疾病等。这种状态下受孕,增加了妊娠的风险。孕期未进行子痫前期的风险干预、血糖控制差、孕前准备不充分、孕期自我管理差,导致胎儿心脏畸形、大于胎龄儿、子痫前期、糖尿病酮症酸中毒、新生儿低血糖等多重不良妊娠结局。

7.2.2 T1DM妇女围产期血糖调控及胰岛素治疗

因T1DM患者胰岛素分泌绝对缺乏,首选治疗药物是胰岛素,推荐使用的短效或速效胰岛素为人胰岛素、门冬胰岛素、赖脯胰岛素以及中效的人胰岛素,这些胰岛素的胎盘通过量极低,且无致畸作用,在妊娠期应用安全。如经医师判断临床获益大于潜在风险时,也可使用长效胰岛素类似物(地特胰岛素和甘精胰岛素)。妊娠期应尽量避免使用预混胰岛素。可采用短效胰岛素、中效胰岛素或长效胰岛素的组合方案。

胰岛素的给药方式，可以是每日多次胰岛素注射（MDI）或胰岛素泵（CSII）治疗。研究表明，这两种给药方式的围产结局无明显差异。还有研究发现，孕期使用 CSII 会增加巨大儿发生的风险，在其他妊娠结局方面无明显差异，治疗费用也高于 MDI，所以不推荐孕期常规使用 CSII，但对于血糖控制困难的孕产妇，建议使用 CSII。

应基于血糖监测结果，动态调整孕期胰岛素剂量。孕期血糖监测方法包括应用血糖仪进行的自我血糖监测（SMBG）、动态血糖监测（CGM）和 HbA1c 的测定。其中 SMBG 是血糖监测的基本形式，建议孕期 SMBG 频率为 7 次/天或以上。妊娠早期，孕吐可能导致胰岛素用量减少；妊娠中后期因胎盘分泌有拮抗胰岛素作用的孕激素、雌激素增加、胰岛素酶增加，使血液中胰岛素水平和活性降低。随着胎盘娩出，拮抗胰岛素的激素及破坏胰岛素的酶急剧减少或消失，分娩后患者胰岛素的需要量快速减少，一般分娩后 2～3d 胰岛素可减至原量的 1/3～1/2[11]。产时及剖宫产术中建议使用静脉输注葡萄糖+胰岛素代替皮下注射胰岛素来维持血糖水平。产前接受胰岛素泵治疗的 T1DM 女性，可在产程潜伏期继续使用该方法，但由于胰岛素需求的迅速减少且胰岛素泵的导管难以维持在原位，在产程活跃期可能需转换为静脉输注胰岛素。术后在患者正常饮食以前仍予胰岛素静脉输注，恢复正常饮食后可予胰岛素皮下注射。在静脉输注胰岛素时，建议每小时 1 次指尖血糖检测[10]。

T1DM 患者孕期胰岛素的管理是一个复杂的过程。相比于 T2DM 患者，T1DM 患者更易发生酮症酸中毒，在发生 DKA 的糖尿病患者中 T1DM 患者占 2/3[12]，包括低血糖及高血糖引起的酮症酸中毒，而严重的低血糖易发生死胎、孕妇低血糖昏迷。DKA 是 1 型糖尿病的常见和潜在的威胁生命的并发症。妊娠期 DKA 的治疗方式与非孕期相似，包括静脉给予胰岛素、适当补液、纠正电解质紊乱、监测酸中毒以及寻找并去除诱因。一旦血糖浓度低于 14mmol/L，考虑将胰岛素输注率从 0.1U/（kg·h）降至 0.05U/（kg·h），减少低血糖和低钾血症的发生。在纠正 DKA 时，应加强胎心率的监护。

因此，孕期需要内分泌科医生及产科医生的合作，将血糖控制平稳，降低妊娠并发症的发生。

> **【本例患者的血糖调控和胰岛素使用】**
>
> 本例患者 5 岁时诊断为"1 型糖尿病"，一直用胰岛素"诺和灵"（早餐前 20U，ih；睡前 18U，ih）治疗至孕 2⁺月；孕 2⁺月血糖控制不良就诊内分泌科；孕 4⁺月至入院前皮下注射胰岛素剂量为每天 3 餐前"诺和锐"20U、睡前"诺和灵 N 特充"10U，且调整胰岛素后未再监测血糖；至孕晚期查糖化血红蛋白水平已高达 9.59%，且患者出现了无症状性低血糖，说明胰岛素使用不合理，微量血糖监测血糖达标率不足，血糖控制差，但患者仍未重视；孕 36 周出现酮症酸中毒，入院后接受经静脉给予胰岛素、适当补液、灭酮、纠正酸碱失衡、降压等治疗，严密母胎监护，3h 血糖、血酮水平逐渐达标。若患者孕中晚期适时调整胰岛素剂量，有可能使血糖控制更好，避免 DKA 的发生。

7.2.3　T1DM 妇女分娩时机和方式

目前还没有 T1DM 患者最佳的分娩时机的确切证据。推荐没有血管并发症且血糖控制良好的 T1DM 女性，在妊娠 39～39⁺⁶周分娩。但对于有血管并发症或血糖控制不佳的孕妇，终止妊娠的时机应个体化，建议提早至 36～38^{+6}周分娩[10]。T1DM 并非剖宫产指征，无特殊情况可经阴道分娩，但如合并其他的高危因素，应进行选择性剖宫产或放宽剖宫产指征。

单独发生的 DKA 不是终止妊娠的指征。在发生 DKA 时，紧急剖宫产会增加母体并发症及死亡风险，所以应在纠正 DKA 后再评估是否终止妊娠。

【本例患者的分娩时机和方式】

本例患者在妊娠 36^{+6}周出现 DKA，DKA 控制后在妊娠 37 周终止妊娠。终止的指征为子痫前期、已妊娠 37 周[10]。虽然患者孕期血糖控制差，入院出现酮症酸中毒，但经 3h 灭酮治疗，血糖、血酮水平逐渐达标，为安全剖宫产终止妊娠奠定了基础。

7.2.4 T1DM 产妇产后的管理

T1DM 产妇产后的管理，仍须严格控制血糖，减少血糖浓度波动，降低低血糖和糖尿病并发症的风险，提高患者生活质量、延长寿命。对于患有 T1DM 的母亲来说，新生儿出生后的头几个月是一段高度疲劳的时期，心理压力也很大，这段时间母亲的血糖通常不稳定，母乳喂养也是一个巨大的挑战，但大部分 T1DM 产妇还在设法纯母乳喂养或混合喂养，在产后 2 个月时大约有 80% 的产妇进行母乳喂养[8]。这段时间需要内分泌科、保健人员协作，给予心理支持及血糖管理的指导。

【本例患者的产后管理】

本例患者入院胰岛素用量 58U/d，产后 8 天胰岛素用量减至 38U/d。产后在内分泌科、门诊定期随访。3 个月后因血糖控制不理想改用胰岛素泵治疗。在母乳喂养门诊接受母乳喂养指导。产妇母乳喂养至产后 4 个月。定期检测微量血糖波动在 4.8～10.5mmol/L，胰岛素剂量维持在 28～32U/d。

7.3 小结

育龄女性糖尿病状态的低知晓率、孕前血糖低达标率，对中国糖尿病的管理和不良妊娠结局的改善带来严峻的挑战[12]。政策制定者及保健提供者应通过适当的方法，如宣传教育等，使 T1DM 患者充分了解血糖控制不良妊娠的危害、提高认知和自我血糖管理能力、孕前待血糖控制良好后再计划妊娠。妊娠后规律产检，由内分泌科医生和产科医生共同管理，达到长期良好的血糖控制。加强我国育龄妇女的 T1DM 管理，对于改善 T1DM 孕产妇和新生儿结局、促进母婴健康、降低急慢性并发症发生率，提高长期生存质量，有着重要意义。

【参考文献】

[1] JILL M N, RANDI K J, LARS C S. Type 1 diabetes-early life origins and changing epidemiology[J]. Lancet Diabetes Endocrinol. 2020, 8(3): 226 – 238.

[2] SARIT H, TAMARRA M J, WANG Z F, et al. Time trends in pregnancy-related outcomes among women with Type 1 diabetes mellitus, 2004 – 2017[J]. J Perinatol. 2020, 40(8): 1145 – 1153.

[3] MURPHY H R, BELL R, CARTWRIGHT C, et al. Improved pregnancy outcomes in women with Type 1 and Type 2 diabetes but substantial clinic-to-clinic variations: a prospective nationwide study [J]. Diabetologia, 2017, 60(9): 1668-1677.

[4] 谢辛, 孔毕华, 段涛. 妇产科学[M]. 9版. 北京: 人民卫生出版社, 2018: 105-109.

[5] MANI K., SHANMUGAM A. Knowledge on complications of diabetes mellitus among patients with diabetes mellitus—a descriptive study[J]. Int. J. Med. Compr. Nurs. 2018(1): 18-20.

[6] 邓洪容, 武革, 罗国春, 等. 广东省1型糖尿病患者血糖控制现状及相关因素的横断面调查[J]. 中华医学杂志, 2011, 91(46): 3257-3261.

[7] 嵇加佳, 朱敏, 王洪, 等. 1型糖尿病患者胰岛素注射相关自我管理行为及血糖控制现状研究[J]. 中国糖尿病杂志, 2020, 28(8): 609-612.

[8] American Diabetes Association Professional Practice Committee. Management of diabetes in pregnancy: standards of Medical Care in Diabetes—2022[J]. Diabetes Care, 2022, 45(1): S232-S243

[9] MONIQUE M H, NOEL S W, DAVID A S, et al. Pregnancy weight gain and risk of neonatal complications: macrosomia, hypoglycemia, and hyperbilirubinemia[J]. Obstet. Gynecol., 2006, 108(5): 1153-1161.

[10] 1型糖尿病合并妊娠多学科综合管理专家组. 1型糖尿病合并妊娠多学科综合管理专家共识[J]. 中华糖尿病杂志, 2020, 12(8): 576-584.

[11] 中华医学会糖尿病学分会. 中国1型糖尿病胰岛素治疗指南[J]. 中华糖尿病杂志, 2016, 8(10): 591-597.

[12] WEI Y, XU Q, YANG H, et al. Preconception diabetes mellitus and adverse pregnancy outcomes in over 6.4 million women: a population-based cohort study in China[J]. PLoS. Med., 2019, 16(10): e1002926.

8 妊娠合并糖尿病发生正常血糖酮症酸中毒及胎儿窘迫

孙雯　王永　古士锋　柯彩萍　王瑞
贺芳　余琳　苏春宏　陈敦金　李映桃

糖尿病酮症酸中毒(diabetic ketoacidosis, DKA)是糖尿病急性并发症, 是由于胰岛素严重缺乏和胰高血糖素不适当升高引起的血糖、脂肪和蛋白质代谢严重紊乱综合征, 以高血糖、高血酮和代谢性酸中毒为主要临床表现。妊娠期 DKA 发生率显著高于非妊娠期(8.9% vs 3.1%), 其发病率为 0.5%～10%[1], 但病死率较高。正常血糖 DKA(euglycemic diabetic ketoacidosis, EDKA)则是酮症酸中毒(pH < 7.3、血清碳酸氢盐 < 18mmol/L), 血糖接近正常或轻度高血糖(< 11mmol/L)[2]。EDKA 的发生率占所有妊娠 DKA 病例的 0.8%～1.1%[3]。T1DM、T2DM 和 GDM 患者均存在 EDKA 的病例报道。本文报告并分析 1 例妊娠合并糖尿病发生血糖正常酮症酸中毒并胎儿窘迫, 在广医三院成功分娩的临床过程。

8.1　病例摘要

患者女、25 岁, 因"停经 36^{+3}周, 发现血糖异常 1 月, 腹痛伴呕吐 2 天"于 2018 年 2 月 25 日 21:49 从外院转入。患者末次月经为 2017 年 6 月 15 日, 预产期 2018 年 3 月 22 日。患者本次受孕为自然受孕。孕期未规律产检, 胎儿 NT、唐氏筛查、Ⅲ级超声、OGTT 检查均未查。患者 1 个月前于当地医院产检, 测随机血糖浓度 17mmol/L, 患者拒绝住院建议, 自诉回家后饮食控制、但未监测血糖。患者 2 天前无诱因出现上腹痛, 伴恶心呕吐, 呕吐物为胃内容物, 并有血丝, 一日呕吐数次, 无法进食, 无畏寒发热, 无胸闷、憋气, 大小便无异常, 遂于当地医院就诊。当地医院门诊查血糖浓度 9.6mmol/L, 血酮浓度 6.1mmol/L。血气分析:pH 7.2, HCO$_3^-$ 9.8mmol/L, 剩余碱 -17.5mmol/L。遂考虑"糖尿病合并酮症酸中毒"于当地医院住院。当地医院入院后给予 5% 葡萄糖 500mL + 胰岛素 5U 及碳酸氢钠 150mL 静滴, 查产科彩超提示晚期妊娠, 羊水过多。经过治疗后, 患者仍持续上腹痛, 伴恶心、呕吐、胸闷、憋气, 考虑病情危重, 当天遂转入广医三院。患者孕前体重 90kg, 现体重 103kg, BMI 33.05kg/m^2。孕期体重共增加 13kg。

家族史:母亲患有糖尿病, 父亲体健。

孕产史:孕 2 产 1, 2015 年首次妊娠, 合并妊娠期高血压和妊娠期糖尿病。孕期应用胰岛素治疗(剂量不详)。足月妊娠因"羊水混浊"行剖宫产术, 娩一男婴, 4250g, 健在。

入院体格检查:体温 36.5℃, 脉搏 138 次/min, 呼吸 23 次/min, 血压 117/71mmHg。身高 165cm。神志清, 精神一般, 营养中等;呼吸深快, 有烂苹果味;全身浮肿, 双肺呼吸音清, 未闻及干湿啰音;双下肢凹陷性水肿。专科检查:宫高 37cm, 腹围 130cm, 头先露, 未衔接, 未扪及明显宫缩, 胎心率 160 次/min, 规律。消毒后阴检:宫颈居后, 质中, 宫颈管未消退, 宫口未开, S - 3, Bishop 宫颈评分 1 分。

入院诊断：(1)糖尿病酮症酸中毒；(2)糖尿病合并妊娠；(3)孕2产1，孕36^{+3}周，单活胎；(4)瘢痕子宫；(5)羊水过多。

入院后辅助检查：血糖浓度 8.4mmol/L，血酮体浓度 4.7mmol/L。血气分析：pH 7.23，pCO_2 15mmol/L，pO_2 133mmHg，HCO_3^- 10mmol/L，BE −20mmol/L。电解质：Na 离子浓度 130mmol/L，K 离子浓度 2.97mmol/L，Ca 离子浓度 1.13mmol/L，Cl 离子浓度 142.7mmol/L。血常规：WBC 19.27×10^9/L，NEU 84.5%，余无明显异常。尿液分析：尿蛋白 2+，尿糖−，尿酮 3+。糖化血红蛋白水平 8.8%。凝血常规、肝功能、肾功能、心酶组合、BNP、胸片、心脏彩超、消化泌尿系彩超等未见异常。

入院后诊治经过：予持续胎心监护为无反应型，基线变异狭窄型，持续心电监护，记出入量，静脉补液，胰岛素微量泵入降糖，纠正酸碱失衡和电解质紊乱，广谱抗生素预防感染等治疗。2h 后复查胎心监护仍为无反应型，基线变异平直型，拟"胎儿窘迫"完善术前准备，行剖宫产术。00:57 分娩一活女婴，Apgar 评分 9 分—10 分—10 分，体重3495g，术程顺利。术中出血 300mL。手术后深静脉置管，继续予补液消酮、胰岛素泵控制血糖、抗感染、促宫缩、护胃、营养支持等治疗。观察 48h 后转内分泌病房。内分泌科予动态血糖监测，改予皮下三餐前 4U 门冬胰岛素＋睡前 10U 地特胰岛素。术后 12 天血糖达标好转出院。

8.2 病例分析

8.2.1 正常血糖 DKA 的常见诱因和病因

绝大多数所谓的"血糖正常的 DKA"，其血糖水平在所定义的阈值之上，避免误解还使用了其他术语来描述如接近正常或低于预期血糖水平的 DKA。正常血糖下的 DKA 的常见诱因是怀孕和长期禁食，任何急性疾病如感染、呕吐，禁食或短时间饥饿，都可能在怀孕期间触发生酮。因此怀孕期间的生酮和代谢性酸中毒比未怀孕和血糖水平较低时发生得更快[4]。对于有恶心、呕吐和怀孕期间摄入量减少的情况的患者，任何不明原因的酸中毒，均应怀疑为 EDKA。这一类病人高血糖的缺失可掩盖潜在的 DKA，造成诊断困境，特别是在急诊[5]。早期可以通过检测代谢性酸中毒和血酮异常升高识别这些患者。

妊娠被认为是一种胰岛素缺乏和加速饥饿的状态。妊娠后期胎盘泌乳素和皮质醇水平的增加，导致胰岛素抵抗增强。在这些患者中，即使是一夜禁食也会导致脂解和生酮增加。研究证明，在妊娠合并 T1DM 患者中，在胰岛素缺乏期间，中等持续时间的禁食易诱发血糖正常的酮症酸中毒[2]。文献报道了一例长时间碳水化合物限制但正常热量摄入而导致妊娠期复发严重的低血糖−正常血糖糖尿病酮症酸中毒的病例，患者 35 岁，Ⅰ型糖尿病胰岛素治疗 19 年，孕 29 周，12 小时前出现严重恶心、4 次呕吐(胃内容物)、腹痛，乏力。血气分析显示代谢性酸中毒，随机血糖值 3.5mmol/L 和 4.3mmol/L。患者被诊断为正常血糖糖尿病酮症酸中毒，通过持续静脉注射胰岛素、补充液体和纠正电解质等治疗后出院。但患者 4 天后再次入院，随机血糖值为 3.4mmol/L 和 3.6mmol/L，血气分析显示代酸。因持续的酮症和低血糖，再次询问患者饮食习惯。患者 15 岁患神经性暴食症，严格限制碳水化合物摄入，每天摄入碳水化合物 20～30g，占每天热量摄入的 5%～10%。患者孕前的体重指数为 24.1kg/m^2，孕后仍按孕前饮食结构。遂更改患者碳水化合物摄入量，增加到每天 120 克，监测血糖血酮，患者最后顺利分娩[6]。饥饿增加了这种生酮状态，即使每日仍有适当的热量摄入，但饮食结构及营养配比对于 EDKA 的发生影响重大。此外，妊娠期间的呼吸性碱中毒降低了血清碳酸氢盐水平，从而降低了缓冲有机酸的能力。由于分娩时肌肉收缩，也会增加葡萄糖的利用率。基于上述原因，糖尿病妇女在妊娠期间发生酮症酸中毒的阈值较非妊娠状态降低。怀孕期间的短期饥饿（由于呕吐、食欲下降等）会降低葡萄糖的生成速率，这可以表现为正常血糖 DKA[1]。

> **【本例 EDKA 诱因和病因分析】**
>
> 本例患者，有糖尿病病史，第一次妊娠为 PGDM，使用胰岛素治疗后仍分娩巨大儿，产后无随访。本次妊娠，未行产前咨询，孕期未规律产检，胎儿 NT、唐氏筛查、Ⅲ级超声、OGTT 检查均未查。孕 32 周于当地医院产检，测随机血糖 17mmol/L，患者拒绝住院建议，自诉回家后饮食控制——碳水化合物限制，但未监测血糖，未用胰岛素。推测其因长期（超过 3 周）进食量严重不足，造成了严重的饥饿性酮症。随后出现腹痛伴呕吐并逐渐加重，一日呕吐数次，无法进食，并表现代偿性"正常血糖"和酮症，在当地医院门诊查血糖浓度 9.6mmol/L，血酮浓度 6.1mmol/L，血气分析为 pH 7.2，HCO_3^- 9.8mmol/L，血剩余碱 -17.5mmol/L，即为 EDKA。

8.2.2 EDKA 的治疗与母儿结局

EDKA 尽管不存在严重的血糖水平升高，但仍可能导致重度酮血症发生，严重影响母儿安危。文献报道 1 例 30 岁 Ⅰ 型糖尿病孕妇，孕 34 周，因 EDKA 入院。初始实验室检查显示 pH 值为 7.11，阴离子间隙为 23mmol/L，血糖浓度为 10.2mmol/L。考虑到重度酸中毒，遂予高剂量葡萄糖和胰岛素输注，但酮症酸中毒仍持续存在，并在住院期间发生死胎。直至胎儿和胎盘娩出后，胰岛素敏感性急剧增加，酮症酸中毒才得以迅速纠正[3]。以往 DKA 的研究样本量较小，因此母儿结局研究有限。2017 年最新的研究回顾 1996 年至 2015 年间在波士顿三家教学医院至少发生一次 DKA 的 1 型糖尿病妇女中，死胎率为 15.6%、早产率 46.3% 和进入 NICU 率为 59%；在妊娠 5～38 周期间 DKA 均可出现；60% 的死胎发生在 DKA 事件发生时或发生后 1 周内以及 40% 发生在 1 至 11 周之后；母亲进入 ICU 和较高的血清渗透压与死胎风险增加相关；母亲吸烟和 DKA 前 HbA1c 水平升高与早产风险升高相关；母亲吸烟、妊娠期子痫前期、DKA 事件期间较高的阴离子间隙、早产与新生儿进入 NICU 风险较高相关[7]。妊娠合并 DKA 的治疗原则为强调调整饮食结构及营养配比，热量和碳水化合物均须达标，碳水化合物每日摄入量须大于或等于 175g，蛋白质每日摄入量须大于或等于 71g，注意个体化调整碳水化合物与胰岛素比例，控糖灭酮。有产科指征下，适时终止妊娠。

> **【本例 EDKA 的治疗和母儿结局】**
>
> 本病例患者在有上腹痛及恶心呕吐时就诊，外院查血糖和血气最终及时诊断 EDKA。输注葡萄糖、控糖灭酮治疗效果不佳，遂转诊本院。围分娩期血糖、血氧和血容量经规范治疗达标，产科"胎儿窘迫"指征下及时终止妊娠，降低了母儿不良结局，改善了母儿预后。

8.3 小结

EDKA 占所有妊娠期 DKA 病例的 0.8%～1.1%[3]。糖尿病妇女应在血糖控制达标后再妊娠。建议孕期规范管理，特别注意饮食和运动的管理；有用胰岛素指征者应及时并规范使用胰岛素，使血糖和母体体重增长达标。特别注意糖尿病妇女在妊娠期间发生酮症酸中毒的阈值较非妊娠状态低，怀孕期间的短期饥饿（由于呕吐、食欲下降等）会降低葡萄糖的生成速率，可以表现为正常血糖 DKA，尤其在孕晚期和生产时，易导致死胎等母儿不良预后。

【参考文献】

[1] DALFRÀ M G, BURLINA S, SARTORE G, et al. Ketoacidosis in diabetic pregnancy[J]. J. Matern. Fetal. Neonatal. Med., 2016, 29(17): 2889-2895.

[2] ANAR M, ABHINAV A, FARAH M. Euglycemic Diabetic Ketoacidosis: A Review[J]. Curr. Diabetes Rev., 2017, 13(3): 315-321.

[3] JOHNNY F J, MATTHEW S, RAJU R. Euglycemic Diabetic Ketoacidosis in Pregnancy: A Case Report and Review of Current Literature[J]. Case Rep. Crit. Care, 2019: 8769714.

[4] LEONID B, TAMAR E, EVGENIA B, et al. Euglycemic diabetic ketoacidosis[J]. Eur. J. Intern. Med., 2019, 63: 9-14.

[5] NASA P, CHAUDHARY S, SHRIVASTAVA P K, et al. Euglycemic diabetic ketoacidosis: A missed diagnosis[J]. Diabetes, 2021, 12(5): 514-523.

[6] MARIANNA Y, ROI S, DORON K, et al. Very restricted carbohydrate (ketogenic) diet: A rare cause of a recurrent hypoglycemic-euglycemic diabetic ketoacidosis in the pregnancy[J]. Eur. J. Obstet. Gynecol. Reprod. Biol., 2020, 248: 257-258.

[7] FRITHA J R M, MARYAM M, ELLEN W S, et al. Fetal Outcomes After Diabetic Ketoacidosis During Pregnancy[J]. Diabetes Care. 2017, 40(7): e77-e79.

9 妊娠期暴发性 1 型糖尿病发生酮症酸中毒及死胎

周宇恒　段冬梅　温济英　郭晶晶　李映桃　黄俊巧　张　莹

妊娠期暴发性 1 型糖尿病(fulminant Type 1 diabetes mellitus，FT1DM)少见，前驱症状为非特异的，家族无糖尿病史，孕期糖尿病筛查正常，但起病急骤，患者胰腺功能会在短短数天内几乎完全破坏。酮症酸中毒(diabetic ketoacidosis，DKA)是妊娠相关性 FT1DM 的特征，会对母亲和胎儿造成灾难性的影响，可能以胎动减少或死胎为首发症状就诊，易被误诊和漏诊。本文报道并分析 1 例妊娠相关性 FT1DM 合并死胎的临床诊治经过。

9.1 病例摘要

患者 25 岁，因"停经 33^{+4}周，头痛 2 天，发现胎动消失半天"于 2015 年 2 月 9 日 19:00 急诊外院转诊入院。平素月经周期规则。末次月经 2014 年 6 月 15 日，预产期 2015 年 3 月 22 日。停经 40$^+$天查尿 HCG 阳性，孕 1 个月出现恶心、呕吐等早孕反应，孕 4$^+$月自觉胎动。孕期不定期在当地县医院产检，初测血压 95/61mmHg。早孕期未行血糖监测，唐氏筛查及孕中期 OGTT 未见异常。入院 1 个月前自觉双下肢水肿，2 天前自觉头痛，为持续性胀痛，伴胎动减少，均未就诊。入院当日凌晨出现恶心、呕吐 6 次，均为胃内容物，伴头痛、头胀，无腹痛、无阴道流血及流液等不适。当地医院测随机血糖浓度 26.0mmol/L，超声提示胎死宫内。

既往史：无糖尿病、甲亢、高血压等病史。

家族史：无特殊

月经婚育史：平素月经周期规则，周期 30 天，月经期 4 天，量中，无痛经。已婚，孕 3 产 0，人流 2 次。

入院体格检查：体温 36.8℃，脉搏 120 次/min，呼吸 26 次/min，血压 110/68mmHg。神清，疲惫。呼吸深大，可闻及烂苹果味。无眼窝凹陷，双肺呼吸音清。心率 120 次/min，心脏听诊未闻及病理杂音。腹隆起，肝脾未及，四肢无水肿。产科检查：宫高 28cm，腹围 92cm，胎心率 0 次/min，腹软，未扪及宫缩。

入院诊断：(1)酮症酸中毒失代偿期(中度)；(2)妊娠相关性暴发性 1 型糖尿病；(3)孕 3 产 0，孕 33^{+4}周，死胎。

入院辅助检查：随机血糖浓度 25.4mmol/L，血酮浓度 6.2mmol/L；糖化血红蛋白水平 6.1%；BNP 239ng/L。血常规白细胞计数 29.01×10^9/L、中性粒细胞百分比 84.4%、中性粒细胞数 24.47×10^9/L、红细胞比容 40.5%、淋巴细胞数 3.04×10^9/L、血红蛋白 124g/L、血小板 341×10^9/L。

尿常规：白细胞计数 15.18 个/μL、红细胞计数 232.32 个/μL、潜血++、胆红素-、蛋白-、尿酮体 30mmol/L、葡萄糖 28mmol/L。凝血六项：纤维蛋白原 4.69g/L、活动度 79.6%、D-二聚体测定 3.85mg/L FEU、部分活化凝血酶原时间 27.2 秒、凝血酶时间

16.3秒、凝血酶原时间12.8秒。

肝肾功能：尿素7.91mmol/L、尿酸533.6μmol/L、谷草转氨酶36U/L、肌酐66.5μmol/L、钾4.53mmol/L。降钙素原检测0.1ng/mL。

血气分析组合：氧分压16.45kPa、乳酸2.90mmol/L、葡萄糖20.3mmol/L、碱剩余-22.2mmol/L、pH 7.112、碳酸氢盐浓度5.2mmol/L、有效氧饱和度97.4%。C-肽测定（空腹）：0.01ng/mL；C-肽测定（1h）：0.01ng/mL；C-肽测定（2h）：0.03ng/mL。

产科超声：胎位ROP。BPD 80mm，AC 266mm，FL 60mm。羊水暗区25mm，羊水指数75mm。胎心率：0次/min。

泌尿系超声示：右肾积液声像，左肾未见明显异常，双侧输尿管上段未见扩张。床旁胸腹水超声及肝胆脾胰超声未见异常。

入院诊疗经过：患者由外院转诊入院时予胰岛素12U+0.9%氯化钠500mL静脉滴注；入院测随机血糖浓度25.4mmol/L，血酮浓度6.2mmol/L，改胰岛素16U+0.9%氯化钠500mL；1h后复测血糖浓度24.8mmol/L，血酮浓度6.6mmol/L，多学科会诊后转MICU治疗。MICU改胰岛素静脉泵入6U/h并补液扩容，血糖、血酮水平逐渐下降。入院第2天清晨血糖浓度12mmol/L，血酮浓度0.4mmol/L，复查血气分析，pH 7.33，考虑代谢性酸中毒较前纠正，遂在继续治疗同时于10:20行"水囊引产术"促进死胎排出。入院第3天0:30临产，产程中改胰岛素静脉滴注，每小时复测血糖血酮，根据结果调整胰岛素用量；15:30分娩死胎，体重1850g，外观无异常，胎盘娩出完整，产后出血360mL。排胎后回MICU监护，入室血糖浓度17.9mmol/L，遂改回静脉胰岛素泵入，剂量6U/h。排胎后第4天24h胰岛素用量56U，血糖浓度波动于6.7～15.1mmol/L，餐前血酮浓度波动于0.1～0.3mmol/L，转内科病房，当天继续予胰岛素静脉泵入。次日考虑血糖控制平稳，建议使用皮下胰岛素泵，患者拒绝。遂改皮下胰岛素注射，辅以胰岛素静脉泵入。皮下胰岛素用量：门冬胰岛素为早餐前12U，中餐前8U，晚餐前8U；睡前精蛋白生物合成胰岛素12U。当天血糖浓度波动于6.6～17mmol/L，血酮浓度波动于0.1～0.9mmol/L。此后数日根据血糖情况逐渐降低皮下胰岛素用量，并停用静脉胰岛素泵入。至入院第14天，24h胰岛素用量40U，予皮下注射门冬胰岛素注射液，早餐前10U，中餐前6U，晚餐前10U；睡前精蛋白生物合成胰岛素14U。血糖浓度波动于5.9～10.6mmol/L，血酮浓度波动于0.2～0.5mmol/L，予出院后内科随诊治疗。入院后因胰岛功能衰竭需每天予胰岛素的替代治疗。半年后24h胰岛素用量为34U，糖化血红蛋白水平6.2%，血压、肾功能、眼底检查未见异常。

9.2 病例分析

9.2.1 FT1DM的流行病学情况及病因

FT1DM由日本学者Imagawa等[1]在2000年首次提出，以亚洲人群多见，日本发病率最高。患者发病前数天可出现一些非特异的前驱症状，如发热、咳嗽或胃肠道症状，也可能表现为突发的极端高血糖和DKA。实验室检查可见绝对缺乏胰岛素分泌、糖化血红蛋白接近正常、血清胰酶水平升高以及胰岛相关自身抗体无法检测。

日本一项全国性研究中[2]，FT1DM占1型糖尿病酮症发病病例的20%，研究中包括

14 名患有 1 型糖尿病的孕妇，其中 13 名表现为 FT1DM。DKA 是妊娠相关性 FT1DM 的特征，它的发生会对母亲和胎儿造成灾难性的影响，引起母体昏迷及死亡；而脱水、酸中毒及子宫血流量下降，可导致子宫缺氧，引起流产和早产，以及胎儿宫内窘迫或死胎，FT1DM 死胎及流产的发生率高达 9%～35%[3]。

随着对 FT1DM 病因、病理生理学和发病机制的研究逐渐深入[4]，遗传、感染、自身免疫和妊娠被认为与之发病相关。妊娠是该病的高危因素，常见于孕晚期及产后两周内。日本学者 Hayakawa[5] 报道 1 例 FT1DM 与柯萨奇病毒 B1 感染相关，另一位日本学者 Ichikawa[6] 报道与饮食不当和急性胰腺炎相关。

【本例 FT1DM 病因分析】

本例患者 OGTT 和糖化血红蛋白正常，FT1DM 发生在孕晚期（孕 33^{+4} 周），仅发现妊娠为其发生 FT1DM 的诱因。

9.2.2 FT1DM 临床特点和诊断标准

1. FT1DM 的临床特点

急骤、危重、特殊。FT1DM 起病急骤，胰腺功能会在短短数天内几乎完全破坏，血糖急剧蹿升，出现血糖和糖化血红蛋白的"分离悖论"：血糖高至数十，而糖化血红蛋白水平（用于反映近三月来平均血糖水平的指标）却基本正常。与起病急骤相伴的，是疾病的危重和凶险。除了血糖显著升高，患者还有可能出现酸中毒、电解质紊乱、急性肾衰竭、横纹肌溶解、病毒性脑炎等严重并发症，如果没有得到及时治疗，死亡风险比较高。FT1DM 的"特殊"之处，除了高血糖和相对正常的糖化血红蛋白水平并存以外，胰岛分泌功能丧失，胰岛素、C 肽这些反映胰岛功能的指标水平极低，这是该病区别于"2 型糖尿病"的重要特点，也正因为此，患者需要长期接受胰岛素治疗。同时，患者的胰岛相关自身抗体（如 GADA、ICA、IAA 等）也都呈现阴性，这与其他亚类的 1 型糖尿病也大不相同。另外，70% 患者在起病前可有流感症状以及胃肠症状，可发生在妊娠期间以及分娩后的短时期内，易被误诊。

2. FT1DM 的诊断标准

目前采用 2012 年日本糖尿病协会提出的标准[7]：①高血糖症状 1 周内发生酮症或 DKA；②初诊时血糖浓度 >16.0mmol/L，且糖化血红蛋白水平 <8.7%；③起病时空腹血清 C 肽浓度 <0.1nmol/L 和餐后 C 肽浓度 <0.17nmol/L，符合上述 3 条即可诊断。另外可有其他特征，例如：①绝大多数患者胰岛自身抗体阴性；②在给予胰岛素治疗前病程仅为 1～2 周；③可出现胰酶、肌酸激酶、转氨酶升高，甚至有可能发生横纹肌溶解症、急性肾衰竭、病毒性脑炎、心律失常等；④70% 患者病前有流感症状（发热、上呼吸道感染症状）或者胃肠道症状（上腹痛、恶心、呕吐等）；⑤可发生在妊娠期或者分娩后。

【本例 FT1DM 临床特点和诊断标准】

本例患者 FT1DM 发生在孕晚期（孕 33^{+4} 周），在入院前 2 天自觉持续性头部胀痛，入院当天出现恶心、呕吐，来诊查体可闻及烂苹果味，实验室检查提示尿糖、尿酮体强阳性，血糖升高，血 pH 下降，支持酮症酸中毒失代偿期的诊断。当诊断明确后，需进一步判断酸中毒的严重程度：pH＜7.3 或 HCO_3^- 浓度＜15mmol/L 为轻度，pH＜7.2 或 HCO_3^- 浓度＜10mmol/L 为中度，pH＜7.1 或 HCO_3^- 浓度＜5mmol/L 为重度。患者属中度酸中毒。入院血糖浓度 25.4mmol/L（＞16mmol/L），C-肽测定（空腹）为 0.01ng/mL，C-肽测定（1h）为 0.01ng/mL，C-肽测定（2h）为 0.03ng/mL。糖化血红蛋白水平为 6.1%，符合妊娠相关性 FT1DM 诊断，且对胎儿产生了灾难性影响——发生了死胎。

9.2.3　FT1DM 发生死胎后的治疗

DKA 是妊娠相关性 FT1DM 的特征，常导致死胎高发。治疗包括纠正 DKA 和死胎引产两方面。由于应激可能使病情恶化，所以治疗第一步是迅速纠正 DKA。DKA 的治疗原则是尽快补液以恢复血容量、纠正失水状态；使用胰岛素降低血糖；纠正电解质及酸碱平衡失调；同时积极寻找和消除诱因，防止并发症，降低病死率。另外，妊娠合并 FT1DM 患者，病因不明，胰岛功能近乎完全丧失，即使终止妊娠，其胰岛功能也难以恢复，血糖一般很难控制，产后长期需要胰岛素治疗，因此产后应定期于内分泌科复诊。

【本例 FT1DM 发生死胎后的治疗】

本例患者确诊 DKA 后给予胰岛素静滴降糖灭酮加补液扩容治疗，在治疗 1h 后复查未见血糖血酮下降，高度怀疑妊娠相关性 FT1DM，即转 MICU 监护并改予静脉胰岛素泵入。这是由于 FT1DM 患者胰岛功能丧失，胰岛素泵入更有助于及时地调整用药剂量和液体量。治疗过程中均间隔 1h 监测血糖情况，根据其变化调整每小时胰岛素用量。入院后因胰岛功能衰竭需每天予胰岛素的替代治疗，剂量见图 1-9-1。

入院后第 2 天病情得到控制，此时就开始处理第二个问题，即尽快促进死胎排出。这是因为死胎的长期存在有导致凝血功能障碍、宫内感染的可能，感染是 DKA 最常见的诱因。我们采用"水囊引产术"促进死胎排出。引产成功，产后出血 300mL，无产后出血和产褥感染发生。从图 1-9-1 可以发现，患者胰岛素用量在排胎后第 3 天达到高峰，这和产程中应激变化有关，产后第 3 天 24h 胰岛素用量逐渐减少，至产后第 5 天相对平稳。这一过程中血糖浓度波动大，因此，须留意该类患者分娩后病情变化，及时调整胰岛素用量，防止再次出现 DKA。

胰岛素的用量由血糖水平决定，本例患者拒绝使用皮下胰岛素泵，因此产后我们由静脉胰岛素泵入过渡到皮下胰岛素注射。由于胰岛功能的欠缺，胰岛素的调整须耐心、仔细地观察血糖的波动，并继续保持每小时监测血糖，这个过程中曾数次出现血糖显著升高。当血糖水平大于 13 时，我们会进行血酮检测，并且每日进行血气分析，以及时发现 DKA。由于血糖极易波动，胰岛素的用量应基于前一天的治疗效果进行谨慎、少量地调整。当血糖水平及胰岛素用量相对平稳时，方可降低血糖监测频率（表 1-9-1）。

血气分析是反映母体状态和评估疗效的直观指标。在 pH 尚未得到纠正时，我们每日进行血气复查。即便 pH 得到纠正，但在发生应急事件后，仍须进行血气分析。在排胎后非同日进行的血气分析结果均正常后，我们决定将病人转到内科病房（图 1-9-2、图 1-9-3、图 1-9-4）。出院后内分泌科定期随访，半年后 24h 胰岛素用量为 34U，糖化血红蛋白水平为 6.2%，血压、肾功能、眼底检查未见异常。

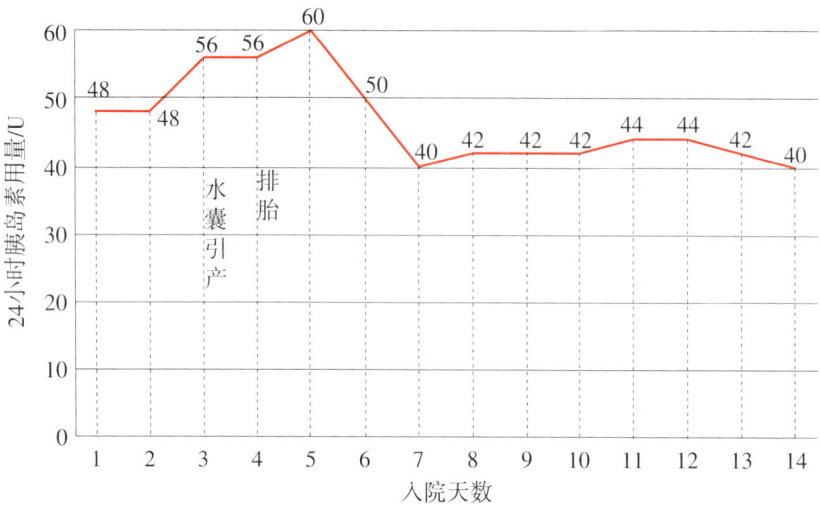

图 1-9-1 入院后因胰岛功能衰竭每天所需胰岛素的替代治疗剂量

表 1-9-1 入院后治疗监测情况

入院天数/d	1	2	3	4	5	6	7	8	9	10	11	12	13	14
血糖监测频率	q1h	q1h	q1h	q1h	q1h	q1h	q1h	q1h	q1h	q1h	q1h	q1h	q1h	q1h
治疗方案	胰岛素静滴→胰岛素泵入	胰岛素泵入	胰岛素泵入,产程中改胰岛素静滴	胰岛素泵入	胰岛素泵入	胰岛素泵入	皮下胰岛素	皮下胰岛素	皮下胰岛素	皮下胰岛素	皮下胰岛素	皮下胰岛素	皮下胰岛素	皮下胰岛素
治疗地点	产科+MICU	MICU	MICU+产房	MICU	MICU	MICU	内科	内科	内科	内科	内科	内科	内科	内科

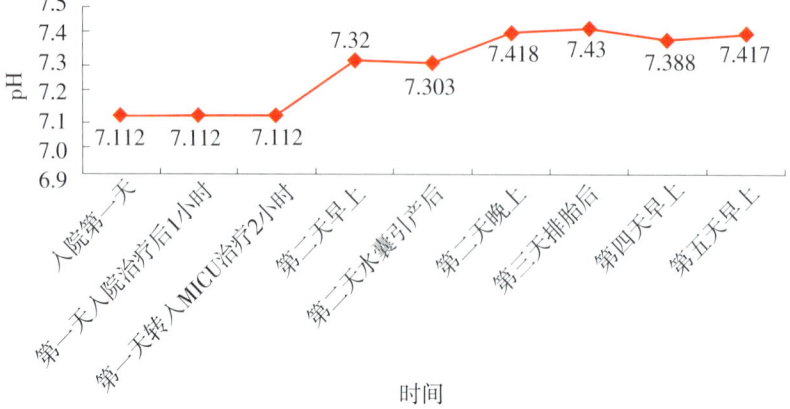

图 1-9-2 转内科病房前 pH 变化

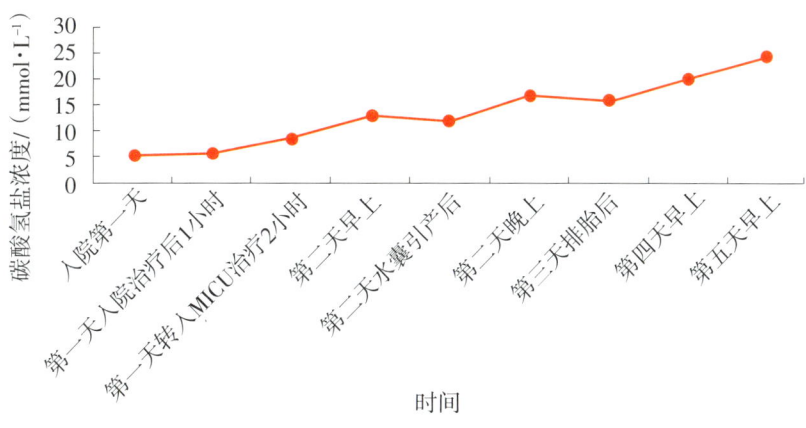

图 1-9-3 转内科病房前碳酸氢盐浓度变化

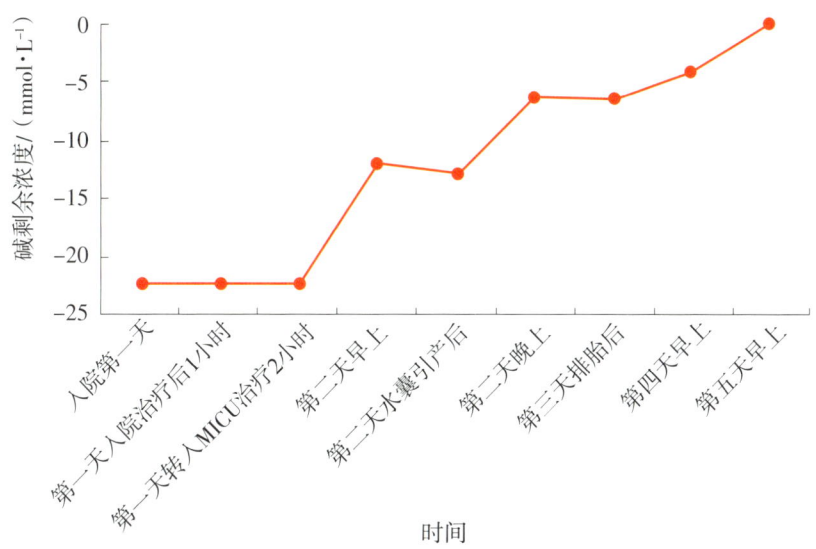

图 1-9-4 转内科病房前碱剩余变化

9.2.4 FT1DM 的预测和严重并发症的预防

当前，有文献报道建议将血浆葡萄糖与糖化血红蛋白比值(PG/HbA1c%)作为预测 FT1DM 的新临床参数[8-9]，有助于将 FT1DM 和 DKA 区分开来[10]，但其预测的稳定性和有效性尚待进一步临床验证。

日本学者 Ichikawa[6] 报道 1 例 FT1DM 发生前后的血糖变化，患者首先发生典型胰腺炎，5 天后出现低血糖，随后出现高血糖和血糖浓度波动，第 18 天给予基础和餐时胰岛素注射，未发生 DKA，母婴预后良好（图 1-9-5）；提出孕晚期妇女有流感症状（发热、上呼吸道感染症状）或者胃肠道症状（上腹痛、恶心、呕吐等），需严密监测血糖变化，当血糖浓度超过 10mmol/L，及时给予胰岛素控糖，避免 FT1DM 发生 DKA，改善母儿预后。

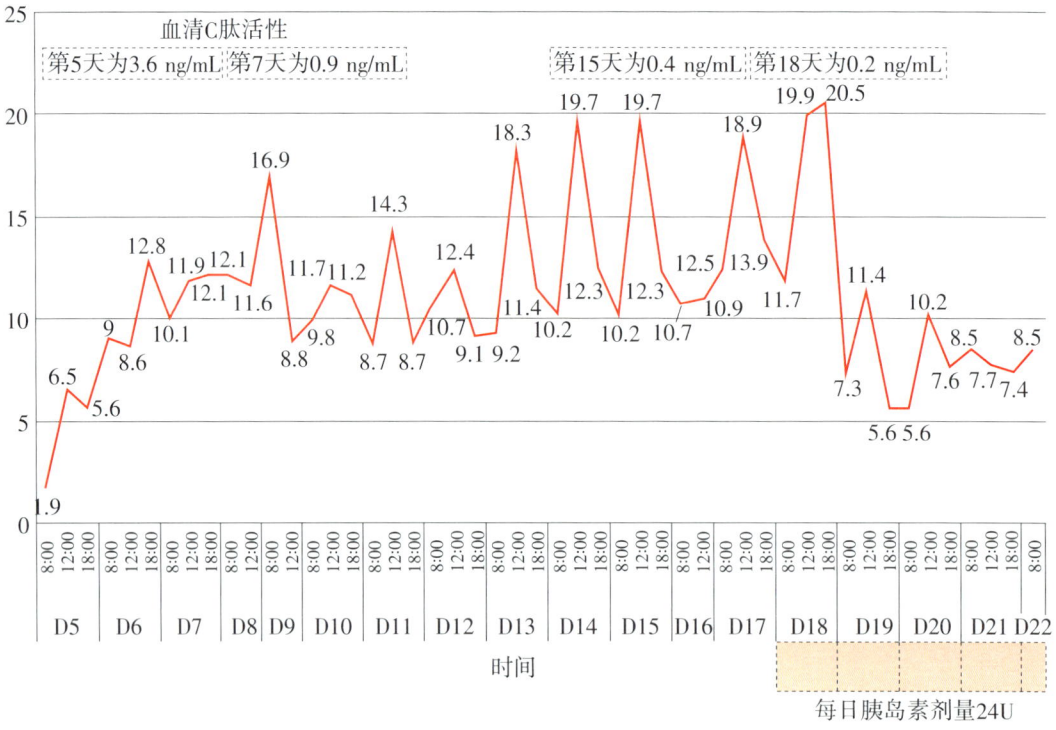

图 1-9-5 FT1DM 发生前后的血糖变化[6]

9.2.5 FT1DM 再次妊娠的管理

目前有关存在 FT1DM 病史的妇女再次妊娠的报道较为罕见，因此对于这类患者是否适合再次妊娠、如何进行孕前评估、再次妊娠 FT1DM 发生率仍然未形成专家共识。但基于 FT1DM 患者胰岛功能的严重缺陷，无论妊娠与否，均应维持血糖平稳，减少慢性合并症的发生。广州医科大学附属第三医院有处理 FT1DM 再次妊娠的管理的经验，建议按 T1DM 合并妊娠管理，孕前 3 个月至产后，全程通过动态血糖仪监测血糖情况，胰岛素泵模拟"胰岛"功能，调控血糖达标（见表 1-9-2）。

表 1-9-2 孕期模拟"胰岛"功能情况

孕周	体重/kg	皮下泵门冬胰岛素用量/U							
		早餐	早加餐	午餐	午加餐	晚餐	晚加餐	凌晨	基础总量	全天总量
1W	49.8	3.5	0.3	4.5	1.6	4	1.5	0	7.15	22.55
2W	49.8	3.8	1	4.5	2.6	4	0	0	6.85	22.75
3W	49.5	3.8	2.5	4.5	1	4	0	0	6.85	22.65
4W	49.8	4	0.5	4	0.3	4.3	1	0	6.2	20.3
5W	50.1	4	1.5	4.5	0	4.5	0	0	6.2	23.2
6W	49.2	4	2.2	4.5	2.5	4.3	0.5	0	6.2	24.2
7W	49.5	4.5	2	4.5	1.8	4.5	0	0	6.2	23.5

续表 1-9-2

孕周	体重/kg	皮下泵门冬胰岛素用量/U							基础总量	全天总量
		早餐	早加餐	午餐	午加餐	晚餐	晚加餐	凌晨		
8W	49.8	5	2	4.8	1.2	4.8	1.3	0	6.55	25.65
9W	49.7	6	2.7	4	1	4.3	1	0	6.55	25.55
10W	49.3	6	0.7	4	2	4.7	0.5	0	7.2	25.1
11W	50.3	6	0.5	4.2	2.3	4.5	0.2	0	7.4	25.1
12W	50.4	6	1.2	5	3	5	0.5	0	7.3	28
13W	50.2	5.5	1.2	3.5	3.7	4	1	0	6.9	25.8
14W	50.7	5.5	0.5	3.5	2	3.5	1	0	6.8	22.8
15W	51.5	6	1.2	4	3	3.8	0.5	0	6.95	25.45
16W	51.7	7	0.7	4.2	3	4	0.7	0	6.95	26.55
17W	52.2	7	0.7	4	2	4	0.7	0	7.35	25.75
18W	52.5	7	0.7	3.5	2	4	0.7	0	7.45	25.35
19W	53.6	7	0.7	3.5	2.8	4.2	0.7	0	7.05	25.95
20W	54.2	7.5	1.2	5	3	4.8	1.2	0	7.95	30.65
21W	54.3	8.5	3	5	6.5	5.5	1.2	0	8.45	38.15
22W	56.2	10	2.3	4.5	3	5.5	1.3	0.8	8.85	36.25
23W	55	10	0.7	5	4	5.5	1.3	0	9.95	36.45
24W	56.1	13	0.7	5	3	6	1.5	0	11.8	41
25W	56.6	14	1.2	6	4	6	1.5	1	11.8	45.5
26W	57.7	15	2.2	7.5	6.5	8	2	0	12.5	53.7
27W	59	18	0.5	8	3	10	1.5	1.5	16.5	59
28W	59.1	17.5	1.5	11	5	12.5	1.5	0	18.98	67.95
29W	59.3	17.5	1.2	15	7	16	2.5	1.2	22.95	83.35
30W	61	20	1.2	16	3	17	1.5	0	24.05	82.75
31W	60.7	14.5	1.3	17	3.5	17	1.5	0	24.05	78.85
32W	61	14.5	3.8	17	2.5	18.5	1.5	0	23.65	81.45
33W	60.8	15.5	0	18.5	4.8	19	1.8	0	23.85	83.45
34W	62.3	14	0	19.5	6.5	19	2.8	0	23.45	85.25
35W	65	14	2	20	4.2	21.5	0.8	0	23.45	85.95
36W	65.2	12	0	18.5	4.2	19	0.8	0	23.45	77.95
37W	65	12	0	18.5	4.2	18	0.8	0	23.45	74.95
38W	65	12	0	18.5	4.2	18.5	0.8	0	23.45	85.95

【本例 FT1DM 再次妊娠的管理】

围产期母儿无合并症和并发症发生，孕 39 周剖宫产分娩活男婴，体重 3560g，获得良好妊娠预后。

9.3 小结

当临床上遇到缺乏孕前糖尿病及孕期糖尿病证据而发生 DKA 的孕妇，须警惕 FT1DM，在治疗上应先稳定母体病情，再处理胎儿问题。血糖平稳达标和维持内环境的稳定，是改善母儿预后的关键。予胰岛素是主要的治疗方式，治疗过程中须耐心地、谨慎地调整胰岛素用量，并且必须配合内科医生指导。在产后阶段，应转介内分泌科随诊，减少慢性合并症，提高远期生活质量；为再次妊娠前良好控糖、改善再次妊娠母儿妊娠预后奠定基础。

【参考文献】

[1] IMAGAWA A, HANAFUSA T, MIYAGAWA J, et al. A novel subtype of Type 1 diabetes mellitus characterized by a rapid onset and an absence of diabetes-related antibodies. Osaka IDDM Study Group[J]. N. Engl. J. Med., 2000(342)：301 – 307.

[2] IMAGAWA A, HANAFUSA T, UCHIGATA Y, et al. Fulminant Type 1 diabetes：a nationwide survey in Japan[J]. Diabetes Care, 2003, 26：2345 – 2352.

[3] MURABAYASHI N, SUGIYAMA T, KIHIRA C, et al. A case of fulminant Type 1 diabetes mellitus associated with pregnancy[J]. J. Obstet. Gynaecol. Res., 2009, 35：1121 – 1124.

[4] IMAGAWA A, TACHIBANA M. Fulminant Type 1 diabetes：recent research progress and future prospects [J]. Diabetol. Int., 2020, 11(4)：336 – 341.

[5] HAYAKAWA T, NAKANO Y, HAYAKAWAK, et al. Fulminant Type 1 diabetes mellitus associated with Coxsackievirus type B1 infection during pregnancy：a case report[J]. J. Med. Case Rep, 2019, 13(1)：186.

[6] ICHIKAWA T, KITAE A, TAKEDA S, et al. Transition of blood glucose level in a patient with pregnancy-associated fulminant Type 1 diabetes mellitus[J]. J. Diabetes Investig., 2021, 12(5)：894 – 896.

[7] IMAGAWA A, HANAFUSA T, AWATA T, et al. Report of the Committee of the Japan Diabetes Society on the Research of Fulminant and Acute-onset Type 1 Diabetes Mellitus：New diagnostic criteria of fulminant Type 1 diabetes mellitus (2012)[J]. J. Diabetes Investig., 2012, 3：536 – 539.

[8] KOGA M, SHIMIZU I, MURAI J, et al. The glycated albumin to HbA1c ratio is elevated in patients with fulminant Type 1 diabetes mellitus with onset during pregnancy[J]. J. Med. Invest., 2013, 60(1 – 2)：41 – 45.

[9] LI C Y, LI Y, YOU Z Y, et al. Fulminant Type 1 diabetes mellitus in pregnancy[J]. Braz. J. Med. Biol. Res., 2020, 53(9)：e9633.

[10] LIU L, JIA W, WU Y, et al. Plasma glucose to glycated hemoglobin ratio：Method of differentiating fulminant Type 1 diabetes from diabetic ketoacidosis[J]. Ann Endocrinol (Paris), 2019, 80(1)：16 – 20.

10 妊娠期糖尿病合并急性脂肪肝

李映桃　王振宇　杜春彦　彭冰洁　陈佳　刘梦玥　李玉芳

妊娠期急性脂肪肝(acute fatty liver of pregnancy，AFLP)是一种罕见以母体肝衰竭为特征的，但极具致命性的疾病，而妊娠期糖尿病(gestational diabetes mellitus，GDM)也是妊娠高危因素，二者对母儿均有影响，严重危及母儿生命安全。本文报告1例GDM患者临产后发现合并AFLP，在医护协助下成功分娩，母婴痊愈的临床过程。

10.1　病例摘要

患者28岁，已婚，因"停经36^{+6}周，发现血糖异常2月，阴道流液1^+小时"于2018年5月15日03:43急诊入某二级妇幼保健院。末次月经2017年8月15日，预产期2018年6月6日。停经1个月开始出现恶心、呕吐等早孕反应，定期门诊规范产检。NT正常，唐氏筛查为低风险，产科Ⅲ级B超胎儿未见异常。孕26周行OGTT示5.01mmol/L—10.08mmol/L—6.86mmol/L，予饮食和运动控制血糖，监测血糖控制良好，空腹血糖浓度4.1～5.3mmol/L，餐后2h血糖浓度4.8～6.2mmol/L。2018年5月15日1:30无明显诱因出现阴道流水，量中，湿透内裤；无明显下腹痛，有下腹胀，程度弱；无阴道流血；无尿频、尿急、尿痛，拟"胎膜早破"收住院。孕妇精神好、食欲好、睡眠可，大小便正常。孕20周增重2kg，孕20～30周增重8kg，孕30～36^+周减重4kg。患者孕期体重增长曲线，见图1-10-1。

既往史：患者既往体健，无特殊病史；

家族史：父母体健，否认家族性遗传病、精神病及传染病史。

婚育史：26岁结婚，平素月经规则，孕1产0。丈夫身体健康。

入院体格检查：体温36℃，心率85次/min，呼吸18次/min，血压125/73mmHg，身高160cm，孕前体重60kg，体重指数(BMI)23.3kg/m^2。现体重66kg，整个孕期增重6kg，见图1-10-1。心肺听诊无异常，双下肢水肿阴性。专科检查：腹膨隆软，悬垂腹，无压痛无反跳痛。宫高24cm，腹围80cm，右枕前(ROA)，已入盆，胎心率145次/min，可扪及宫缩，30～40s/5～6min。骨盆外测量正常，阴道内诊：骨盆内测量正常，宫颈评分6分(宫颈居中、软、宫颈管退缩60%，宫口未开，先露S-2)，胎膜已破，未触及水囊，上推胎头未见羊水流出。

入院诊断：(1)胎膜早破；(2)妊娠期糖尿病；(3)孕1产0，孕36^{+6}周，单活胎先兆早产。

入院后产房候产室待产，胎心监护宫缩不规则，有反应型。2018年5月15日8:30临产，规律宫缩，羊水清，宫口开1cm，先露S-2。宫缩胎心监护CST阴性。9:41检验室报告危急值：ALT 564.3IU/L，AST 349IU/L，ALB 29.4g/L，TBA 45.72μmol/L，DBIL

8.99μmol/L,肌酐121.2μmol/L,尿酸UA 851μmol/L,CRP 10.23mg/L;血常规:HGB 114g/L,HCT 35.7%,WBC 10.07×10^9/L;凝血常规:PT%86.7,APTT 41s,TT 25.6s,D-二聚体25.5mg/L。急诊床边B超提示:肝脏、脾脏、胰腺未见明显异常;双肾肾盂分离;双侧输尿管上段扩张,膀胱未见明显异常。考虑妊娠期急性肝损害,开放静脉通路,做配血输血准备剖宫产。产程进展迅速,10:50宫口开全,先露S+2,并于11:29顺产一活女婴,体质量2450g;羊水清,量约200mL;Apgar评分10分—10分—10分,胎盘胎膜自然娩出完整。产后出血345mL。予产后抗炎、输注血浆共600mL治疗,恢复快,5天各项指标基本正常,见图1-10-2和表1-10-1。产后6天痊愈出院。

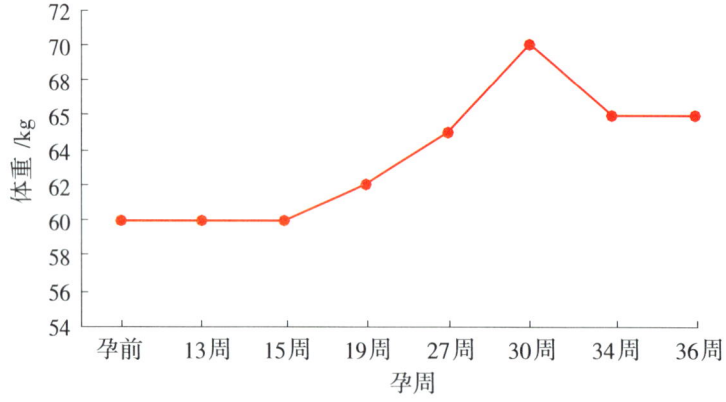

图1-10-1 患者孕期体重增长曲线

表1-10-1 各项指标恢复情况

日期	LDH/(U·L^{-1})	ALT/(IU·L^{-1})	AST/(U·L^{-1})	ALB/(g·L^{-1})	TBA/(μmol·L^{-1})	CRP/(mg·L^{-1})	HGB/(g·L^{-1})	WBC/×10^9/L	PT/%	APTT/s	D-二聚体/(mg·L^{-1})
5月15日 9:00	—	564.3	349	29.4	45.72	10.23	114	10.07	86.7	41	25.5
5月15日 17:00	534.6	310.6	—	—	25.12	15.16	—	—	—	—	14.8
5月16日 11:00	401.5	443.8	194.9	30.5	24.19	35.52	—	—	—	—	12.3
5月16日 21:00	269.7	283.4	98.2	29.7	66.2	—	96	13.21	—	—	—
5月18日	235.4	212.0	55.2	28.9	17.27	—	98	13.63	—	28	7.79
5月21日	—	62.3	20.2	32.7	12.84	—	—	8.14	92	26	2.75

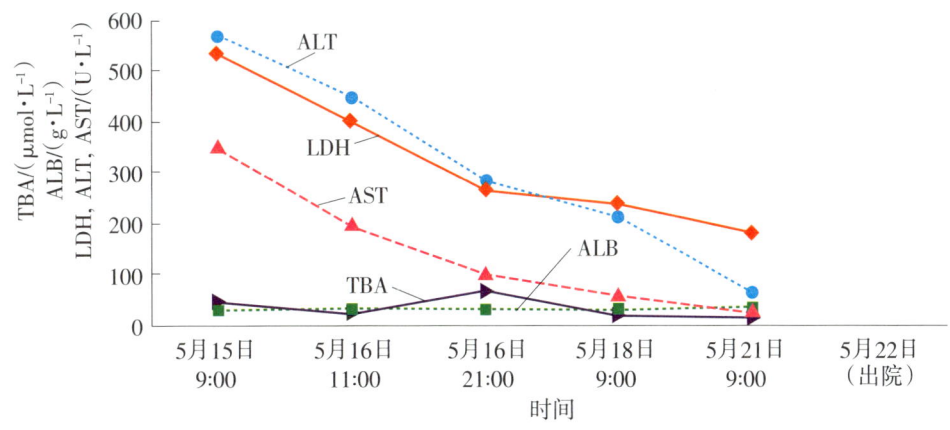

图 1-10-2 产后各项指标恢复情况

10.2 病例分析

10.2.1 GDM 和 AFLP 的早期诊断

GDM 是指妊娠期间首次发现或发生的不同程度的糖耐量异常，发生率17.3%。GDM 对孕妇及胎儿近期及远期的健康均产生不同程度的影响，近期影响包括妊娠期高血压、羊水过多、早产、剖宫产、感染、巨大儿、胎儿畸形以及新生儿呼吸窘迫综合征风险增加等，远期影响为母亲 2 型糖尿病发病风险增加，子代发生肥胖的几率增加等[1]。主张对所有的低危孕产妇，予孕24～28周行糖耐量实验。当空腹血糖浓度5.1mmol/L，1h 血糖浓度10.0mmol/L，2h 血糖浓度8.5mmol/L，以上三项中一项达到或超过就可以确诊。80% GDM 患者仅通过饮食和运动管理就可以良好控制血糖[2]。

AFLP 是一种罕见以母体肝衰竭为特征的，且极具致命性的疾病。其病因及发病机制尚不完全明确，一般发生于妊娠30～38周，以妊娠35周左右的初产妇居多，发病率为1/7000～1/13 000[3]。AFLP 的症状及体征是非特异性的，实验室检查多具混淆性，早期确诊具有一定难度。大多数患者诊断前数天或数周有前驱症状，主要为烦渴、恶心呕吐、乏力纳差、上腹不适等症状。继消化道症状后可出现进行性加深的黄疸，一般无瘙痒。也有部分患者早期无明显自觉症状，由其家人发现皮肤黏膜黄染或因血氨升高，直接以肝性脑病为首发症状就诊。实验室检查中，AFLP 患者肝酶、胆红素、白细胞总数和凝血功能异常的占85%以上，93%的患者血浆纤维蛋白原低于1.75g/L，91%的患者凝血酶原时间延长。50%～85%的患者存在肾功能异常和超声肝影像学改变，低于50%的患者存在低血糖、高血氨和肝性脑病，并以此为首发症状入院[4-6]。

目前公认的使用频率较高的诊断 AFLP 的标准是英国 Swansea 大学建立，此标准已经病理学验证。其诊断敏感性100%，特异性为57%，对肝细胞脂肪变性的阳性预测值为85%，阴性预测值为100%，是公认的最敏感的 AFLP 诊断标准[7]：既往无肝病史，无肝炎接触史，在无其他疾病可以解释的情况下，符合以下任意 6 项指标即可确诊：①呕吐；②腹痛；③多尿或烦渴；④脑病；⑤胆红素升高（>14μmol/L）；⑥低血糖（<4mmol/L）；⑦高尿酸血症（>340μmol/L）；⑧白细胞增多（>11×10^9/L）；⑨超声下可见腹水或"亮肝"；⑩转氨酶升高 ALT/AST（>42U/L）；⑪血氨升高（>47μmol/L）；⑫肾功能损害（肌酐>150μmol/L）；⑬凝血异常（PT>14s 或 APTT>34s）；⑭肝活检提示微囊泡脂肪变性。达标项目越多，病情越严重。

【本例患者 GDM 和 AFLP 的诊断】

该患者孕 26 周，OGTT 示 5.01mmol/L—10.08mmol/L—6.86mmol/L，1h 血糖达标，可以诊断 GDM。做到了 GDM 的早期诊断及饮食和运动干预。本例无 AFLP 最常见的恶心、呕吐等消化道症状，孕周 36^{+6} 周，入院后 7h 检验室报告肝酶、胆红素、白细胞总数和凝血功能异常危急值及时预警通报，符合英国 Swansea 大学建立标准的有腹痛、胆红素升高（14.19μmol/L，>14μmol/L）、低血糖（3.8mmol/L，<4mmol/L）、高尿酸血症（>340μmol/L）、白细胞增多（13.21×10^9/L，>11×10^9/L）、转氨酶升高（ALT/AST=431.8/194.9，>42IU/L）、凝血异常（APTT=41s，PT>14s 或 APTT>34s）。一共 7 项 AFLP 诊断指标达标，及时诊断。

10.2.2 GDM 围产期规范的体重管理与 AFLP

孕期胎儿与其附属物的发育需要大量营养物质，产后母亲哺育婴儿也要消耗大量能量及营养素，均需要在孕期进行能量储备，体重的增加是反映机体营养状况的重要指标。孕早、中期体重增加主要为母体体重增加，孕晚期体重增加主要为胎儿体重增加。GDM 孕妇的孕期体重增长的标准，需要根据孕前体重进行个性化的调整。国内外较公认的是 2009 年美国医学研究院建议根据孕前体重指数（BMI）确定单胎孕期的体重增长范围，见表 1-10-2。通过科学的饮食和运动管理，生活方式的调整，可以通过管控血糖达标实现胎儿和母体体重的增长达标，减少 GDM 相关的母儿风险发生[8]。

AFLP 的发生与代谢障碍、妊娠期母体的激素水平变化、妊娠期高血压综合征、微生物感染、胰酶缺乏及药物应用等有关，但到目前为止，其具体的病因仍不明确[9]。妊娠是急性脂肪肝发病的重要诱因，多见于初产、男胎、多胎妊娠、低体质指数及子痫前期患者，而 GDM 是最常见的代谢疾病，其与 AFLP 的相关性尚未见国内外文献报道。国内研究认为孕期体重增加>18kg 亦为 AFLP 发病的危险因素。孕期孕妇摄入大量能量，体重增加过快，结合孕期胰岛素抵抗会导致三酰甘油（TG）升高，TG 在母体血液中分解为游离脂肪酸（FFA），增加了肝脏代谢负担，增加 AFLP 风险[10]。

表 1-10-2　与孕前 BMI 相对应的孕期体重增加情况（单胎）

孕前 BMI	总增加体重		妊娠中晚期增加体重	
	体重/kg	体重/磅	体重增加平均值/(kg·周$^{-1}$)	体重增加平均值/(磅·周$^{-1}$)
低体重 BMI<18.5kg/m^2	12.5~18	28~40	0.51 (0.44~0.58)	1 (1~1.3)
正常体重 BMI<24.9kg/m^2	11.5~16	25~35	0.42 (0.35~0.50)	1 (0.8~1)
超重 BMI<29.9kg/m^2	7~11.5	15~25	0.28 (0.23~0.33)	0.6 (0.5~0.7)
肥胖 BMI≥30kg/m^2	5~9	11~20	0.22 (0.17~0.27)	0.5 (0.4~0.6)

【本例 GDM 围产期的体重管理与 AFLP】

本例患者孕前体重指数(BMI)23.3kg/m², 无 GDM 高危因素。患者孕期体重增长曲线见图 1-10-1。孕 20 周前共增重 2kg, 孕 26 周体重 65kg, 确诊 GDM。医护对患者孕期体重管理欠规范, 孕 26～30 周增重 5kg, 增重过多, 超过 0.5kg/周; 而孕 30～34⁺ 周减重 4kg; 孕 34～36 周体重维持 66kg 不变。孕晚期为胎儿快速生长期, 骤升骤降的体重, 特别是体重的负增长可能导致孕妇反复低血糖、酮症、脂肪代谢的异常, 不排除其为 AFLP 的诱因。

10.2.3 GDM 合并 AFLP 的处置

AFLP 的治疗原则是早期诊断、及时终止妊娠、最大限度地予以对症支持治疗及多学科协作治疗。AFLP 病情进展迅速, 孕产妇病死率高, 至今尚无产前得以康复的病例。确诊后的 48h 以内尽快终止妊娠, 对母儿的预后影响较小[11-12]。Reyes 等[13]报道 AFLP 发病至分娩在 1 周内, 100% 的患者能存活; 而 2 周以上则有 30% 的患者在分娩当天或次日死亡。分娩方式首选剖宫产, 剖宫产可以降低产妇的体能消耗, 减轻患者肝肾功能的负担, 且 AFLP 多合并有凝血功能障碍, 而剖宫产可降低自然分娩所致的子宫缩复不良出血及阴道裂伤大出血的风险, 与经阴道分娩相比, 剖宫产可明显提高母婴存活率[14]。但如患者病情较轻, 或已胎死宫内, 或宫颈条件成熟, 预计短时间内可经阴道分娩者, 也可试行经阴分娩。另外, Ronen 等[15]建议, 如果患者表现出凝血指标异常(如妊娠晚期 INR>1.1), 尤其是在接近分娩期时, 应早期输注相关的血制品, 以防止产后的相关并发症发生(如产后出血)。产后仍需重视多学科协作, 必要时转入 ICU 器官支持治疗, 保证热量供给(高碳水化合物摄入为 250～300g, 脂肪、蛋白质摄入≤20g/d), 特别是对于合并 GDM 患者, 更要时刻警惕低血糖的发生、纠正凝血功能障碍、预防感染、保护肝肾功能等, 若病情进展迅速, 可使用包括血浆置换、血液灌流、连续性肾脏替代、分子吸附剂再循环系统等治疗方案。而人工肝技术可有效改善患者预后[16]。

AFLP 恢复所需的时间取决于疾病的严重程度, 如果孕产妇能得到及时和适当的支持治疗, 一般在 1～3 周内病情可明显改善[17]。

【本例 GDM 合并 AFLP 的处置】

本例患者, 孕 36⁺⁶ 周, 胎膜早破, 入院后 7h 无明显消化道症状, 通过检验室报告危急值及时预警、及时诊断、及时终止妊娠, 并最大限度地予以对症支持治疗及多学科协作治疗。虽然患者是初产妇, 但产程进展非常迅速。配血输血浆准备剖宫产过程, 查宫口开全, 剖宫产转顺产, 顺产一活女婴, 产后出血 345mL。第一产程 150min, 第二产程 39min, 近似急产。予产后抗炎、输注血浆共 600mL 治疗, 恢复快, 终止妊娠 2d 后血清转氨酶即呈下降趋势, 产后 5d 各项指标基本正常。若病程及终止妊娠时机均小于 48h, 分娩期积极予输注血浆支持治疗, 可为母婴预后良好提供保障, 另外, 须随时动态评估重症孕产妇的产程, 特别是"顺转剖"者, 极有可能又演变成"剖转顺"。

10.3 小结

建议 GDM 低危人群在孕 24～28 周进行常规糖耐量筛查并诊断, 孕期规范饮食和运动管理,通过血糖达标使母胎体重达标而减少母婴并发症的发生。而 AFLP 是涉及多个医学领域的危重症疾病,其发病率较低,但起病急、进展快、病情凶险,母婴病死率较高,发病由多因素共同作用所致,临床表现缺乏特异性(本例无消化道症状,检验室报告危急值),应尽快做出早期识别和诊断。一旦确诊或高度怀疑,均应及时终止妊娠,同时予以多学科的综合支持治疗。

【参考文献】

[1] 中华医学会妇产科学分会产科学组,中华医学会围产医学分会妊娠合并糖尿病协作组. 妊娠合并糖尿病诊治指南(2014)[J]. 中华妇产科杂志,2014,49(8):561-569.

[2] 陈佳,李映桃,王振宇. 2018 年美国妇产科学会与 2019 年美国糖尿病学会妊娠期糖尿病指南比较[J]. 国际妇产科学杂志,2019,45(3):272-275.

[3] ALMASHHRAWI A A, AHMED K T, RAHMAN R N, et al. Liver diseases in pregnancy: diseases unique to pregnancy[J]. World J. Gastroenterol,2013,19(43):7630-7638.

[4] 朱特选,李琪,张卫社,等. 妊娠期急性脂肪肝患者门诊筛查时机和筛查方案的探讨[J]. 中南大学学报:医学版,2015,40(7):748-753.

[5] MENG J, SHAN W, GU Y, et al. Prenatal predictors in postpartum recovery for acute fatty liver of pregnancy: experiences at a tertiary referral center[J]. Arch. Gynecol. Obstet. ,2016,293(6):1185-1191.

[6] WEI Q, ZHANG L, LIU X. Clinical diagnosis and treatment of acute fatty liver of pregnancy: A literature review and 11 new cases[J]. J. Obstet. Gynaecol. Res. ,2010,36(4):751-756.

[7] GOEL A, RAMAKRISHNA B, ZACHARIAH U, et al. How accurate are the Swansea criteria to diagnose acute fatty liver of pregnancy in predicting hepatic microvesicular steatosis[J]. Gut. ,2011,60(1):138-139.

[8] 吴伟珍,李映桃,李湘元. 妊娠期体重控制的研究进展[J/CD]. 中华妇幼临床杂志:电子版,2017,13(3):369-372.

[9] LIU J, GHAZIANI T T, WOLF J L. Acute Fatty Liver Disease of Pregnancy: Updates in Pathogenesis, Diagnosis, and Management[J]. Am. J. Gastroenterol,2017,112(6):838-846.

[10] 林立波,李康,曹佃霞,等. 妊娠期急性脂肪肝的高危因素[J]. 临床医学研究与实践,2018,3(9):103-104.

[11] Italian Association for the Study of the Liver (AISF). AISF position paper on liver disease and pregnancy[J]. Dig Liver Dis. ,2016,48(2):120-137.

[12] CHEN G, HUANG K, JI B R, et al. Acute fatty liver of pregnancy in a Chinese Tertiary Care Center: a retrospective study[J]. Archives of Gynecology and Obstetrics,2019,300:897-901

[13] REYES H, SADOVAL L, WAINSTEIN A, et al. Acute fatty liver of pregnancy: a clinical study of 12 episodes in 11 patients[J]. Gut. ,1994,35(1):101-106.

[14] GAO Q, QU X, CHEN X, et al. Outcomes and risk factors of patients with acute fatty liver of pregnancy: a multicentre retrospective study[J]. Singapore Med. J. ,2018,59(8):425-430.

[15] RONEN J, SHAHEEN S, STEINBERG D, et al. Acute fatty liver of pregnancy: a thorough examination of a harmful obstetrical syndrome and its counterparts[J]. Cureus,2018,10(2):e2164.

[16] WU Z P, HUANG P, GONG Y, et al. Treating acute fatty liver of pregnancy with artificial liver support therapy: systematic review[J]. Medicine (Baltimore),2018,97(38):e12473.

[17] NELSON D, YOST N, CUNNINGHAM F. Hemostatic Dysfunction With Acute Fatty Liver of Pregnancy[J]. Obstetrics & Gynecology. 2014,124(1):40-46.

11 妊娠合并糖尿病酮症酸中毒并发死胎及 HELLP 综合征

王振宇　李映桃　钟彩娟　蓝天　张梦琪　郭慧　徐仲　张莹

妊娠合并糖尿病并发酮症酸中毒、死胎及 HELLP 综合征，发病隐匿，进展迅速，对母胎危害大，处理起来极其复杂，需联合多学科治疗。国内外对此报道不多，本文报道并分析 1 例妊娠合并糖尿病并发酮症酸中毒、死胎及 HELLP 综合征，在广医三院成功救治的临床过程。

11.1　病例摘要

患者，女，33 岁，因"停经 35^{+1} 周，发现死胎 1d"于 2015 年 1 月 31 日 19:09 由外院急诊转入广医三院 ICU。末次月经 2014 年 5 月 27 日，预产期 2015 年 3 月 6 日。孕期未规律产检。胎儿 NT、唐氏筛查、Ⅲ级超声、OGTT 等均未查。仅在当地医院于 2015 年 1 月 26 日孕 34^{+5} 周行Ⅰ级 B 超检查，提示：BPD 88mm，FLC 70mm，腹围 363mm。胎儿脐动脉测值为正常范围，S/D 2.8，胎盘Ⅱ级。自觉胎动减少 2 日，恶心不思进食，于 2015 年 1 月 31 日至当地医院就诊，测血压 142～151/98～107mmHg，B 超示：单胎晚期妊娠，死胎，胎儿双侧胸腔积液，腹围 370mm。测随机血糖浓度 18.0mmol/L。生化分析：总胆红素（TBil）109.46μmol/L，直接胆红素（DBil）72.48μmol/L，间接胆红素（IBil）36.98μmol/L，ALT 329U/L，AST 115U/L，ALP 608U/L。凝血常规提示：APTT 50s，Fg 1.8g/L。考虑急性肝功能衰竭，病情重，遂急诊转入广医三院。

既往史：无特殊。

家族史：母亲有高血压病史。

婚育史：27 岁结婚，丈夫身体健康。孕 2 产 1，2011 年因巨大胎儿在当地医院行剖宫产术，分娩 1 男婴，出生体重 4400g，健在。

入院体格检查：体温 36.5℃，脉搏 95 次/min，呼吸 20 次/min，血压 142/103mmHg，孕前体重 62kg，身高 155cm，入院体重 67.5kg，BMI 25.8kg/m^2。担架车推入 ICU。神志清楚，对答切题，营养中等，呼吸平稳，体检合作。皮肤见轻微黄染，未见瘀点、瘀斑、皮疹、出血点。全身浅表淋巴结未触及肿大，未见肝掌、蜘蛛痣。心肺听诊无异常，双下肢浮肿 +。产科检查：宫高 38cm，腹围 108cm，腹部隆，头先露，已衔接，未扪及明显宫缩，未扪及胎心。阴道检查：宫颈居后，质软，宫颈管消退 70%，宫口开约 1cm，S-3，Bishop 宫颈评分 5 分；头盆评分 8 分。

入院后急诊辅助检查：

血常规：PLT 59×10^9/L，HGB 71g/L。

尿常规：GLU(++)，WBC(+)，KET(++)，RBC(+)。

肝肾功能：ALT 213.7U/L，AST 83.9U/L，TBIL 102μmol/L，DBIL 101.10μmol/L，CHE 6771U/L，ALB 31.9g/L，BUN 5.30mmol/L，CREAT 149μmol/L，TPU 215mg/L，

其他：pH 7.255，proBNP 184.2pg/L，PCT 0.689ng/mL，GLU 15.60mmol/L，KET 1.3mmol/L，糖化血红蛋白(HbA1c)10.1mg/dL。

入院诊断：(1)肝功能衰竭查因，怀疑重型病毒性肝炎，急性脂肪肝或 HELLP 综合症；(2)糖尿病合并妊娠并酮症酸中毒；(3)疤痕子宫；(4)孕2产1，孕35^{+1}周，单死胎；(5)妊娠合并中度贫血。

入院治疗经过：入院后行深静脉置管术，予积极补液纠正酸碱平衡和电解质紊乱、护肝，输入新鲜血浆纠正凝血功能，予胰岛素微量泵入降糖消酮，予营养支持等综合治疗。入院测微量血糖浓度 15.60mmol/L，予生理盐水 50mL + "诺和锐"50U 微量泵以 5U/h 泵入。予 6h 酮症纠正。微量血糖浓度波动在 4.4～14.8mmol/L。

2015年1月31日22:00临产。2015年2月1日9:00宫口开3cm，S-3；10:30宫口开3cm，S-2，行胎头皮牵引助产；14:30宫口开4cm，S-0，继发性宫缩乏力，予缩宫素催产；18:00宫口开全，S+3；18:15 在会阴阻滞麻醉下，行碎颅毁胎术，分娩一死男婴。羊水清，量约500mL。死胎全身水肿，体重3620g(去除脑髓)。胎盘胎膜完整。宫缩乏力，产时出血500mL，予子宫 Bakri 球囊宫腔填塞并阴道穹隆填塞、纱块止血。产后继续抗感染、促宫缩，予胰岛素泵控制血糖、护肝等治疗。

2015年2月3日9:50拔出球囊，24h 总出血量650mL。HbA1c 水平10.1%，24h 尿液尿蛋白定量 0.41g。

产后 13 天好转出院。住院后各项化验结果的变化及血压和尿蛋白情况见表1-11-1和图1-11-1。酮症酸中毒控制过程各项指标见表1-11-2。

表1-11-1 住院期间各项化验结果的变化

住院天数/d	0	1	2	3	4	5	6	7	11
BP/mmHg	142/103	151/107	120～152/80～85	130/70	120/70	120/75	117/72	—	—
PRO	+/-	2+	2+	+	—	—	—	—	—
pH	7.225	7.35	7.414	7.42	7.46	7.441	—	—	—
HGB/(g·L^{-1})	157	71	73	83	98	84	90	90	89
PLT×10^9/L	110	59	63	75	89	104	144	181	337
DD/(ng·L^{-1})	10 964	11 532	14 235	16 434	13 955	2402	1900	907	631
PT/s	17.5	12.2	14.4	12.1	11.9	10.7	9.7	—	—
APTT/s	44.3	38.4	36.9	35.4	34.3	32.1	32	—	—
Fbg./(g·L^{-1})	0.27	1.76	2.23	1.81	2.1	2.34	2.88	—	—
CREAT/(μmol·L^{-1})	149	172	139	122	100	68	63	69	68
AST/(U·L^{-1})	83.9	31.5	33.4	33.4	35.6	34.2	49.7	76.5	103.5
ALT/(U·L^{-1})	213.7	60.5	22.7	22.7	22.7	22.5	31	51.1	89.1
TBIL/(U·L^{-1})	102	89.8	86.6	84	83.8	69.6	58.4	54.1	28.5
DBIL/(U·L^{-1})	101.1	85.2	83.1	70.9	70.9	65	53.8	49.8	25.77

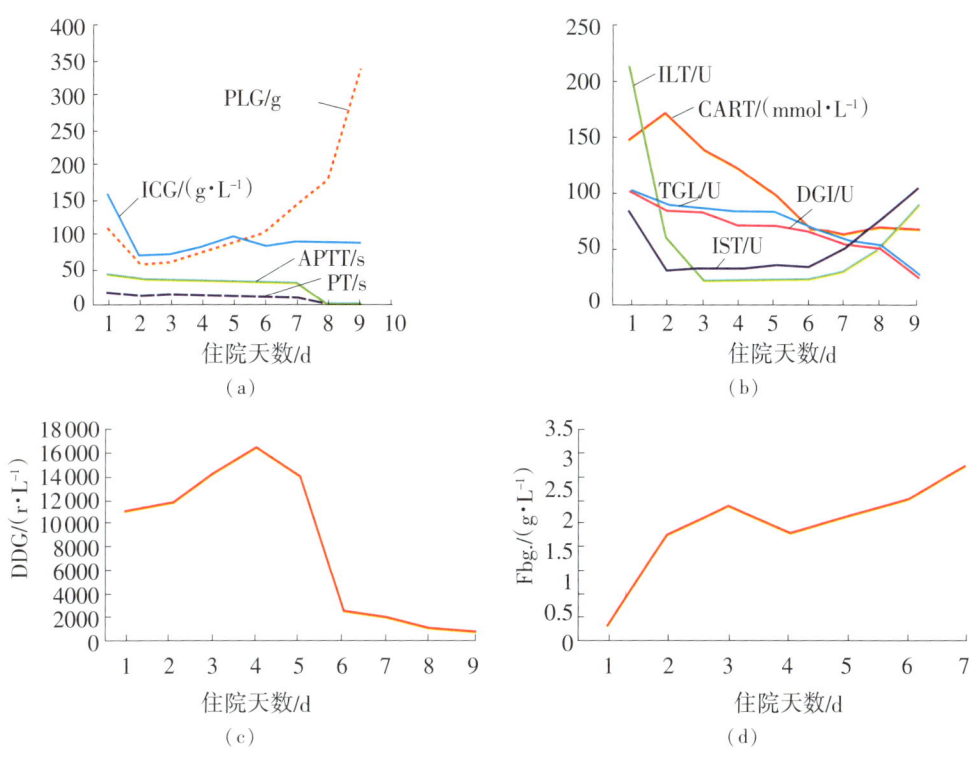

图 1-11-1 住院后化验结果变化

表 1-11-2 酮症酸中毒控制过程的血糖、血酮体、电解质和血气分析

序号	血糖浓度/(mmol·L^{-1})	血酮浓度/(mmol·L^{-1})	血气分析				电解质浓度/(mmol·L^{-1})			
			pH	pCO$_2$/mmHg	pO$_2$/mmHg	HCO$_3^-$ 浓度/(mmol·L^{-1})	Na$^+$	K$^+$	Ca^{2+}	Cl$^-$
1	14	1.3	7.294	3.8	23.8	12.9	137	3.0	1.05	127
2	15.6	0.4	7.315	3.51	14	12.8	141	3.36	1.98	114.4
3	13.4	0.4	7.326	3.9	24.6	20.7	123	4.07	2.6	99

11.2 病例分析

11.2.1 妊娠合并 DKA 的流行病学情况和高危因素

近年来，全球妊娠合并糖尿病患病率急剧上升，与饮食高热量以及体力活动的减少的趋势相一致。研究报道 1996 年至 2010 年，GDM 从 2.7% 上升至 5.6%，而 PGDM 从 0.7% 上升至 1.5%。而糖尿病酮症酸中毒(diabetic ketoacidosis, DKA)是糖尿病最严重的急性并发症之一，以高血糖、阴离子间隙增加，代谢性酸中毒和酮症为其表现特征[1]，主要发生在 PGDM 和 GDM 妇女中，是一种可危及孕妇、胎儿生命的急性代谢综合征。早期文献报道，妊娠期各种 DKA 的发生率 1%～10%[2]。近年来，随着妊娠合并糖尿病的规范诊治，妊娠合并 DKA 的发生率下降至 0.5%～3%[1]。

妊娠期 DKA 的高危因素包括 GDM 史、既往血糖升高史、糖尿病家族史及上次妊娠有羊水过多、分娩巨大儿史；以及高龄（≥35岁）、既往有胎儿窘迫、胎盘和胎儿小于预期（FGR）、不明原因死胎史、不明原因新生儿死亡史以及孕前超重、肥胖、高血压、高脂血症。

【本例妊娠合并DKA的高危因素】
本例患者有巨大儿分娩史，本次不明原因死胎，孕期未行规范产检，入院随机微量血糖浓度高达18.0mmol/L，产后24h检测HbA1c水平为10.1%，为未管理的长期高血糖合并妊娠。多种高危因素未处置导致DKA并出现产科严重并发症——HELLP综合征。

11.2.2 疾病的诊断及其标准

根据《中国妊娠合并糖尿病诊治指南（2014）》，妊娠合并DKA的诊断指标为：恶心、呕吐、乏力、口渴、多饮、多尿，少数伴有腹痛，皮肤黏膜干燥、眼球下陷、呼气有酮臭味，病情严重者出现意识障碍或昏迷；实验室检查显示血糖浓度 > 13.9mmol/L（250mg/dL）、尿酮体阳性、血液 pH < 7.35、二氧化碳结合力 < 13.8mmol/L、血酮体浓度 > 5mmol/L、电解质紊乱[3]。

HELLP综合征典型临床症状是右上腹疼痛伴恶心和呕吐。30%～60%的孕妇出现头痛，约20%有夜晚加重的视觉症状[4]。约5%～56%的患者发生DIC及1%的孕妇死亡率[5]。实验室检查主要表现为溶血、转氨酶升高及血小板减少。其分类方法有两种：Tennessee分类和Mississippi分类。Tennessee分类为2类：①完全性HELLP综合征：血小板 < 100×10^9/L，LDH > 600U/L，AST > 70U/L；②不完全性HELLP综合征：上述3项中至少1项或2项异常。Mississippi分类为3类，在LDH≥600U/L的基础上，1级（重度）为PLT < 50×10^9/L，AST或ALT≥70U/L；2级（中度）为PLT 50×10^9/L～100×10^9/L，AST或ALT≥70U/L；3级（轻度）为PLT 100×10^9/L～150×10^9/L，AST或ALT≥40U/L。[5]

【妊娠合并DKA和HELLP综合征的诊断】
本例患者有恶心不思进食，血糖浓度14mmol/L、尿酮体阳性、血液pH 7.294、血酮体浓度1.3mmol/L、低血钾3.0mmol/L，符合DKA诊断标准。另外，本例患者重度子痫前期血压高达142～151/98～107mmHg，尿蛋白2+，伴有PLT 59×10^9/L，HGB 71g/L，TBIL 109.46μmol/L，DBIL 72.48μmol/L，IBIL 36.98μmol/L，ALT 329U/L，AST 115U/L，ALP 608U/L，APTT 50s及Fbg 1.8g/L，达到诊断标准，可确诊为HELLP综合征Ⅱ型。

11.2.3 DKA与HELLP综合征交互影响的可能机制

DKA和高渗性高血糖状态（hyperosmolar hyperglycemic state，HHS），因循环胰岛素水平绝对或相对不足，胰岛素拮抗激素升高，导致高血糖、酸中毒、脱水、电解质紊乱、携氧系统失常、微循环衰竭等一系列病理性变化。脱水、缺血/缺氧、缺血/再灌注损伤、热休克蛋白参与的应激反应以及神经体液因子等的共同作用导致急性肝细胞损伤和微血管内皮受损，有可能与HELLP的发生相关。PGDM孕早期的高血糖会产生活性氧，活性氧可致细胞死亡和组织损伤，使胎盘的滋养层细胞无法侵入子宫肌壁，导致绒毛分化和成熟不良，从而导致胎盘和胎儿小于预期（FGR）以及子痫前期和胎盘早剥的发生。另外，肝脏胰腺同属消化腺，肝脏和胰腺有着相似的组织结构和胚胎起源，肝细胞受损时胰岛素受体的数目减少，受体与胰岛素的亲合力下降，胰岛素利用减少，且肝功能障碍时，肝脏内参与糖酵解及三羧酸循环的多种酶如葡萄糖激酶、糖原合成酶、己糖激酶、磷酸果糖激酶等活性降低，影响糖原的合成以及葡萄糖的利用和转化，导致血糖调节严重受损。Indrajit Suresh 等[6]人表示怀孕期间的肝功能障碍与母亲和胎儿的不良事件有关，高血压疾病仍然是主要原因。DKA 引起肝损害从而诱发 HELLP 综合征，而 HELLP 综合征的发生，也加重糖代谢异常，使 DKA 进一步恶化。本例也从临床上证实这种疾病可能互为因果的关系。

11.2.4　死胎的可能机制

死胎发生机制至今研究不明。糖尿病死胎的发生可能是因为母体高血糖导致活性氧的产生，活性氧导致细胞死亡和组织损伤，使胎盘的滋养层细胞无法侵入子宫肌壁，浅表的滋养层细胞与子宫胎盘间的血流交换减少以及加重血管内的血流阻力。另外，母亲的高血糖会导致胎儿高血糖、胎儿高胰岛素血症，增加胎儿氧耗，导致胎儿的供氧以及需氧不平衡，从而导致胎儿和胎盘的缺氧和胎儿酸中毒[7]。为应对缺氧，增加母胎间氧气交换，血管内皮生长因子（VEGFs）和成纤维生长因子（FGFs）大量分泌，这两种物质扩散至胎盘，导致胎盘的血管过度生成。胎盘的绒毛血管过度增长是一种常见的胎盘病理改变，这种改变会使得胎儿持续性缺氧，继而导致死胎[8]。另外，Roman Starikov 等[9]人发现血糖浓度<2.5mmol/L，会造成子宫胎盘血流下降而导致死胎。若发生酮症、血酸碱平衡失调、pH 下降，则增加胎儿缺氧的风险，从而增大了胎儿宫内窘迫和死胎的几率[8]。

此外，高 BMI 孕妇较正常 BMI 的孕妇发生死胎风险也有增加，这可能与代谢紊乱相关。[10]

> 【本例死胎的可能机制】
> 本例 PGDM 患者，高 BMI，孕期未管理血糖。不排除血糖浓度波动较大以及低血糖的时常发生导致死胎，更可能为糖尿病酮症酸中毒及并发的 HELLP 综合征导致的胎盘功能障碍引发死胎的发生。

11.2.5　治疗

妊娠期 DKA 治疗原则与非妊娠糖尿病 DKA 大致相同，必要时由 ICU 科、内分泌科和产科、儿科等多学科合作，关键措施包括积极补液、静脉应用胰岛素降低血糖、纠正电解质紊乱、补充循环血容量和改善组织灌注及积极治疗原发病。主张用小剂量胰岛素 0.1U/(kg·h^{-1})静滴，每 1～2h 监测微量血糖 1 次，若血糖浓度>13.9mmol/L，应将胰岛素加入 0.9% 生理盐水中静滴；血糖浓度<13.9mmol/L，开始将胰岛素加入葡萄糖氯化钠中静滴，酮体转阴后可改为皮下注射。死胎的处理原则是阴道分娩，围分娩期严格控制血糖浓度波动在 6～10mmol/L[11]。临产时情绪紧张及疼痛易致血糖浓度波动，胰岛素用量不易掌握，因此，尽量给予镇痛分娩，采用糖尿病饮食，根据产程中测得血糖值调整静脉输液速度和胰岛素的用量，尽量缩短产程。产程过长易加重酮症酸中毒和感染[11]。

HELLP 综合征通常是持续进展的，有时会突发加重，危害孕产妇生命安全。治疗原则同重度子痫前期，最有效的治疗措施是及时终止妊娠。如患者妊娠不足 34 周且情况稳定，可使用硫酸镁帮助脑保护以及糖皮质激素促进胎儿肺成熟，择期行剖宫产。如果患者已临产，没有明显证据表明产妇 DIC 或胎儿窘迫，可进行阴道分娩。如出现子痫抽搐、多器官功能障碍（MODS）、肾功能衰竭（NF）或胎盘早剥等症状，且孕周超过 34 周时，应立即剖宫产分娩，防治产后出血。另外，推荐使用口服或静脉内药物（肼屈嗪或拉贝洛尔）控制血压，保持收缩压低于 160mmHg 和舒张压低于 100mmHg[12]。在分娩过程中及产后 24h 内，应静脉滴注硫酸镁预防子痫的发作，通常剂量为 4g，随后 2g/h；静脉注射地塞米松 10mg，间隔 12h，直至血小板呈正常化趋势并达到 $100 \times 10^9/L$[4]。但是否应用地塞米松还有待进一步研究探讨[12]。大部分 HELLP 综合征患者在分娩后症状迅速缓解，少数可能会在分娩后继续恶化，当患者存在肝衰竭应转入重症监护室进行严密的监测并及时治疗。

> 【本例治疗】
>
> 本例患者，入院 6h 控制酮症并调控血压平稳。产程进入活跃期后，予头皮牵引、缩宫素静脉滴注积极控制产程进展，干预后 9h 内分娩。发生产后出血，予联合使用宫缩剂和子宫球囊填塞，出血停止。DKA 患者入院 24h 内血糖、血酮和内环境控制平稳；HELLP 综合征在产后 2～3 天略有恶化，4～5 天迅速好转，产后 7 天停用降压药，尿蛋白转阴性。产后 13 天，胰岛素减量至 8U—8U—8U—8U，血糖达标，好转出院。

11.2.6　预防

孕期体重管理对于防治妊娠合并糖尿病的发生和发展，以及降低死胎发生的风险十分重要。注意生活管理，实施个体化饮食，控制总能量摄入，调整饮食结构，必须保证每日足够的能量、碳水化合物、纤维素、脂肪及蛋白质的摄入及平衡[13]。医学营养和运动管理可达到孕前减重和孕期控重的目的，将血糖也调控至理想目标范围。另外，对于育龄期妇女，应详细询问既往病史及家族史，对于存在妊娠合并糖尿病高危因素者，应于孕前及孕期进行常规血糖筛查。对于糖耐量异常者，告知其糖尿病、DKA 对母胎的相关危害，宣教控制血糖的重要性；嘱其配合治疗，必要时早期及时使用胰岛素治疗，定期产检加强孕期血糖的监测，实现自我健康教育管理。对于早期糖耐量筛查正常者，也应嘱其在整个孕期控制体重以及定期复查血糖情况。对于孕期使用胰岛素者，应随着孕周增长及时调整胰岛素用量，并告知其切勿擅自停用胰岛素，有上述 DKA 的可疑症状、体征等应及时就医，防止 DKA 的发生；若合并其他产科合并症，在予用药治疗时须慎重选择，注意可能引起血糖变动并诱发 DKA[2]。对于所有孕妇，在孕 20 周后常规进行子痫前期的筛查，一旦出现妊娠期高血压相关疾病，立即进行处理，防止病情的加重。

11.3　小结

妊娠期糖尿病高危人群应于孕前及孕期常规进行糖耐量筛查。一旦合并妊娠期高血压相关疾病，并立即进行处理，防止病情的进展。规范妊娠合并糖尿病的围产期管理，若有 DKA 的可疑症状、体征等应及时就医，防止 DKA 的发生；若合并其他产科合并症，在用药治疗时需慎重选择，注意可能引起的高血糖并诱发 DKA。一旦发生 DKA，应多学科合作，尽早规范处理，可避免母儿严重并发症的发生，改善预后。

【参考文献】

[1] SIBAI B M, VITERI O A. Diabetic ketoacidosis in pregnancy[J]. Obstet. Gynecol., 2014, 123(1): 167-178

[2] 陈海霞, 李兆生, 卢澄钰, 等. 妊娠合并糖尿病酮症酸中毒12例临床分析[J]. 实用妇产科杂志, 2017, 33(2): 148-153.

[3] 中华医学会妇产科学分会产科学组, 中华医学会围产医学分会妊娠合并糖尿病协作组. 中国妊娠合并糖尿病诊治指南(2014)[J]. 中华妇产科杂志, 2014, 49(8): 561-569.

[4] DUSSE L M, ALPOIM P N, SILVA J T, et al. Revisiting HELLP syndrome[J]. Clinica. Chimica. Acta., 2015, 451(Pt B): 117.

[5] OZKAN S, CEYLAN Y, OZKAN O V, et al. Review of a challenging clinical issue: Intrahepatic cholestasis of pregnancy[J]. World Journal of Gastroenterology, 2015, 21(23): 7134-7141.

[6] SURESH I, VIJAYKUMAR T R, NANDEESH H P. Predictors of fetal and maternal outcome in the crucible of hepatic dysfunction during pregnancy[J]. Gastroenterology Research, 2017, 10(1): 21-27.

[7] 李博, 吴晓丽, 胡赛男, 等. 妊娠期肝内胆汁淤积症合并妊娠期糖尿病对妊娠结局的影响[J]. 实用预防医学, 2015, (11): 1378-1380.

[8] JOUTSINIEMI T, TIMONEN S, LINDEN M, et al. Intrahepatic cholestasis of pregnancy: observational study of the treatment with low-dose ursodeoxycholic acid[J]. Bmc Gastroenterology, 2015, 15(1): 1-7.

[9] STARIKOV R, DUDLEY D, REDDY U M. Stillbirth in the pregnancy complicated by diabetes[J]. Current Diabetes Reports, 2015, 15(3): 11.

[10] MAN J, HUTCHINSON J C, ASHWORTH M, et al. Stillbirth and intrauterine fetal death: contemporary demographic features of >1000 cases from an urban population[J]. Ultrasound in Obstetrics & Gynecology the Official Journal of the International Society of Ultrasound in Obstetrics & Gynecology, 2016, 48(5): n/a.

[11] 张眉花, 马孝甜. 妊娠合并糖尿病并发酮症酸中毒临床处理[J]. 中国实用妇科与产科杂志, 2013, 6(4): 257-259.

[12] WALLACE K, JR M J, TAM T K, et al. Seeking the mechanism(s) of action for corticosteroids in HELLP syndrome: SMASH study[J]. American Journal of Obstetrics & Gynecology, 2013, 208(5): 1-8.

[13] BALSELLS M, GARCÍAPATTERSON A, SOLÀ I, et al. Glibenclamide, metformin, and insulin for the treatment of gestational diabetes: a systematic review and meta-analysis[J]. Obstetrical & Gynecological Survey, 2015, 70(5): h102.

12 妊娠期糖尿病并发重度子痫前期及胎盘早剥

陈新娟　范建辉　李萍　李映桃(审校)

妊娠期糖尿病包括妊娠期发生的糖尿病(gestational diabetes mellitus, GDM)和孕前糖尿病(pre-gestational diabetes mellitus, PGDM)。妊娠期糖尿病妇女常伴有代谢综合征的特点，易发生妊娠期高血压疾病、羊水过多及感染等并发症。妊娠期血糖控制不达标，不仅增加剖宫产的风险，也增加了胎膜早破、胎盘早剥的发生风险。本节报道并分析1例PGDM并发子痫前期(preeclampsia, PE)及重度胎盘早剥，及时确诊和治疗的临床经过。

12.1　病历摘要

患者32岁，因"停经38^{+2}周，发现血糖升高10^+周，阴道流液2h"于2021年10月5日2:02急诊入院。末次月经2020年12月23日，预产期2021年9月30日，根据11~14周超声胎儿头臀径纠正预产期为2021年10月17日。停经1^+月尿妊娠试验阳性；停经5^+周外院行彩超确诊宫内早孕；停经11^{+3}周查空腹血糖浓度5.6mmol/L，未予特殊处理。停经13^{+4}周复查空腹血糖浓度4.99mmol/L，糖化血红蛋白6.2%，尿酮体++。胎儿NT超声提示：宫内妊娠单活胎，胎儿大小相当于约12^{+6}周，胎儿颈项透明层厚度(NT)1.5mm。停经13^{+4}周及15^{+3}周分别行早期和中期唐氏筛查，结果均为"低风险"。停经23^{+2}周因外阴瘙痒伴阴道分泌物增加，查白带常规示见念珠菌菌丝，清洁度Ⅳ度，给予克霉唑栓500mg塞入阴道治疗。Ⅲ级彩超提示：宫内妊娠，单活胎，胎儿大小相当于22^+周，胎儿、胎盘、羊水均未见异常。停经27周行OGTT结果为5.26mmol/L—11.58mmol/L—11.15mmol/L，糖化血红蛋白水平6.7%。患者依从性较差，拒绝营养门诊就诊，不规范控制饮食，不定时自我血糖监测，空腹及餐前血糖浓度波动于4.99~6.01mmol/L，餐后2h血糖浓度波动于5.89~8.61mmol/L，拒绝使用胰岛素治疗。停经31^{+4}周胎儿心脏彩超提示未见复杂心脏畸形，复测糖化血红蛋白浓度6.3mmol/L，血压正常。停经37^{+1}周查尿常规示尿蛋白微量，超声提示：宫内妊娠，胎儿大小相当于妊娠足月(头围325mm，腹围300mm)，羊水正常。电子胎心监护有反应型。入院当日0:00无诱因出现阴道少量流液，后出现下腹阵痛，间隔7~8min，持续30s，无阴道流血，来医院急诊就诊，查血压185/101mmHg，立即收入院。患者孕期糖化血红蛋白变化见图1-12-1，孕期微量血糖情况见图1-12-2，孕期体重增长情况见图1-12-3，胎儿超声腹围增长情况见图1-12-4。

既往史：既往无其他特殊病史，否认家族遗传史。

婚育史：孕3产1人流1，2018年因"妊娠期糖尿病、妊娠期尖锐湿疣、妊娠期甲状腺功能亢进"于外院剖宫产分娩一女婴，出生体重4100g。自诉产后42天复查血糖无异常。3年间无特殊不适，从未做血糖检测。

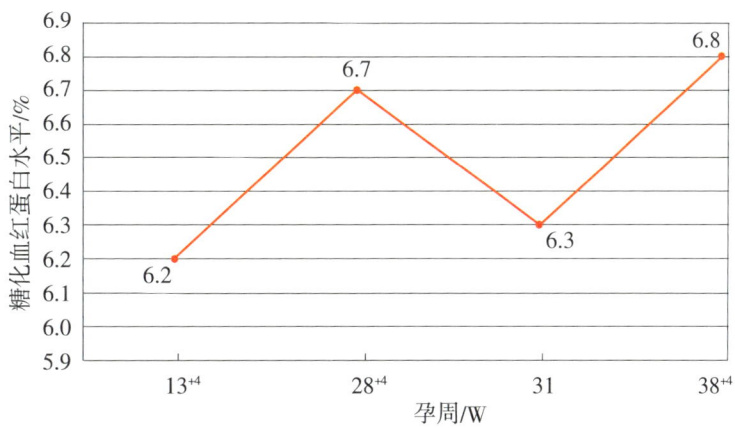

图1-12-1 围产期糖化血红蛋白变化

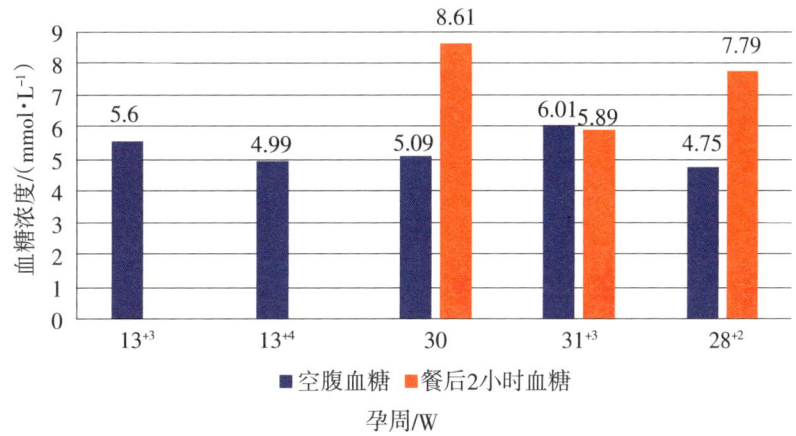

图1-12-2 孕期微量血糖情况

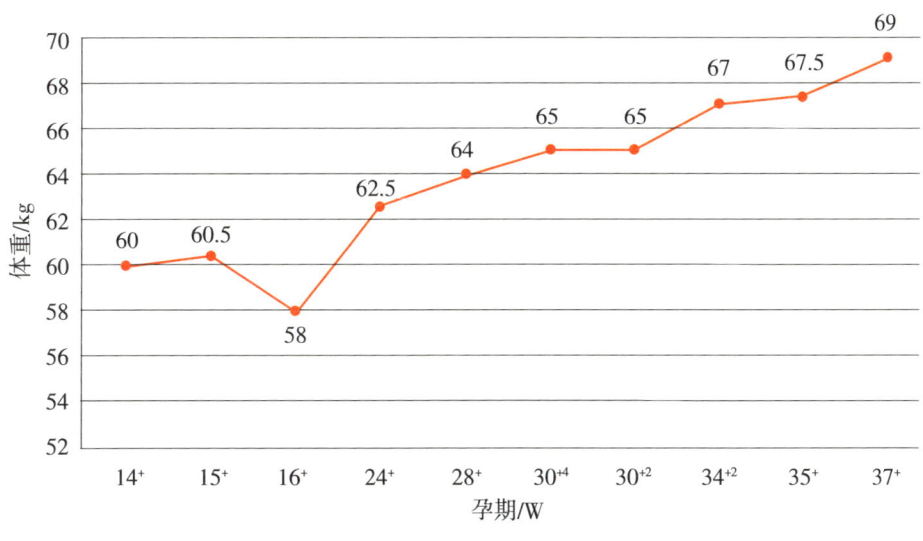

图1-12-3 孕期体重增长情况

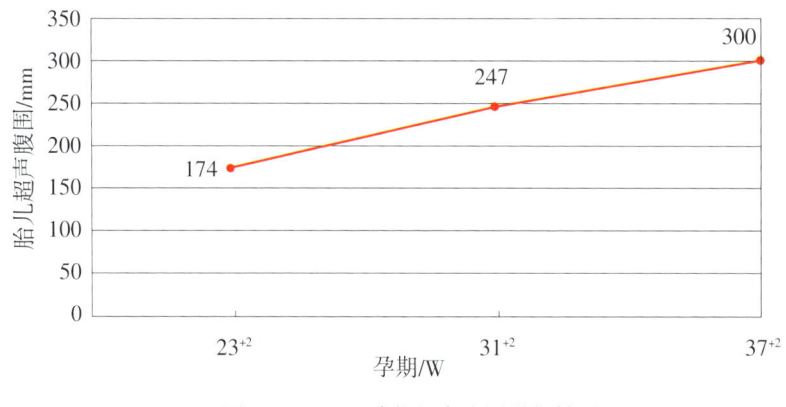

图1-12-4 胎儿超声腹围增长情况

入院体格检查：体温37℃，脉搏78次/min，呼吸19次/min，血压180/100mmHg，身高159cm，体重69kg，体重指数（BMI）27.3kg/m²，孕期体重增加约9kg。心肺听诊无异常，双下肢水肿（+）。专科检查：宫高32cm，腹围96cm，胎方位右枕前（ROA），已入盆，胎心率140次/min，可扪及规律宫缩。阴道检查：宫颈居中，质软，退缩80%，宫颈口开1cm，S-2，胎膜已破，羊水清亮，宫颈评分8分。骶骨中弧，尾骨不翘，坐骨棘平伏，坐骨切迹可容三横指，骶尾关节活动度好。

入院诊断：(1)子痫前期（重度）；(2)孕前糖尿病；(3)胎儿生长发育迟缓；(4)孕3产1，孕38^{+2}周，ROA单活胎临产；(5)胎膜早破；(6)瘢痕子宫（剖宫产史的妊娠）。

入院诊治经过：患者入院后给予心痛定10mg口服降压、硫酸镁静脉滴注解痉治疗，血压缓慢下降，波动在140~152/90~98mmHg，轻微头痛，无恶心、呕吐、腹痛、头晕、视物模糊等不适。入院胎心监护见图1-12-5，血常规、肝肾功能、生化结果无明显异常。尿常规：尿蛋白2+、尿蛋白/尿肌酐56.83mg/mmol。告知患者及家属瘢痕子宫阴道试产可能发生子宫破裂等风险，患者及家属要求阴道试产。给予镇痛分娩并停留尿管，尿色清。入院当日4:20因宫缩频密30~40秒/2分，行阴道检查见血性羊水，伴明显血块，宫口开8cm，胎先露S+0.5。胎心监护出现延长减速，最低至60bpm，能恢复（图1-12-6）。急诊床边超声见子宫下段肌层基本连续，胎盘增厚，考虑胎盘早剥，立即送手术室在气管插管全麻下行子宫下段剖宫产术。见血性羊水，伴血块200mL，子宫胎盘卒中，4:35娩出新生儿，体重2500g，Apgar（1min—5min—10min）评分为10—10—10分，脐动脉血气分析得出pH 7.145，BE 10mmol/L，HB187g/L，诊断"小于胎龄儿、新生儿短暂性代谢性酸中毒"转新生儿科。检查胎盘位于子宫右前壁，大小为19cm×17cm×2.5cm，剥离面积1/2，娩出后检查胎盘母面见明显血块压迹。手术顺利，术中出血约400mL。术后12h进食少许流质食物，监测指尖血糖，24h血糖浓度波动于5.1~10.0mmol/L，见图1-12-7。术后第二天根据患者体重、身高给予糖尿病饮食，监测指尖血糖趋于稳定，波动于5.5~8.7mmol/L，血压控制在120~135/80~85mmHg。术后48h拔除镇痛泵后，予低分子肝素（克赛）预防术后深静脉血栓发生。产后腹部伤口及子宫等恢复好，术后6天出院。产后饮食恢复后监测微量血糖情况见图1-12-8。出院告知家属及患者应调控饮食，适当运动，监测血糖及血压情况，尽量母乳喂养，产后42天回医院复查OGTT。

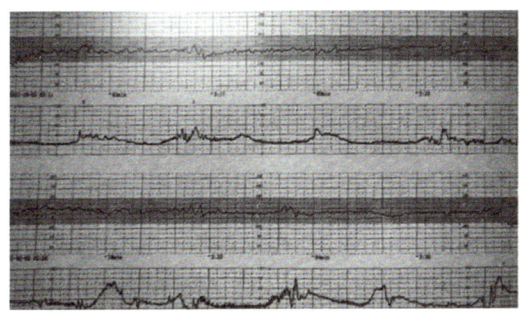
图1-12-5 入院胎心监护图

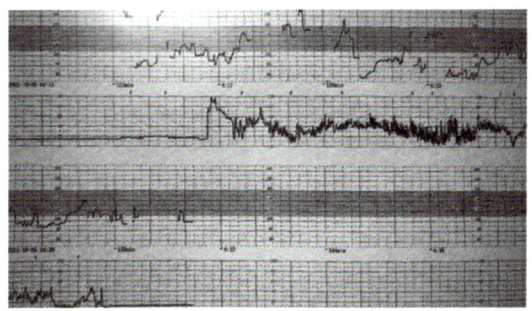
图1-12-6 术前胎心监护图

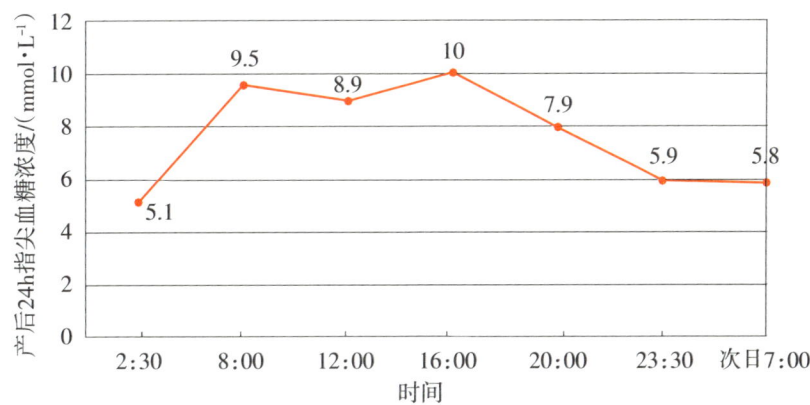
图1-12-7 产后24h血糖

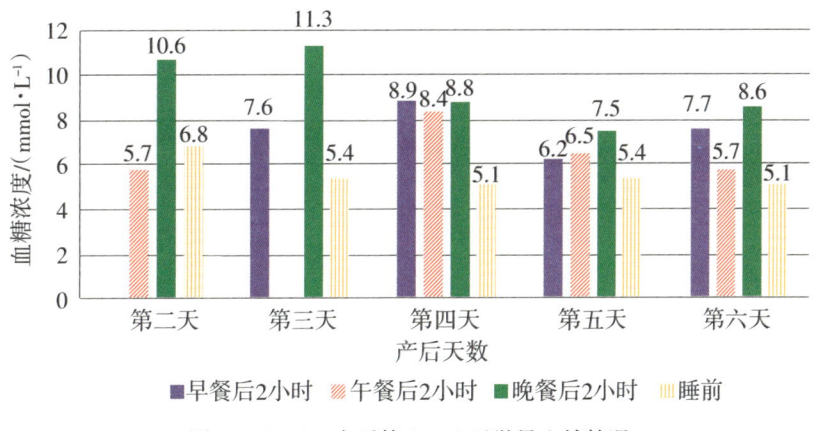
图1-12-8 产后第2~6天微量血糖情况

12.2 病例分析

12.2.1 妊娠期高血糖的早期识别及 PGDM 的诊断

研究表明，对妊娠期高血糖的早期识别及规范管理可以降低高血糖相关的母儿近远期并发症的发生[1]。我国 2022 年《妊娠期高血糖诊治指南》建议所有孕妇在首次产前检查时应进行空腹血糖（fasting plasma glucose，FPG）筛查以除外孕前漏诊的糖尿病，如 FPG ≥ 5.6mmol/L 可诊断为"妊娠合并空腹血糖受损（impaired fasting glucose，IFG）"，并应进行饮食指导；如 FPG 在 5.1～5.6mmol/L 范围内，不作为 GDM 的诊断依据，但这部分孕妇为 GDM 发生的高危人群，应予以关注，强化健康生活方式宣教，在妊娠 24～28 周行 OGTT 检查[2]。该建议也是较 2014 版指南新增的一大亮点，明确了早期筛查的指标及诊断标准，为早期干预提供了重要依据。

有关 PGDM 的诊断，根据我国上述指南，如孕前未确诊，孕期检查达到以下任何一项标准可诊断为 PGDM：（1）FPG ≥7.0mmol/L；（2）伴有典型的高血糖或高血糖危象症状，同时任意血糖浓度 ≥11.1mmol/L；（3）HbA1c 水平 ≥6.5%。妊娠期 OGTT 2h 血糖浓度 ≥11.1mmol/L 也可作为 PGDM 的诊断标准[2]。

【本例患者评估】

本例孕妇早孕期 FPG 5.6mmol/L 即可诊断为 IFG，应该积极地将其纳入到妊娠期糖尿病的高危人群中进行管理，包括饮食和运动指导。妊娠 27 周 75g OGTT 示 2h 血糖 11.15mmol/L，按上述指南的诊断标准应诊断为 PGDM。

12.2.2 妊娠期高血糖对母儿的影响及与 PE 和胎盘早剥的关系

1. 妊娠期高血糖对母儿的影响

妊娠期高血糖对母儿近期和远期都会造成诸多不良影响。对母体近期的影响包括 PE、羊水过多、手术产、流产、早产、肩难产等；对子代的近期影响包括胎儿畸形、胎儿生长发育迟缓、巨大儿、产伤、胎儿窘迫等；对母体远期的影响包括导致 2 型糖尿病（Type 2 diabetes mellitus，T2DM）、代谢综合征等；对子代远期的影响包括肥胖、T2DM、心血管疾病、运动障碍等。

2. 妊娠期高血糖与 PE 和胎盘早剥的关系

（1）PE 指妊娠 20 周后孕妇出现收缩压 ≥140mmHg 和（或）舒张压 ≥90mmHg，伴有下列任意 1 项：24h 尿蛋白定量 ≥0.3g，或尿蛋白/肌酐比值 ≥0.3，或随机尿蛋白 ≥+（无条件进行蛋白定量时的检查方法）；无蛋白尿但伴有以下任何 1 种器官或系统受累：心、肺、肝、肾等重要器官，或血液系统、消化系统、神经系统的异常改变，胎盘 - 胎儿受到累及等。孕妇出现下述任一表现为重度 PE：①血压持续升高不可控制，收缩压 ≥160mmHg 和（或）舒张压 ≥110mmHg；②持续性头痛、视觉障碍或其他中枢神经系统异常表现；③持续性上腹部疼痛及肝包膜下血肿或肝破裂表现；④转氨酶水平异常，血丙氨酸转氨酶（ALT）或天冬氨酸转氨酶（AST）水平升高；⑤肾功能受损，24h 尿蛋白定量 >2.0g；少尿（24h 尿量 <400mL，或每小时尿量 <17mL），或血肌酐水平 >106μmol/L；⑥低蛋白血症伴腹水、胸水或心包积液；⑦血液系统异常：血小板计数呈持续性下降并低于 $100×10^9$/L；微血管内溶血，表现有贫血、血乳酸脱氢酶（LDH）水平升高或黄疸；⑧心功能衰竭；⑨肺水肿；⑩胎儿生长受限或羊水过少、胎死宫内、胎盘早剥等[3]。

研究表明，与正常孕妇相比，PGDM 孕妇发生 PE 的风险增加了 5 倍[4]，且经过饮食管理、血糖监测及胰岛素使用等治疗能有效降低 PE 的发生[5]。同时相关指南推荐，PE 高危女性（包括所有 1 型和 2 型糖尿病）应在妊娠 12 周后启用小剂量阿司匹林治疗，可有效预防 PE 的发生。目前，有关妊娠期高血糖增加 PE 发生的机制尚不明确，可能与血管内皮功能紊乱、炎症因子释放及血脂异常影响子宫胎盘 - 胎儿血管重构和血流等有关。

（2）胎盘早剥指妊娠 20 周后或分娩期，正常位置的胎盘在胎儿娩出前，部分或全部从子宫壁剥离。胎盘早剥的病理为底蜕膜中血管破裂出血，导致胎盘与宫壁分离，形成胎盘后血肿，进而出现临床症状，随着剥离面增大，病情逐级加重，危及胎儿及孕妇生命。在临床上推荐使用胎盘早剥分级标准对病情进行判断与评估：0级：胎盘后有小凝血块，但无临床症状；Ⅰ级：阴道出血，可有子宫压痛和子宫强直性收缩，产妇无休克发生、无胎儿窘迫发生；Ⅱ级：可能有阴道出血；产妇无休克；有胎儿窘迫发生；Ⅲ级：可能有外出血；子宫强制性收缩明显，触诊呈板状；持续性腹痛，产妇发生失血性休克，胎儿死亡；30%的产妇有凝血功能指标异常。胎盘早剥的高危因素包括产妇有血管病变（PE、GDM等）、机械因素、子宫静脉压升高、高龄多产、外伤及接受辅助生育技术助孕等[6]。

> 【本例患者评估】
> 本例孕妇有妊娠期糖尿病史和巨大儿史，在孕11^{+3}周时空腹血糖浓度5.6mmol/L，在孕13^{+4}周时空腹血糖浓度4.99mmol/L和糖化血红蛋白水平6.2%，IFG的诊断是成立的。虽然按旧的诊断标准未能诊断DM，直到孕27周根据75g OGTT结果才确诊为PGDM。因患者依从性差，整个孕期都未规范控制饮食及监测血糖，餐前和餐后微量血糖及糖化血红蛋白均不达标，见图1-12-1和图1-12-2。孕38^+周因临产检查发现血压升高，最高达185/101mmHg，尿蛋白2+，确诊为重度PE。如果在孕早期根据其高危因素和IFG及时做OGTT，可在孕早期明确诊断PGDM。糖尿病合并妊娠是PE的高危因素，建议在12～16周开始给予小剂量阿司匹林（100mg/d），预防重度PE的发生。
> 本病例重度PE和PGDM诊断明确，同时伴有胎儿生长受限，在产程中出现血性羊水，产时胎心监护出现延长减速，最低至60bpm，为Ⅲ类胎监；超声显示胎盘增厚且排除子宫破裂，符合胎盘早剥Ⅱ级的诊断且诊断及时。

12.2.3 PGDM的管理

1. 孕前管理

计划妊娠的妇女建议行FPG检查，尤其是具有高危因素的妇女，如高龄、肥胖、糖尿病家族史、前次妊娠发生GDM、巨大儿分娩史、多囊卵巢综合征史及反复VVC感染等，可早期发现PGDM。如孕前诊断血糖异常，须进一步完善甲状腺功能、肝肾功能、心电图、超声心动图、眼底等相关检查，以评估糖尿病病情及是否适宜妊娠，同时给予饮食、运动指导，必要时使用降糖药物，待血糖控制稳定后再考虑妊娠可减少不良妊娠结局的发生。研究证明，糖尿病妇女妊娠前HbA1c水平控制在6.5%以内者，胎儿先天性畸形的发生率明显降低[7]。

> 【本例患者的管理】
> 本例孕妇既往有GDM和甲亢病史，且此次妊娠为非计划性的，孕前未做FPG检查，不排除孕前血糖异常的可能。

2. 孕期管理

饮食、运动治疗是糖尿病治疗"五驾马车"中的两个重要方面，同样适用于PGDM的孕期管理。对于妊娠后发现的PGDM孕妇，应尽早予以正规的饮食、运动指导，根据孕前BMI水平，制定个体化治疗方案，合理控制体重增长速度，以减少不良妊娠结局的发生。每日总能量的摄入不低于1600kcal（1kcal=4.184kJ），其中碳水化合物的比例应占摄入总热量的 50%～60%，按照"三大餐、三小餐"的分餐原则合理分配每餐的进食量。研究表明，饮食联合运动治疗可以使需要胰岛素治疗的比例显著降低，胰岛素治疗的起始时间明显延迟以及胰岛素治疗的药物剂量显著减少[8]。因此，如果无禁忌症，PGDM 孕妇可每日进行 30min 的中等强度运动。孕期应加强血糖的监测，血糖控制目标为餐前及 FPG <5.3mmol/L、餐后 2h 血糖浓度 <6.7mmol/L，如血糖控制不佳，应尽早使用胰岛素，胰岛素孕期使用的安全性已得到证实。除此以外，孕期应加强血压、尿蛋白、肝肾功能、心脏彩超及胎儿超声等监测，以便及时发现妊娠期高血压疾病和胎儿生长发育迟缓、巨大儿、羊水过多等母儿并发症。另外，国外有指南建议 PGDM 孕妇在妊娠 12 周至足月期间可服用低剂量阿司匹林（每日 75～150mg）以预防 PE 的发生[2]。

【本例患者的管理】

本例孕妇有明确的妊娠期高血糖的高危因素，按 2022 年《妊娠期高血糖诊治指南》的诊断标准，在孕早期应诊断 IFG。但在孕 27 周前的产检中，没有对其进行饮食和运动指导，75g OGTT 检查时间也相对较晚。如果在妊娠 24 周即进行 OGTT 检查，以便更早期的诊断和处理。该孕妇依从性差，不接受规范的饮食和运动指导，血糖控制不达标；孕妇的体重增长尚达标，见图 1-12-3；胎儿腹围略小，见图 1-12-4；在孕晚期依然出现了重度 PE、胎儿生长发育迟缓等母儿并发症。

3. 分娩期管理

PGDM 的产妇分娩期应加强血糖的管理，如孕期有使用皮下注射胰岛素者，产程中、手术前后应根据不同血糖浓度改用胰岛素静脉滴注，血糖浓度 ≤7.8mmol/L 选择葡萄糖 + 胰岛素静脉滴注，血糖浓度 >7.8mmol/L 选择生理盐水 + 胰岛素静脉滴注。每 1～2h 监测 1 次血糖，使血糖浓度控制在 4.0～7.0mmol/L[9]。如发生 PE，应同时关注产妇的血压及临床表现。降压治疗能预防心脑血管意外和胎盘早剥等严重母儿并发症发生。对收缩压 ≥160mmHg 和（或）舒张压 ≥110mmHg 的孕妇应进行降压治疗；对收缩压 ≥140mmHg 和（或）舒张压 ≥90mmHg 的孕妇建议降压治疗。常用的降压药物有肾上腺素能受体阻滞剂、钙离子通道阻滞剂及中枢性肾上腺素能神经阻滞剂等类药物。降压过程力求平稳，控制血压不可波动过大，幅度以平均动脉压（MAP）的 10%～25% 为宜。对发生 PE 者，产时可使用硫酸镁预防子痫的发生。PGDM 孕妇如孕期血糖控制欠佳，产程中易出现胎儿宫内缺氧，因此需加强对胎儿的监护，包括持续电子胎心监护。

【本例患者的管理】

本例 PGDM 孕妇在分娩期发生了重度 PE。产程中持续胎心监护提示胎心延长减速，变化见图 1-12-6，遂行阴道检查，见血性羊水，考虑胎盘早剥、急性胎儿窘迫，立即行床边超声排除子宫破裂，马上启动多学科急救团队，紧急予全身麻醉下行剖宫产手术，母儿妊娠结局良好。回顾病历分析，产妇出现母儿不良妊娠结局与孕期血糖控制欠佳，引起血管内皮损伤，影响胎盘-胎儿血管重构和血流，继而在孕晚期出现 PE、胎儿生长发育迟缓等并发症有关。在给予产妇降压治疗时，降压速度过快[降压幅度达平均动脉压（MAP）的 31.6%]，加重子宫和胎盘血流灌注不足，并诱发了胎盘早剥及胎儿窘迫。当然，对于有子宫手术史的产妇，在产程中出现急性胎儿窘迫和血性羊水，还须进行子宫破裂的鉴别诊断。

4. 产褥期管理

妊娠期应用胰岛素的高血糖产妇，剖宫产术后禁食或未能恢复正常饮食期间，应予静脉输液，胰岛素与葡萄糖比例为1∶6～1∶4；同时监测血糖浓度及尿酮体，根据检测结果决定是否应用或调整胰岛素；建议尽早恢复正常饮食，恢复后及时进行血糖监测，血糖明显异常者，应予胰岛素皮下注射[10]。产后血糖浓度一般控制在6.0～10.0mmol/L[11]。随着胎盘的娩出，产妇对于胰岛素的敏感性会增加，胰岛素的需求量可降至妊娠期的50%或恢复至孕前用量[12]。母乳喂养有助于预防GDM产妇未来T2DM的发生[13]，可降低PGDM孕妇胰岛素的用量，因此，推荐妊娠期高血糖孕妇在产后进行母乳喂养[10]。然而，进行母乳喂养的产妇低血糖的风险可能会增加，因此，哺乳期应增加血糖监测频率，哺乳前适当加餐[14]。另外，建议所有妊娠期高血糖的妇女产后42天行75g OGTT，并按照2020年ADA的标准明确有无糖代谢异常[15]，此后每1～3年进行1次血糖检测，及时发现糖尿病及糖尿病前期。

重度PE孕妇产后应继续使用硫酸镁至少24～48h，预防产后子痫。同时每4h测量血压和观察临床表现，如血压升高至≥150/100mmHg，继续给予降压治疗[3]。通常产后6d内须予降压治疗，之后逐渐减量直至撤药[16]。哺乳期可继续应用产前使用的降压药物，切记禁用ACEI和ARB类降压药物（卡托普利、依那普利除外）。

【本例患者的管理】

血糖管理方面，术后24h内给予葡萄糖+胰岛素（1∶4）静脉输液治疗，每4h监测血糖，血糖浓度波动于5.1～10.0mmol/L。24h小时后产妇恢复饮食，改监测四段血糖即早晨空腹及三餐后2h血糖，空腹血糖浓度波动于4.9～5.6mmol/L，餐后2h血糖浓度波动于5.9～10.0mmol/L，见图1-12-8，血糖控制良好，因此，后续未使用胰岛素治疗。血压管理方面，术后24h给予产妇硫酸镁静脉点滴预防产后子痫，同时给予口服硝苯地平控释片控制血压；每4h测量血压，血压波动于124～130/80～85mmHg。鼓励产妇母乳喂养，于产后第5～7天一般情况稳定后办理出院，并嘱咐其产后42天返院复诊。

12.3 小结

妊娠期高血糖患者管理不当，大大增加了并发症的发生风险，尤其是PGDM妇女。PGDM妇女应在孕前3～6个月进行孕前咨询，评估病情，制定个体化的合理饮食、运动以及血糖控制计划，建议待血糖控制达标后再妊娠。妊娠后，由内分泌科、营养科、产科、儿科等多学科合作，严密监测母儿状况，减少母儿产时并发症的发生。产后内分泌科应密切随访，及时发现糖尿病相关并发症，并做好再次妊娠的指导。

本例患者第一胎时曾诊断GDM，妊娠结束后未定期监测血糖情况，此次妊娠前未进行孕前咨询及管理。孕期依从性差，未接受规范的血糖监测及管理、孕期血糖控制不达标，导致孕晚期出现重度PE、FGR及分娩期出现胎盘早剥等一系列严重产科并发症。我们应从中吸取经验教训，重视孕前咨询、加强孕期宣教及管理及做好产后随访，以减少甚至避免各种相关的并发症的发生。

【参考文献】

[1] BARTHA J L, MARTINEZ-DEL-FRESNO P, COMINO-DELGADO R. Early diagnosis of gestational diabetes

mellitus and prevention of diabetes-related complications[J]. European Journal of Obstetrics and Gynecology, 2003, 109(1): 41-44.

[2] 中华医学会妇产科学分会产科学组, 中华医学会围产医学分会, 中国妇幼保健协会妊娠合并糖尿病专业委员会. 妊娠期高血糖诊治指南(2022)[J]. 中华妇产科杂志, 2022, 57(01): 3-12.

[3] 中华医学会妇产科学会妊娠期高血压疾病学组. 妊娠期高血压疾病诊治指南(2020)[J]. 中华妇产科杂志. 2020, (04): 227-238.

[4] PERSSON M, CNATTINGIUS S, WIKSTRÖM A K, JOHANSSON S. Maternal overweight and obesity and risk of pre-eclampsia in women with Type 1 diabetes or Type 2 diabetes[J]. Diabetologia, 2016, 59(10): 2099-2105.

[5] HARTLING L, DRYDEN D M, GUTHRIE A, et al. Benefits and harms of treating gestational diabetes mellitus: a systematic review and meta-analysis for the U. S. Preventive Services Task Force and the National Institutes of Health Office of Medical Applications of Research[J]. Ann. Intern. Med., 2013, 159(2): 123-129.

[6] 中华医学会妇产科学分会产科学组. 胎盘早剥的临床诊断及处理规范(第1版)[J]. 中华妇产科杂志, 2012, 47(12): 957.

[7] NIELSEN G L, MøLLER M, SØRENSEN H T. HbA1c in early diabetic pregnancy and pregnancy outcomes: a Danish population-based cohort study of 573 pregnancies in women with Type 1 diabetes[J]. Diabetes Care, 2006, 29(12): 2612-2616.

[8] BRANKSTON G N, MITCHELL B F, RYAN E A, et al. Resistance exercise decreases the need for insulin in overweight women with gestational diabetes mellitus[J]. Am. J. Obstet. Gynecol., 2004, 190(1): 188-193.

[9] Murphy H R, Dashora U, Levy N, et al. Managing hyperglycaemia during antenatal steroid dministration, labour and birth in pregnant women with diabetes—an updated guideline from the Joint British Diabetes Society for Inpatient Care[J]. Diabetic Medicine, 2022, 39(2): n/a.

[10] 中华医学会妇产科学分会产科学组, 中华医学会围产医学分会, 中国妇幼保健协会妊娠合并糖尿病专业委员会. 妊娠期高血糖诊治指南(2022)[第二部分][J]. 中华妇产科杂志, 2022, 57(02): 81-90.

[11] UMESH D, NICHOLAS L, DHATARIYA K, et al. Managing hyperglycaemia during antenatal steroid administration, labour and birth in pregnant women with diabetes-an updated guideline from the Joint British Diabetes Society for Inpatient Care[J]. Diabetic Medicine, 2021, 39(2): n/a.

[12] 1型糖尿病合并妊娠多学科综合管理专家组. 1型糖尿病合并妊娠多学科综合管理专家共识[J]. 中华糖尿病杂志, 2020, 12(08): 576-584.

[13] GUNDERSON ERICA P, HURSTON SHANTA R, XIAN N, et al. Lactation and Progression to Type 2 Diabetes Mellitus After Gestational Diabetes Mellitus: A Prospective Cohort Study[J]. Annals of Internal Medicine, 2015, 163(12): 889-898.

[14] PADMA K, BOWKER S L, ANAMARIA S, et al. Association between maternal diabetes, being large for gestational age and breast-feeding on being overweight or obese in childhood[J]. Diabetologia, 2019, 62(2): 249-258.

[15] BORIS D, ARODA VANITA R, GEORGE B, et al. 15. Management of Diabetes in Pregnancy: Standards of Medical Care in Diabetes-2022[J]. Diabetes Care. 2022, 45(Suppl. 1): 183-192.

[16] BROWN M, MAGEE L, KENNY L, et al. 187. The hypertensive disorders of pregnancy: ISSHP classification, diagnosis & management recommendations for international practice [J]. Pregnancy Hypertension: An International Journal of Women's Cardiovascular Health, 2018, 72: 24-43.

13 三胎妊娠合并妊娠期糖尿病

李映桃　吴伟珍　曾丽珠　王艳　黎思颖
郑暄　刘梦玥　佘丽君　梁伟璋

多胎妊娠母胎并发症极高，较单胎妊娠增加 7 倍，包括妊娠剧吐、妊娠期糖尿病、高血压、贫血、出血、剖腹产、产后抑郁症；胎儿和婴儿发病率和死亡率的风险以及早产的并发症使死产的风险较单胎增加约 5 倍，新生儿死亡的风险增加 6 倍[1]。这对产科医护是极大的挑战。虽然对多种干预措施进行了评估，以期延长妊娠时间并改善妊娠结局，但都没有产生实质性的效果。本文分享 1 例单绒毛膜三羊膜囊三胎妊娠合并妊娠期糖尿病（gestational diabetes mellitus，GDM）及心功能不全妇女经医护患三方携手成功分娩，母婴平安的临床经过。

13.1 病例摘要

患者，女，33 岁，因"三胎妊娠，停经 32^{+2} 周，发现血糖异常 2^+ 月，心悸伴活动后气促 1 周"于 2019 年 7 月 30 日入院。患者平素月经规则，本次为促排卵助孕，末次月经 2018 年 12 月 13 日，预产期 2019 年 9 月 20 日。孕 6 周彩超提示：宫内可见 3 个孕囊，三胎妊娠，单绒毛膜三羊膜囊。医生建议其减胎。因单绒三羊，患者担心流产风险高而拒绝。NT 1.2mm/1.52mm/1.3mm，行Ⅲ级彩超未见异常。孕 23 周，OGTT 结果显示 4.3mmol/L—10.73mmol/L—10.92mmol/L，予饮食、运动控制血糖。因血糖控制不理想，孕 25 周予门冬胰岛素治疗，胰岛素治疗方案为 3U—3U—3U—0U。血糖控制不佳，自诉有低血糖症状，于孕 27^{+2} 周转诊广医三院并住院。调查发现其自行调整为门冬胰岛素 20U—0U—0U—0U 治疗。住院期间指导其饮食和运动，血糖调控良好，停用胰岛素，而后予肌肉注射地塞米松（6mg，每间隔 12h 一次，共实施 2 天）促胎肺成熟。住院 7 天出院，于门诊定期随访并接受 24h 在线指导（见图 1-13-1、图 1-13-2）。孕 29 周开始予诺和锐 2U—2U—2U—0U，孕 30^+ 周调整为 3U—6U—7U—0U，孕期胰岛素调整情况见图 1-13-3。餐前血糖浓度波动于 4.7～5.9mmol/L，达标率 85%，餐后血糖浓度波动在 6.8～7.7mmol/L，达标率达到 87%（图 1-13-4—图 1-13-6）。近 1 周自诉活动后气喘，休息后可缓解，偶有心悸，夜间不能平卧。孕前体重 64kg，身高 160cm，BMI 25kg/m²，目前体重 87.5kg，孕期增重 23.5kg。孕期母体增重情况见表 1-13-1。

既往史：2018 年诊断甲状腺功能低下，接受优甲乐每日 1 粒治疗至今。每月定期复查甲功，均在正常值。

家族史：母亲患有高血压，父亲体健。

表 1-13-1 居家饮食餐单

日期与孕周	早餐时间与餐单	早加餐时间与餐单	午餐时间与餐单	午加餐时间与餐单	晚餐时间与餐单	晚加餐时间与餐单	热量/kcal
7月3日 28⁺²w	7:30 蛋白粉3勺 饺子8个 鸡蛋1个	10:30 核桃3个 猕猴桃1个 鸡蛋1个 牛奶200mL	12:30 二米饭190g 蒸鱼144g 蒸牛肉51g 快炒菜心166g	15:30 全麦方包1片 橙子50g 蓝莓3粒	17:40 二米饭180g 蒸鱼肉73g 杂炒瘦肉50g 豆角155g	21:40 芝麻糊200mL 饺子3个	2400
7月6日 28⁺⁵w	8:00 饺子8个 鸡蛋2个 牛奶200mL 苹果100g	10:20 核桃3个 布林1个 猕猴桃100g 牛奶180mL	12:20 二米饭180g 蒸鸡肉100g 蒸排骨100g 快炒青菜170g 四季豆40g	15:00 蛋白粉3勺 膳食纤维2勺 苹果100g 黄皮12粒 玉米1/3个	18:30 二米饭180g 蒸鱼130g 清炒荷兰豆140g 杂炒瘦肉30g 芹菜20g	21:40 益力佳2.5勺 麦片0.5勺 麦胚芽0.5勺 玉米半根	2400
7月3日 28⁺²w	8:00 荞麦面50g 瘦肉30g 鸡蛋2个 牛奶250mL 圣女果6个	10:30 无糖酸奶135mL 核桃2个 百香果1个 鹰嘴桃3片 青提6粒 蒸淮山50g	12:20 二米饭170g 蒸鱼150g 蒸猪心50g 快炒生菜135g 杂炒彩椒苦瓜110g	15:30 益力佳2.5勺 麦片0.5勺 麦胚芽0.5勺 饺子4个 青提4粒 蓝莓10g 桃子3片	18:30 二米饭170g 白切鸡140g 蒸排骨60g 快炒青菜100g 豆芽芹菜香干110g	21:40 益力佳2.5勺 麦片0.5勺 麦胚芽0.5勺 玉米半根	2400

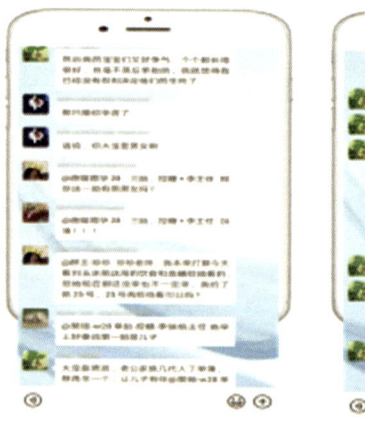
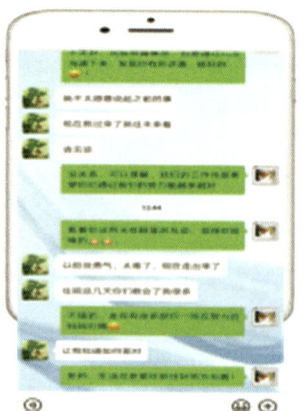

图 1-13-2 专科护士微信群在线指导截图

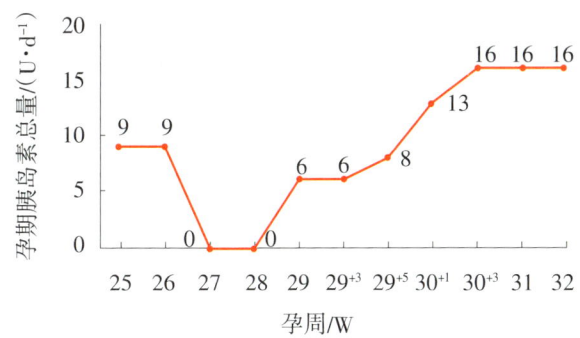

图 1-13-3 孕 25 周后胰岛素使用情况

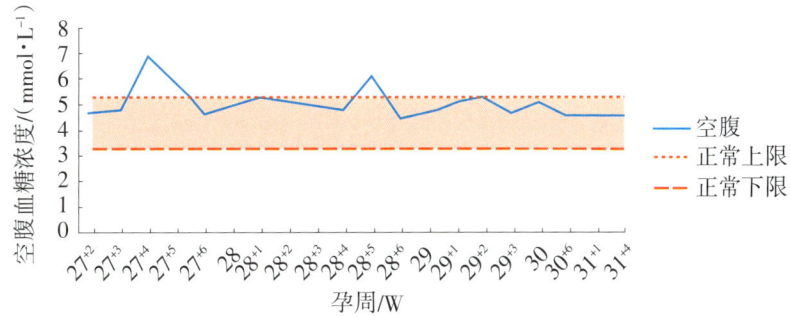

图 1-13-4 孕 27 周后空腹血糖情况

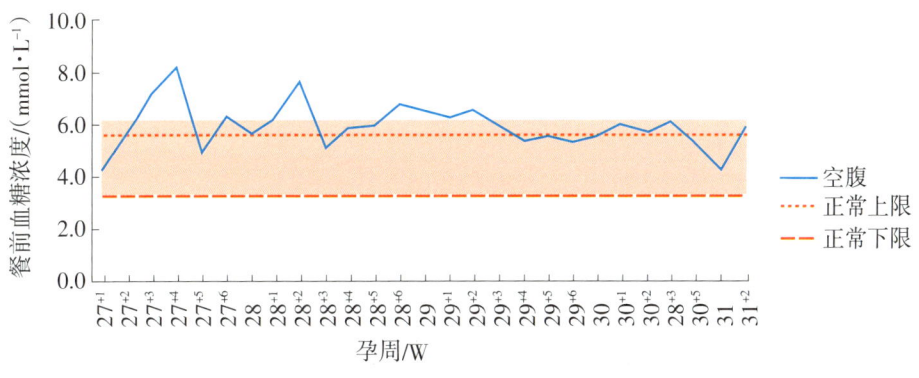

图 1-13-5 孕 27 周后餐前血糖情况

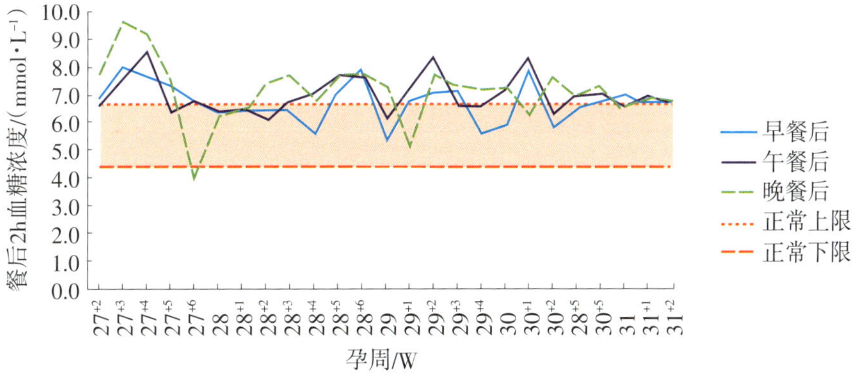

图 1-13-6 孕 27 周后餐后血糖情况

表1-13-1　孕期母体体重增长情况

孕周/W	12	28	29	30	31	32	32^{+3}
体重/kg	65.5	80	81	83.4	85.4	87.1	88

婚育史：孕3产1，2012年38^{+}周顺产一活男婴，体重3.6kg；2017年"异位妊娠"并于中山大学附属第一医院行腹腔镜下右侧输卵管切除术。

入院诊断：(1)孕3产1，孕32^{+2}周，三胎妊娠(单绒三羊)；(2)心功能2～3级；(3)妊娠期糖尿病A2级；(4)妊娠合并甲状腺功能减退。

入院体格检查：体温37.2℃，血压97/60mmHg，脉搏120次/min，呼吸18次/min。精神状态可，检查合作，对答切题。双肺呼吸音清，心率120次/min，未闻及病理杂音。宫高41cm，腹围117cm，未触及宫缩，胎方位不清，未衔接。胎心音132次/min、142次/min、135次/min，胎心规则，律齐。双下肢中度水肿。骨盆内诊无异常，宫颈评分1分。

入院辅助检查：血常规：血红蛋白104g/L(↓)。生化分析：总蛋白56.7g/L(↓)，白蛋白33.4g/L(↓)。甲状腺功能：TSH 1.8842mIU/L，FT3 4.11pmol/L，FT4 8.77pmol/L(↓)。糖化血红蛋白水平4.6%。白带常规未见异常，B型链球菌筛查阴性。肾脏、膀胱输尿管B超：双肾结石，右肾轻度积水。心脏超声：LVEF 64%，轻度二尖瓣和三尖瓣关闭不全。超声提示孕期胎儿发育情况见图1-13-7和表1-13-2：

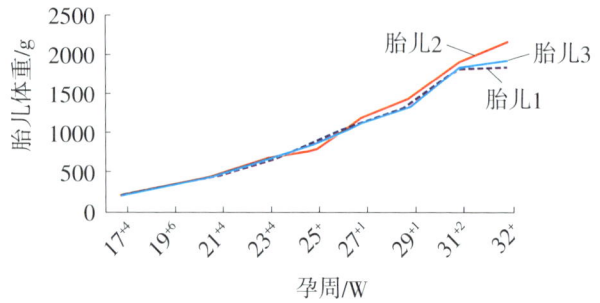

图1-13-7　超声提示孕期三胎儿发育情况

表1-13-2　超声提示孕期三胎儿发育情况

孕周/W	17^{+4}	19^{+6}	21^{+4}	23^{+4}	25	27^{+1}	29^{+1}	32
胎儿1体重/g	216	336	458	632	873	1146	1351	1822
胎儿2体重/g	206	329	480	675	780	1185	1442	2153
胎儿3体重/g	205	324	468	662	840	1122	1327	1917

入院治疗经过：继续予饮食和运动治疗，以轻体力活动为主。间歇性吸氧，控制每日饮水量1200～1500mL。予肌肉注射地塞米松(6mg，每间隔12h一次，共2d)再次促胎肺治疗。行双下肢静脉超声提示血流缓慢，未见血栓形成。住院一周双下肢水肿明显，体重增长2.5kg，尿蛋白+。多学科讨论，考虑三胎妊娠，GDMA2级，孕3产1，孕33^{+5}周，妊娠合并心功能2～3级，拟定孕34周择期行子宫下段剖宫产术终止妊娠。2019年8月8日孕34周剖宫产分娩三女活婴，三个新生儿Apgar评分均为10分—10分—10分，体重分

别为2220g、2110g、2040g。三个胎盘融合为一个,重达890g(图1-13-8)。单绒三羊,羊水1200mL。术中予缩宫素20U静脉滴注、卡前列腺素氨丁三醇250μg宫肌注射加强宫缩,行双侧子宫动脉结扎术止血。术中出血600mL,术后24h总出血量800mL。围手术期血糖浓度波动于5.6～6.8mmol/L,予24h静脉补糖150g。产后停用胰岛素,进行母乳喂养,产后5天产妇出院。新生儿在新生儿重症监护室14天后出院。产妇于产后6周和12周进行OGTT复查,均未见异常。母儿随访至今,健康良好。

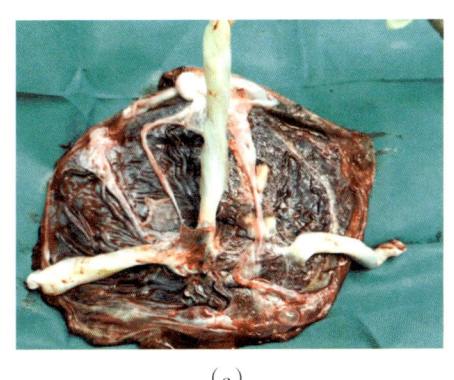
(a)

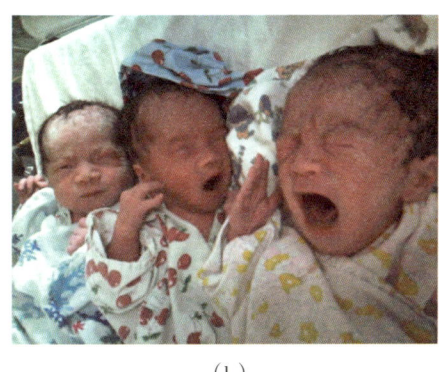
(b)

图1-13-8 (a)胎盘出生时情况,(b)新生儿出生时情况

13.2 病例分析

13.2.1 三胎妊娠的流行病学特征及危害

三胎妊娠(triplet pregnancies,TP),根据绒毛膜性可分为单绒毛膜三胎(monochorionic triplet,MCT)、双绒毛膜三胎(dichorionic triplet,DCT)和三绒毛膜三胎(trichorionic triplet,TCT)妊娠。TCT妊娠主要来自辅助生殖。随着辅助生殖技术的应用,三胎妊娠的发生率从1980年的0.037%上升到2009年的0.153%[1-2]。辅助生殖为了追求更高的胚胎存活率,会同时向子宫内移植多个胚胎,导致TCT妊娠的发生率增高。与自然妊娠相比,辅助生殖术后出现单卵双胎和三胎的概率分别增加2～12倍和100倍,与TCT妊娠不同,含单、双绒毛膜的三胎(MCT和DCT)妊娠以自然受孕为主(66%)[3]。除了胎儿数会影响妊娠结局外,对含有单绒毛膜成分的三胎妊娠而言,由于多个胎儿共用一个胎盘,胎盘血管吻合和胎盘分割不均等会导致多种并发症,包括胎儿输血综合征、双胎动脉反向灌注序列征、双胎贫血-多血质序列征和选择性胎儿生长受限等。这使得MCT和DCT妊娠的胎儿死亡率和出生缺陷率分别为TCT妊娠的5.4倍和4倍[4]。一项系统综述显示,三胎妊娠者24周前流产率为8.9%,32周前早产率为33.3%[5]。徐榕莉报道三胎妊娠85例,发生胎儿生长受限(FGR)的发生率为32.02%。32周前早产率为23.5%[6]。多胎妊娠子宫体积大,宫腔压力增高,容易出现胎膜早破,导致早产率增高。其妊娠期高血压疾病、子痫前期、妊娠期糖尿病等疾病的发生率亦比单胎明显增高,与此相关的医源性早产也明显增加。美国妇产医师学会《多胎妊娠指南(2021)》指出,多胎妊娠增加胎儿及新生儿发病和病死率(表1-13-3)。由此可见多胎妊娠最值得关注的并发症是早产以及早产儿发病与死亡[7]。

表 1-13-3 多胎妊娠发病与死亡[7]

特征	平均出生体重/g	平均孕周/周	<34周占比/%	<37周占比/%	脑瘫发生率（每千个活产）	新生儿死亡率（每千个活产）
单胎	3285	38.5	2.1	8.2	1.6	5.4
双胎	2345	35.0	19.5	60.3	7	23.6
三胎	1680	31.7	63.1	98.3	28	52.5
四胎	1419	30.3	82.6	97.4	—	96.3

【本例评估】

本例三胎妊娠妇女为经产妇，2012年38⁺周顺产一活男婴，体重3600g；2017年因"异位妊娠"行腹腔镜下右侧输卵管切除术。本次为促排卵助孕而受孕。虽然患者为MCT妊娠，但未发生复杂多胎妊娠并发症，也未发生FGR和32周前早产，但因围生期心功能不全，孕34周医源性早产。

13.2.2 三胎妊娠与GDM

对于多胎妊娠合并GDM的诊治，目前国内外无相关指南或专家共识，诊断标准沿用单胎妊娠的标准。国内外研究均显示，多胎妊娠本身就是糖尿病的高危因素，但多胎妊娠与GDM的相互影响的临床呈现与单胎妊娠略有不同。

Marlene Hager 在2020年根据年龄、BMI匹配60名单胎妊娠的女性，按OGTT实验的诊断标准，发现三胎妊娠的女性GDM发病率高于单胎妊娠（31.7% vs.11.7%）；但无论是否患有GDM，三胎妊娠不良妊娠结局的风险无统计学差异。另外，综合11篇研究结果的荟萃分析提示，三胎妊娠的GDM发病率在12.4%左右，三胎妊娠女性应该加强妊娠期血糖监测，预防妊娠期并发症，降低母婴健康风险[8]。

有学者认为，与单胎妊娠不同的是，GDM可能对双胎妊娠的围产儿产生"保护"作用。Luo等[9]应用1995—2000年美国国家卫生统计中心双胎妊娠数据分析显示，GDM母亲所生新生儿的极早产、低出生体重、小于胎龄儿的风险降低，且极早产儿的围产期死亡风险也明显降低。Klein等[10]研究发现，双胎妊娠合并GDM的双胎不一致性发生率较血糖正常者更低。这一"保护"作用可能是因为双胎妊娠需要更多的营养，母体的高血糖使胎儿血糖升高，进而产生高胰岛素血症，促进胎儿生长发育，从而避免发生小于胎龄儿，改善围产儿结局。但也有研究显示，双胎妊娠GDM血糖控制的改善与其预后无关，而严格的血糖控制与低出生体重儿的增加有关。这表明需要重新考虑双胎妊娠血糖控制的目标，因为严格的血糖控制可能不会改善结果，反而可能增加低出生体重儿的风险。因此，对于双胎妊娠血糖的控制标准是否应当适当放宽，尚待更多的循证研究。因三胎发生率低，对于三胎妊娠血糖的控制标准是否应当适当放宽，尚待更多的循证研究。

对于三胎妊娠合并GDM，适宜的孕期增重能够改善新生儿质量，降低母体妊娠风险。但目前国内外尚无适宜三胎妊娠孕期的体重增长建议，主张个体化管理，原则和每天的总热量计算公式同单胎妊娠，主张足量、均衡和全面，每增加一个胎儿，每天热卡总量增加200千卡。

另外，合并 GDM 的多胎妊娠发生母体合并子痫前期、羊水过多、产后出血等其他并发症的概率可能较非糖尿病多胎妊娠更高，需要更密切的临床监测和处置。

> **【本例 GDM 的管理】**
>
> 本例三胎妊娠妇女，孕 23 周，行 OGTT 结果显示 4.3mmol/L—10.73mmol/L—10.92mmol/L。确诊 GDM，予饮食运动控制血糖不佳遂及时住院治疗，进行一对一的心理辅导和鼓励，让孕妇及亲属熟练掌握七项必备技能：
>
> （1）母胎体重管理：如表 1-13-1 所示该母体整个孕期体重增长良好，为 24kg，平均增重 0.912kg/周。胎儿 2~4 周超声测体重，图 1-13-7 和表 1-13-2 所示为该孕妇孕期三胎儿发育情况，处于同孕龄胎儿体重的 20th~60th；三个胎儿的出生体重分别为 2220g、2110g 和 2040g，三胎发育及其一致性良好。
>
> （2）饮食管理：每日能量摄入 2200~2500kcal，一日六餐，每日由患者线上图文汇报后予指导，达到全面、均衡和适量原则[11]，如图 1-13-1 和图 1-13-2 所示。
>
> （3）运动技巧：饭后以计步器计量进行适量散步，速度以能完整说一句话为适度标准，时间为 30min，步数约为 7000 步。
>
> （4）血糖监测：末梢血血糖值应作为衡量血糖控制是否良好的第一指标。本例患者整个孕期 HbA1c 水平波动于 4.1%~4.3%，空腹血糖浓度维持在 3.9~5.3mmol/L，餐后 2h 血糖浓度波动于 5.6~7.2mmol/L，整个孕期血糖控制平稳。血糖达标率 85%。
>
> （5）胰岛素注射技巧：开展糖妈妈体验营实操教学并进行考核，规范注射技术。患者从入院初期的拒绝转变为分娩前期的熟练，胰岛素剂量从孕 25 周的 9U/d 增加至孕 34 周的 16U/d。
>
> （6）自数胎动：孕妇很难分清 3 个胎儿的胎动情况，可以通过每日累计 2h 总胎动数来评估，若增减 50%，及时到医院进行超声评估。
>
> （7）自我先兆早产的预测和评估：自我触及宫底张力以进行宫缩评估。若硬度如额头且持续时间超过 20s，每小时超过 3 次，阴道胶冻状分泌物排出；或孕 16 周后每 2 周经阴道超声宫颈长度测量，若长度 <25mm，则为有先兆早产迹象。该孕妇均无上述现象。
>
> 孕 28 周和 33 周分别予预防性促胎肺成熟及脑保护治疗。首次出院后于微信平台追踪随访，多学科团队式管理给予护理心理干预，实时为孕妇提供帮助，在线督导察觉并处置母胎可能发生的并发症的蛛丝马迹，减轻患者对疾病的担忧。患者再次住院母婴良好结局也证实了文献报道的 GDM 可能对多胎妊娠的围产儿产生"保护"作用，当然，这一结论的基础，在于多胎妊娠合并 GDM 妇女得到良好且规范的多学科医疗照护。

13.2.3　三胎妊娠的围产期管理

三胎妊娠的围产期管理重点是确定绒毛膜性，主张减胎，严密母体高发的妊娠合并症和并发症的监测与处置。

孕早期或中孕早期超声确定绒毛膜性对于多胎妊娠相当重要。所有多胎妊娠的妇女，无论年龄大小，都应接受胎儿染色体异常的常规筛查。用 NT 测量直接评估单个胎儿，其标准及截断值与单胎相同。三胎以上高胎数妊娠，主张早孕期负压抽吸减胎术及中孕期射频消融减胎术，减至双胎或单胎。多胎妊娠减胎可降低子痫前期、早产及其他新生儿和产科并发症发生率。三胎妊娠孕妇中，行减胎术减至双胎者妊娠丢失、产前并发症、早产、低出生体重儿、剖宫产和新生儿死亡的发生率低于不行减胎术而继续妊娠的孕妇。减至双胎者上述并发症的发生率与自然受孕的双胎孕妇相似[12]。据国内研究报道，对于MCT三胎妊娠，选择性减胎与期待妊娠相比，母胎结局基本无差异，所有的减胎方法，均存在留存胎儿发生宫内死亡的风险。对于各种减胎策略的优劣比较，国内外尚无定论[13]。

单绒多胎妊娠胎儿复杂并发症高发。建议从16周开始每2周进行1次超声检查和产前检查。对于早产的预防，《多胎妊娠指南（2021）》认为，无论有无早产症状，辅助检查的预测价值均很低，不推荐应用于无症状孕妇中。且常规预防干预措施（包括子宫颈环扎术、住院、卧床、宫缩抑制剂以及子宫托）并不能降低早产儿发病率与死亡率，因此，不应因多胎妊娠就采取上述方法。推荐对晚期流产和急性早产的多胎妊娠处理方案同单胎妊娠[7]。

阿司匹林对于预防多胎妊娠子痫前期有一定的临床应用价值，也主张有高危因素（初次妊娠、年龄>40岁、距前次妊娠超过10年、初产、就诊BMI>35kg/m²、有子痫前期家族史）的三胎妊娠孕妇从孕12周开始每天服用阿司匹林75mg直至孕28周。由于多胎妊娠孕妇发生子痫前期风险增加，妊娠期需要加强监测，尤其是在妊娠早期，需要了解其基础血压及平均动脉压，在妊娠后期需要关注血压变化，警惕子痫前期的发生。另外，三胎妊娠血容量增加到80%，心脏负荷加重凸显，孕期随访须重点关注孕妇心功能变化情况，及时干预，选择恰当的终止妊娠的时机，以改善母儿妊娠预后。根据美国妇产科学会指南建议，无并发症的MCM双胎应于孕32^{+0}周~33^{+6}周之间终止妊娠；无并发症的TCT三胎或DCT三胎妊娠于孕35周时终止妊娠。三胎及以上多胎妊娠不可避免出现早产，在终止妊娠前，建议给予一疗程糖皮质激素促胎肺成熟[7]。威廉姆斯产科学提出三胎及以上妊娠以剖宫产为宜。分娩前应合血备用，分娩时在第3个胎儿娩出后立即使用宫缩剂预防产后出血。因多胎妊娠本身就是产后出血高危因素，应积极采取2种或以上缩宫剂联合预防及治疗产后出血，剖宫产同时还可采用外科止血技术，如B—Lynch缝合、双侧子宫动脉分支缝扎等。围手术期加强孕妇血糖监测。多胎妊娠的孕妇因体内消耗大，容易出现低血糖，增加胎儿窘迫的风险。产后鼓励母乳喂养，加强宫缩和抗感染，继续予饮食和运动管理，及时进行静脉血栓栓塞症评分，使用肝素预防静脉血栓栓塞症。

【本例三胎妊娠的围产期管理】

本例三胎妊娠，孕6周彩超提示：宫内可见3个孕囊，三胎妊娠，单绒毛膜三羊膜囊。外院曾建议其减胎，患者因MCT担心减胎术流产风险高及留存儿的预后难以预测而拒绝。孕23周诊断GDM；孕27^{+2}周转诊广医三院诊断GDMA2级。经过医护团队规范的围产期管理，血糖控制良好。因转院孕周>16周，未使用阿司匹林预防子痫前期，分别于孕28周和32周，2次使用糖皮质激素促胎儿肺成熟。孕期无DKA、低血糖、妊娠高血压、先兆早产和FGR等并发症发生。孕34周出现心功能不全，按相关管理指南，择期剖宫终止妊娠。分娩期多手段联合预防产后出血，产后低分子肝素6000U皮下注射5天，停用胰岛素。该产妇围手术期也无产后出血、心衰、低血糖、DKA和静脉血栓栓塞症等发生，腹部伤口愈合良好。三个新生儿体重均达同孕龄新生儿体重的50th，无出生缺陷、低血糖和新生儿呼吸窘迫综合征等并发症。母婴均获得良好预后，是医护患携手共管的典范。

13.3 小结

三胎妊娠发生并发症风险高，危及母儿安全。对三胎妊娠应早期诊断，重点需确定绒毛膜性，适时适当方法减胎，严密母体高发的妊娠合并症和并发症的监测与处置，规范围产期管理。对于 MCT 三胎妊娠，选择性减胎与期待妊娠相比母胎结局基本无差异，多数 MCT 孕妈因考虑减胎手术的可能风险而拒绝减胎，而多胎妊娠最值得关注的并发症是早产以及早产儿发病与死亡。MCT 会导致多种并发症，包括胎胎输血综合征、双胎动脉反向灌注序列征、双胎贫血-多血质序列征和选择性胎儿生长受限等。孕期须使用超声严密监测胎儿情况。另外，MCT 三胎合并 GDM 的诊断同单胎，一旦诊断，主张多学科协作、个体化生活方式管理，血糖达标标准应同单胎，严防低血糖和 DKA 发生，积极预防母体合并子痫前期、羊水过多、产后出血、产褥感染和静脉血栓栓塞症，适时终止妊娠，以改善 MCT 三胎母儿预后。

【参考文献】

[1] PAPAGEORGHIOU A T, AVGIDOU K, BAKOULAS V, et al. Risks of miscarriage and early preterm birth in trichorionic triplet pregnancies with embryo reduction versus expectant management: new data and systematic review[J]. Hum Reprod, 2006, 21(7): 1912-1917.

[2] MARTIN J A, HAMILTON B E, VENTURA S J, et al. Births: final data for 2009[J]. Natl. Vital. Stat. Rep., 2011, 60(1): 1-70.

[3] KAWAGUCHI H, ISHII K, YAMAMOTO R, et al. Perinatal death of triplet pregnancies by chorionicity [J]. Am. J. Obstet. Gynecol., 2013, 209(1): 36.

[4] GLINIANAIA S V, RANKIN J, KHALIL A, et al. Effect of monochorionicity on perinatal outcome and growth discordance in triplet pregnancy: collaborative multicenter study in England, 2000-2013[J]. Ultrasound Obstet. Gynecol., 2021, 57(3): 440-448.

[5] American College of Obstetricians and Gynecologists. Multifetal gestations: twin, triplet, and higher-order multifetal pregnancies. ACOG Practice Bulletin No. 231[J]. Obstet. Gynecol., 2021, 137: 145-162.

[6] 徐榕莉，王雪春，徐艳红. 三胎妊娠 85 例临床分析[J]. 福建医药杂志, 2017, 39(1): 12-16.

[7] ACOG Multifetal Gestations: Twin, triplet, and higher-order multifetal pregnancies: ACOG Practice Bulletin, Number 231[J]. Obstet. Gynecol., 2021, 137(6): 145-162.

[8] HAGER M, OTT J, CASTILLO D M, et al. Prevalence of Gestational Diabetes in Triplet Pregnancies: A Retrospective Cohort Study and Meta-Analysis[J]. Clin. Med., 2020(9): 1523.

[9] LUO Z C, ZHAO Y J, OUYANG F, et al. Diabetes and perinatal mortality in twin pregnancies[J]. PLoS One, 2013, 8(9): e75354.

[10] KLEIN K, MAILATH-POKORNY M, LEIPOLD H, et al. Influence of gestational diabetes mellitus on weight discrepancy in twin pregnancies[J]. Twin Res. Hum. Genet., 2010, 13(4): 393-397.

[11] 李映桃. 图说糖妈妈饮食 3+3[M]. 广州：华南理工大学出版社, 2020.

[12] 李优, 魏瑗, 赵扬玉. 含单绒毛膜的三胎妊娠选择性减胎策略评价[J]. 中华围产医学杂志, 2021, 24(10): 778-782.

[13] 周颖, 焦钰洁, 朱培静, 等. 单绒毛膜三羊膜囊三胎的妊娠结局及减胎术对其的影响[J]. 中华围产医学杂志, 2021, 24(4): 249-253.

14 脑梗塞后妊娠合并慢性高血压及 2 型糖尿病

陈佳　李映桃　陈海霞　黄俊巧　张梦琪
李玉芳　吴伟珍　张莹　王寿平　梁燕玲

妊娠合并脑卒中的发病率约为 0.3‰，发病率逐年递增，死亡率高达 10%[1]，是妊娠和产褥期罕见但致死率高的疾病。30% 的妇女在脑卒中后再次妊娠至少经历一次并发症（如妊娠期高血压疾病、妊娠期糖尿病、早产、胎儿生长受限等），妊娠期高血压疾病发病率增加 3 倍，HELLP 的发病率增加 20 倍，也易导致死胎、死产、新生儿死亡等不良围产结局。本节报道并分析 1 例脑梗塞后妊娠合并慢性高血压及 2 型糖尿病的妇女，成功分娩近足月活婴的临床经过。

14.1 病例摘要

患者，女，30 岁，因"发现高血压 2+年，停经 33+5周，血糖高 5 月，尿蛋白增高 1 月"于 2015 年 12 月 3 日 13 时入广州医科大学附属第三医院。患者平素月经规律，末次月经 2015 年 4 月 9 日，自然受孕，推算预产期 2016 年 1 月 16 日。目前核实孕周 33+5周，停经 1+月自验尿妊娠试验（+）。孕 12 周胎儿 NT 正常，孕 12+周行血清学唐氏筛查提示临界风险，拒绝做产前诊断。孕 14+周外院行口服 75g 葡萄糖耐量试验检查提示空腹血糖浓度 6.1mmol/L，服糖后 2h 血糖浓度 10.14mol/L，糖化血红蛋白水平 6.9%。孕 16 周始本院定期产检，各项遗传性或获得性易栓症检查未发现异常。2015 年 8 月 30 日（孕 20+1周）因饮食和运动控制血糖欠佳，住院确诊 2 型糖尿病，开始给予胰岛素治疗，"诺和锐"三餐前用量为 14U—15U—21U，地特胰岛素睡前 18U。血糖和血压控制良好，空腹血糖浓度波动在 5.0~6.0mmol/L，餐后 2h 血糖浓度波动在 7.0~9.6mmol/L。血压波动在 126~137/70~85mmHg，出院继续门诊产检。孕 21+周行Ⅲ级超声排除胎儿畸形检查未见异常。2015 年 11 月 4 日（孕 29+周）因地特胰岛素过敏入院，入院后改予胰岛素泵治疗，三餐前大剂量泵入 12U—28U—30U，总基础量 24.4U。空腹血糖浓度波动于 5.2~6.8mmol/L，餐后 2h 血糖浓度波动于 6.6~8.6mmol/L。孕 30+5周行胎监提示较弱宫缩，给予口服硝苯地平 10mg（tid）。监测血压波动于 122~138/72~86mmHg，尿蛋白 -~+。现停经 33+4周，2h 前出现下腹部胀痛不适，无阴道流血、无阴道流液，自觉胎动正常。急诊拟"孕 33+5周先兆早产，糖尿病合并妊娠，妊娠合并慢性高血压"收治入院。孕期血糖、胰岛素用量、血压、体重控制情况分别见表 1-14-1、表 1-14-2、表 1-14-3 和表 1-14-4。

患者于 2013 年 5 月单位体检发现高血压，接受口服伊泰青（1 粒，每天一次）和脑络通（1 粒，每天一次）降压治疗。血压控制尚好，血压波动于 130~150/80~90mmHg。2015 年 6 月 8 日发现妊娠，超声提示孕 6 周，胚胎存活，遂自行停用降压药，监测血压波动于 120~140/75~90mmHg。孕 16 周于本院产检。考虑患者有慢性高血压且有脑梗塞病史，为子痫前期和静脉血栓栓塞症(VTE)高危人群，开始给予口服阿司匹林(100mg，每天一次)治疗至今(如表1-14-2)。孕30^+周血压波动于120～150/75～95mmHg，予口服硝苯地平(10mg，tid)至今，监测血压波动于122～130/72～86mmHg。11月4日发现尿蛋白1.59g/d，血压波动于115～136/75～86mmHg，Cr 59μmol/L，UA 315μmol/L，血小板$4.32×10^{11}$/L，BNP、肝功能正常，心脏彩超、眼底检查未见明显异常。定期监测生化指标如表1-14-3。

既往史：患者于1998年发现脑梗塞，在外院诊治(不详)，后遗左侧肢体乏力、左手手指屈曲、轻度跛行等症，偶尔有偏头痛，未做特殊处理。

家族史：父亲患有高血压，母亲患有糖尿病，否认家族有遗传病史及精神病史。

婚育史：30岁结婚，配偶体健，孕1产0，结婚半年，首孕。

入院体格检查：体温36.1℃，脉搏110次/min，血压115/75mmHg，呼吸18次/min。身高160cm，孕前体重75kg，BMI 29.3kg/m²，现体重83.5kg，孕期体重共增加8.5kg。心肺听诊无异常，腹隆、软，无压痛、反跳痛，双下肢浮肿(-)。

产科检查：宫高29cm，腹围108cm，头先露，胎方位LOT，未入盆，胎心音132次/min，未扪及规则宫缩。骨盆外测量正常。阴道检查：宫颈居后，质软，宫颈管消退30%，宫颈口未开，S-3，宫颈Bishop评分2分。

入院诊断：(1)慢性高血压并发子痫前期；(2)糖尿病合并妊娠；(3)先兆早产；(4)孕1产0，孕33^{+5}周，单活胎；(5)脑梗塞后遗症。

入院后诊疗经过：入院后给予胰岛素(三餐大剂量泵入29U—40U—50U，总基础量35.9U)调节血糖处理，空腹血糖浓度波动于4.4～6.0mmol/L，三餐后2h血糖浓度波动于6.8～8.2mmol/L。12月3日行24h尿蛋白定量5.5g，12月6日血压逐渐升高，波动于122～142/94～107mmHg，予加用口服拉贝洛尔(100mg，bid)降压治疗，12月8日Cr 74μmol/L，UA 505μmol/L，考虑患者孕34^{+4}周，血压升高、尿蛋白、尿Cr及UA增加，拟"重度子痫前期"择期于2015年12月9日9:20在腰硬联合麻醉下行子宫下段剖宫产术。2015年12月09:29娩出一活男婴，体重2660g，Apgar评分7分—10分—10分，术中出血200mL，术程顺利。

术后当天血压最高165/110mmHg，给予尼卡地平静脉降压治疗。术后第一天血压波动于120～135/75～85mmHg，三餐前血糖浓度波动于5.2～6mmol/L，餐后2h血糖浓度波动于5.7～6.5mmol/L，改用口服拉贝洛尔(100mg，bid)和硝苯地平(10mg，q8h)降压治疗，予低分子肝素预防栓塞等对症治疗。术后第一天晚上23:20患者出现胸闷不适，心率126次/min，心脏彩超提示：左房轻度增大，轻度二尖瓣关闭不全，左室收缩舒张功能正常，少量心包积液。胸片示：双肺纹理增强，心影增大，心胸比0.59。予白蛋白10g静滴和呋塞米20mg静滴后症状缓解。术后第六天患者餐前血糖浓度波动于5.4～8.7mmol/L，餐后2h血糖浓度波动于8.4～11.8mmol/L，给予门冬胰岛素三餐前(2U—2U—2U)和地特胰岛素2U睡前调节血糖。术后第七天患者血压波动于120～132/72～86mmHg，无特殊不适，予出院，继续给予低分子肝素抗凝治疗6周。

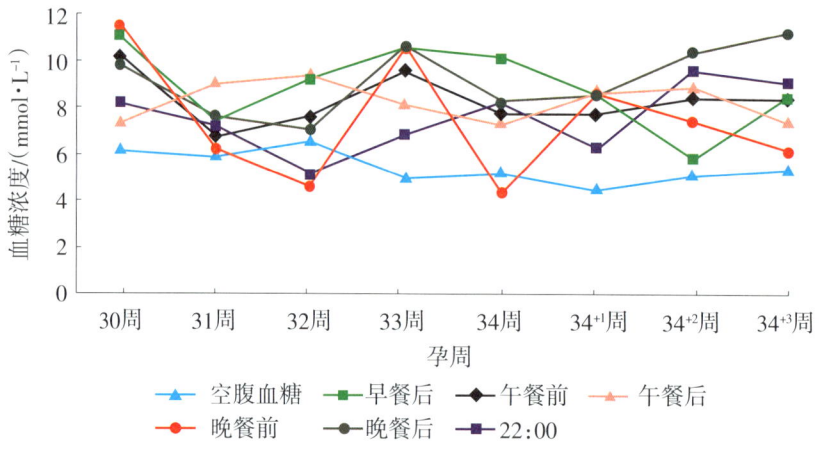

图1-14-1 孕产期平均血糖水平情况

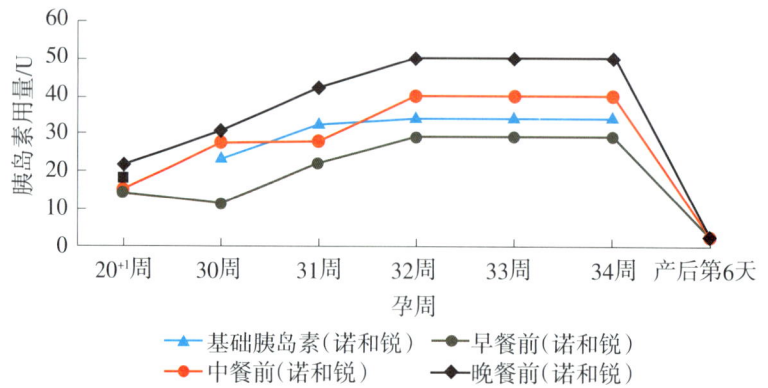

图1-14-2 孕产期平均每日胰岛素用量情况

表1-14-1 孕产期血压情况及降压药使用情况

日期	血压/mmHg			降压药
	9:00	15:00	21:00	
11月7日	121/75	122/73	138/89	硝苯地平(10mg，tid)
11月14日	115/84	110/75	116/86	硝苯地平(10mg，tid)
11月21日	134/90	136/93	105/85	硝苯地平(10mg，tid)
11月28日	115/75	127/82	142/98	硝苯地平(10mg，tid)
12月5日	140/94	122/94	142/107	硝苯地平(10mg，tid) 拉贝洛尔(100mg，bid)

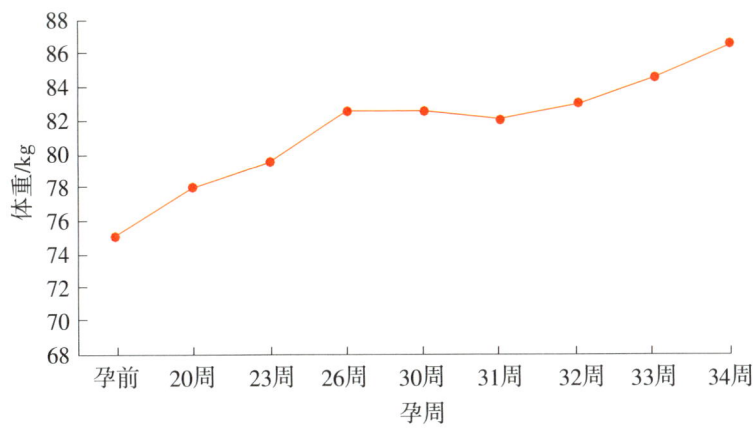

图 1-14-3 孕期每周平均体重情况

表 1-14-2 孕产期 VTE 评分

项目	评分
脑梗塞病史	4 分
本次妊娠子痫前期	1 分
总分	5 分

表 1-14-3 各项子痫前期相关的生化检查结果（术前+术后）

日期	PLT·10^9/L^{-1}	PT/s	APTT/s	Fbg/(g·L^{-1})	D2 聚体/(ng·mL^{-1})	ALT/(U·L^{-1})	AST/(U·L^{-1})	尿蛋白(24h 定量)/g	Cr/(μmol·L^{-1})	UA/(μmol·L^{-1})
11月4日	432	10.4	20.9	5.6	—	8.2	9.7	1.59	59	315
11月12日	—	—	—	—	—	—	—	0.7	—	—
11月18日	—	9.8	27	5.82	317	9.1	10.0	1.74	52	317
11月20日	—	—	—	—	—	—	—	1.17	—	—
11月23日	397	—	—	—	—	—	—	2.14	—	—
11月25日	400	9.8	26.8	6.15	389	6.6	9.5	1.49	63	356
11月28日	—	—	—	—	—	—	—	0.28	—	—
12月3日	349	9.2	27.7	6.15	388	—	—	5.5	—	—
12月8日	336	9.8	27.8	6.38	—	7.0	12.0	4.53	74	505
12月10日	349	—	—	—	—	13.2	29.7	—	80	514
12月11日	399	10.4	31.9	6.62	408	10.7	15.9	—	76	557.1
12月12日	423	—	—	—	—	12.0	18.5	—	73	537
12月14日	—	—	—	—	—	13.2	11.1	—	71	439.9
12月16日	—	—	—	—	—	—	—	0.56	—	—

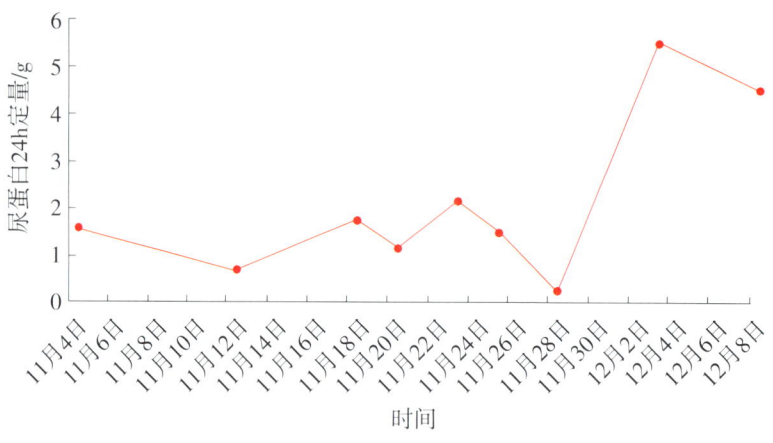

图 1-14-4 尿蛋白 24h 定量

14.2 病例分析

14.2.1 脑梗塞合并妊娠的流行病学特点和高危因素

脑卒中是指大脑血管因各种原因导致破裂或堵塞，引起一系列的相应脑部神经功能障碍。脑卒中分为缺血性脑卒中（ischemic stroke，IS）和出血性脑卒中（hemorrhagic stroke，HS）。美国心脏协会/美国脑卒中协会对"脑卒中"的定义则包括由 IS、HS 和脑静脉窦血栓形成（cerebral venous sinus thrombosis，CVST）。妊娠合并脑卒中的人群发病率为 0.3‰，IS 和 HS 的人群发病率为 0.122‰，而 CVST 为 0.091‰，平均年龄为 22～33 岁。产前和围产期脑卒中的发生率为 0.183‰，产后则为 0.14.7‰[1]。英国 Ban 等[2]报告孕前脑卒中的发生率为 0.107‰，孕期为 1.611‰，产褥早期为 0.471‰。

脑卒中所致孕产妇死亡，美国报道 2011—2013 年为 6.6%，并逐年上升[3]。加拿大报道[4]2015—2016 年间与 2003—2004 年间相比增加了 60%，且孕期和产褥早期妇女与脑卒中相关的孕产妇死亡率可能被低估，因为妊娠期高血压疾病（pregnant hypertensive disorders，PHD）占美国孕产妇死亡率的 6.8%[3]，而子痫前期患者中 40%～70% 的孕妇死亡是由脑卒中引起。

脑梗塞合并妊娠的高危因素包括：高龄、妊娠期高血压疾病、偏头痛、妊娠期糖尿病、高凝状态和抗磷脂综合征、先天性心脏病、心房颤动、严重产后出血、剖宫产、凝血障碍或潜在血栓前疾病、镰状细胞病、狼疮、吸烟者。

【本例脑梗塞合并妊娠再发的高危因素】

患者 18 年前发现脑梗塞，后遗左侧肢体乏力，左手手指屈曲，轻度跛行，偶尔有偏头痛等症。2013 年 5 月体检发现高血压，孕期行 75g 葡萄糖耐量检查提示糖尿病合并妊娠，产检评估为子痫前期和 VTE 高危人群，再发脑卒中的风险极高，孕期予以规范口服阿司匹林及注射肝素，成功预防了脑梗塞的发生。

14.2.2 脑梗塞后妊娠对母儿的影响

国外一项对 373 名在 25～40 岁之间已经患有 IS 的荷兰妇女进行的多中心研究发现，

5年内未妊娠再发IS的总体风险为0.5%，而妊娠则为1.8%[5]。30%的妇女在脑卒中后再次妊娠至少经历一次并发症（如妊娠期高血压疾病、妊娠期糖尿病、早产、胎儿生长受限等），妊娠期高血压疾病发病率增加3倍，HELLP的发病率增加20倍[6-7]，基于此队列研究表明，脑卒中后子痫前期的发病率为1.4%～3.5%，妊娠期糖尿病的发病率为3.0%～4.9%[8-10]。

虽然目前还没有针对妇女卒中后妊娠预后的对比性研究，但临床提示死胎、死产、新生儿死亡等围产儿预后不良发生率高。一项队列研究[11]发现，脑卒中后妊娠并发症风险增加（流产率高达35.2%、多胎妊娠流产率5.5%、胎儿死亡率6.1%）。还有研究发现孕妇脑卒中前围产儿死亡的发病率占比为3.43%，卒中后为8.88%[12]。

> **【本例脑梗塞后妊娠母儿妊娠预后情况】**
>
> 本例患者脑卒中后18年怀孕，也合并了慢性高血压及2型糖尿病，与文献报道30%的妇女在脑卒中后再次妊娠至少经历一次并发症（如妊娠期高血压疾病、妊娠期糖尿病、早产、胎儿生长受限等）一致，是复杂代谢性疾病和血管疾病合并妊娠，这些疾病均可能增加流产、早产、死胎的风险。但本例通过孕期严格控制饮食、运动联合胰岛素治疗糖尿病，空腹血糖、餐后2h血糖、糖化血红蛋白、胎儿体重、孕期体重增长均控制良好，未发生严重低血糖情况；慢性高血压则给予降压药物规范治疗，血压控制良好；且规范口服阿司匹林及注射肝素，预防脑梗塞的发生。严密随访肝肾功能，监测母胎状况，母体在孕29周仍并发子痫前期，但未发生流产、死胎等不良妊娠结局，母婴预后良好。

14.2.3 脑梗塞合并妊娠的围生期管理

1. 孕前评估

脑卒中病史并不是妊娠禁忌。有妊娠相关卒中病史的妇女应转介给血管神经科医生进行随访。卒中二级预防取决于卒中病因，大多数情况下包括抗血小板或抗凝治疗。对于既往有脑卒中病史的妇女在备孕期间可通过改变以下高危因素（如肥胖、高血压、缺乏体力活动、吸烟、不良饮食等），减少脑卒中再次复发的风险。一旦确定妊娠，妊娠期间应接受产科医生的严密监测，以防止发生严重的、可能危及生命的妊娠并发症。

2. 孕期管理

妊娠期高血压疾病患者发生脑卒中的风险增加1.7倍～5.2倍，患有妊娠期高血压的妇女25%会发展为子痫前期，妊娠合并脑卒中患者患有子痫前期者占21%～47%[13]，因此需重视血压的管理。子痫前期发生脑卒中的最常见类型是出血性卒中，通常发生在产后。国际妊娠高血压研究学会（International Society for the Study of Hypertension in Pregnancy, ISSHP）推荐对于子痫前期高危人群，从妊娠12周到36周，服用阿司匹林75～162mg/d预防子痫前期，且对于每日钙摄入量低（＜600mg/d）或无法估计钙摄入量者，建议补充钙1.2～2.5g/d。妊娠期最常用的降压药物是甲基多巴、拉贝洛尔和硝苯地平，拉贝洛尔为治疗妊娠期高血压的一线药物。ISSHP推荐治疗任何类型的妊娠期高血压，舒张压目标为85mmHg[14]。另外，妊娠期高血压和糖尿病均为"代谢紊乱综合征"和"胎盘源性疾病"，高血压妇女妊娠期糖尿病高发，宜尽早进行糖尿病筛查和规范管理，管理的血糖目标及策略同普通糖尿病妇女。

一项研究发现，在妊娠或产褥期内，动脉 IS 复发的风险在 1 年内为 1%，在 5 年内为 2.3%，其中产后 6 周内的风险最大[5]。高危患者或既往有卒中病史的患者应使用预防性抗凝药物。根据美国心脏协会和美国脑卒中协会脑卒中二级预防指南，患有缺血性卒中和高危血栓栓塞症（如高凝状态或机械心脏瓣膜）的孕妇可以使用以下方法之一进行治疗[15]：①怀孕期间每天 2 次低分子肝素，根据注射后 4h 达到抗 Xa 峰值水平调整肝素剂量；②妊娠期间调整普通肝素的剂量，每 12h 皮下注射 1 次，剂量调整以保持用药期间至少 2 次部分凝血活酶时间正常或维持抗 Xa 在 0.35～0.70U/mL 之间；③如上使用低分子肝素或普通肝素至 13 周，改用维生素 K 拮抗剂，接近分娩时再次使用低分子肝素或普通肝素。

3. 围分娩期的管理

目前无指南，主张个体化治疗，综合考虑产科因素和脑卒中的病情。国外学者认为，无论阴道分娩或剖宫产，不影响脑血管畸形患者的预后。剖宫产已被报道为脑卒中的独立危险因素[16]。一项研究 115 名妇女的分娩方式发现：88 名（77%）经阴道分娩，19 名（17%）剖宫产，8 名（6%）不清楚分娩方式。在这 115 次分娩中，据报告有 3 例发生在脑卒中后一年，2 例在妊娠期复发脑卒中（1 例有原发性血小板减少性紫癜，1 例有原发性抗磷脂综合征）[5]。

有脑卒中病史并不是经阴道分娩的绝对禁忌，在不增加颅内压的情况下，可考虑经阴道分娩。在第二产程中，可采用硬膜外麻醉以及阴道助产缩短第二产程，以避免产妇用力屏气导致颅内压升高。对于颅内出血风险极高（急性缺血性脑卒中伴有出血性转化、动脉瘤、AVM、心血管疾病伴颅内压升高）以及有产科适应证（视母胎情况）的患者，应考虑行剖宫产，如为重度子痫前期合并脑出血的患者，建议立即行剖宫产终止妊娠，去除病因。在引产或剖宫产前 24h 停止使用低分子肝素，且在产后接受抗凝治疗。对于那些已经存在脑静脉血栓的患者，建议至少使用抗凝药物 3 个月，然后再进行抗血小板治疗。围分娩期血糖管理与普通妇女一致。

4. 产褥期管理

目前没有关于产后恢复使用抗凝药物的随机对照试验。然而，在普外科小手术或侵入性手术后，通常在手术后的当天晚上恢复维持华法林剂量，而不需负荷量。低分子肝素、普通肝素或新型抗凝剂通常在小手术后 12～24h 使用，产科专家的共识同外科，对于那些已经存在脑静脉血栓的患者，建议至少使用抗凝剂 3～6 个月。最近对 30 万名中国妇女进行的一项研究显示[17]，母乳喂养至少 6 个月与降低晚年患心血管疾病和脑卒中的风险相关，这种风险与母乳喂养的时间成反比。华法林、普通肝素和低分子肝素可以根据需要用于哺乳妇女，以预防脑卒中复发。产褥期血糖管理与普通妇女一致。

【本例脑梗死合并慢性高血压及 2 型糖尿病的围生期管理】

本例患者有脑卒中、慢性高血压病史，孕前 BMI 29.3kg/m²，应在备孕期间通过减重降低脑卒中再次复发的风险。但本次为意外妊娠，孕前未行多学科联合门诊风险评估，孕 6 周还自行停用降压药，孕 16 周开始到本院规范产检，各项遗传性或获得性易栓症检查未发现异常，VTE 评分 5 分（具体见表 1-14-2）。孕 16 周开始予口服阿司匹林（100mg，每天一次），孕 33^{+4}周改用皮下注射低分子肝素（0.4mL，每天一次）抗凝治疗。

因产科因素（重度子痫前期）剖宫产，产后常规抗凝，成功地预防了围产期脑梗塞的发生。

患者孕期确诊 2 型糖尿病合并妊娠，围产期血糖管控良好（图 1-14-1），母体体重管理良好（图 1-14-3），降低了脑梗塞的再次发生风险。孕期予以胰岛素调控血糖，孕 20 周诺和锐三餐前为 14U—15U—21U，地特胰岛素睡前 18U；孕 29 周，因地特胰岛素过敏，再次入院改胰岛素泵调控血糖，三餐前大剂量泵入 12U—28U—30U，总基础量 24.4U，随孕周及血糖情况调整胰岛素剂量；孕 34 周胰岛素总量最大剂量 154.9U，胰岛素泵控制血糖达标良好，因重度子痫前期行剖宫产终止妊娠。产后胰岛素剂量剧降，产后 6 天胰岛素总量仅 8U，产后 10 天停用胰岛素，单纯饮食运动调控血糖见图 1-14-2。新生儿出生体重 2660g，Apgar 评分 7 分—10 分—10 分，也是糖尿病管控良好的佐证，更助于降低脑梗塞的再发风险。

患者慢性高血压合并妊娠，孕期密切调整硝苯地平和拉贝洛尔单药或联合，见表 1-14-1，控制血压达标良好；定期监测生化指标见表 1-14-3。严密母胎监护，孕 29 周尿蛋白定量 1.5g，仍继续延长孕周至 34 周，尿蛋白定量达 5.5g（图 1-14-4）。血压难以控制，及时剖宫产终止妊娠，术前 12h 停用低分子肝素，术后继续予低分子肝素抗凝治疗 6 周，在多学科的团队管理下，阻滞了子痫前期疾病的进程。血压、血糖和血液的高凝状态管控良好，未发生脑出血、脑梗塞和脑静脉血栓形成及酮症酸中毒等事件，母婴妊娠结局良好。

14.3 小结

有脑卒中病史的妇女，合并糖尿病及高血压，在妊娠期和产褥期的死亡风险明显增加；因母体的高发合并症和并发症，医源性早产及胎儿出生缺陷、宫内生长受限等不良预后发生率高。建议既往有卒中病史或妊娠期间有高危因素的妇女都应由多学科团队进行管理，进行规范的孕前咨询、孕期合并症和并发症的早期筛查和诊断，特别是合并糖尿病和高血压时，要进行规范达标治疗。二级预防有益于阻滞子痫前期等严重并发症的疾病进程，改善妊娠结局，降低母婴不良妊娠发生率。

【参考文献】

[1] CAULDWELL M, RUDD A, NELSON-PIERCY C. Management of stroke and pregnancy[J]. European Stroke Journal, 2018, 3(3): 227-236.

[2] BAN L, SPRIGG N, ABDUL SULTAN A, et al. Incidence of first stroke in pregnant and nonpregnant women of childbearing age: a population-based cohort study from England[J]. J. Am. Heart Assoc., 2017, 6(4).

[3] Creanga A A, Syverson C, Seed K, et al. Pregnancy-Related Mortality in the United States, 2011-2013[J]. Obstet Gynecol, 017, 130(2): 366-373.

[4] LIU S, CHAN W S, RAY J G, et al. Stroke and cerebrovascular disease in pregnancy[J]. Stroke, 2019, 50: 13-20.

[5] LAMY C, HAMON J B, COSTE J, et al. Ischemic stroke in young women: risk of recurrence during subsequent pregnancies. French Study Group on Stroke in Pregnancy[J]. Neurology, 2000, 55(2): 269

－274.

［6］Luitjes S, Mesri K, Wouters M, et al. A process evaluation of an innovative implementation strategy of the Dutch guidelines on hypertensive disorders in pregnancy using a computerized decision support system. Pregnancy Hypertens［J］. 2012, 2(3)：329－330.

［7］HARAM K, SVENDSEN E, ABILDGAARD U. The HELLP syndrome：clinical issues and management. A Review［J］. BMC Pregnancy Childbirth, 2009, 9(1)：8.

［8］VOLLEBREGT K C, WOLF H, BOER K, et al. Does physical activity in leisure time early in pregnancy reduce the incidence of preeclampsia or gestational hypertension［J］. Acta. Obstet. Gynecol. Scand. , 2010, 89(2)：261－267.

［9］KNUIST M, BONSEL G J, ZONDERVAN H A, et al. Risk factors for preeclampsia in nulliparous women in distinct ethnic groups：a prospective cohort study［J］. Obstet. Gynecol. , 1998, 92(2)：174－178.

［10］LAMAIN-DE R M, KWEE A, NAAKTGEBOREN C A, et al. External validation of prognostic models to predict risk of gestational diabetes mellitus in one Dutch cohort：prospective multicentre cohort study［J］. BMJ, 2016, 354：i4338.

［11］VAN A M E, DE V M, ARNTZ R M, et al. Increased Risk of Pregnancy Complications After Stroke：The FUTURE Study(Follow-Up of Transient Ischemic Attack and Stroke Patients and Unelucidated Risk Factor Evaluation)［J］. Stroke, 2018, 49(4).

［12］AARNIO K, GISSLER M, GRITTNER U, et al. Outcome of pregnancies and deliveries before and after ischaemic stroke［J］. European stroke journal, 2017, 2(4).

［13］BATEMAN B T, SCHUMACHER H C, BUSHNELL C D, et al. Intracerebral hemorrhage in pregnancy：frequency, risk factors, and outcome［J］. Neurology, 2006, 67(3)：424－429.

［14］MAGEE L A, BROWN M A, HALL D R, et al. The 2021 International Society for the Study of Hypertension in Pregnancy classification, diagnosis & management recommendations for international practice. Pregnancy Hypertens, 2022, 3(27)：148－169.

［15］KERNAN W N, OVBIAGELE B, BLACK H R, et al. American Heart Association Stroke Council, Council on Cardiovascular and Stroke Nursing, Council on Clinical Cardiology, and Council on Peripheral Vascular Disease. Guidelines for the prevention of stroke in patients with stroke and transient ischemic attack：a guideline for healthcare professionals from the American Heart Association/American Stroke Association［J］. Stroke, 2014, 45(7)：2160－2236.

［16］LIN S Y, HU C J, LIN H C. Increased risk of stroke in patients who undergo cesarean section delivery：a nationwide population-based study［J］. Am. J. Obstet. Gynecol. , 2008, 28(4)：206－207.

［17］PETERS S A E, YANG L, GUO Y, et al. Breastfeeding and the risk of maternal cardiovascular disease：a prospective study of 300 000 Chinese women［J］. J. Am. Heart. Assoc. , 2017, 6(6)：1－10.

15 慢性高血压及糖尿病妊娠期出现阻塞性睡眠呼吸暂停综合征

魏立平　刘沁　陈佳　刘梦玥　李玉芳　温景锋　李映桃　梁伟璋

美国女性阻塞性睡眠呼吸暂停综合征的患病率为6.5%～9%[1]。糖尿病患者中，阻塞性睡眠呼吸暂停综合征（obstructive sleep apnea-hypopnea syndrome，OSAHS）的患病率显著增高，有研究报道人群糖尿病合并睡眠问题的比率可高达58%[2]，OSAHS合并妊娠对母儿的危害极大，持续气道正压（continuous positive airway pressure，CPAP）为一线治疗手段。本文报告并分析一例慢性高血压及糖尿病妊娠期出现阻塞性睡眠呼吸暂停综合征在广医三院成功近足月分娩的临床过程。

15.1 病例摘要

患者，37岁，因"停经34^{+6}周，血压升高1年，加重12天"于2019年12月16日拟"慢性高血压并发子痫前期"收入广州医科大学附属第三医院高危产科。患者1年前体检发现血压升高，血压150/90mmHg，未做处理。孕14周时发现血压150/95mmHg，就诊于广医三院产科门诊，门诊予拉贝洛尔100mg(bid)、硝苯地平片10mg(tid)口服；孕15^+周予阿司匹林肠溶片100mg(qd)口服至28周。在家自行监测血压，血压波动范围为119～137/73～90mmHg，定期监测尿蛋白阴性至＋；孕16周75g葡萄糖耐量检查示空腹6.87mmol/L—1小时12.24mmol/L—2小时11.72mmol/L，糖化血红蛋白HbA1c水平为6.8%。予胰岛素控制血糖，三餐前门冬胰岛素0U—8U—15U，睡前地特胰岛素14U，空腹血糖浓度波动范围为4.5～5.9mmol/L，三餐后血糖浓度波动范围为6.7～7.6mmol/L，糖化血红蛋白水平为6.1%～6.7%。孕28周时发现夜间打鼾严重，血压控制不佳，门诊行睡眠监测（图1-15-1）提示阻塞性呼吸暂停及低通气指数（AHI）31.1次/h，夜间最低血氧饱和度77%，于广医三院呼吸科诊断为"阻塞性睡眠呼吸暂停综合征"，呼吸科予CPAP治疗。住院期间接受每晚CPAP治疗，平均夜间治疗时间>4h。开始CPAP治疗后，先兆子痫的严重程度有明显改善，血压从164/84mmHg降至135/81mmHg，24h尿蛋白定量从0.62g降至0.57g。治疗后睡眠监测见图1-15-2，出院后定期随访。

2019年12月16日广医三院门诊产检，监测血压152/89mmHg，肌酐浓度82mmol/L，尿酸浓度541mmol/L，尿蛋白2＋。予胰岛素三餐前门冬胰岛素3U—10U—18U，睡前地特胰岛素18U，血糖达标率86%。门诊拟孕34^{+6}周，病情进展，再次由产科收入院。

既往史：无其他特殊病史，否认家族遗传史。

入院诊断：(1)慢性高血压并发子痫前期；(2)妊娠合并糖尿病；(3)高血压2级（很高危）；(4)肥胖症；(5)阻塞性睡眠呼吸暂停综合征(OSAHS)；(6)孕1产0，孕34^{+6}周，单活胎；(7)体外受精-胚胎移植术后；(8)妊娠合并多囊卵巢综合征；(9)亚临床甲状腺功能减退症;(10)胎儿生长受限。

入院体格检查:体温36.1℃,脉搏95次/min,呼吸20次/min,血压166/95mmHg,体重82.7kg,身高153cm,孕前体重74kg,孕前BMI 31.62kg/m²,孕期增重8.7kg。心肺听诊无异常,双下肢水肿+。产科情况:宫高32cm,腹围111cm,未扪及宫缩,胎方位LOA,未衔接。胎心音142次/min,律齐。估计胎儿体重2000g。阴道检查:骨盆内测量无异常,宫颈Bishop评分1分,宫口未开,先露S-4。

入院后治疗经过:入院后多学科会诊,继续予门诊降压和控糖方案,加用硫酸镁解痉,并每晚继续予CPAP治疗,查血常规、凝血常规、肝肾功能均未见异常,24h尿蛋白定量2.2g,拟"慢性高血压并发重度子痫前期,胎儿生长受限",在入院后第二天气管插管全麻下行子宫下段剖宫术,新生儿出生Apgar评分8分—9分—10分(肤色、呼吸各扣一分),体重2010g,转新生儿科监护。产妇术后因OSAHS,停辅助呼吸后血氧波动在85%左右,带气管插管转入ICU病房;术后第二天脱机拔管,予鼻导管2L/min吸氧,血氧保持在95%~99%;夜间予无创辅助呼吸辅助睡眠,心率、血压平稳,自主呼吸通畅,血氧正常,故转回产科继续监测治疗。术后12h予低分子肝素0.6mL抗凝预防静脉血栓栓塞症共5天。术后降压方案为"拉贝洛尔100mg(tid)",血压波动在108~131/64~87mmHg,停用胰岛素,血糖控制良好,母乳喂养,于术后第五天出院,母儿随访预后良好。

2019年9月2日孕28周整晚睡眠检测中频繁出现阻塞性呼吸暂停及低通气事件,且伴随血氧饱和度明显下降,达31.1次/h;氧减指数为26次/h,最低血氧饱和度77%(图1-15-1)。诊断:重度睡眠呼吸暂停低通气综合征伴有重度低氧血症。

2019年10月11日患者入院开始睡眠时予CPAP治疗,10月11日晚上CPAP治疗下睡眠呼吸检测初筛显示:氧减指数为2.8次/h,最低血氧饱和度为88%(图1-15-2)。

15.2 病例分析

15.2.1 OSAHS患病率及严重度评估

OSAHS是以睡眠过程中由于上气道阻塞引起反复、频繁发生呼吸暂停和低通气为特点的睡眠呼吸障碍性疾病。由于孕期激素水平、生理因素等的特殊变化,女性妊娠期OSAHS的患病率明显高于非妊娠期,且随着妊娠月份增加,OSAHS患病率呈现递增的趋势,高危孕妇OSAHS的患病率更是显著增加[1,3-4],妊娠早期、晚期的OSAHS患病率分别为10.5%、26.7%[5]。在普通糖尿病患者中,由于糖尿病所致的自主神经功能失调,中枢化学感受器对CO_2敏感性升高及外周化学感受器对CO_2敏感性降低,使得OSAHS的患病率显著增高,有研究报道人群糖尿病合并睡眠问题的比率可高达58%[2],然而,目前妊娠合并糖尿病女性中OSAHS的患病率尚未得到广泛研究,但据报道既往数据在30%~71%之间[6-8],巨大的差异可能来自于研究人群中不同的基线人口统计数据和肥胖程度。根据AHI和夜间SpO_2将OSAHS分为轻、中、重度,其中以AHI作为主要判断标准,夜间最低SpO_2作为参考,参见表1-15-1:

15 慢性高血压及糖尿病妊娠期出现阻塞性睡眠呼吸暂停综合征

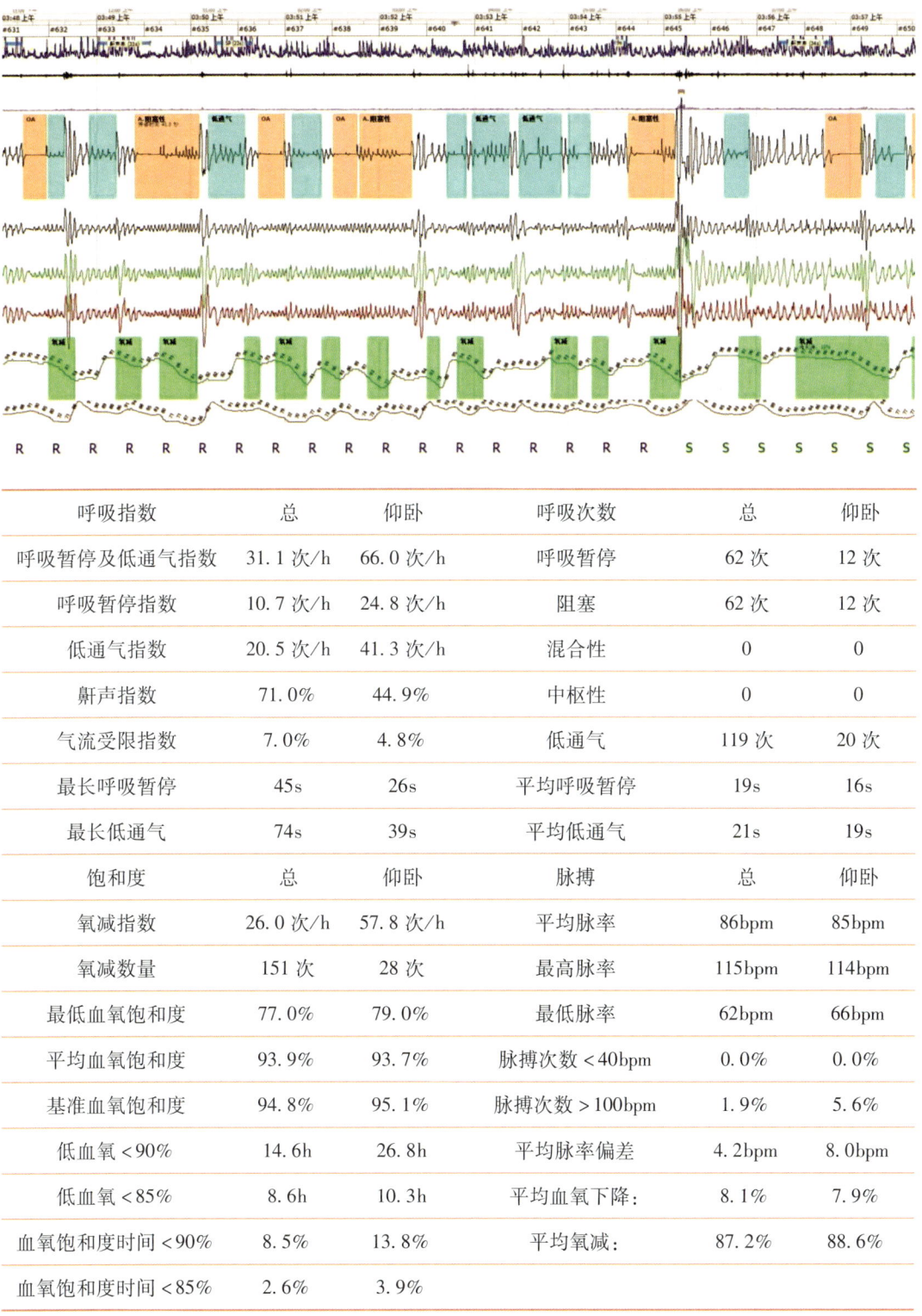

呼吸指数	总	仰卧	呼吸次数	总	仰卧
呼吸暂停及低通气指数	31.1 次/h	66.0 次/h	呼吸暂停	62 次	12 次
呼吸暂停指数	10.7 次/h	24.8 次/h	阻塞	62 次	12 次
低通气指数	20.5 次/h	41.3 次/h	混合性	0	0
鼾声指数	71.0%	44.9%	中枢性	0	0
气流受限指数	7.0%	4.8%	低通气	119 次	20 次
最长呼吸暂停	45s	26s	平均呼吸暂停	19s	16s
最长低通气	74s	39s	平均低通气	21s	19s
饱和度	总	仰卧	脉搏	总	仰卧
氧减指数	26.0 次/h	57.8 次/h	平均脉率	86bpm	85bpm
氧减数量	151 次	28 次	最高脉率	115bpm	114bpm
最低血氧饱和度	77.0%	79.0%	最低脉率	62bpm	66bpm
平均血氧饱和度	93.9%	93.7%	脉搏次数 <40bpm	0.0%	0.0%
基准血氧饱和度	94.8%	95.1%	脉搏次数 >100bpm	1.9%	5.6%
低血氧 <90%	14.6h	26.8h	平均脉率偏差	4.2bpm	8.0bpm
低血氧 <85%	8.6h	10.3h	平均血氧下降:	8.1%	7.9%
血氧饱和度时间 <90%	8.5%	13.8%	平均氧减:	87.2%	88.6%
血氧饱和度时间 <85%	2.6%	3.9%			

图 1-15-1 阻塞性呼吸及睡眠监测情况

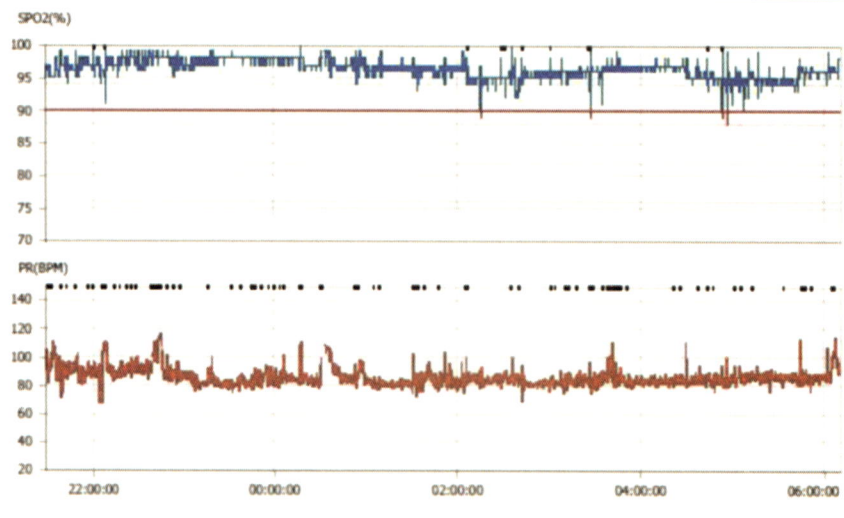

图 1-15-2 CPAD 治疗下睡眠呼吸检测初筛情况

表 1-15-1 成人 OSAHS 的病情分级

程度	AHI/(次·h^{-1})	最低 SpO$_2$/%
轻度	5~15	85~90
中度	16~20	80~84
重度	>30	<80

【本例 OSAHS 严重度评估】

本例患者孕前体重 74kg，孕前 BMI 31.62kg/m^2，有糖尿病、慢性高血压病史，为 OSAHS 的高危个体，并在孕中期出现夜间打鼾症状，门诊行睡眠监测（图 1-15-1），最终诊断为 OSAHS，依据以上严重度评估标准，该患者整晚睡眠检测中频繁出现阻塞性呼吸暂停及低通气事件，且伴随血氧饱和度明显下降，AHI 为 31.1 次/h；氧减指数 26 次/h，最低血氧饱和度 77%。诊断：重度睡眠呼吸暂停低通气综合征伴有重度低氧血症。

15.2.2 妊娠合并糖尿病合并 OSAHS 对母儿的影响

妊娠期糖尿病是妊娠期最常见的并发症之一，其发病率可达18%～25%，产妇高血糖可导致不良母婴结局，包括增加子痫前期发生率、围产期死亡率、剖宫产、新生儿代谢异常、巨大儿、低出生体重儿、新生儿低血糖、早产等[9]；从长期来看，有妊娠期糖尿病病史的女性患心血管疾病、2型糖尿病的风险增加[10-11]。若妊娠期糖尿病孕妇合并 OSAHS，由于交感神经兴奋性升高、炎症反应及氧化应激等机制影响血糖代谢，使糖尿病病情加重，导致组织器官损伤，引起糖尿病微血管和大血管病变，增加妊娠高血压、子痫前期、剖腹产、术后伤口并发症和肺水肿的风险[12-13]；引起胎儿生长受限、早产、新生儿窒息、低出生体重儿、胎死宫内等相关疾病[1]。CPAP 作为一线治疗手段，有助于消除睡眠期低氧，纠正睡眠结构紊乱，提高睡眠质量和生活质量，降低 OSAHS 相关并发症发生率和病死率。研究显示，当 CPAP 用于治疗睡眠相关的气流受限时可抑制体内氧化应激与炎症反应，达到控制继发出现妊娠期高血压疾病的目的，对于先兆子痫的患者可减小孕妇夜间血压增幅[14-15]；对于糖尿病患者，CPAP 治疗虽不能改善患者血糖水平，但能提高胰岛素的敏感性[16]。

> 【本例合并 OSAHS 对母儿的影响】
> 本例合并 OSAHS，夜间睡眠呼吸紊乱导致机体反复缺氧-复氧，从而激活氧化应激，发生内皮功能障碍和炎症反应，使孕妇慢性高血压并发子痫前期症状加重，出现血压升高、蛋白尿；虽确诊 OSAHS 后及时开展 CPAP 治疗，治疗后通过睡眠呼吸检测（图1-15-1和图1-15-2）比较显示有肯定的疗效，但由于患者未能于规律呼吸科门诊复诊，不能对患者进行 CPAP 治疗依从性教育，不能及时进行 CPAP 压力滴定，设定合适的 CPAP 压力以保证疗效，所以患者在孕 34^{+6} 周时再次出现血压进一步升高，尿蛋白 2+，遂行剖宫产终止妊娠，新生儿出生体重 2010g，属低出生体重儿。产妇术后因外周血氧降低需转 ICU 接受进一步生命支持治疗。

15.2.3 围产期合并慢性高血压和糖尿病及 OSAHS 的治疗

妊娠前超重和肥胖的女性，容易合并慢性疾病，如糖尿病、高血压、肾脏疾病等，且生育功能较低；妊娠后，流产发生率更高，同时更易罹患糖尿病、高血压、子痫前期、OSAHS 以及血栓栓塞性疾病，且剖宫产、肩难产及产后出血的风险明显增加[17]。大量研究结果显示，高血压患者中有30%～50%患有 OSAHS，而 OSAHS 患者中50%～80%合并高血压[1]。早期诊断、及时合理的治疗，控制血压和血糖达标，改善 OSAHS 病症，将大大减少母婴并发症及不良妊娠的发生。对于 BMI≥23kg/m^2 者，应鼓励其减重，通过减少热量摄入和增加体育活动来改善体重指数。对于明确诊断为慢性高血压的妇女，需了解是否存在靶器官损害，予以降压治疗。根据《妊娠期高血压疾病诊治指南（2020）》，目标血压为：收缩压110～140mmHg，舒张压85mmHg[18]。对于明确诊断的孕前糖尿病患者，应在不出现低血糖的前提下，使空腹和餐后血糖尽可能接近正常范围，对于饮食运动控制者建议 HbA1c 水平 <6.5% 时妊娠。应用胰岛素治疗者 HbA1c 水平大于10.0%时，强烈建议其避免妊娠[19]。根据《妊娠合并糖尿病诊治指南（2014）》，妊娠期血糖应控制在餐前及餐后2h血糖浓度分别小于或等于5.6mmol/L 和6.7mmol/L[20]。对于妊娠期新诊断 OSAHS 妇女，有指征进行 CPAP 治疗时，根据《妊娠期阻塞性睡眠呼吸暂停低通气综合征临床诊

治专家共识(草案)(2018)》建议：在调整和确定气道压力时，应以治疗后夜间脉氧饱和度>90%为目标，不必过于强求呼吸暂停低通气指数<5次/h。气道压力不能过高，因为过高的气道压力可能会增加腹内压力，甚至增加子宫外压[1]。

研究显示妊娠期CPAP的治疗手段是有效和安全的，CPAP已被成功应用于治疗OSAHS、严重的呼吸困难发作和子痫前期的孕妇。早前Poyares等[21]对16例经妊娠早期确诊为慢性高血压和睡眠障碍疾病的孕妇进行了一项接受CPAP治疗与非CPAP治疗的小型随机对照试验，7名接受CPAP治疗的妇女血压下降，而9名未接受CPAP治疗的妇女血压上升。非CPAP组的血压显著升高导致降压药物剂量增加，而CPAP组的药物摄入减少。CPAP组中没有妇女发生先兆子痫，而非CPAP受试者中的一名患者在妊娠33周时就终止了妊娠。所有接受CPAP治疗的患者均有较好的怀孕情况，并且分娩的Apgar评分更高。另外，妊娠合并糖尿病合并OSAHS患者常常由于合并多种妊娠期合并症而需要剖宫产终止妊娠[22]。接受麻醉的OSAHS患者发生术后缺氧、呼吸衰竭、心脏事件和ICU转移的风险增加，出室后应持续进行SpO_2的监测；重度OSAHS患者手术当天最好在重症监护病房过夜观察病情，必要时考虑CPAP治疗[23]。妊娠期OSAHS诊治流程见图1-15-3。

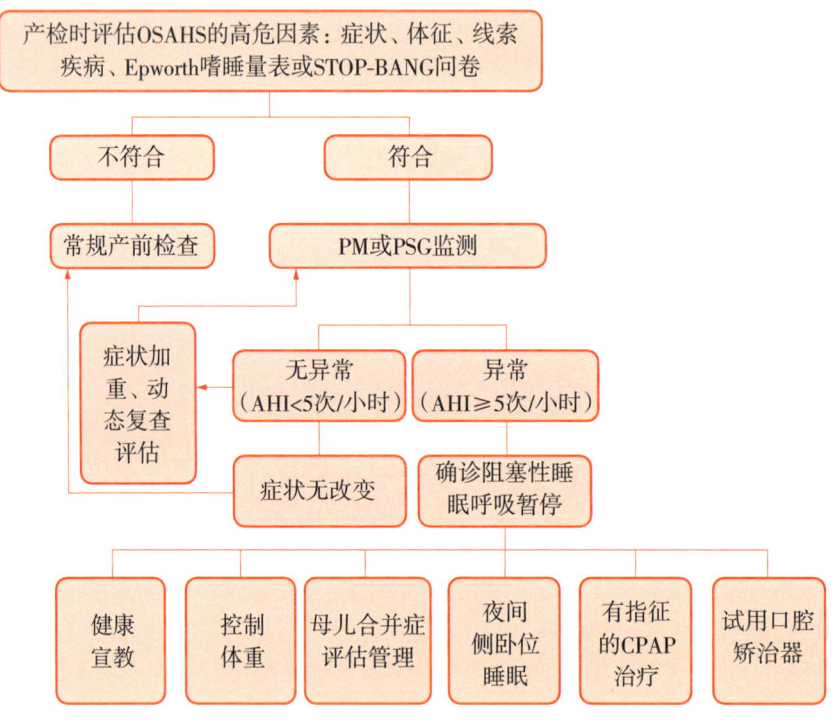

图1-15-3 妊娠期OSAHS的诊治流程

【本例慢高及糖尿病出现OSAHS的围产期治疗】

本例孕妇孕前BMI 31.62kg/m²，孕前未进行体重管理，孕14周发现高血压，予拉贝洛尔100mg(bid)、硝苯地平片10mg(bid)口服，孕15⁺周予阿司匹林肠溶片100mg(qd)口服至28周。每日三次监测血压，波动范围为119～137/73～90mmHg，定期监测尿蛋白阴性至+，孕28周出现先兆子痫。在孕16周行葡萄糖耐量检查发现糖尿病，孕期规范胰岛素控制血糖，三餐前门冬胰岛素0U—8U—15U，睡前地特胰岛14U，空腹血糖浓度波动范围 4.5～5.9mmol/L，三餐后血糖浓度波动范围 6.7～7.6mmol/L，糖化血红蛋白水平 6.1%～6.7%，血糖控制情况尚可，但孕晚期每周体重增加大于 0.27kg，促进了 OSAHS 的发生和发展。在孕 28 周时该孕妇出现了严重夜间打鼾症状，行睡眠监测提示呼吸暂停及低通气指数为 31.1 次/h，夜间最低血氧饱和度 77%，诊断为 OSAHS，符合 CPAP 治疗指征，入院呼吸科。住院期间接受每晚 CPAP 治疗后，血压及尿蛋白水平均明显改善；延缓了高血压病情进展速度，延长孕周至孕 34^{+6} 周，终拟慢性高血压并发重度子痫前期、胎儿生长受限及时行剖宫产终止妊娠，术后因 OSAHS，停辅助呼吸后血氧波动在 85% 左右，带气管插管转入 ICU 病房。术后第二天脱机拔管，予鼻导管 2L/min 吸氧，血氧保持在 95%～99%。夜间予无创辅助呼吸辅助睡眠，心率、血压平稳，自主呼吸通畅，血氧正常，术后第五天出院，母儿随访预后良好。本病例的治疗经过，证明了 CPAP 治疗可以改善子痫前期的临床症状和生化指标；另外胰岛素的用量从中期的 37U/d 增加至分娩前的 49U/d，产后停用，也证明了 CPAP 的治疗可以提高胰岛素敏感性，更好地控制血糖达标，可以延缓高血压和糖尿病的进展，改善新生儿的结局。

15.3 小结

肥胖症合并高血压和糖尿病可增加 OSAHS 的患病风险，OSAHS 亦可通过氧化应激、内皮功能障碍、全身炎症反应等加重糖尿病诱发妊娠期高血压疾病并导致各种母儿并发症的发生风险。对于肥胖症合并高血压和糖尿病的个体可于早期进行 OSAHS 的筛查和诊断，一旦诊断 OSAHS，需制定个性化治疗方案，并在有指征的情况下给予 CPAP 治疗（每晚不小于 4h），在整个孕期需定时随访，了解患者 CPAP 治疗依从性并及时调整 CPAP 压力以达到有效治疗；治疗期间需内分泌、产科、呼吸科多学科协同合作，调控血糖、血压和孕期体重增长达标，监测母胎情况并适时终止妊娠，预防静脉血栓血栓症的发生，改善母儿预后。

【参考文献】

[1] 妊娠期阻塞性睡眠呼吸暂停低通气综合征临床诊治专家共识写作组．妊娠期阻塞性睡眠呼吸暂停低通气综合征临床诊治专家共识草案[J]．中国呼吸与危重监护杂志．2018，17(05)：439－444

[2] RESNICK H E, et al. Diabetes and Sleep Disturbances: Findings from the Sleep Heart Health Study[J]. Diabetes Care, 2003, 26(3): 702－709.

[3] DOMINGUEZ J E, KRYSTAL A D and Habib A S. Obstructive Sleep Apnea in Pregnant Women[J]. Anesthesia & Analgesia, 2018, 127(5): 1167－1177.

[4] 刘国莉，韩芳，王雁等．妊娠期阻塞性睡眠呼吸暂停低通气综合征诊治的初步研究[J]．中国妇产科临床杂志，2012．13(04)：243－247．

[5] PIEN G W, et al. Risk factors for sleep-disordered breathing in pregnancy[J]. Thorax, 2014, 69(4): 371－377.

[6] FACCO F L, et al. Association Between Sleep-Disordered Breathing and Hypertensive Disorders of Pregnancy and Gestational Diabetes Mellitus[J]. Obstetrics & Gynecology, 2017, 129(1): 31－41.

[7] REUTRAKUL S, et al. Sleep Disturbances and Their Relationship to Glucose Tolerance in Pregnancy[J]. Diabetes Care, 2011, 34(11): 2454－2457.

[8] BISSON M, SÉRIÈS F, GIGUÈRE Y, et al. Gestational Diabetes Mellitus and Sleep-Disordered Breathing

[J]. Obstet. Gynecol., 2014, 123(3): 634-641.

[9] HARTLING L, DRYDEN D M, GUTHRIE A, et al. Screening and diagnosing gestational diabetes mellitus[J]. Evid. Rep. Technol. Assess (Full Rep), 2012, (210): 1-327.

[10] DEIRDRE K T, JENNIFER J S, LI S S, et al. Association of History of Gestational Diabetes With Long-term Cardiovascular Disease Risk in a Large Prospective Cohort of US Women[J]. JAMA Intern. Med., 2017, 177(12): 1735-1742.

[11] KAUL P, SAVU A, NERENBERG K A, et al. Impact of gestational diabetes mellitus and high maternal weight on the development of diabetes, hypertension and cardiovascular disease: a population-level analysis[J]. Diabetic Medicine, 2015, 32(2): 164-173.

[12] LIU L, SU G, WANG S, et al. The prevalence of obstructive sleep apnea and its association with pregnancy-related health outcomes: a systematic review and meta-analysis[J]. Sleep and Breathing, 2019, 23(2): 399-412.

[13] BOURJEILY G, DANILACK V A, BUBLITZ M H, et al. Obstructive sleep apnea in pregnancy is associated with adverse maternal outcomes a national cohort[J]. Sleep Med., 2017, 10(38): 50-57.

[14] 徐仲、李涛平、叶红等. 短期CPAP干预治疗妊娠合并中重度OSAHS患者的疗效观察[J]. 中华肺部疾病杂志(电子版), 2011, 04(4): 300-303.

[15] EDWARDS N, BLYTON D M, KIRJAVAINEN T, et al. Nasal continuous positive airway pressure reduces sleep-induced blood pressure increments in preeclampsia[J]. American journal of respiratory and critical care medicine, 2000, 162(1): 252-257.

[16] CHIRAKALWASAN N, AMNAKKITTIKUL S, WANITCHAROENKUL E, et al. Continuous Positive Airway Pressure Therapy in Gestational Diabetes With Obstructive Sleep Apnea: A Randomized Controlled Trial[J]. Journal of Clinical Sleep Medicine, 2018, 14(03): 327-336.

[17] WEI Y, XU Q, YANG H, et al. Preconception diabetes mellitus and adverse pregnancy outcomes in over 6.4 million women: A population-based cohort study in China[J]. PLOS Medicine, 2019, 16(10): e1002926.

[18] 中华医学会妇产科学分会妊娠期高血压疾病学组. 妊娠期高血压疾病诊治指南(2020)[J]. 中华妇产科杂志, 2020, 55(4): 227-238.

[19] 王子莲、陈海天. 糖尿病史女性孕前管理[J]. 中国实用妇科与产科杂志, 2018, 34(12): 1345-1348.

[20] 中华医学会妇产科学分会产科学组, 中华医学会围产医学分会妊娠合并糖尿病协作组. 妊娠合并糖尿病诊治指南(2014)[J]. 中国实用乡村医生杂志, 2017, 24(8): 45-52.

[21] POYARES D, GUILLEMINAULT C, HACHUL H, et al. Pre-eclampsia and nasal CPAP: Part 2. Hypertension during pregnancy, chronic snoring, and early nasal CPAP intervention[J]. Sleep Medicine, 2007, 9(1): 15-21.

[22] ATILADE A G, HOLLOWAY K, HENDERSON C E. Perinatal Outcomes Associated With Obstructive Sleep Apnea in Obese Pregnant Women[J]. Obstet. Gynecol., 2013, 121(4): 875-876.

[23] REID J, GLEW R A, SKOMRO R, et al. Sleep Disordered Breathing and Gestational Hypertension: Postpartum Follow-up Study[J]. Sleep, 2013. 36(5): 717-721.

16 妊娠合并糖尿病酮症酸中毒并发重症胰腺炎

李 静　王懿春　毛丽丽　李映桃　贺 芳　苏春宏

糖尿病酮症酸中毒(diabetic ketoacidosis, DKA)是糖尿病最严重的并发病,尤其是妊娠合并 DKA,对母儿危害极大,如不及时诊治或处理不当,不仅可能引起胎儿窘迫、胎死宫内等并发症,同时也可能导致孕妇死亡。此外当妊娠期 DKA 并发急性胰腺炎(acute pancreatitis, AP)时,可出现严重的代谢紊乱,病情发展迅速凶猛,可危及母儿生命[1]。现报告广医三院 1 例妊娠合并 DKA 并发 AP 病例。

16.1 病例摘要

患者,女,30 岁,孕 3 产 2,因"停经 28⁺周,腹痛伴呕吐 7 天,意识不清 6 天"于 2019 年 12 月 17 日 22:36 转入重症医学科(ICU)。

患者家属代诉,患者本次为自然受孕,孕期在当地医院不规律产检,孕检情况不详,孕 20⁺周发现血糖升高,空腹血糖浓度波动于 13～14mmol/L,餐后血糖不详,未用药物调控血糖。2019 年 12 月 9 日晚餐在家进食较多油炸肉类食物(糖醋排骨、鱼),次日晚开始出现腹痛,伴呕吐胃内容物多次,未就诊,第三天上午腹痛、呕吐症状未改善遂至外院一就诊,查血淀粉酶 603U/L、脂肪酶 8479U/L,彩超示胰腺稍增大,产科 B 超示宫内妊娠、单活胎、臀位、羊水过多、胃泡增大。予抗炎、护胃、抑酶、降糖、抑制宫缩等治疗后 8h 病情无明显改善,考虑病情严重建议转院。

转院途中患者出现意识不清,呼之不醒,于转院当日 19:50 转至外院急诊,查体昏迷状,心率 170 次/min,呼吸 41 次/min,血压 131/87mmHg,指尖血糖浓度 28.7mmol/L,予控制血糖、扩容补液、抗感染、抑制胰腺分泌、气管插管等抢救治疗效果不佳。

12 月 12 日 14 时(发病第四天)因患者出现高热,热峰达 40.8℃,血压下降至 59/38mmHg,全身花斑纹等,考虑病情危重转至该院 ICU 进一步治疗。ICU 给予机械通气、抗休克、输注血制品等综合治疗,完善检查:乳酸 10.17mmol/L,降钙素原 53.77ng/mL,白蛋白 19g/L,谷丙转氨酶 1068U/L,谷草转氨酶 13 128U/L,考虑多器官功能衰竭。

12 月 13 日彩超示宫内死胎。

12 月 14 日患者突发心率下降,最低 48 次/min,伴血压下降,最低 70/40mmHg,予积极抢救后心率可回升 140 次/min,有创动脉血压回升至 108/54mmHg。

12 月 15 日出现凝血异常(凝血酶原时间 18.1s,凝血酶时间 30.30s,D-二聚体 > 20 000ng/mL,纤维蛋白原 1.74g/L,血红蛋白 85g/L,血小板计数 18×10⁹/L),给予输注血液制品治疗(其中住院期间共输注血浆 3000mL,红细胞 12U,血小板 1 治疗量)。

12 月 17 日复查血糖浓度 11.7mmol/L,降钙素原 36.31ng/mL,白细胞 27.3×10⁹/L,血小板计数 69×10⁹/L,凝血酶时间 35.5s,D-二聚体 >20 000ng/mL,纤维蛋白原 2.70g/L,考虑患者病情危重,当日转入广医三院 ICU。

既往史：丈夫代诉患者既往喜欢吃荔枝等高糖分水果，爱吃油炸食品，三餐饮食不规律，时多时少，加餐零食不节制，慢性病史不详，无"结核、肝炎"等传染病史。

婚育史：孕3产2，与第一任丈夫在2011年及2015年分别足月剖宫产二次，剖宫产原因不详，2015年妊娠时诊断糖尿病，使用胰岛素治疗，但控制效果差，后未继续使用胰岛素。2018年与现任丈夫再婚，偶有自测血糖（血糖值具体不详），但未控制饮食、未予治疗，本次为再婚后第一次怀孕。丈夫体健。

入院体格检查：体温38.4℃，脉搏155次/min，呼吸机下呼吸18次/min，血压131/79mmHg，体重约80kg，身高168cm，神志昏迷；全身皮肤黏膜色泽可见多处皮下出血点及瘀斑；双侧瞳孔等圆等大，直径约3.0mm，对光反射迟钝，双侧球结膜水肿，双侧巩膜黄染；双下肺呼吸音较弱，双下肺未闻及干、湿啰音。心率141次/min，律齐，未闻病理性杂音。腹部膨隆，下腹部可见一长约15cm横行疤痕组织。肠鸣音弱，移动性浊音阴性。骶尾部可见大片压疮，范围约20cm×20cm，臀部可见片状皮下出血点。

专科查体：宫高25cm，腹围102cm，先露不清，胎心音未闻及。可扪及不规律宫缩，每5min～10min持续30s，强度弱。骨盆外测量：未测。阴道检查：胎膜存。宫颈居中，宫颈质软，宫颈管消退30%，宫口未开，先露S-3，宫颈Bishop评分3分。

入院辅助检查：

查指尖血糖浓度28.7mmol/L，pH 7.332，pCO_2 37.3mmHg，pO_2 73mmHg，BE -6mmol/L，酮体0.4mmol/L，白细胞$32.98×10^9$/L，中性粒细胞总数$29.96×10^9$/L，中性粒细胞百分数90.70%，红细胞$3.26×10^{12}$/L，血红蛋白103g/L，红细胞压积28.50%，血小板$54×10^9$/L；降钙素原43.22ng/mL。

急诊生化+急诊肝功组合+心肌缺血组合：丙氨酸氨基转氨酶138.8U/L(↑)，天冬氨酸氨基转移酶803.5U/L(↑)，肌酸激酶41435.00U/L(↑)，肌酐356μmol/L(↑)，总胆红素94.5μmol/L(↑)，血糖浓度7.90mmol/L(↑)，淀粉酶105U/L，糖化血红蛋白水平8.4%。

糖尿病自身抗体三项阴性，空腹C肽：79pmol/L。

全腹部CT平扫+增强示：(1)胰腺肿大周围广泛渗出并坏死，同时不排除肠管缺血坏死可能；(2)腹腔积液。

入院诊断：(1)妊娠期DKA并发急性重症胰腺炎；(2)脓毒性休克；(3)怀疑糖尿病高渗性昏迷；(4)大面积压疮并感染；(5)疤痕子宫；(6)孕3产2，孕28^+周，单死胎。

入院后治疗经过：立即予以胰岛素降糖及消除酮体、连续性血液净化，予补充白蛋白、美罗培南联合万古霉素抗感染、监测及控制血糖、调节酸碱平衡、增强免疫、营养支持等治疗。考虑患者病情危重，胎死宫内，腹腔情况复杂，多器官功能衰竭，组织全院多学科大会诊，根据讨论结果于2019年12月18日在气管插管全麻下行剖腹探查术，术中见胰周及腹腔大量黄色浑浊积液，见部分小肠缺血坏死，呈紫黑色，予行空肠上段部分切除吻合术+回肠部分切除吻合术+回肠末段部分切除吻合术+腹腔置管引流术，同时行剖宫取胎术+子宫次全切除术，术中总入量6000mL（悬浮红细胞1200mL+新鲜血浆800mL+胶体1000mL+输液3000mL），总出量4600mL（术中出血量1500mL+尿清100mL+腹腔积液3000mL），术后予连续血液净化、抗感染、抑制胰酶分泌、护胃、护肝、多次输入多种成分血制品、严密监测并予血糖控制、酸碱平衡调节、免疫增强、营养支持、压疮护理等综合抢救治疗，但由于患者来广医三院时已存在多器官功能衰竭、病情危重复杂，虽积极抢救治疗，术后病情仍逐步恶化。2019年12月27日患者丈夫要求放弃积极抢救。经过劝慰后，家属仍要求放弃积极抢救随后自动出院。

16.2 病例分析

16.2.1 妊娠期合并 DKA 的发生特点及其诱因

妊娠期 DKA 是一种可危及孕妇与胎儿生命的严重并发症，发生率为 0.5%～3%[2]。临床以发病急、病情危重、进展迅速为特点。以高血糖、酮症和酸中毒为主要表现，是胰岛素分泌不足和拮抗胰岛素激素过多共同作用所致的严重代谢紊乱综合征[3]。妊娠期特殊生理改变及代谢特点，使 DKA 在妊娠早期不易识别，DKA 的误诊和救治不及时可导致孕产妇昏迷、呼吸循环衰竭甚至危及生命的严重后果。妊娠本身就是 DKA 独立的高危因素。妊娠期间胎盘分泌胎盘泌乳素等多种胰岛素拮抗激素，使胰岛素与特异性受体结合能力下降，体内葡萄糖有效利用率降低、脂肪分解作用增强、酮体产生增多，增加 DKA 发生概率。胰岛素抵抗会随孕周延长逐渐加强，妊娠期 DKA 中，78%～91% 发生在妊娠中晚期。不规范产前检查导致的糖尿病漏诊、治疗不规范、胃肠功能紊乱、应激状态、利托君和糖皮质激素等升糖药物等均是 DKA 的诱发因素[4]。

【本例妊娠期 DKA 的诱因】

该患者孕 28⁺ 周为糖尿病合并 DKA 发病危险期。既往有糖尿病病史，平日喜爱高糖、高油脂食物；孕 20⁺ 周时血糖增高，未及时就诊并予规范化治疗，均为发生 DKA 的诱因。

16.2.2 DKA 致胎死宫内的可能原因

当母体发生 DKA 时，若得不到有效纠正，胎儿窘迫将持续存在，严重时胎死宫内。可能机制：(1)母体酸中毒，引起胎儿低氧血症、酸碱电解质紊乱；(2)母体血容量不足导致子宫胎盘血流减少，胎儿宫内缺血缺氧；(3)母体高血糖可刺激胎儿胰岛素分泌过多，加快胎儿代谢，增加需氧量，加重宫内缺氧，同时胰岛素分泌过多可导致胎儿低钾血症，甚至致死性心律失常[5]。

【本例 DKA 致胎死宫内的可能原因】

孕 28⁺ 周发生 DKA，持续的酮症、高血糖、感染性休克、电解质紊乱等未能纠正，都可导致死胎的发生。

16.2.3 妊娠合并 DKA 诊断、严重度和预后评估

DKA 临床表现：早期出现口渴多饮、多尿、疲倦无力等早期临床症状。如治疗不及时，2～4天后病情可恶化，出现极度口渴、尿量异常增多，常伴有烦躁、头痛、嗜睡等症状，甚至出现深大呼吸；呼气中有烂苹果味(气体中含丙酮)，进入失代偿阶段。后期，患者出现严重失水、尿量急剧减少、皮肤黏膜干燥失去弹性、血压下降、心动过速。晚期，各种反射消失，意识模糊，最后患者昏迷。

实验室检查：诊断 DKA 需符合以下 3 个条件。(1)高血糖：通常血糖浓度 > 13.9mmol/L，但孕妇血糖浓度达到 11.1mmol/L，甚至更低。(2)酮体生成：尿酮体阳性，血酮体浓度升高。(3)酸中毒：血液 pH 值 < 7.35，HCO_3^- < 15mmol/L。根据病情，DKA 分为轻度、中度和重度(见表 1-16-1)。

表 1-16-1　DKA 的分类[6]

严重度	轻度	中度	重度
HCO_3^-/(mmol·L^{-1})	15～18	10～14.9	<10
血液 pH 值	7.25～7.30	7.0～7.24	<7.0
阴离子间隙/(mmol·L^{-1})	>10	>12	>12
精神状态	清醒	清醒/淡漠	嗜睡/昏迷
血酮浓度/(mmol·L^{-1})	3～4	4～8	>8

【该患者 DKA 诊断、严重度和预后评估】

根据该患者入院时意识状态、血气分析等结果，其 DKA 已达重度诊断标准，同时合并多器官功能衰竭，病死率高，治疗难度大，预后不良。

16.2.4　DKA 诱发 AP 的可能机制及诊断

DKA 患者中 40%～75% 的患者伴随血淀粉酶升高，10%～15% 患者合并 AP[7]。DKA 中高甘油三酯(triglyceride，TC)和胰岛素缺乏是诱发 AP 的重要因素。AP 指因胰酶异常激活对胰腺自身及周围器官产生消化作用而引起的、以胰腺局部炎症反应为主要特征，甚至可导致器官功能障碍的急腹症[8]。病情严重者可发生全身严重并发症，并可伴有器官功能障碍。如重症 AP 可出现严重的并发症，例如全身炎症反应综合征(systemic inflammatory response syndrome，SIRS)、脓毒症、多器官功能障碍综合、多脏器衰竭、腹腔间隔室综合征等，病死率达 10%～30%[9]。而腹内高压为重症胰腺炎中一种较为特殊的并发症[10]，严重的 SIRS 导致毛细血管通透性增加，大量的补液使得腹腔及腹膜后器官组织严重水肿，腹腔大量渗液等可导致腹内高压(腹腔内压力持续 >12mmHg 或 16cmH_2O)。随病情进展，低蛋白血症会进一步加重组织水肿及腹腔渗液，组织坏死合并感染，加之肠麻痹、肠积气，使腹内压进一步增高最终导致腹腔间隔室综合征。

DKA、高脂血症(HL)和 AP 三者之间的内在关系，目前尚未完全清楚，可能的机制：(1)糖尿病患者体内胰岛素分泌不足或作用下降同时伴有升糖激素水平上升，导致周围脂肪组织的分解明显加快，大量游离脂肪酸流向肝脏，肝合成极低密度脂蛋白颗粒增加，脂蛋白酶活性的下降使极低密度脂蛋白颗粒无法分解，因此 TG 和总胆固醇(total cholesterol，TC)水平明显上升，产生高脂血症。高浓度的 TG 被胰腺脂肪酶分解生成游离脂肪酸，游离脂肪酸对毛细血管内皮细胞和胰腺腺泡产生毒性作用；此外，高脂血症导致血液黏稠度增加，胰腺血液循环受阻，诱发 AP。(2)糖尿病患者并发高脂血症后，高浓度的 TG 和 TC 可使胆石症的发病率上升，DKA 时易合并感染，诱发 AP。(3)DKA 时，机体脱水，循环血量减少，导致血液黏稠度增加，胰液黏稠度也相应提高，可致胰管阻塞，诱发 AP。(4)DKA 时，患者的显著临床表现为剧烈呕吐，呕吐时可造成十二指肠内压力增高，肝胰壶腹括约肌松弛，十二指肠液反流进入胰腺，诱发 AP。AP 在一定程度上加重 DKA 和 HL，破坏胰岛使胰岛素分泌减少，加重糖代谢紊乱，三者之间可形成恶性循环[11-12]。

【本例妊娠合并 DKA 并发急性重症胰腺炎的诊断】
该患者 DKA 发生后，查血淀粉酶 603U/L，脂肪酶 8479U/L，彩超示胰腺稍增大，全腹部 CT 平扫＋增强示胰腺肿大周围广泛渗出并坏死，同时不排除肠管缺血坏死可能，并出现热峰达 40.8℃，血压下降至 59/38mmHg，全身花斑纹，昏迷，提示可以确诊为重症胰腺炎、感染性休克。

16.2.5 DKA 并发急性重症胰腺炎的治疗

DKA 治疗原则：积极补液、输注胰岛素降低血糖、纠正电解质紊乱、补充循环血容量和改善组织灌注，积极寻找诱因并予以纠正。

1. 补液容量复苏

补液是抢救酮症酸中毒患者首要而关键的措施，其目的是恢复患者的循环血容量，增加组织灌注，有利于胰岛素向外周组织转运而发挥作用。补液可降低胰岛素拮抗剂的浓度，增强胰岛素的敏感性，稀释血糖。

液体选择：生理盐水可作为一线晶体液的选择[13]。

补液速度：2019 年美国糖尿病协会（American Diabetes Association，ADA）的专家共识提出：DKA 患者的补液速度为 15～20mL/kg，在第 1 个小时补液总量为 1～1.5L，总的输液量根据患者血流动力学及电解质情况决定。当患者为高钠状态时，选择 0.45% 氯化钠，补液速度为 250～500mL/h。当患者为低钠状态时，选择 0.9% 氯化钠，补液速度为 250～500mL/h[13]。目前尚无明确的证据表明减慢输液速度可以改善患者预后。

2. 补钾

由于患者体内缺钾，当患者尿量≥40mL/h，血钾正常或偏低，即可在胰岛素及补液治疗的同时静脉补钾。尿量＜30mL/h 或无尿者暂缓补钾，待尿量增加和血钾下降时再补充。ADA 及英国糖尿病协会建议补钾浓度为 20～40mmol/L，在治疗过程中密切监测血钾的变化，必要时及时补钾[13]。

3. 纠正酸中毒

仅严重酸中毒（血液 pH＜7.0、二氧化碳结合力＜10mmol/L、HCO_3^-＜10mmol/L）时，为改善循环系统的异常，可少量补充 $NaHCO_3$，一般用 5% $NaHCO_3$100mL＋0.9% 生理盐水 400mL，以 200mL/h 的速度静脉点滴，30min 后复查血液 pH 值，pH 值仍低于 7.0，可再次补充 $NaHCO_3$。由于酸中毒对机体的损伤严重，ADA 共识建议，当 pH＜6.9 时可给予 $NaHCO_3$100mL，同时补钾 20mL/h；当血液 pH 值＞7.0 时停止补充 $NaHCO_3$[13]。

4. 控糖

通常应用微量泵持续静脉滴注胰岛素（应另建静脉通道）。血糖过高者，可予短效胰岛素 10U 静推，随后予 0.1U/(kg·h) 或 4～6U/h 的速度持续静脉滴注胰岛素。如血糖下降小于 10% 或酸碱平衡紊乱未好转则每 1～2h 可增加胰岛素 1U。当血糖浓度≤13.9mmol/L 或临床情况逐步好转且血糖浓度每小时下降至≥4.2mmol/L，每小时胰岛素用量减少 1～2U，维持血糖浓度在 7.8～10mmol/L。当血糖浓度降至 13.9mmol/L 时，将生理盐水改为

5%的葡萄糖液盐水,每2~4g葡萄糖加入1U胰岛素,直至尿酮体转为阴性,并可平稳过渡到餐前皮下注射治疗[13]。

5. 处理诱发病及并发症:积极处理脓毒症休克、AP及终止妊娠

2019版美国母胎医学会指南明确指出脓毒症和脓毒症休克被认为是医学急症,一旦明确诊断,治疗和复苏应立即开始[14]。(1)经验性抗菌素应该在考虑脓毒症后1h内使用。(2)尽快进行培养物(血液、尿液、呼吸道分泌物和其他能获得分泌物)培养,早期感染源控制要尽快完成。(3)尽早给予1~2L的晶体液进行液体复苏,然后根据孕产妇的容量反应性来指导液体复苏。(4)建议去甲肾上腺素作为一线升压药。(5)建议不能因为脓毒症单一指征立即进行分娩,分娩应该由产科指征决定。另外,本例达到国外学者提出AP血浆置换的应用条件,具体为:(1)经过营养和药物治疗血脂仍然很顽固。(2)血浆三酰甘油浓度高于1000mg/dL。(3)血清脂肪酶高于3倍正常值。(4)患者合并低钙血症。(5)乳酸酸中毒。(6)炎症恶化加重及器官功能衰竭。

国内外多数文献对妊娠合并胰腺炎是否需要终止妊娠持谨慎态度,认为轻度AP患者和部分中度AP患者不需要终止妊娠。若晚孕或足月妊娠并且治疗48h后病情恶化、麻痹性肠梗阻加重、病情评估严重、胎儿监护状况差、宫内窘迫明显、死胎、胎儿畸形和重症AP可考虑终止妊娠。

【本例妊娠合并DKA并发急性重症胰腺炎的治疗】

该孕妇为DKA合并急性重症胰腺炎,出现胎死宫内、严重感染、MODS,因此在转入重症医学科后,后立即予以补液、降糖、抗感染、调节酸碱平衡、连续性血液净化、补充白蛋白、增强免疫、营养支持、多次少量成分输血等治疗,经多学科讨论,相关手术治疗指征为:术前腹内高压(31.58mmHg),患者非单纯重症胰腺炎,且不排除合并肠坏死。肠道缺血坏死需尽快手术治疗,也是该患者预后不良危险因素之一,肠道缺血坏死可能原因与患者早期未及时预防血栓形成、凝血机制异常及感染、大剂量血管活性药物使用相关。遂行"剖腹腔探查术",术中见小肠缺血坏死,予行空肠上段部分切除吻合术+回肠部分切除吻合术+回肠末段部分切除吻合术,因腹腔大量脓性分泌物,予抽吸并放置腹腔引流管,同时行剖宫取胎术+子宫次全切除术。

16.2.6 本例预后不良原因分析

DKA合并重症AP可出现严重的并发症,例如SIRS、脓毒症、多器官功能障碍综合、多脏器衰竭、腹腔间隔室综合征等,病死率达10%~30%[8]。该患者肥胖,不产检,既往有血糖异常病史不诊治,生活不节制;孕晚期食用高糖、高脂食物后以DKA为首发症状急骤起病,代谢紊乱严重,合并重症胰腺炎,继发腹腔间隔室综合征和严重感染。病情恶化迅速,出现脓毒症、感染性休克并昏迷、多器官功能衰竭并死胎及大面积压疮,再转三甲医院ICU,积极采用高级生命支持技术及对因治疗,却回天乏力。

16.3 小结

妊娠期DKA是产科严重并发症,不及时诊断和治疗可造成严重母儿不良妊娠结局。普及孕妇糖尿病健康教育、正规的产前检查、糖尿病的及时诊断和有效管理,是预防妊娠

合并DKA发生的关键；严密血糖监测、规范胰岛素使用、积极预防感染是预防妊娠合并DKA发生的必要手段。DKA合并胰腺炎，易被误诊和漏诊，病情重，死亡风险高，应引起高度重视，强调多学科协作，要早期诊断，分辨病因，严格开展早期病情评估，做好产科管理和胎儿监护。合理的液体复苏、迅速有效地降糖与降脂、个体化的营养支持以及专科治疗胰腺炎，谨慎把握终止妊娠的适应征和时机，是改善母儿预后的重要措施。

【参考文献】

[1] FRISE C J, ASHCROFT A, JONES B A, et al. Pregnancy and ketoacidosis: Is pancreatitis a missing link [J]. Obstet. Med., 2016, 9(2): 60-63.

[2] DESAI D, MEHTA D, MATHIAS P, et al. Health Care Utilization and Burden of Diabetic Ketoacidosis in the U.S. Over the Past Decade: A Nationwide Analysis[J]. Diabetes Care, 2018, 41(8): 1631-1638.

[3] 葛均波, 徐永健, 王辰. 内科学[M]. 北京: 人民卫生出版社, 2019, 745.

[4] DALFRÀ MG, BURLINA S, SARTORE G, et al. Ketoacidosis in diabetic pregnancy[J]. Matern. Fetal. Neonatal. Med., 2016, 29(17): 2889-2895.

[5] 王子莲, 陈汉青. 妊娠合并糖尿病与死胎[J]. 中国实用妇科与产科杂志, 2017, 33(11): 1125-1128.

[6] 王松, 王志坚. 妊娠合并糖尿病酮症酸中毒的识别和处理[J]. 中华产科急救电子杂志, 2021, 10(01): 31-35.

[7] NAIR S, YADAV D, PITCHUMONI C S. Association of diabetic ketoacidosis and acute pancreatitis: observations in 100 consecutive episodes of DKA[J]. Am. J. Gastroenterol., 2000, 10(95): 2795-800.

[8] 中华医学会外科学分会胰腺外科学组. 中国急性胰腺炎诊治指南(2021)[J]. 中华消化外科杂志, 2021, 7(20): 730-739.

[9] 夏玫, 龚建平. 重症急性胰腺炎合并腹腔间隔室综合征的外科治疗进展[J]. 国际外科学杂志, 2019, 9(46): 640-642.

[10] GOENKA MK, GOENKA U, AFZALPURKAR S, et al. Role of Static and Dynamic Intra-abdominal Pressure Monitoring in Acute Pancreatitis: A Prospective Study on Its Impact[J]. Pancreas., 2020, 49(5): 663-667.

[11] 刘伟, 卢帝君, 糖尿病酮症酸中毒并发高脂血症性急性胰腺炎[J]. 中国临床医生杂志, 2017, 1(45): 11-15.

[12] ORTEGA CARNICER J. Acute hyperlipidemic pancreatitis and diabetic ketoacidosis associated with intestinal necrosis[J]. Med. Clin. (Barc), 2005, 125(5): 199.

[13] 中华医学会糖尿病学分会. 中国2型糖尿病防治指南(2020年)[J]. 中华糖尿病杂志, 2021, 13(4): 315-409

[14] Society for Maternal-Fetal Medicine (SMFM). SMFM Consult Series #47: Sepsis during pregnancy and the puerperium[J]. Am. J. Obstet. Gynecol., 2019, 220(4): B2-B10.

17 早期未分化结缔组织病继发抗磷脂综合征合并妊娠期糖尿病

张建瑜　陆　宇　黄　蓓　李映桃　陈　佳
黄俊巧　梁伟璋　王　艳　赵永朝

我们发现在临床实践中，未分化结缔组织病（undifferentiated connective tissue disease，UCTD）在育龄期女性中更为常见，增加发生妊娠不良事件的风险。同样的，抗磷脂综合征（antiphospholipid antibody syn-drome，APS）患者中不良妊娠的发生率为51%～68%[1-2]。妊娠合并UCTD或APS均属于高危妊娠，容易出现母婴不良妊娠结局。不良妊娠结局主要表现为复发性流产（repeat pregnant loss，RPL），因胎盘功能不全及子痫等造成的早产等。而妊娠期糖尿病（gestational diabetes mellitus，GDM），是指妊娠期发生的不同程度的糖代谢异常。APS妇女孕期的用药是否与GDM发生相关？UCTD继发APS妇女孕期发生GDM的临床处置特点又如何？国内外罕见报道。本文报告并分析1例不良妊娠4次，UCTD继发APS妇女孕期发生GDM在广医三院成功分娩的临床过程。

17.1 病例摘要

患者女，34岁，因"不良妊娠4次，停经37^{+4}周，发现血小板进行性减少23天"于2020年4月30日入院。患者平素月经欠规律，末次月经2019年8月5日，根据NT推算预产期2020年5月18日。本次为自然受孕。2019年10月11日在我医院行早孕B超检查，证实"宫内早孕、如孕8^{+}周、存活"。孕早期无阴道流血等不适。孕10周因不良妊娠史，常规查葡萄糖耐量测试（0h—1h—2h）：4.46mmol/L—9.11mmol/L—6.53mmol/L，筛查风湿免疫异常转风湿门诊联合诊疗。孕13^{+}周胎儿NT2.0mm，NIPT示：18、21、13-三体风险均为低风险。孕23^{+}周广医三院产科Ⅲ级B超提示：胎儿结构未见明显异常。2020年2月18日孕27^{+}周广医三院75g葡萄糖耐量试验示：5.60mmol/L—10.09mmol/L—7.32mmol/L。诊断GDM，予饮食和运动调控血糖，孕33周始血糖控制不佳，自测指尖微量血糖：空腹血糖浓度5.8～6.3mmol/L，餐后血糖浓度4.5～9.3mmol/L，遂予地特胰岛素睡前3U皮下注射。孕28周、32周及36周产科超声胎儿发育良好，脐血流正常。孕35周调整地特胰岛素6U睡前治疗，血糖控制良好，微量空腹血糖浓度4.8～5.3mmol/L，餐后血糖浓度4.5～6.8mmol/L，血小板减少，经风湿科调整用药后，略升高，于2020年4月30日入院产科。

孕10^{+}周因反复手足皮疹10年，4次不良妊娠常规查抗核抗体核型阳性1：320（↑），抗环瓜氨酸抗体11.96U/mL（↑），抗心磷脂抗体89IU/L（↑）、抗心磷脂抗体IgG 66.3（↑）GPL、抗心磷脂抗体IgM 67.3（↑）MPL、抗β2糖蛋白1抗体阳性，抗β2糖蛋白1抗体 IgM 138(↑)SMU、狼疮抗凝物比值 TR 2.37(↑)，2019 年 10 月 22 日由广医三院产科转风湿免疫科门诊就诊，诊断"UCTD，疑继发性 APS"，予阿司匹林 100mg(qd)、达肝素钠 5000U(bid)、甲泼尼龙片 4mg(qm)、硫酸羟氯喹片 200mg(bid)治疗。2020 年 3 月 6 日孕 16 周复查：抗心磷脂抗体 IgM39.8U/L(↑)、抗心磷脂抗体 IgG 30.7(↑)GPL、抗心磷脂抗体 IgM 43.3(↑)MPL、抗 β2 糖蛋白 1 抗体 IgM 65.6(↑)SMU、狼疮抗凝物比值 TR 2.13(↑)。孕期定期复查并根据风湿免疫指标和血小板情况调整用药剂量（具体见表 1 - 17 - 1）。2020 年 4 月 14 日孕 35 周，门诊测血小板 69 × 10^9/L；4 月 20 日复查血小板 85 × 10^9/L，4 月 28 日复查血小板 79 × 10^9/L。遂收入院产科观察。

既往史：患者反复手足皮疹 10 年，查 ANA 阳性，未诊治。

婚育史：28 岁初婚，丈夫染色体(46，XY，14pss)。孕 5 产 0，2012 年生化妊娠 1 次。2014 年孕 24^+ 周"因脐带血流呈单峰，羊水过少"于外院行中期引产一次，胎儿外观正常，未行尸体及染色体检查。2015 年孕 8^+ 周稽留流产于外院行清宫术 1 次，未行染色体检查。2018 年孕 27^+ 周因"胎盘早剥，重度子痫前期"在外院行剖宫产术，剖出一男婴，重 600g，家属放弃转新生儿科治疗，术中无输血，术后无发热。术后病理报告示：晚期胎盘伴梗死。查新生儿染色体未见异常。

入院体格检查：体温 36.9℃，脉搏 109 次/min，呼吸 20 次/min，血压 113/82mmHg，身高 158cm，孕前体重 57kg，现体重 67kg，BMI(孕前)22.8kg/m^2。孕期体重共增加 10kg。神智清，脸颊潮红，手部呈"肝掌"，有皮疹，脱皮，心肺听诊正常。

产科情况：腹部见纵行疤痕，长约 12cm。宫高 34cm，腹围 100cm，未扪及宫缩，先露头，未衔接。LOA，胎心音 145 次/min，规则。估计胎儿体重 2800g。

阴道检查：骨盆内测量无异常。胎膜存，宫颈居后，宫颈质软，宫颈管消退 40%，宫口未开，先露 S - 3，宫颈 Bishop 评分 3 分。

入院诊断：(1)未分化结缔组织病：血液系统损害。(2)继发性抗磷脂综合征。(3)妊娠期糖尿病 A2 级。(4)疤痕子宫。(5)孕 5 产 0，孕 37^{+4} 周，ROT 单活胎妊娠状态。

入院辅助检查：

血常规：血小板 79 × 10^9/L，部分凝血活酶时间 53.5S(↑)，D - 二聚体 716ng/mL(↑)，糖化血红蛋白水平 5.8%，丙氨酸氨基转移酶 81.2U/L(↑)，天冬氨酸氨基转移酶 46.3U/L(↑)，血糖 9.45mmol/L(↑)，白蛋白 34.1g/L(↓)。

肾功、心肌酶组合、BNP、心脏彩超、消化泌尿系彩超等未见异常，胎心监护为 I 类。2020 年 4 月 28 日产科 B 超：宫内妊娠，单活胎，头位，胎重 2741g，双顶径 88.8mm，头围 327.9mm，腹围 326.4mm，股骨长 64.1mm。羊水最大区 4.6cm，羊水指数 14.4cm。

入院治疗经过：予甲泼尼龙 8mg(qm)、硫酸羟氯喹 200mg(bid)控制免疫、达肝素钠 5000U(bid)抗凝、地特胰岛素 6U(qd)降血糖。2020 年 5 月 3 日孕 37^{+6} 周因"瘢痕子宫、先兆临产"行"子宫下段剖宫产术 + 双侧子宫动脉上行支结扎术 + 盆腔粘连松解术"，娩出一活女婴，Apgar 评分 9 分—10 分—10 分，体重 2780g，产后出血量 450mL。产后停用胰岛素治疗，血糖控制良好，继续予甲泼尼龙 8mg(qm)、硫酸羟氯喹 200mg(bid)控制免疫、达肝素钠 5000U(qd)抗凝。产后 7 天母儿出院。

出院后母乳喂养，自行停用甲泼尼龙和硫酸羟氯喹，产后 1 月复查血小板仍偏低，建议继续服用硫酸羟氯喹 200mg(qd)，后再次复查血小板恢复正常。予预防剂量低分子肝素使用至产后6周后停用。产后6周复查葡萄糖耐量试验正常。产后1年随访，患者一般情况可，述怀孕期间皮疹无发作，产后停药后皮疹再发，现皮疹偶有发生，血小板正常，未发生血栓事件，宝宝健康成长。

该患者本院就诊检查的抗心磷脂抗体IgG、抗β2糖蛋白1抗体IgM滴度变化如图1-17-1，狼疮抗凝物比值变化如图1-17-2，血小板变化情况见表1-17-1。

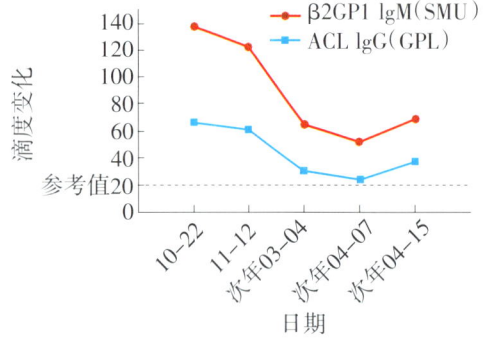

图1-17-1 患者抗心磷脂抗体IgG、抗β2糖蛋白1抗体IgM滴度变化

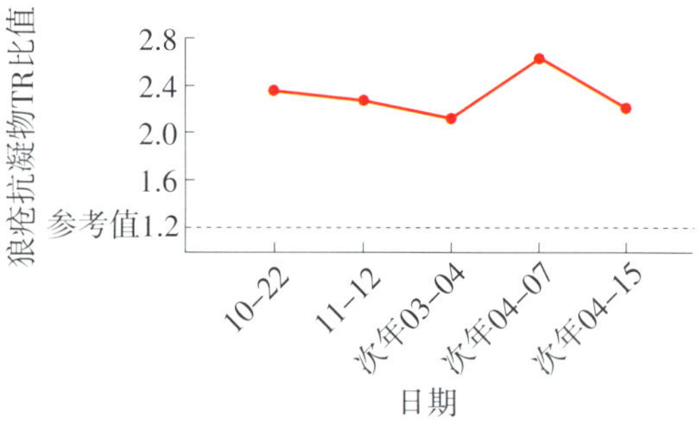

图1-17-2 患者狼疮抗凝物比值变化

表1-17-1 患者血小板变化及用药调整情况

日期及孕周	2019-10-29（孕11周）	2020-03-04（孕29⁺周）	2020-04-07（孕34周）	2020-04-14（孕35周）	2020-04-28（孕37周）	2020-05-19（产后2周）	2020-06-16（产后6周）	2021-07-15（产后1年）
血小板值 $\times 10^9/L$（参考值 $1.25 \times 10^{11}/L$）	128	142	105	69	79	118	114	153
用药情况	阿司匹林100mg(qd)、硫酸羟氯喹200mg(qd)、达肝素5000U(bid)、甲泼尼龙4mg(qd)	孕27周已改甲泼尼龙4mg(qod)，余同前	同前	同前	入院后改甲泼尼龙8mg(qd)，	出院后患者自行停用相关药物，只保留达肝素5000U(qd)至产后42天	停用达肝素	未用药

17.2 病例分析

17.2.1 妊娠合并 UCTD 与 APS 的诊断及预后评估

1. 妊娠合并 UCTD 诊断

UCTD 是指具有提示系统性自身免疫性疾病的症状及自身抗体阳性但不符合已定义疾病的分类标准的一类疾病。UCTD 增加不良妊娠事件,现有的文献数据已经将 UCTD 与胎儿丢失、胎儿生长受限、新生儿红斑狼疮和先天性心脏传导阻滞的增加率联系起来[3]。抗 Ro/SSA 抗体常在 UCTD 患者中发现[4]。目前 UCTD 尚无统一的诊断标准,临床多采用 Mosca 等[4]在 1999 年提出的分类标准:(1)具有结缔组织病的症状和体征;(2)病程≥1年;(3)ANA 阳性,但不符合任何 CTD 分类标准。在 10%~30%的病例中,UCTD 可能在 5 年内发展为明显的系统性红斑狼疮(SLE)、抗磷脂综合征(APS)等[5],但大多数仍处于未分化阶段。

【本例妊娠合并 UCTD 诊断】

本例患者为青年女性,以皮疹,反复不良妊娠为主要表现。按照 Mosca 等在 1999 年提出的分类标准,患者反复手足皮疹 10 年,查 ANA 阳性,符合 UCTD 诊断,患者孕晚期出现血小板下降,考虑 UCTD 导致血液系统损害,给予加大激素量及终止妊娠后好转,也可以作为治疗性诊断的佐证。

2. 妊娠合并 APS 的诊断

APS 是一种非炎症性自身免疫性疾病,临床上以动静脉血栓形成,病态妊娠(妊娠早期流产和中晚期死胎)和血小板减少等症状为表现,血清中存在抗磷脂抗体(antiphospholipid antibodies,aPLs),包括抗 β2 糖蛋白Ⅰ(anti-β2 glycoprotein,β2GPⅠ)、抗心磷脂抗体(anticardiolipin,aCL)和狼疮抗凝物(lupus anticoagulant,LA),上诉症状可单独或多个共同存在。APS 患者抗磷脂抗体(APA)可能通过与磷脂或磷脂结合蛋白相互作用而干扰止血过程,促使血管收缩和血小板聚集,导致胎盘血管内血栓形成,抑制滋养层细胞生长,促使胎盘滋养层细胞发育不良,胎盘功能减退,引起一系列妊娠并发症。在产科的主要表现为习惯性流产、胎儿宫内窘迫,宫内发育迟滞或死胎[6-7]。

3. APS 预后的评估

持续中高滴度 aPLs,以及 LA、aCL、anti-β2GPⅠAb 阳性是影响 APS 预后的主要因素;LA 阳性是影响 APS 预后的独立危险因素,可用于 APS 诊断和风险评估,APS 严重程度评估分为三层次[8],分别为:(1)高风险 LA 阳性,有或无中高滴度 aCL 或 anti-β2GPI Ab IgG 或 IgM 阳性;(2)中风险 LA 阴性,中高滴度 aCL 或 anti-β2GPⅠAb IgG 或 IgM 阳性;(3)低风险 LA 阴性,低滴度 aCL 或 anti-β2GPI Ab IgG 或 IgM 阳性。同时,APS 患者中血小板计数减少应被视为预后不良的危险因素[8]。

【本例妊娠合并 UCTD 与 APS 的诊断与病情评估】

按照 2006 年抗磷脂抗体综合征(APS)悉尼标准修订版(表 1-17-2),该患者有 1 次在妊娠 34 周之前因严重的子痫或先兆子痫及严重的胎盘功能不全所致的形态学正常的新生儿早产,2 次以上血浆中出现 LA(见图 1-17-2),2 次以上用标准 ELISA 在血清中监测到中高滴度的 IgG/IgM 型 aCL 抗体及 IgG/IgM 型抗 β2-GPI 抗体（见图 1-17-1），间隔均大于 12 周，符合 APS 诊断。另外，该患者有 10 年的 UCTD 病史，产科表现发生在 UCTD 病史后，考虑为继发于 UCTD 的 APS，且 LA 阳性同时有中高滴度 aCLIgM、anti-β2GPI IgG 阳性，同时有血小板减少，为高风险患者。

表 1-17-2　2006 年抗磷脂综合征（APS）悉尼修订标准

临床标准	血管栓塞	任何器官组织发生≥1 次动脉、静脉或小血管栓塞，血栓必须被客观的影像学或组织学证实，组织学必须证实壁附有血栓，但没有显著炎症反应
	病态妊娠	①发生≥1 次妊娠 10 周以上不明原因的形态学正常的死胎，正常形态学的依据必须被超声或直接检查所证实；②发生＞3 次妊娠 10 周之前不明原因的自然流产，必须排除母体解剖、激素异常及双亲染色体异常；③发生≥1 次妊娠 34 周之前因严重的子痫或先兆子痫或严重的胎盘功能不全所致的形态正常的新生儿早产
实验室标准		①血浆中出现 LA，至少发现 2 次，每次间隔至少 12 周；②用标准 ELSA 在血清中检测到中至高滴度的 lgG/IgM-aCL 抗体（IgG 型 aCL＞40 GPL，IgM 型 aCL＞40MPL，或滴度＞第 99 百分位数），至少发现 2 次，间隔至少 12 周；③用标准 ELSA 在血清中检测到 lgG/IgM 型抗 β2-GPⅠ抗体，至少发现 2 次，间隔至少 12 周（滴度＞第 99 百分位数）注：APS 的诊断须至少满足一项临床标准和一项实验室标准

17.2.2　UCTD 糖皮质激素治疗与 GDM 的相关性

妊娠合并糖尿病中 80% 以上为 GDM。近年有明显增高趋势。GDM 孕妇的临床经过复杂，母子都有风险，应该给予重视。我国目前推荐所有孕妇孕 24～28 周采用 75g 葡萄糖耐量测试进行 GDM 筛查，诊断标准：服糖前血糖浓度≥5.1mmol/L，服糖后 1h 血糖浓度≥10.0mmo/L，服糖后 2h 血糖浓度≥8.5mmol/L，符合任意一项标准即诊断为 GDM。处理原则是积极控制孕妇血糖达标，预防母儿合并症的发生。

【本例 UCTD 糖皮质激素治疗与 GDM 的相关性评估】

该患者孕 27⁺周广医三院 75g 葡萄糖耐量测试示：5.60mmol/L—10.09mmol/L—7.32mmol/L。可以诊断 GDM。孕期饮食运动治疗，血糖未达标，给予胰岛素治疗，按照妊娠期糖尿病 priscilla white 的分级方法考虑诊断"GDMA2 级"。但因该患者在孕 10 周诊断 UCTD，曾查 OGTT 正常，需要糖皮质激素（予甲泼尼龙 4mg/d）治疗，糖皮质激素的主要生理作用就是促进糖异生，会促进蛋白质的分解，加强肝内的糖异生，导致血糖升高，所以糖皮质激素的使用有可能是诱发该患者 GDM 发生的因素之一。提示须密切监测孕期需使用糖皮质激素治疗的妇女的血糖变化，尽早行葡萄糖耐量测试检查，同时，本身有糖尿病的孕妇应慎用糖皮质激素，必要时配合胰岛素治疗。

17.2.3　UCTD 合并 APS 的围产期管理

与风湿免疫科等多学科联合，按照高危妊娠进行规律的个体化围产保健。

1. 孕前咨询及早期诊断

UCTD、APS 在生育年龄女性中并不少见，因无明显临床症状，仅有较少数患者在孕前发现或检出，未被检出者将延误 UCTD、APS 的干预。有血栓形成史、复发性流产、宫内死胎、严重早发型子痫前期或 FGR 病史的女性，应进行狼疮抗凝物、抗 β2-GP1 抗体或抗心磷脂抗体检测，了解患者 ANA 谱、抗 Ro 抗体、抗 La 抗体、抗 dsDNA 抗体、补体 C3、补体 C4 等水平，及早去风湿免疫科就诊，确诊并进行危险分层，以及规范治疗[9-11]。妊娠合并 APS 的规范治疗建议见表 1-17-3，规范治疗后妊娠的 UCTD、APS 妇女，可以降低不良妊娠的发生风险。

表 1-17-3 妊娠合并 APS 的规范治疗建议[5,10]

病史	抗凝治疗
无血栓史，无流产史，无不良妊娠结局史	孕前开始每日服用阿司匹林 75mg
有血栓史	华法林维持治疗：确认妊娠后，立即改为阿司匹林和 LMWH（依诺肝素，每日用药两次，每次 40mg）； 未使用华法林：孕前每日服用阿司匹林 75mg，确认妊娠后建议使用 LMWH（依诺肝素，每日 40mg）；妊娠 16~20 周时，LMWH 增加至每日两次。
复发性流产（<10 周）	既往未行抗凝治疗：孕前每日服用阿司匹林 75mg。 前次单阿司匹林后流产：孕前单独使用阿司匹林每日 75mg，一旦确认妊娠后使用 LMWH（依诺肝素，每日 40mg）。若子宫动脉多普勒波形正常，可考虑在孕 12 周或 20 周时停用 LMWH。 评估血栓形成的风险。
晚期胎儿丢失、新生儿死亡或因子痫前期、FGR、胎盘早剥导致不良妊娠结局	孕前每日服用阿司匹林 75mg，一旦确认妊娠后予 LMWH（依诺肝素，每日 40mg）。

【本例孕前咨询及早期诊断情况】

本例患者多次不良妊娠，2014 年孕 24⁺周"因脐带血流呈单峰，羊水过少"于外院行中期引产一次；2015 年孕 8⁺周稽留流产 1 次；2018 年孕 27⁺周因"胎盘早剥，重度子痫前期"剖宫取胎，新生儿死亡。本次孕 10 周，产科主任考虑高达 30% 重度早发性子痫前期妇女可能存在抗磷脂抗体，遂进行风湿免疫相关检查才发现 UCTD 合并 APS，若患者 2014 年流产后就考虑为"胎盘功能不良引起的不良妊娠结局"进行排查，是否可以避免 2018 年的不良预后，这个问题令人深思。提示有反复不良妊娠史的患者应及早联合风湿免疫科排查 UCTD 及 APS 可能。

2. 孕期管理

UCTD 及 APS 主要临床表现为复发性流产、胎儿宫内死亡、胎盘功能不良及动静脉血栓。APS 妇女妊娠结局取决于研究对象。如果研究对象是复发性流产人群，其发生并发症的可能性较小，子痫前期或早产的风险为 10%。如果研究对象是 SLE、血栓病史、有晚期死胎史、或者严重的早发型子痫前期患者,孕37周前早产风险30%~40%,FGR风险超过30%[12]。

妊娠期间建议孕28周前每4周进行1次风湿病和产科评估,包括临床症状评估和实验室检查(血尿常规、相关的抗核抗体、抗磷脂抗体滴度、凝血-纤溶系统、抗凝血酶Ⅲ、蛋白S、血栓弹力图等,以及血糖、血脂和甲状腺功能等),孕28周后根据病情每2~4周评估1次。孕早期(11~14周)、孕中期(20~24周)各进行1次胎儿超声筛查,孕晚期每月1次。对于血清抗SSA/Ro抗体、抗SSB/Ro抗体阳性或胎儿心脏异常生育史患者,建议孕16~26周者每1周或每2周进行1次胎儿心脏超声检查,26周后可适当延长间隔,胎儿出生后复查心电图和心脏超声。APS的规范治疗见表1-17-2。阿司匹林和低分子肝素抗凝治疗对于预防胎儿丢失是最基础的治疗方案。对于UCTD合并APS妇女的治疗可考虑将肝素预防剂量增加至治疗剂量或在妊娠早期增加硫酸羟氯喹或低剂量泼尼松免疫调节治疗,病情严重时可联合环孢素、免疫球蛋白等。当患者使用激素后,可能发生激素相关糖代谢异常,因而密切监测血糖,及时控制高血糖尤为重要[9-11]。

【本例孕期管理】

本例患者反复不良妊娠4次,孕10周时结合实验室检查,UCTD继发APS诊断明确,治疗上予阿司匹林(100mg,qd)+达肝素钠(5000U,bid)抗凝治疗、甲泼尼龙片(4mg,qm)+硫酸羟氯喹片(200mg,bid)调节免疫治疗,孕27周行OGTT确诊GDM,予加强妊娠糖尿病教育,饮食控制血糖,分餐治疗,血糖控制不佳时每日监测7次血糖或者动态血糖监测,加地特胰岛素4~6U睡前治疗,确保空腹血糖浓度控制在5.3mmol/L,餐前血糖浓度控制在5.6mmol/L,餐后2h血糖浓度控制在6.7mmol/L。并定期复查血常规、肝肾功能、凝血常规+D二聚体、蛋白S等未见明显异常,定期检测胎儿彩超,胎儿生长情况良好,全孕期无产科并发症发生,孕晚期出现短暂的血小板下降,但经过增加激素剂量后,患者血小板较前升高见表1-17-1,考虑UCTD累及血液系统,GDM则不排除糖皮质激素的应用为诱因。

3. 分娩期及产后随访

UCTD合并APS,并非剖宫产指征,可在风湿免疫科和产科医生的共同监控下阴道分娩。出现病情活动和产科并发症时,放宽手术指征及时予剖宫产终止妊娠。推荐39周计划分娩。若需要剖宫产,术前需停用低分子肝素24h。产妇可以进行母乳喂养,口服泼尼松、硫酸羟氯喹、阿司匹林、肝素的患者也可以正常进行母乳喂养。GDMA2级,血糖控制良好,可以计划孕39~40周阴道分娩。

【本例分娩期及产后随访】

本例患者产科因素"瘢痕子宫、先兆临产"选择剖宫产,过程顺利。产后继续给予小剂量糖皮质激素、硫酸羟氯喹及治疗量低分子肝素联合阿司匹林积极干预,平安出院。产后停用胰岛素。复查糖耐量正常。患者在风湿免疫科及产科的共同管理下,曾历经4次不良妊娠,此次妊娠足月分娩,母婴平安。但患者未能达到红斑狼疮诊断标准,还有红斑狼疮倾向,需临床医生继续追踪观察。

17.3 小结

对于反复不良妊娠的妇女，应尽早联合风湿免疫科等进行多学科联合管理，有指征者及早排查 UCTD 及 APS 可能。UCTD 及 APS 主要临床表现为复发性流产、胎儿宫内死亡、胎盘功能不良及动静脉血栓。即使没有胎儿丢失，严重的早发型子痫前期、FGR 和胎盘早剥的风险也会升高。强调需对 UCTD 及 APS 妇女围产期进行规范保健及个体化治疗，筛查糖皮质激素长期使用导致药物性高血糖或 GDM，控制血糖达标，最大程度地延长孕周，降低母体-胎儿-胎盘相互关联的损害，改善母儿妊娠预后。

【参考文献】

[1] MIYAKIS S, LOCKSHIN M D, ATSUMI T, et al. International consensus statement on an update of the classification criteria for definite an-tiphospholipid syndrome (APS)[J]. J. Thromb. Haemost, 2006, 4(2): 295–306.

[2] 吴庆军, 朱燕林, 唐福林. 抗磷脂综合征100例临床特征分析[J]. 中华风湿病学杂志, 2007, 11(11): 675–678.

[3] BRUCATO A, FRASSI M, FRANCESCHINI F, et al. Risk of congenital complete heart block in newborns of mothers with anti-Ro/SSA antibodies detected by counterimmunoelectrophoresis: a prospective study of 100 women[J]. Arthritis. Rheum., 2001, 44(8): 1832–1835.

[4] MOSCA M, TANI C, NERI C, et al. Undifferentiated connective tissue diseases(UCTD)[J]. Autoimmun Rev., 2006, 6(1): 1–4.

[5] GARCIA D, ERKAN D. Diagnosis and management of the antiphospholipid syndrome[J]. N. Engl. J. Med., 2018, 378(21): 2010–2021.

[6] BUCALA R J. Rheumatology Forecast: Why Prevention Matters[J]. Arthritis&Rheumatology, 2020, 72(6): 868–869.

[7] TICCONI C, ROTONDI F, VEGLIA M, et al. Antinuclear Autoantibodies in Women with Recurrent Pregnancy Loss[J]. American Journal of Reproductive Immunology(1989), 2010, 64(6): 384–392.

[8] PONTARA E, BANZATO A, BISON E, et al. Thrombocytopenia in high-risk patients with antiphospholipid syndrome[J]. J. Thromb. Haemost, 2018, 16(3): 529–532.

[9] 中国系统性红斑狼疮研究协作组专家组, 国家风湿病数据中心. 中国系统性红斑狼疮患者围产期管理建议[J]. 中华医学杂志, 2015, 95(14): 1056–1060.

[10] ANDREOLI L, BERTSIAS K, AGMON-LEVIN N, et al. EULAR recommendations for women's health and the management of family planning, assisted reproduction, pregnancy and menopause in patients with systemic lupus erythematosus and/or antiphospho-lipid syndrome[J]. Ann. Rheum. Dis., 2017, 76(3): 476–485.

[11] 杨邵英, 吕良敬. 未分化结缔组织病合并妊娠的研究进展[J]. 中华风湿病学杂志, 2021, 25(4): 265–269.

[12] Catherine Nelson-Piercy. Handbook of Obstetric Medicine[M]. 6th ed. Boca Raton: CRC Press, 2020: 155–160.

18 自身免疫性多内分泌腺综合征 II 型致 1 型糖尿病合并妊娠

罗恒聪　陈慧　张莹　李映桃

自身免疫性多内分泌腺综合征（autoimmune polyglandular syndrome，APS）是指同一个体由于自身免疫的原因引起 2 种或 2 种以上的内分泌腺疾病，该综合征的各组成成分可以同时也可以先后出现，还可以合并其他非内分泌腺体的自身免疫性疾病。除 APS II 型中 Graves 病外，APS 患者其他受累的内分泌腺均为功能减退，治疗上应予以相应的替代治疗，而针对合并 Graves 病的 APS 治疗同单独患有 Graves 病的治疗一致。APS 合并妊娠少见，本节介绍一例 APS II 型致 1 型糖尿病合并妊娠，多学科联合，3 年备孕及孕期规范治疗并成功足月分娩的临床经过。

18.1　病例摘要

患者，女，26 岁，孕 1 产 0。因"发现血糖升高 2 年，停经 38^{+4}周"于 2020 年 3 月 23 日入院。患者 2 年前无明显诱因出现口干、多饮，伴有多食、消瘦，半年内体重减轻约 2.5kg，于广医三院内分泌科门诊就诊，测血糖 High，查糖化血红蛋白水平 14.5%（↑），酮体 2.8mmol/L（↑），考虑为"糖尿病，糖尿病酮症"收入内分泌科住院治疗；住院期间查糖尿病自身抗体：谷氨酸脱羧酶抗体 165.50U/mL（↑），空腹 C 肽 63pmol/L（↓），餐后 2h C 肽 133pmol/L（↓），诊断为"1 型糖尿病"，予生活方式指导及胰岛素泵控制血糖；出院后患者继续予胰岛素泵控制血糖，胰岛素用量为"赖脯胰岛素基础量 0.6U/h（7 时～22 时）—0.5U/h（22 时～24 时）—0.4U/h（24 时～次日 3 时）—0.7U/h（3 时～7 时）+ 9U—6U—6U 三餐前"。患者出院后规律监测血糖，空腹血糖浓度波动于 4.8～5.4mmol/L，餐后血糖浓度波动于 3.8～6.2mmol/L。3 个月后患者再次于我科住院调整血糖，住院期间查糖化血红蛋白水平 6.0%，空腹 C 肽 29pmol/L（↓）、餐后 2h C 肽 240pmol/L（↓），谷氨酸脱羧酶抗体 222.79U/mL（↑）。查甲炎两项：甲状腺球蛋白抗体 40.19IU/mL（↑），甲状腺过氧化酶抗体 36.99IU/mL（↑），甲功三项正常。患者月经规律，未避孕情况下未孕 3 年，查性激素 6 项：雌二醇<37pmol/L（↓），睾酮 1.46nmol/L，泌乳素 8.92ng/mL，促卵泡生成素 0.07U/L（↓），促黄体生成素 0.01U/L（↓），孕酮 0.9nmol/L（↓），皮质醇节律（8am—16pm—24pm）：789.3nmol/L—419.4nmol/L—186.5nmol/L。促肾上腺皮质激素 11.44pmol/L，GnRH 兴奋试验：LH（静注前—注药 15min—注药 30min—注药 60min—注药 90min—注药 120min）：0.03U/L—0.89U/L—1.27U/L—1.79U/L—3.93U/L—8.84U/L；FSH（静注前—注药 15min—注药 30min—注药 60min—注药 90min—注药 120min）：0.05U/L—0.24U/L—0.31U/L—0.53U/L—1.09U/L—2.97U/L。垂体 MRI 示部分空蝶鞍，垂体轻度受压。出院诊断为"自身免疫性多发性内分泌腺综合征 II 型：1 型糖尿病、自身

免疫性甲状腺炎、低促性腺激素性腺功能减退症",出院后调整胰岛素用量为"赖脯胰岛素基础量 0.4U/h(0 时～3 时)—0.35U/h(3 时～6 时)—0.45U/h(6 时～8 时)—0.35U/h(8 时～12 时)—0.5U/h(12 时～15 时)—0.4U/h(15 时～17 时)—0.25U/h(17 时～19 时)—0.3U/h(19 时～22 时)—0.4U/h(22 时～24 时) +1U—2U—2U 三餐前",建议患者使用 GNRH 泵治疗,但患者拒绝,生殖科门诊长期"促性腺粉针"及"雌孕激素人工周期替代"治疗。出院后患者规律监测血糖,门诊复查糖化血红蛋白波动于 5.1%～6.4%,内分泌科门诊调整胰岛素剂量及予长期平衡膳食指导。

患者末次月经 2019 年 6 月 27 日,推算预产期 2020 年 4 月 2 日。本次受孕为促排后自然受孕。孕期规律产检,产检无异常。

2019 年 9 月 25 日孕 12$^+$周广医三院胎儿超声提示 NT1.6mm。2019 年 10 月 9 日孕 15$^+$周母体外周血胎儿染色体非整倍体基因检测提示:18、21、13-三体风险均为低风险。孕 20$^+$周自觉胎动至今。2019 年 11 月 28 日孕 22$^+$周广医三院产科Ⅲ级 B 超提示:胎儿结构未见明显异常。2020 年 2 月 17 日孕 33$^+$周广医三院产科中晚孕Ⅰ级超声提示:宫内妊娠,如晚孕,单活胎。

孕期密切监测血糖,长期内分泌科门诊随诊调整胰岛素剂量,近 1$^+$月胰岛素用量:门冬胰岛素基础量:1U/h(0 时～6 时)—1.05U/h(6 时～8 时)—1U/h(8 时～10 时)—0.6U/h(10 时～13 时)—0.9U/h(13 时～15 时)—1U/h(15 时～17 时)—0.9U/h(17 时～19 时)—0.75U/h(19 时～22 时)—0.8U/h(22 时～0 时) +5U—7U—6U。

三餐前,在家监测血糖:空腹血糖浓度 4.2～5.2mmol/L,餐前血糖浓度 4.2～6.5mmol/L,餐后血糖浓度 4.6～6.8mmol/L。

患者无下腹坠痛,无阴道流血流液等不适,遂至广医三院就诊,门诊拟"(1)1 型糖尿病合并妊娠;(2)孕 1 产 0,孕 38$^+$周,单活胎"收入院。孕晚期精神食欲佳,睡眠好,大小便正常。孕前体重 51kg,现体重 62kg,BMI(孕前)18.7kg/m^2。孕期体重共增加 11kg。

入院体格检查:血压 107/71mmHg,心率 90 次/min,心肺听诊无异常。

产科情况:宫高 30cm,腹围 93cm,先露头,半入盆。胎方位 LOA,未衔接。胎心音 145 次/min,胎心规则,律齐。宫体无压痛,未扪及规律宫缩,估计胎儿体重 3000g。

入院诊断:(1)糖尿病合并妊娠;(2)孕 1 产 0,孕 38^{+6}周,单活胎;(3)自身免疫性多发性内分泌腺综合征Ⅱ型;(4)自身免疫性甲状腺炎;(5)1 型糖尿病;(6)低促性腺激素性腺功能减退症。

患者诊断糖尿病后采用胰岛素控制血糖,近 3 年来糖化血红蛋白水平变化见图 1 - 18 - 1,胰岛素用量见图 1 - 18 - 2。

入院治疗经过:产妇于 2020 年 3 月 25 日凌晨 04:30 临产,产程进展顺利,顺产一活女婴,新生儿体重 2930g,身长 48cm,头围 32cm,Apgar 评分 10 分—10 分—10 分,患者分娩过程中胰岛素泵基础胰岛素用量为 0.2U/h,产程中监测血糖浓度波动于 5.1～8.1mol/L,无低血糖发生。分娩后予门冬胰岛素基础量 0.4U/h(6 时～22 时)—0.2U/h(22 时～24 时)—0.35U/h(次日 0 时～3 时)—0.4U/h(次日 3 时～6 时) + 三餐前 4U—4U—4U,直至出院。监测餐前血糖浓度波动于 3.8～7.2mmol/L,餐后血糖浓度波动于 5.4～9.5mmol/L。产后母乳喂养,产后 5 天出院,出院后 1 周内于分泌科门诊复诊,维

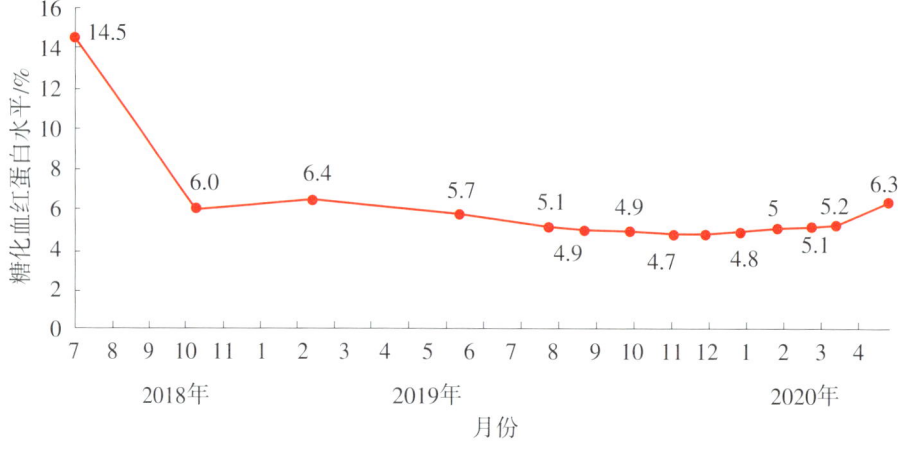

图1-18-1 患者近3年糖化血红蛋白水平的变化情况

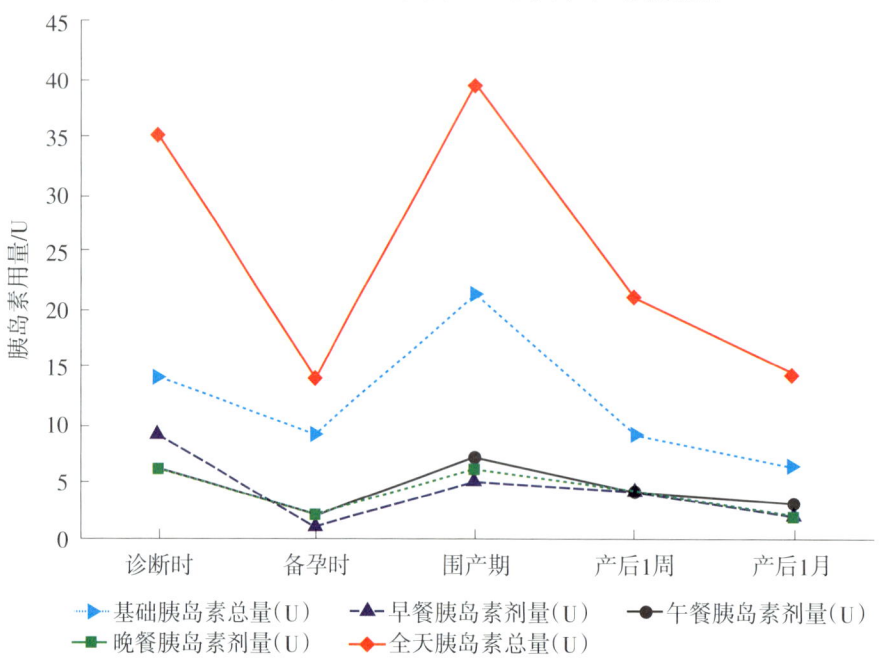

图1-18-2 患者近3年胰岛素用量的变化情况

持胰岛素泵治疗剂量为门冬胰岛素基础量0.35U/h(0时～6时)—0.5U/h(6时～8时)—0.4U/h(8时～12时)—0.5U/h(12时～19时)—0.3U/h(19时～24时) + 三餐前3U—3U—2U。

18.2 病例分析

18.2.1 自身免疫性多发性内分泌腺综合征

APS发病机制复杂，根据病因及临床特征可将其分为2型，即APS Ⅰ型、APS Ⅱ型。该病发病隐匿，临床表现多种多样，在不同个体中疾病的组分可能不同，出现的先后顺序也可能存在差异，容易被临床忽视[1]。APS Ⅰ型，又称自身免疫性多内分泌腺病-黏膜与皮肤念珠菌病-外胚层营养不良症。APS Ⅰ型是由自身免疫调节基因(AIRE)突变导致，目前 APS Ⅰ型包括原发性甲状旁腺功能减退、Addison 病、慢性皮肤念珠菌感染，至少包含以上 2 种疾病方可确诊；如果有家族史患者，出现上述 1 种疾病即可诊断。此外，APS Ⅰ型的组分还包括自身免疫性甲状腺疾病、1 型糖尿病、性腺功能减退、外胚层发育不良、白癜风、角膜炎、恶性贫血、顽固性便秘等，其发病较早，婴幼儿期即可发病[2-3]。APS Ⅱ型又称 Schmidt 综合征，是一种多基因遗传病，与人白细胞抗原(HLA)基因有关。APS Ⅱ型是 APS 最为常见的分型，一般成年发病，多数在 20 岁后发病，于 40～50 岁达到发病高峰，本病患者中女性最为常见，发病比例为 3 女性：1 男性。根据指南，合并自身免疫性甲状腺疾病(AITD)、1 型糖尿病与 Addison 病中的 2 种疾病即可诊断为 APS Ⅱ型，其中以 AITD 合并 1 型糖尿病最为常见，约占 60%[4-8]。此病例患者患有 1 型糖尿病合并自身免疫性甲状腺炎，而临床上 1 型糖尿病合并自身免疫性甲状腺疾病并不少见，但往往会忽视 APS 的可能[7-8]，该患者性别和年龄都处于 APS Ⅱ病的好发位置，同时又存在 GAD Ab 抗体阳性，应为 APS 的高危人群，临床医生应该及时对患者各个内分泌腺功能进行相应检查，同时关注非内分泌器官受累情况，排查其家族中有无类似病情，争取早期诊断和救治，避免漏诊和误诊。凡有自身免疫反应所致腺体功能低下或衰竭的患者，尤其累及多腺体和相应抗体阳性时，均应该考虑此病。虽然最近许多研究报道了 APS 的遗传易感基因及易感机制，但在临床实际工作中进行 HLA 基因分型和 AIRE 位点突变筛查仍难以广泛开展。因此，结合临床表现、腺体功能测试、家族筛查和自身抗体的检测仍是目前较为常用的办法。

【本例评估】

该患者同时累积胰腺、甲状腺及性腺等多个腺体，伴有胰腺功能衰竭及性腺功能低下，同时伴有自身免疫抗体的阳性，支持 APSⅡ的诊断[7-10]。APS 的治疗主要是针对所累及的内分泌腺体给予相应的激素替代治疗及对症治疗。该患者甲功正常，暂无需甲状腺激素的替代治疗，但患者为孕龄期女性，有生育要求，需严密复查甲状腺功能，及时发现并诊治甲状腺功能减退。患者 1 型糖尿病合并低促性腺激素性腺功能减退症，治疗上通过胰岛素控制血糖、雌孕激素人工周期替代治疗及辅助生殖助孕并成功受孕。但 APS 合并妊娠者母婴不良结局发生率高，需严密监测。

18.2.2 糖尿病与妊娠的相互影响

糖尿病严重威胁孕妇及胎儿的健康，若得不到有效控制，可诱发多种并发症，包括酮症酸中毒的发生，妊娠时各种感染、流产、胎儿畸形、胎儿生长受限、羊水过多、早产、巨大儿、死胎、新生儿低血糖症、新生儿呼吸窘迫综合征、新生儿黄疸、低血镁、低血钙、围产儿死亡等发生率增加，糖尿病合并妊娠者发生胎儿先天畸形的风险比未患糖尿病的孕妇高 2～5 倍。除此之外，其后代将来发生肥胖、代谢综合征和糖尿病的风险也大大增加[11-12]。

18.2.3 妊娠合并自身免疫性 T1DM 的治疗

1. 孕前准备

准备妊娠的 T1DM 患者孕前应在内分泌科和产科进行全面的孕前咨询和检查，评估能否妊娠，包括血压、心电图、肝肾功能和眼底检查，甲状腺功能测定。计划妊娠前应控制空腹血糖浓度 <6.5mmol/L，餐后 2h 血糖浓度 <8.5mmol/L；HbA1c 水平 <6.5%（注射胰岛素者，HbA1c 水平可小于 7.0%）；如 HbA1c 水平 >8.0%，不建议妊娠，血糖控制良好后方可妊娠[13-14]。充分了解妊娠与 PGDM 间的相互影响及母儿可能的不良预后，在孕期严密监测其发生和发展。孕前血糖如能控制在理想水平可明显减少自然流产、胎儿畸形、巨大儿、胎死宫内及新生儿并发症的发生率。在保证不发生低血糖的情况下理想的 HbA1c 水平达到 6.5% 可以减少胎儿先天异常的风险。

> **【本例孕前评估】**
>
> 本例患者生殖助孕前一直在内分泌科医生及糖尿病专科护士的指导及监测下开展饮食、运动、胰岛素调节血糖等综合治疗，孕前 3 个月 HbA1c 水平均小于 6.5%，且空腹血糖浓度小于 6.5mmol/L 和餐后 2h 血糖浓度小于 8.5mmol/L。患者在血糖均达标后才计划妊娠，为其孕期减少母儿并发症的发生打下了良好基础。

2. 孕期监护

孕期血糖控制：根据孕妇饮食及运动习惯不同、胰岛素抵抗程度不同，胰岛储备功能不同，开展个体化治疗。应针对不同孕妇制定个体化的营养方案。合理的饮食控制既能满足孕妇及胎儿的能量需要，避免体重过度增长，又能维持血糖在正常范围而且不发生饥饿性酮症。饮食控制后出现尿酮体阳性，应考虑是否饮食控制过度，需重新调整饮食。而胰岛素治疗方面，妊娠期由于胎盘分泌的多种胰岛素拮抗激素随孕周的增加而逐渐增加，所以孕期胰岛素用量也随之增加，胰岛素抵抗始于孕 24~28 周，孕 32~34 周达到高峰，孕晚期可达孕前水平的 140% 左右。

既往研究表明，糖尿病合并妊娠孕产妇不良妊娠结局的发生与孕期的血糖控制相关，若孕妇血糖水平控制理想可明显降低妊娠不良结局的发生率。孕期需密切监测血糖，最佳控制目标：维持空腹、餐前或睡前血糖浓度 3.3~5.3mmol/L；餐后 1h 血糖浓度 ≤7.8mmol/L；或餐后 2h 血糖浓度 ≤6.7mmol/L；HbA1c 水平尽可能控制在 6.0% 以下，夜间血糖不得低于 3.3mmol/L。且最大限度地降低低血糖和酮症风险[14]。

研究显示，T1DM 患者 HbA1c 水平增高与子痫前期的发生有关，并增加胎儿窘迫及患者后期发展成 DN 的风险。因此，糖尿病合并妊娠患者，应在早、中、晚孕期分别测定 1 次 HbA1c 水平，最好在整个孕期每隔 1~2 月复查 HbA1c 水平，以预测和预防胎儿窘迫、DN 以及子痫前期等并发症的发生[13]。

采用合理的方案控制血糖，并最大限度地避免低血糖的发生对于 T1DM 合并妊娠患者尤为重要。实践证明，用胰岛素泵（CSⅡ）治疗 T1DM 合并妊娠更为合理和安全。CSⅡ通过模拟人胰岛素的生理性分泌功能，按照人体需要的剂量将胰岛素持续地输注到患者皮下，使胰岛素更具生理化，从而更平稳地控制血糖水平，降低低血糖的发生率[15]。而

T1DM 患者妊娠期间也需要良好的血糖控制，选择符合生理特点、个体化的胰岛素治疗方案可减少母婴并发症。妊娠期妇女需要不定时加餐，而 CS Ⅱ 可随时追加胰岛素并根据孕妇的血糖情况灵活调整胰岛素输注量，可减少低血糖发生，便于血糖控制，相比多次胰岛素注射更适合孕妇使用。

> 【本例孕期评估】
> 　　本例患者长期使用 CSⅡ，使得备孕期和孕期的血糖均控制在理想范围，如图 1 – 18 – 1 示，本例患者孕 37～38 周达最大量，约为孕前水平 2 倍[15]。本例患者备孕期和孕期 HbA1c 水平波动于 4.7%～6.4%（图 1 – 18 – 1），空腹血糖浓度维持在 3.3～5.3mmol/L，餐后 2h 血糖浓度 <6.7mmol/L 整个孕期血糖控制平稳。并减少了低血糖发生的概率，最大可能地避免母婴不良妊娠结局的发生。

3. 产时、产后胰岛素应用

引产时或临产后需改用胰岛素静滴，每小时监测血糖，将血糖浓度控制在 6.1～7.8mmol/L。产程中血糖监测有利于减少产时孕妇高血糖所致的新生儿低血糖的发生，进入活跃期后停用胰岛素。剖宫产者术前停用胰岛素，使用胰岛素泵的孕妇可继续维持基础量。产程或术中密切监测血糖，每 1～2h 测血糖 1 次，维持血糖浓度在 4.4～6.7mmol/L。血糖升高时监测尿酮体的变化，根据血糖水平决定胰岛素用量。自身免疫性 1 型糖尿病患者合并妊娠产后仍需继续胰岛素治疗，但所需胰岛素剂量多比孕期减少 1/2～2/3，并结合产后血糖水平调整胰岛素用量[16]。

> 【本例产时、产后胰岛素应用评估】
> 　　此例患者在产后 1 个月其全天胰岛素剂量已下降至孕前水平。

18.3　小结

尽管 APS 在临床上较为常见，但是 APS 病情表现不一，病情隐匿，容易漏诊、误诊，APS 的治疗方法因人而异，需根据病情演变及时优化并调整治疗方案。临床医师需加深对 APS 的认识。发现单个腺体功能减退时，应警惕是否存在其他腺体功能减退，提高疾病诊断率。APS 患者同时合并 1 型糖尿病及性腺功能低下者成功怀孕的病例少见，母儿病死率高，这类患者需计划妊娠，孕前及孕期要将血糖控制在理想范围。孕期严格监测可有效预防 APS 合并妊娠患者各种并发症，提高新生儿存活率及减少新生儿病死率。

【参考文献】

[1] SEPE V, VELLUZZI F, SONGINI M, et al. Autoimmune Polyendocrine Syndromes[J]. N. Engl. J. Med., 2018, 378(26): 2543.

[2] YAN Z, GANG X, XIE X, et al. A case report and literature review: Identification of a novel AIRE gene mutation associated with Autoimmune Polyendocrine Syndrome Type 1 in East Asians[J]. Medicine (Baltimore), 2020, 99(18): e20000.

[3] GUO C J, LEUNG P S C, ZHANG W, et al. The immunobiology and clinical features of Type 1 autoimmune polyglandular syndrome (APS-1)[J]. Autoimmun Rev., 2018, 17(1): 78 – 85.

[4] KEMP E H, KAHALY G J, PORTER J A, et al. Autoantibodies against the calcium-sensing receptor and cytokines in autoimmune polyglandular syndromes types 2, 3 and 4[J]. Clin. Endocrinol. (Oxf.), 2018, 88(1): 139-145.

[5] HUSEBYE S E, ANDERSON S M, KÄMPE O. Autoimmune Polyendocrine Syndromes[J]. N. Engl. J. Med. 2018, 378(12): 1132-1141.

[6] CHENG H M, ANDERSON S M. Insights into Type 1 diabetes from the autoimmune polyendocrine syndromes[J]. Curr. Opin. Endocrinol Diabetes Obes., 2013, 20(4): 271-278.

[7] PHAM-DOBOR G, HANÁK L, HEGYI P, et al. Prevalence of other autoimmune diseases in polyglandular autoimmune syndromes Type Ⅱ and Ⅲ[J]. J. Endocrinol. Invest., 2020, 43(9): 1-9.

[8] TOMER Y, DOLAN ML, KAHALY G, et al. Genome wide identification of new genes and pathways in patients with both autoimmune thyroiditis and Type 1 diabetes[J]. J. Autoimmun., 2015, 60: 32-39.

[9] KAKLEAS K, SOLDATOU A, KARACHALIOU F, et al. Associated autoimmune diseases in children and adolescents with Type 1 diabetes mellitus (T1DM)[J]. Autoimmun Rev., 2015, 14(9): 781-797.

[10] 陈国军, 杨中汉, 冯娟. 1型糖尿病的免疫机制研究进展[J]. 中国医药导报, 2017, 14(32): 39-42.

[11] WILLIAM L L, DENISE M S, ALAN K, et al. Hyperglycemia and Adverse Pregnancy Outcome Follow-up Study (HAPO FUS): Maternal Gestational Diabetes Mellitus and Childhood Glucose Metabolism[J]. Diabetes Care, 2019, 42(3): 372-380.

[12] SOLIMAN A, SALAMA H, AL RIFAI H, et al. The effect of different forms of dysglycemia during pregnancy on maternal and fetal outcomes in treated women and comparison with large cohort studies[J]. Acta. Biomed., 2018, 89(S5): 11-21.

[13] SKAJAA G O, KAMPMANN U, FUGLSANG J, OVESEN P G. High pre-pregnancy HbA1c is challenging to improve and affects insulin requirements, gestational length and birth weight[J]. Diabetes, 2020, 12(11): 798-806.

[14] ANASTASIOU E, FARMAKIDIS G, GEREDE A, STEFOS T. Clinical practice guidelines on diabetes mellitus and pregnancy: Ⅰ. Pre-existing Type 1 and Type 2 diabetes mellitus[J]. Hormones (Athens), 2020, 19(4): 593-600.

[15] JOTIC A, MILICIC T, LALIC K, et al. Evaluation of Glycaemic Control, Glucose Variability and Hypoglycaemia on Long-Term Continuous Subcutaneous Infusion vs. Multiple Daily Injections: Observational Study in Pregnancies With Pre-Existing Type 1 Diabetes[J]. Diabetes Ther., 2020, 11(4): 845-858.

[16] BAHÍLLO-CURIESES MP, MATÍAS DEL POZO V, ÁLVAREZ COLOMO C, et al. Insulin treatment, insulin requirements and perinatal outcomes in a pregnancy cohort with Type 1 diabetes[J]. An Pediatr (Barc), 2021, 94(2): 107-109.

19 先天性肾上腺皮质增生症合并双胎妊娠并发妊娠期糖尿病

李任远　张莹　李映桃　李玉芳

先天性肾上腺皮质增生症(congenital adrenal hyperplasia，CAH)罕见，发生率1∶14 000[1]，是一组由皮质激素合成必需酶基因突变导致肾上腺皮质类固醇激素合成障碍引起的疾病，是常染色体隐性遗传疾病。CAH患者合并妊娠的案例很少，流产(黄体功能不足)、子痫前期、胎儿生长受限和妊娠期糖尿病风险增加[1]。本文介绍一例CAH合并双胎妊娠，孕期出现高血糖及高血压，经规范治疗成功近足月分娩，母婴预后良好的临床经过。

19.1　病历摘要

患者，女，31岁，因"停经35^{+1}周，血压升高1天"入院。患者末次月经2019年8月13日，8月30日在广医三院生殖科移植2枚D3鲜胚，早孕B超提示双绒双羊，如孕6$^+$周，胚胎存活。孕6$^+$周广医三院内分泌就诊行75g葡萄糖耐量测试：GLU(0h—1h—2h—3h)4.65mmol/L—13.37mmol/L—9.82mmol/L—3.35mmol/L，诊断为"妊娠期糖尿病"予以糖尿病教育、饮食运动及血糖监测控制血糖，孕8$^+$周至15周出现恶心、呕吐等早孕反应，程度重，无阴道流血等其他不适。孕16$^+$周在广医三院开始产检，孕12^{+1}周广医三院胎儿超声提示NT1.6mm/1.5mm，孕12$^+$周母体外周血胎儿染色体非整倍体基因检测提示：18、21、13－三体风险均为低风险。孕20周$^+$自觉胎动至今。孕26$^+$周广医三院产科Ⅲ级B超提示：胎儿结构未见明显异常。孕26$^+$周再次行75g葡萄糖耐量测试：GLU(0h—1h—2h)4.59mmol/L—12.16mmol/L—9.2mmol/L，孕期血糖控制可。孕期监测血压正常，尿蛋白未见异常。孕32$^+$周广医三院产科中晚孕Ⅰ级B超提示：宫内双胎妊娠，双绒毛膜双羊膜囊，均存活。孕35^{+1}周广医三院产检发现血压125/91mmHg，随机尿蛋白1＋。无下腹坠痛，无阴道血性分泌物，无伴阴道流液，门诊拟"怀疑子痫前期，孕3产0，孕35^{+1}周，LOP/RSA双活胎"收入院。患者孕前体重62.5kg，现体重86kg，BMI(孕前)23.24kg/m^2。孕期体重共增加23.5kg。

月经婚育史：患者13岁月经初潮，平素月经一直不规律，周期30～60天不等，经期5天左右，否认颜面部痤疮、体毛增多、体重增加。9年前结婚，婚后无避孕情况下一直未怀孕。7年前外院就诊，妇科超声提示卵巢多囊样改变，予以调经治疗(具体不详)。5年前广医三院生殖科就诊，多次孕酮检查波动在2.5～14.9nmol/L，曾予以泼尼松5mg(qd)治疗3月后行IVF－ET，因胚胎停育行清宫术。2年前再次予以泼尼松5mg(qd)治疗3月，孕酮波动在3.9～6.1nmol/L，遂至广医三院内分泌科就诊，诊断为"先天性肾上腺皮质增生症"予以地塞米松0.1875～0.25mg(qd)治疗，孕酮波动在0.3/L～1.4nmol/L。确诊妊娠后改为氢化可的松5mg(qd)治疗。

既往史：患者2014年行阑尾炎切除术。2015年于广医三院行IVF-ET受孕，于孕6周因胚胎停育行人工流产术。2016年因"高级别宫颈上皮内瘤变（CIN Ⅲ）"于广医三院行宫颈锥切术。2018年因"输卵管堵塞"于广医三院生殖科移植2次均未着床。2019年因"左侧输卵管妊娠"于番禺区石楼医院行左侧输卵管切除术+右侧输卵管结扎术。余无特殊。

家族史：父母体健，否认家族遗传病、精神病、传染病史；

入院体格检查：体温37.2℃，心率89次/min，呼吸20次/min，血压144/91mmHg，心肺听诊正常。

双下肢水肿2+。宫高44cm，腹围112cm，胎方位LOP/RSA，先露头，未衔接。胎心率分别为132次/min及145次/min，胎心规则，律齐，未扪及宫缩。估计胎儿体重1700g/1800g。

阴道检查：骶岬未触及，骶骨中弧，坐骨棘Ⅰ度凸，坐骨切迹可容三横指，骶尾关节活动度好，尾骨不翘。胎膜存。宫颈居后，宫颈质软，宫颈管消退80%，宫口未开，先露S-3，宫颈Bishop评分5分。

入院诊断：（1）子痫前期；（2）妊娠期糖尿病A1级；（3）孕3产0，孕35^{+1}周，LOP/RSA双活胎（双绒毛膜双羊膜囊）；（4）先天性肾上腺皮质增生症；（5）体外受精-胚胎移植术后；（6）高危妊娠监督。

入院后诊治经过：

完善相关检查血常规组合：白细胞12.46×10^9/L（↑），中性粒细胞总数9.28×10^9/L（↑），中性粒细胞百分数74.50%，红细胞3.73×10^{12}/L（↓），血红蛋白116.00g/L，血小板265.00×10^9/L。

生化分析：丙氨酸氨基转氨酶8.3U/L，高密度脂蛋白胆固醇1.60mmol/L，低密度脂蛋白胆固醇3.61mmol/L（↑），天冬氨酸氨基转移酶12.6U/L（↓），尿素3.09mmol/L，肌酐64μmol/L，尿酸453μmol/L（↑），血糖浓度4.51mmol/L，总胆固醇6.03mmol/L（↑），甘油三酯3.49mmol/L（↑）；超敏C反应蛋白5.76mg/L（↑）；尿白蛋白测定（随意尿）6.3μg/mL；2018年9月28日尿肌酐测定（随机尿）：肌酐6794μmol/L。

OGTT：葡萄糖（0h—1h—2h—3h）4.76mmol/L—10.42mmol/L—7.10mmol/L—2.54mmol/L；胰岛素（0h—1h—2h—3h）8.9mu/L—127.6mu/L—134.5mu/L—13.1mu/L。

大便分析未见异常。入院后予指导患者孕期饮食及运动，血糖控制平稳，予以硝苯地平缓释片10mg（bid）控制血压，血压波动在125~147/70~92mmHg，考虑患者血压波动大、存在双下肢水肿，子痫前期诊断明确，为避免进一步病情恶化，予以剖宫产终止妊娠顺利娩出2名女婴。女婴1体重2450g，Apgar评分10分—10分—10分；女婴2体重2540g，Apgar评分9分（肤色扣一分）—10分—10分。患者产后恢复好，予以停用糖皮质激素治疗。新生儿转入新生儿科，生命体征及电解质水平正常，出院后建议内分泌儿科随诊。

19.2 病例分析

19.2.1 CAH的流行病学

CAH是一组由皮质激素合成必需酶基因突变导致肾上腺皮质类固醇激素合成障碍引起的疾病，是常染色体隐性遗传疾病，通常涉及的肾上腺皮质类固醇激素合成途径的多个酶包括 21-羟化酶、17α-羟化酶、3β—羟类固醇脱氢酶和 11β—羟化酶（图 1-19-1）。CAH 属于一种罕见病，临床上以 21-羟化酶缺陷症最常见占 90%～95%，国内外的多数研究提示新生儿筛查发病率为 0.05‰～0.10‰[2]。

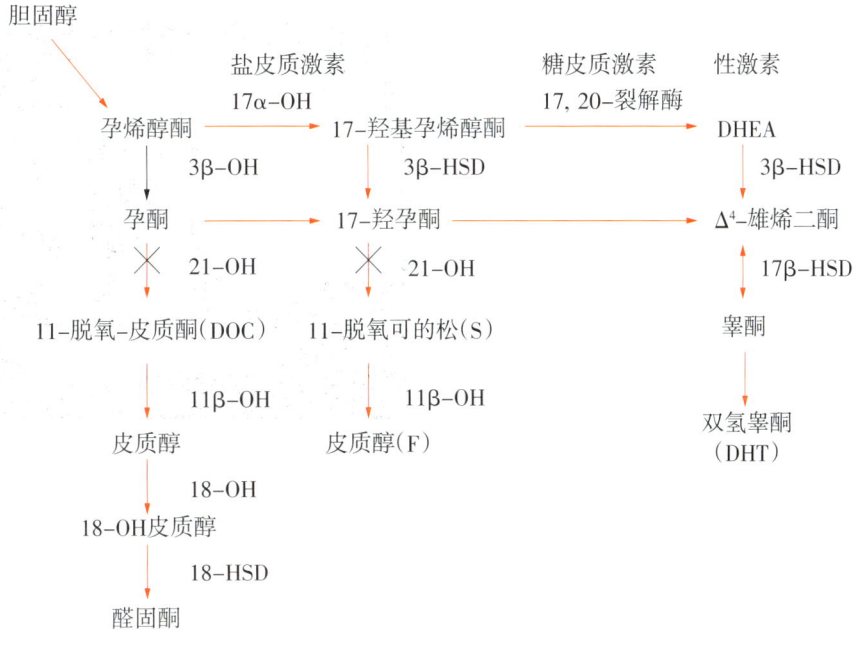

图 1-19-1 肾上腺皮质类固醇激素合成途径

19.2.2 CAH 的诊断和治疗

CAH 常见的临床表现包括：高雄激素血症导致女性男性化、男性性早熟，女性还可有第二性征发育不良和原发性闭经或月经稀发。两性均在幼年期开始发生线性生长伴骨龄增长加速，使终身高受损。其他表现包括皮肤和黏膜色素增深。一般参考的指标包括以下内容。(1)血清 17-羟基孕酮和孕酮升高是特异性诊断指标和主要治疗监测指标。一般而言，17-羟基孕酮和孕酮升高幅度越高，酶缺陷程度越重。(2)经典型患者血清皮质醇降低伴 ACTH 升高。非经典型患者两种激素基本在正常范围。(3)雄烯二酮与 17-羟基孕酮有较好的相关性，诊断和监测意义最佳。雄烯二酮在多囊卵巢综合征中亦可有升高。(4)染色体主要用于除外 46，XY 性发育异常疾病。(5)肾上腺 CT 或者 MRI 等影像学检查有助于肾上腺肿瘤或其他肾上腺（发育不良）病变鉴别。女性应完善子宫、双附件 B 超。(6)基因诊断，无论对生化诊断明确或者不明确的鉴别诊断都十分重要，并且能诊断杂合子携带者，对遗传咨询也非常重要[2]。

CAH 的诊断需综合临床表现，包括 17-羟基孕酮在内的各相关激素浓度来加以判断，基因检测可进一步明确诊断。用 17-羟基孕酮基础值诊断具不确定性，建议完善 ACTH 兴奋试验，疑似病人的基因检测仍然极其重要（图 1-19-2）[3]。

此例患者完善性激素六项：雌二醇 438pmol/L，睾酮 0.62nmol/L，泌乳素 3.97ng/mL，促卵泡生成素 5.42U/L，促黄体生成素 8.79U/L，孕酮 21.9nmol/L，ACTH 兴奋试验：17 羟基孕酮（静注前—30min 后—60min 后）3.91ng/mL—29.32ng/mL—24.4ng/mL，孕酮（静

注前—30min 后—60min 后)3.7nmol/L—83.5nmol/L—70.8nmol/L,皮质醇(静注前—30min 后—60min 后)171.2nmol/L—362.5nmol/L—403.1nmol/L。肾上腺 CT 平扫+增强:提示符合双侧肾上腺增生表现(见 1-19-3)。

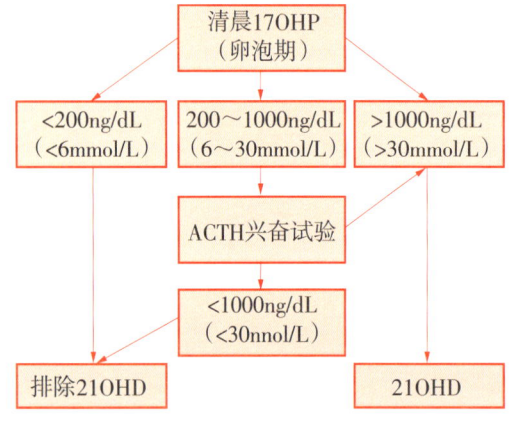

图 1-19-2 21-羟化酶缺乏的诊断示意图

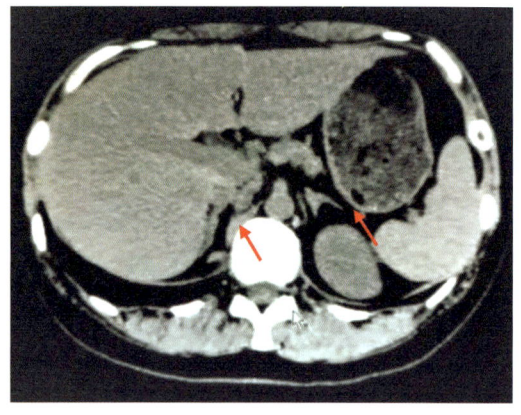

图 1-19-3 肾上腺 CT 平扫+增强
(注:箭头提示双侧肾上腺增生)

患者基础及 ACTH 兴奋后 17-羟基孕酮均升高,送 CYP21A2 检测,结果提示阴性,未检测到致病基因变异。但结合患者基线及 ACTH 兴奋后孕酮明显升高,不能排除存在皮质激素代谢途径中的其他酶缺乏的情况,为了完全区分可能引起 CAH 的各种酶缺陷,推荐采用液相色谱-串联质谱法检测清晨(上午 8 点之前)的基线血清 17-羟基孕酮,对于 17-羟基孕酮水平接近临界值的个体,推荐行 ACTH 刺激试验获得完整的肾上腺皮质功能状态,以区分 21-羟化酶缺乏与其他酶缺陷(图 1-19-4),其发病率大约占 CAH 的 1%。

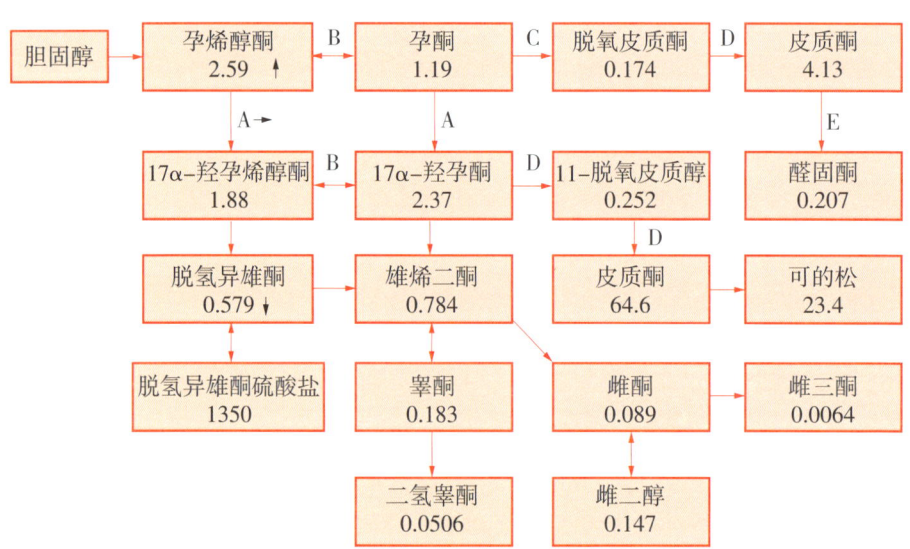

A 17α-羟化酶;B 3β-羟脱氢酶;C 21-羟化酶;D 11β-羟化酶;E 18-羟化酶

图 1-19-4 质谱法检测皮质激素代谢途径中的激素水平
(注:↑↓箭头提示异常结果)

目前针对 17α-羟化酶缺乏导致的 CAH 的治疗方案无明确证据，患者目前仅有不孕病史，并无其他 CAH 的症状，参考 18 年美国内分泌协会临床实践指南《21-羟化酶缺陷症所致 CAH》，对于无症状、非妊娠的非经典型的 CAH 女性患者，目前指南暂不推荐使用糖皮质激素治疗[4-5]。如果一个患非经典型的 CAH 的妇女在没有接受糖皮质激素治疗的情况下怀孕，在怀孕期间也不需要治疗。大多数怀孕发生在母亲诊断为非经典型的 CAH 之前。但有 3 项研究报道未接受糖皮质激素治疗的患者流产率较接受治疗的患者流产率高[6-7]。也有研究发现，妇女是否接受糖皮质激素治疗与流产率没有关联，但糖皮质激素治疗组受孕时间较短[8]。这些研究表明接受糖皮质激素治疗可能对非经典型的 CAH 的妇女受孕和维持妊娠有益，但还需进一步临床研究确定[3]。但是，目前暂时没有关于非经典型的 CAH 的妇女需要糖皮质激素治疗的确切证据。糖皮质激素治疗可能对于伴有严重高雄激素血症、不孕或流产史的妇女有益，建议给予治疗[3]。对于怀孕或打算怀孕的妇女，不推荐使用可穿过胎盘的糖皮质激素，如地塞米松[3]。同时，对于那些怀孕的非经典型 CAH 的妇女，目前也没有循证医学证据或者共识指导糖皮质激素的使用。孕期妇女的睾酮、孕酮、17-羟基孕酮、皮质醇水平升高，而且母亲会出现血压下降及疲倦等非特异性的症状，都不能提示存在肾上腺皮质功能不全，作为指导糖皮质激素使用的依据。有研究也表明胎盘的芳香化作用会保护胎儿免受母体睾酮影响，不会导致男性化的发生[9]。CAH 是妊娠期糖尿病的危险因素之一[10-11]，因此对于这些病人需要检测孕期糖耐量的情况，这也提示对于糖皮质激素的使用需要个体化考虑[3]。

【本例 CAH 的诊断和治疗】
本例患者完善基线血清的肾上腺皮质功能状态，提示患者存在 17α-羟化酶缺乏，CAH 的诊断明确，备孕期予以小剂量地塞米松治疗，通过检测孕酮调整药物剂量，确诊妊娠后改为氢化可的松继续替代治疗，产后未继续糖皮质激素治疗。

19.2.3 CAH 合并妊娠的围产期保健

对于 CAH 患者，孕前除了进行妇科检查和产前遗传咨询，还需要关注代谢相关的情况。近期多项队列研究提示可能更容易并发高血压、高脂血症、房颤、静脉血栓栓塞、肥胖和糖尿病[12]。基于此，对于 CAH 患者，指南建议进行常规的心脏及代谢疾病的筛查，同时应尽早开始改善生活方式的治疗，以保持体重指数在正常范围内，降低潜在的心脏和代谢风险[3]。CAH 患者合并妊娠的案例很少。流产（黄体功能不足）、子痫前期、胎儿生长受限和妊娠糖尿病风险增加。最显著的代谢异常是妊娠期糖尿病，其患病率为 20%，略高于一般人群[11]。有时需要剖宫产，因为 CAH 患者的男性型骨盆可能导致头盆不称[1]。

【本例 CAH 的围产期保健】
本例中，孕前生活方式干预，使得患者的 BMI（孕前）23.24kg/m^2，达标良好。孕早期通过口服糖耐量筛查诊断为"妊娠期糖尿病"，继续通过生活方式及血糖监测的控制方式，达到血糖的平稳。孕期广医三院多学科合作，双胎妊娠孕期体重共增加 23.5kg，胎儿发育良好，孕 35^{+1} 周产检发现血压 125/91mmHg，随机尿蛋白 1+，诊断子痫前期入院，择期剖宫产分娩 2 名女婴，体重分别为 2450/2540g，无产后出血和 DKA 发生。

19.2.4 新生儿筛查

指南推荐所有新生儿都应筛查包括 21-羟化酶缺乏引起的 CAH。早期识别和治疗 CAH 可预防危象发生，降低死亡率；与女性相比，男性失盐型 CAH 患者因为没有性别模糊，更容易被漏诊或延误诊断，而筛查可以显著缩短患有 CAH 婴儿的诊断时间。推荐一级筛查采用常规方法检测 17-羟基孕酮，并按胎龄进行标准化分层。17-羟基孕酮水平在刚出生的健康婴儿处于较高水平，之后数日迅速下降，而 CAH 患儿血清 17-羟基孕酮水平则随着时间推移而增加。研究发现 17-羟基孕酮水平与实际胎龄的相关性比出生时体重强得多，因此根据实际胎龄对受试者进行分层能提高新生儿筛查的特异性。目前推荐了二级筛查方法，并提出优先采用液相色谱-串联质谱法（LC-MS/MS）进行二级筛查，不推荐其他方法（如基因分型）。早产儿、患病或处于应激的婴儿采用免疫分析测得的 17-羟基孕酮实际水平会升高，并且缺乏抗体特异性[13]，此时应用 LC-MS/MS 作为二级筛查进行直接生化分析类固醇能很好地解决问题。而对于单个样本，基因分型耗钱耗时，不做推荐[3]。

【本例新生儿】

新生两个女婴，转新生儿科观察，生命体征及电解质水平正常，出院后建议内分泌儿科随诊。

19.3 小结

对于不孕的育龄期女性，尤其是诊断为多囊卵巢综合征的有生育需求的女性需要注意鉴别 CAH 的可能，明确诊断后还需要在孕前进行妇科检查、产前遗传咨询和代谢疾病的筛查。目前对于这些患者使用糖皮质激素还没有统一的指南或者共识指导，因此需要根据患者的具体情况采取个体化应用。CAH 是妊娠期糖尿病和高血压的危险因素，因此，孕期需要注意妊娠期糖尿病的筛查和子痫前期的监测，同时产后也需要对婴儿进行 CAH 的筛查。

【参考文献】

[1] 凯瑟琳·纳尔逊-皮尔西. 产科学手册[M]. 李映桃，陈娟娟，韩凤珍，译. 1版. 北京：中国科学技术出版社，2022：2-11.

[2] WITCHEL S F, et al. Congenital adrenal hyperplasia[J]. Journal of pediatric and adolescent gynecology, 2017, 30(5): 520-534.

[3] SPEISER P W. Congenital Adrenal Hyperplasia Due to Steroid 21-Hydroxylase Deficiency: An Endocrine Society Clinical Practice Guideline[J]. J. Clin. Endocrinol. Metab., 2018, 103(11): 4043-4088.

[4] FALHAMMAR H, NORDENSTR OM A. Nonclassic congenital adrenal hyperplasia due to 21-hydroxylase deficiency: clinical presentation, diagnosis, treatment, and outcome[J]. Endocrine., 2015, 50(1): 32-50.

[5] TRAPP C M, OBERFIELD S E. Recommendations for treatment of nonclassic congenital adrenal hyperplasia (NCCAH): an update[J]. Steroids., 2012, 77(4): 342-346.

[6] EYAL O, AYALON-DANGUR I, SEGEV-BECKER A, SCHACHTER-DAVIDOV A, ISRAEL S &

WEINTROB N, et al. Pregnancy in women with nonclassic congenital adrenal hyperplasia: time to conceive and outcome[J]. Clinical Endocrinology, 2017, 87(5): 552-556.

[7] BIDET M, BELLANN'E-CHANTELOT C, GALAND-PORTIER M B, GOLMARD J L, TARDY V, MOREL Y, et al. Fertility in women with nonclassical congenital adrenal hyperplasia due to 21-hydroxylase deficiency [J]. J. Clin. Endocrinol. Metab. , 2010, 95(3): 1182-1190.

[8] EYAL O, AYALON-DANGUR I, SEGEV-BECKER A, SCHACHTER-DAVIDOV A, ISRAEL S, WEINTROB N. Pregnancy in women with nonclassic congenital adrenal hyperplasia: time to conceive and outcome[J]. Clin. Endocrinol (Oxf). , 2017, 87(5): 552-556.

[9] LEKAREV O, TAFURI K, LANE A H, ZHU G, NAKAMOTO J M, BULLER-BURCKLE A M, et al. Erroneous prenatal diagnosis of congenital adrenal hyperplasia owing to a duplication of the CYP21A2 gene [J]. J. Perinatol. , 2013, 33: 76-78.

[10] WEI X, GUIQIONG H, XIAODONG W, SHIQIAO T. Successful pregnancy and live birth in woman with congenital adrenal hyperplasia: A case report[J]. Medicine (Baltimore), 2020, 99(50): e23495.

[11] MOYER V A, U. S. Preventive Services Task Force. Screening for gestational diabetes mellitus: U. S. Preventive Services Task Force recommendation statement[J]. Ann. Intern Med. , 2014, 160(6): 414-420.

[12] TAMHANE S U, RODRIGUEZ-GUTIERREZ R, IQBAL A M, PROKOP L, BANCOS I, SPEISER P W, et al. Cardiovascular and metabolic outcomes in congenital adrenal hyperplasia: a systematic review and meta-analysis[J]. J. Clin. Endocrinol. Metab. , 2018, 103(11): 4097-4103.

[13] CRISTIANE K, SIMONE C, MAYARA P, CLAUDIA S, LUCIANA B, POLI S. Neonatal screening for congenital adrenal hyperplasia in Southern Brazil: a population based study with 108409 infants[J]. BMC Pediatr. , 2017, 17: 22-28.

20 库欣综合征合并妊娠合并糖尿病

李泽　张莹　李映桃　梁伟璋　张梦琪

库欣综合征(Cushing's Syndrome，GS)的女性患者大约有75%存在月经紊乱或闭经，通常来说这类患者较难怀孕[1-2]。关于妊娠合并GS的病例报道较少，本节介绍一例外院转入，血压、血糖浓度波动大的GS合并妊娠并发糖尿病，经多学科联合，孕期规范治疗成功分娩抱婴回家并产后3个月手术切除肾上腺腺瘤的临床经过。

20.1　病例摘要

患者34岁，因"停经6个月，发现高血压11年，加重1个月"，2017年6月30日转入广医三院。末次月经2017年1月13日，自然怀孕。孕期不定期产检，孕17^+周时于当地医院产检时测血压174/111mmHg，查空腹血糖浓度5.69mmol/L，未予治疗，未监测血糖。6月22日因"高血压、B超提示羊水少(未见报告)"于当地医院住院治疗。入院查空腹血糖浓度5.7mmol/L，K^+ 3.0mmol/L，甘油三酯5.76mmol/L，总胆固醇6.19mmol/L，尿蛋白(-)，血清皮质醇1151nmol/L，血管紧张素I(37℃)7.38ng/mL，血管紧张素I(4℃)2.82ng/mL，肾素活性4.56ng/(mL·hr)，醛固酮114.57pg/mL，醛固酮/肾素活性比值2.51。肾上腺B超提示：右侧肾上腺区实性占位性病变，大小32mm×27mm，考虑肾上腺腺瘤可能。后进一步行肾上腺MRI检查，提示右侧肾上腺腺瘤，大小约22mm×28mm，见图1-20-1。因患者血压、血糖浓度波动大，病情复杂遂于2017年6月30日转入广医三院治疗。

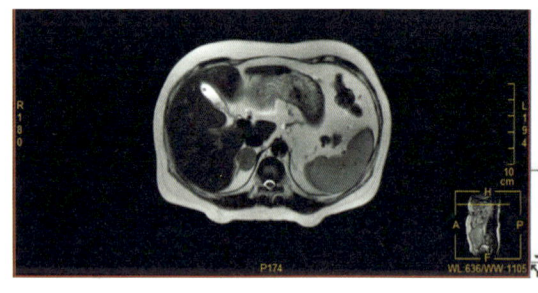 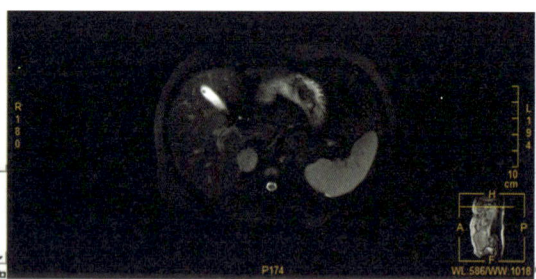

图1-20-1　肾上腺MRI检查

患者自诉平素血压波动于140~163/90~110mmHg，无头晕头痛，无视物模糊，无心慌心悸等不适，未予重视，未服用降压药物。

既往史：有高血压病史11年余；11年因摔倒致第七、八肋骨骨折(未予手术治疗)；2015年曾行痔疮手术；2016年曾行右输尿管结石手术。否认"糖尿病、心脏病、肾病"等慢性病史。否认传染病史、过敏史。

家族史：否认家族中高血压、糖尿病病史，否认家族性遗传病、精神病、传染病史。

婚育史：14岁初潮，平素月经正常，孕2产1（2009年孕36⁺周胎膜早破产一男婴），否认产后大出血病史。

体格检查：体温36.8℃，心率78次/min，呼吸20次/min，血压168/114mmHg。满月脸，多血貌，皮肤菲薄。心肺听诊无明显异常，腹部见紫纹，四肢细小。产科检查：宫高20cm，腹围100cm，头先露，未入盆，胎心音135次/min，无宫缩。未行内诊。

入院诊断：（1）慢性高血压合并妊娠；（2）糖尿病合并妊娠；（3）孕2产1，孕24^{+2}周，单活胎。

入院后诊治经过：入院时监测随机血糖浓度20.1mmol/L，血酮体浓度0.4mmol/L，予尼卡地平静脉微量泵入控制血压，先后联用甲基多巴、拉贝洛尔等药物降压治疗。给予胰岛素控制血糖，根据血糖情况调整用量：地特胰岛素12U，门冬胰岛素早餐前10U、午餐前12U、晚餐前14U（皮下注射）。血糖控制好转，间有餐后血糖浓度偏高，波动于4.9～11.7mmol/L。查HbA1c水平为6.4%；血钾浓度3.626mmol/L。MRI示：右侧肾上腺区占位性病变边缘光滑清晰，大小约22mm×28mm，考虑良性病变，腺瘤可能性大。查高血压卧位组合：ALD－W 148.96pg/mL，Renin－W 21.36pg/mL，AⅡ－W 73.27pg/mL。查儿茶酚胺组合：肾上腺素31.69pg/mL，去甲肾上腺素132.88pg/mL，多巴胺52.76pg/mL。每24小时尿液含尿香草苦杏仁酸3.7mg。查昼夜皮质醇节律（8时—16时—24时）：509.8nmol/L—438.8nmol/L—445.6nmol/L，24h尿游离皮质醇1611.3nmol。

请多学科会诊，考虑患者肾上腺占位为良性腺瘤，认为患者目前合并高血压、高血糖，无明显低钾血症，醛固酮/肾素、儿茶酚胺、尿香草苦杏仁酸等指标无明显升高，监测血压无骤升骤降，暂排除醛固酮瘤、嗜铬细胞瘤。昼夜皮质醇节律紊乱、尿游离皮质醇明显升高，虽然不排除孕期激素改变影响，仍考虑Cushing综合征可能性大；按诊疗流程应行大剂量地塞米松抑制试验以鉴别诊断，但患者孕期血糖浓度波动较大，继续妊娠意愿强，从母婴安全考虑暂不适合进一步行大剂量地塞米松抑制试验。继续妊娠可与内科协同予靶向治疗：降压、降糖、维持电解质内环境稳定，但患者目前孕24⁺周，孕周小，距离胎儿存活率较高的34周时间长，其继续妊娠期间有病情恶化出现，如胎死宫内、胎盘早剥、酮症酸中毒，甚至心脑血管意外、各脏器功能衰竭、母婴生命危险。2017年7月11日复查产科Ⅰ级彩超：BPD 58.5mm，羊水指数65mm，最大深度34mm。考虑胎儿较前有进一步生长及患者要求继续妊娠，予按上述降糖、降压方案出院，嘱其定期产检，密切监测胎儿情况。

2017年8月16日患者孕30^{+5}周，产检复查B超提示子宫内妊娠，如孕27⁺周，单活胎。胎儿发育迟缓（评估胎儿体重约1029g），遂再次入院。入院时患者测体重较7月份时减轻4.5kg，考虑库欣综合征导致蛋白质分解加速，合成减少，负氮平衡，且因糖尿病饮食控制，摄入不足，引起胎儿生长受限。患者合并高血压、高血糖，胎儿孕周较小，可能随时因出现胎儿窘迫而终止妊娠，遂给予地塞米松促进胎肺成熟，同时予指导调整饮食结构，调整胰岛素用量为地特胰岛素14U（qn）、门冬胰岛素16U（tid），并予皮下注射以控制血糖。血糖控制好转，间有餐后血糖浓度偏高，波动于5.9～10.7mmol/L。

2017年8月30日，孕32^{+5}周，考虑患者入院后病情加重，并发子痫前期、左下肢静脉可疑血栓形成，继续妊娠风险大；复查胎儿彩超示：子宫内妊娠，如孕28周，单活胎，BPD 76.8mm，FL 49.7mm；羊水指数13.2mm；胎儿估重1265g，PI 0.8，RI 0.55，较前增长不明显,建议积极终止妊娠。经患者及其家属商议同意,行腰硬联合麻醉下子宫下段剖宫产;14:55 以头位娩出一活男婴,脐带绕颈两周,脐带可见一真结。新生儿体重 1340g,身长 38cm,头围 28cm;羊水清,量 400mL;Apgar 评分 10 分—10 分—10 分;胎盘胎膜自然娩出完整。予缩宫素 20U 促进子宫收缩。宫缩好,缝合子宫后,检查双侧附件未见异常,逐层关腹。术程顺利,生命体征平稳,术中输液 500mL,失血 300mL,尿量 500mL,术毕安返病房。术后患者恢复良好,术后 5 天后予办理出院。新生儿转重症新生儿科观察,21 天后出院。随访新生儿情况良好。

2017 年 11 月患者再次于广医三院泌尿外科住院。11 月 7 日行腹腔镜下右肾上腺腺瘤切除术,术后给予激素替代治疗,病理结果见图 1-20-2。

送检材料: 右肾上腺瘤   临床诊断: 1.右肾上腺腺瘤 2.双肾结石 3.胆囊息肉 4.肝血管瘤

肉眼所见:
灰褐灰黄肿物一块,大小 3.5*3*3cm。

图像:

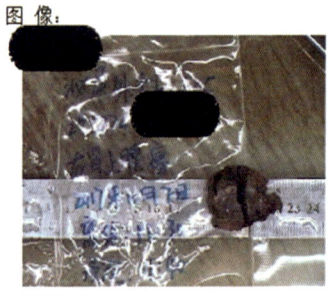
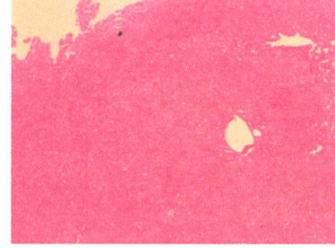
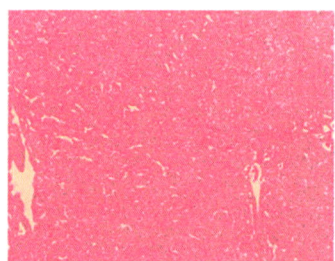

镜下所见:

病理诊断:
常规报告:
送检组织全埋示(右侧)良性肾上腺皮质腺瘤,细胞胞浆红染、嗜酸。建议临床密切随诊。 免疫组化:CD56(+++);CgA(-);CK(-);Ki-67(index<1%);NSE(灶+);S-100(-);Syn(+++);Vimentin(+++)。网染示网状纤维完整,巢状包绕瘤细胞。

图 1-20-2 右肾上腺腺瘤病理

20.2 病例分析

20.2.1 库欣综合征的诊断

孕期 GS 的诊治存在很多难点:妊娠本身会引起机体一系列激素及结合蛋白的改变,会影响孕妇下丘脑-垂体-肾上腺轴功能,血浆皮质醇及尿游离皮质醇可升高至非孕期的 2 到 3 倍[3-4];加上妊娠期也可能出现一些误导性的体征,如紫纹、低钾血症、疲乏、体重增加、情绪变化等[5-6],使得孕期皮质醇水平的评估复杂化,影响孕期 GS 的诊断。

基于上述改变,孕期 GS 的诊断不能直接套用非妊娠人群 GS 的诊断标准,小剂量的塞米松抑制实验在孕期同样存在较高的假阳性率,诊断价值有限[6-8]。2015 年美国内分泌学会的指南建议只有当孕妇尿游离皮质醇明显升高至3倍以上时才考虑诊断为GS[9]。有研究表明,唾液皮质醇水平虽然在孕期也会随着孕周的增加而升高,但变化相对稳定,所以目前被认为是可用于诊断妊娠期女性GS的最准确的生化指标[10-11]。这项基于巴西圣保罗市人群,样本量为85例的研究显示,孕期正常的唾液皮质醇的浓度:早孕期唾液皮质醇的浓度<6.9nmol/L,中孕期唾液皮质醇的浓度<7.2nmol/L,晚孕期唾液皮质醇的浓度<9.1nmol/L;按该标准诊断GS的特异性约为80%~92%[11]。目前尚无中国或亚裔人群在孕期正常的唾液皮质醇浓度参考标准。

【本例患者的诊断】

由于本例患者未开展唾液皮质醇检查,该项目无法作为诊断依据,但其尿游离皮质醇已超过正常范围3倍多,临床症状、影像学检查均支持GS诊断,产后择期手术切除肾上腺腺瘤的病理结果亦为诊断提供了最终依据。

20.2.2 GS合并妊娠导致糖尿病的诊断及胰岛素管理特点

GS引起的糖尿病为继发性糖尿病,因为病人基数少,循证医学证据尚不充分,尚无专门针对孕期GS合并继发性糖尿病人群的血糖、血压控制目标的诊疗共识。按现有孕期管理指南,发生在孕期的血糖异常依然按妊娠期糖尿病管理。考虑到孕期GS患者容易出现胎儿生长受限,应在孕期密切监测胎儿生长情况和速度。当孕期GS患者出现血糖明显波动时,因过多的皮质醇和胎盘激素的双重作用,潜在的胰岛素抵抗可能会更严重,因此胰岛素用量理论上会更多,并要随时关注新生儿低血糖的风险。

20.2.3 GS合并妊娠的围产期管理

与健康的妇女相比,患有GS的孕妇发生妊娠期糖尿病、高血压、子痫前期、骨质疏松及骨折、心力衰竭、精神障碍、伤口感染、死亡的风险要高得多[12]。对于胎儿来说,由于胎盘中的11β-羟类固醇脱氢酶2(11b-hydroxysteroid dehydrogenase Type 2,11β-HSD2)会将85%的来自母体的皮质醇转化为无生物活性的代谢产物皮质酮,所以理论上胎儿受母体高皮质醇水平的影响较小[13]。但实际上由于母体持续的高皮质醇状态可能影响胎盘的分泌功能,降低11β-HSD2的活性,仍有很高比例的胎儿和新生儿出现并发症,包括早产、宫内生长迟缓或受限、死胎、自然流产或胎停、肾上腺皮质功能减退等[12,14]。

目前认为无论是肾上腺源的GS还是库欣病,最有效的治疗方式为手术治疗。肾上腺腺瘤的手术通常可以安全地推迟到分娩后。由于在孕晚期手术导致早产的风险高,因此孕期的手术时机应选择在孕24周前进行[15-17]。有文献报道抗皮质醇药物如美替拉酮可以控制皮质醇增多,但可能引起脱氧皮质酮积聚使高血压恶化,从而增加先兆子痫的风险[18-19],因此对于孕晚期诊断的GS患者,可保守治疗高血压、糖尿病等合并症,目前的观点均认为不必使用抗皮质醇药物[12]。

【本例GS合并妊娠的围产期管理】

本例孕前应该已经罹患GS,但未行孕前检查,孕早期无正规产检,至广医三院就诊时确诊时已孕24^{+2}周,已错过最佳手术时机,且合并高血压、高血糖,妊娠风险高,胎儿发育受限,从优生优育角度本应及时终止妊娠,优先处理GS病情。但患者及其家属继续妊娠意愿强烈,经积极予胰岛素控制血糖、降压药控制血压,防止并发症,促进胎儿发育等处理,在孕32⁺周拟于子痫前期、胎儿宫内生长受限择期行剖宫产。新生儿体重1340g。母亲抱婴回家,并于产后3个月在广医三院泌尿外科行腹腔镜下右肾上腺腺瘤切除术,术后给予激素替代治疗。母婴随访至今,健康良好。

20.3 小结

妊娠合并GS在临床上很少见,对孕妇和胎儿的生命安全都是极大的挑战。及时、正确的诊断和处置对母婴安全至关重要。由于孕期激素的生理性波动,血浆皮质醇水平难以分析,无法作为常规诊断指标,而唾液皮质醇在孕期相对稳定,可取代血浆皮质醇作为诊断指标。妊娠合并GS的管理主要是合并症的治疗和针对病因的手术治疗,孕期合并高血压、高血糖,妊娠风险高,须根据孕妇、胎儿的情况综合评估,充分考虑风险利弊,进行多学科合作,予药物维持血糖和血压平稳并达标。产科选择适当时机终止妊娠,外科适时对因处理,可改善母儿预后。

【参考文献】

[1] MACHADO M C, FRAGOSO M C B V, BRONSTEIN M D. Pregnancy in Patients with Cushing's Syndrome [J]. Endocrinol Metab. Clin. North. Am., 2018, 47(2): 441-449.

[2] PREBTANIA P, DONAT D, EZZAT S. Worrisome striae in pregnancy[J]. Lancet, 2000, 355(9216): 1692.

[3] ALONSO S, CACERES S, VÉLEZ D, et al. Longitudinal study on steroid hormone variations during the second trimester of gestation: a useful tool to confirm adequate foetal development[J]. BMC Pregnancy Childbirth, 2021, 21: 120.

[4] LAUDAT M H, GUILHAUME B, BLOT P, et al. The hormonal state of pregnancy: modification of cortisol and testosterone[J]. Ann. Endocrinol. (Paris), 1987, 48(4): 334-338.

[5] ABDELMANNAN D, ARON D C. Adrenal disorders in pregnancy[J]. Endocrinol. Metab. Clin. North Am., 2011, 40(4): 779-794.

[6] LEKAREV O, NEW M I. Adrenal disease in pregnancy[J]. Best Pract. Res. Clin. Endocrinol. Metab., 2011, 25(6): 959-973.

[7] LINDSAY J R, NIEMAN L K. The hypothalamic-pituitary-adrenal axis in pregnancy: challenges in disease detection and treatment[J]. Endocr. Rev., 2005, 26(6): 775-799.

[8] KITA M, SAKALIDOU M, SARATZIS A, et al. Cushing's syndrome in pregnancy: report of a case and review of the literature[J]. Hormones(Athens), 2007, 6(3): 242-246.

[9] NIEMAN LK, BILLER B M, FINDLING J W, et al. Treatment of Cushing's syndrome: an Endocrine Society Clinical Practice Guideline[J]. J. Clin. Endocrinol. Metab., 2015, 100(8): 2807-2831.

[10] AMBROZIAK U, KONDRACKA A, BARTOSZEWICZ Z, et al. The morning and late-night salivary cortisol ranges for healthy women may be used in pregnancy[J]. Clin. Endocrinol. (Oxf.), 2015, 83(6): 774-778.

[11] LOPES L M, FRANCISCO R P, GALLETTA M A, et al. Determination of nighttime salivary cortisol during pregnancy: comparison with values in non-pregnancy and Cushing's disease[J]. Pituitary, 2016, 19(1): 30-38.

[12] BRONSTEIN M D, MACHADO M C, FRAGOSO M C. Management of endocrine disease: management of

pregnant patients with Cushing's syndrome[J]. Eur. J. Endocrinol., 2015, 173(2): R85 - R91.

[13] ODAGIRI E, ISHIWATARI N, ABE Y, et al. Hypercortisolism and the resistance to dexamethasone suppression during gestation[J]. Endocrinol. Jpn., 1988, 35(5): 685 - 690.

[14] O'DONNELL K J, BUGGE J A, FREEMAN L, et al. Maternal prenatal anxiety and downregulation of placental 11beta-HSD2[J]. Psychoneuroen-docrinology, 2012, 37(6): 818 - 826.

[15] ABBASSY M, KSHETTRY V R, HAMRAHIAN A H, et al. Surgical management of recurrent Cushing's disease in pregnancy: A case report[J]. Surg. Neurol. Int., 2015, 6(25): S640 - S645.

[16] VILAR L, FREITAS M C, LIMA L H, et al. Cushing's syndrome in pregnancy: an overview[J]. Arq. Bras. Endocrinol. Metabol., 2007, 51(8): 1293 - 1302.

[17] BRONSTEIN M D, PARAIBA D B, JALLAD R S. Management of pituitary tumors in pregnancy[J]. Nat. Rev. Endocrinol., 2011, 7(5): 301 - 310.

[18] LIM W H, TORPY D J, JEFFRIES W S. The medical management of Cushing's syndrome during pregnancy[J]. Eur. J. Obstet. Gynecol. Reprod. Biol., 2013, 168(1): 1 - 6.

[19] HANA V, DOKOUPILOVA M, MAREK J, et al. Recurrent ACTH-independent Cushing's syndrome in multiple pregnancies and its treatment with metyrapone[J]. Clin. Endocrinol. (Oxf.), 2001, 54(2): 277 - 281.

21 多囊卵巢综合征及糖尿病合并妊娠

郑思远　张莹　李映桃　梁伟璋

多囊卵巢综合征(polycystic ovarian syndrome PCOS)是引起育龄妇女月经紊乱和无排卵性不孕症的最常见原因。PCOS 的临床表现包括多毛症、痤疮、脱发、月经周期不规律、少经、闭经、排卵功能障碍和不孕症，妊娠期并发糖尿病、血脂异常、心血管疾病等风险增加[1]。本文介绍一例 PCOS 及糖尿病合并妊娠，经多学科联合、3 年的备孕及孕期规范治疗并成功足月分娩的临床经过。

21.1　病例摘要

患者 7 年前开始无明显诱因出现体重增加，4 年内体重增加约 10kg，无明显口干、多饮、多尿，无皮肤瘙痒等。5 年前结婚，3 年余前于广医三院生殖科就诊时查 OGTT 提示葡萄糖(0h—1h—2h)为 3.07mmol/L—11.85mmol/L—11.18mmol/L，胰岛素(0h—1h—2h)为 28.4mU/L—195.6mU/L—>300mU/L，考虑为"糖尿病、胰岛素抵抗"，开始给予"二甲双胍 0.5g(tid)"控制血糖及改善胰岛素抵抗。3 年前于广医三院内分泌科复诊，查血压 146/90mmHg，体重 70kg，BMI 27.3kg/m^2，OGTT 试验：血糖浓度(0h—0.5h—1h—2h—3h) 4.33mmol/L—8.61mmol/L—6.96mmol/L—8.7mmol/L—5.89mmol/L，胰岛素 (0h—0.5h—1h—2h—3h) 19.7mU/L—156.7mU/L—85.5mU/L—142.1mU/L—55.9mU/L。糖化血红蛋白水平 5.5%，糖尿病自身抗体均阴性。性激素六项：LH 10.42U/L，FSH 5.21U/L，睾酮 3.14nmol/L。妇科 B 超提示：双侧卵巢各可见多个类圆形无回声区，右侧约 28 个，最大 5mm×5mm，左侧约 28 个，最大 5mm×5mm，边界清晰。排除其余导致高雄激素血症的疾病或排卵障碍后最终诊断"2 型糖尿病、多囊卵巢综合征、高血压 2 级、很高危"，继续予以二甲双胍 500mg(tid)控制血糖，并予"拜新同"30mg(qd)控制血压，同时予医学营养减重治疗 3 月，体重下降约 6kg，后无避孕。

末次月经 2019 年 03 月 30 日，患者出现停经，在外院妇科 B 超示"宫内妊娠约 6 周$^+$大小，胚胎存活"，因"发现血糖升高 3 年余，停经 8 周余"入院。为进一步控制血糖血压收治于我科。

入院查糖化血红蛋白 5.5%；查 OGTT 提示葡萄糖(0h—1h—2h) 4.14mmol/L—9.87mmol/L(↑)—9.91mmol/L(↑)，胰岛素(0h—1h—2h) 13.0mmol/L(↑)—126.5mmol/L(↑)—209.8mmol/L(↑)。

查生殖激素怀孕三项(快速组)：雌二醇 2949pmol/L，血清人绒毛膜促性腺激素测定 51 365mU/mL，孕酮 54.99nmol/L。

查甲功三项＋甲炎两项：甲状腺球蛋白抗体 4.69IU/mL(↑)，游离 T3 5.02pmol/L，促甲状腺素(超敏测定)0.3725mU/L，甲状腺过氧化酶抗体 0.51IU/mL，游离 FT4＿6

15.24pmol/L。

既往史：2013 年开始诊断多囊卵巢综合征，4 年前于广医三院行 IVF 后成功受孕，孕 5 月时出现流产。2013 年诊断有高血压，最高血压 160/80mmHg。否认"冠心病、肾病"病史，否认"肝炎、结核"等传染病史，否认精神病及遗传病史，否认输血史，无手术、外伤史，否认药物食物过敏史，预防接种史不详。

家族史：母亲有高血压病史。父亲体健。否认家族遗传病、精神病、传染病史。

月经婚育史：已婚，丈夫体健（无遗传病史），孕 2 产 0 流产 1。初潮 14 岁，月经周期为 3～5/30～90 天，末次月经 2019 年 3 月 30 日；月经周期不规律，月经量中等，颜色正常，无痛经、无血块。

入院体格检查：血压 131/81mmHg，体重 64kg，BMI 23.5kg/m²。神志清，全身各处皮肤无毛发偏多，改良 FG 评分：0 分。颜面部无痤疮，弹性正常，颈部有黑棘皮，腹部无紫纹。呼吸平顺，双肺呼吸音清，双肺未闻及干湿性啰音。心率 99 次/min，律齐，心脏各瓣膜未闻及病理性杂音。腹软，肝脾触诊不理想，双下肢不肿。未妇检。

入院诊断：（1）糖尿病合并妊娠；（2）多囊卵巢综合征；（3）高血压 2 级，很高危。

入院后诊治经过：予饮食及体力活动指导，同时行动态血糖仪密切监测血糖，空腹血糖浓度波动在 4.1～5.5mmol/L，餐后 2h 血糖浓度波动在 5.2～7.0mmol/L。同时给予硝苯地平缓释片控制血压，补充叶酸治疗。血压和血糖控制良好，出院后继续进行饮食、运动控制，每月于门诊复诊及产检，定期复查 HbA1c 及 OGTT（见图 1-21-1、1-21-2）。间有监测指尖空腹血糖浓度波动在 3.6～5.2mmol/L，餐后 2h 血糖浓度波动在 5.0－6.7mmol/L。产检各项检查无特殊，胎儿发育良好，孕 39⁺周自然临产，顺产下 1 名健康男婴，体重 3360g，产后 3 天出院。孕前及孕期的 HbA1c 水平变化情况见图 1-21-1，OGTT 血糖变化情况见图 1-21-2，OGTT 胰岛素变化情况见图 1-21-3。

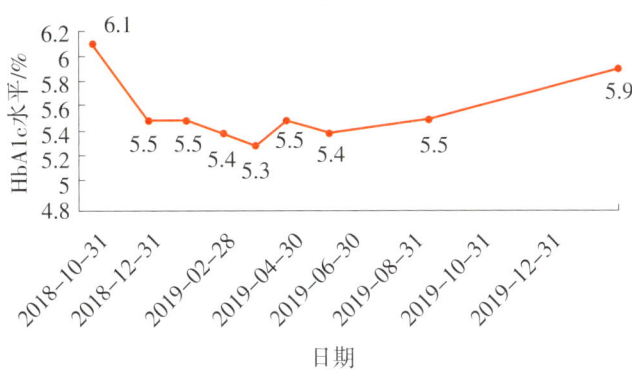

图 1-21-1 患者孕前及孕期 HbA1c 水平变化情况

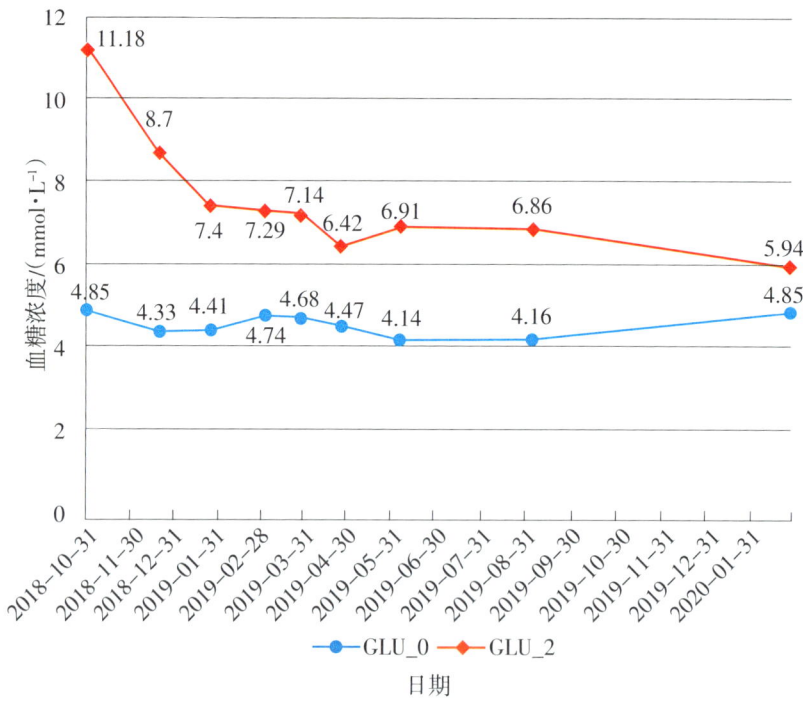

图 1-21-2 患者孕前及孕期 OGTT 血糖变化情况

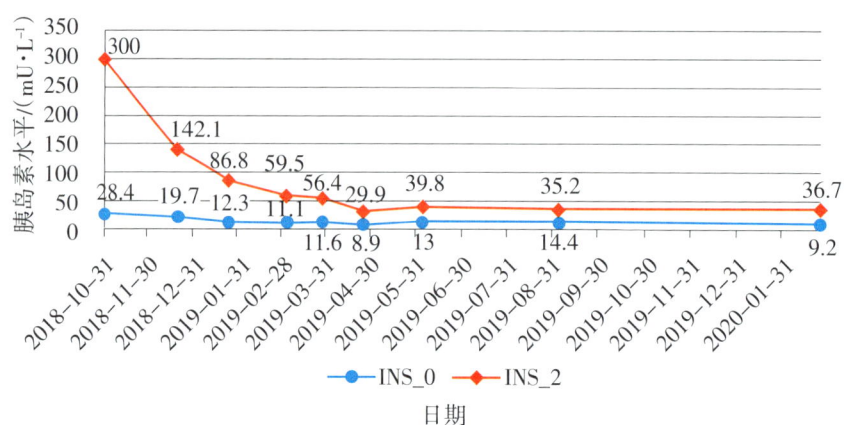

图 1-21-3 患者孕前及孕期 OGTT 胰岛素变化情况

21.2 病例分析

21.2.1 PCOS

目前最常用的 PCOS 诊断标准为 2003 年鹿特丹标准,即满足以下三个中至少两个:少排卵或无排卵、高雄激素临床表现或高雄激素血症、多囊卵巢,并排除其余原因导致高雄激素血症或排卵障碍。按照此标准,国外 PCOS 发病率为 6%～15%[2],而我国对育龄期妇女的大规模研究调查显示 19～45 岁妇女 PCOS 发病率为 5.6%[3]。

【本例 PCOS 诊断】
　　本患者为年轻育龄期女性，既往有月经紊乱，3 年前于广医三院住院时查睾酮 3.14nmol/L，妇科 B 超提示双侧卵巢各可见多个类圆形无回声区，右侧约 28 个，最大 5mm×5mm，左侧约 28 个，最大 5mm×5mm，边界清晰，排除其余导致高雄激素血症的疾病或排卵障碍后考虑 PCOS 诊断成立。

21.2.2　PCOS 与肥胖

　　肥胖是 PCOS 患者的一个常见特征，肥胖使 PCOS 更容易引起胰岛素抵抗(insulin resistance，IR)，而中心性肥胖更是决定因素[4]，故有些体重正常的患者因为腰围较大而容易出现 IR。相较于非肥胖患者，肥胖的 PCOS 患者糖脂代谢异常、代谢性炎症更加显著，更易发生代谢综合征，其远期发生心血管疾病的风险也明显升高。Dahan 和 Reaven 推测，BMI 至少为 30kg/m² 是胰岛素抵抗的主要预测因素，其程度足以使 PCOS 患者的代谢异常风险增加[5]。虽然 PCOS 患者没有肥胖的遗传倾向，但 PCOS 患者有可能因胰岛素受体底物的各种基因改变而出现肥胖或胰岛素抵抗[6]。此外，不良饮食和缺乏运动也有可能导致这一人群的肥胖[7]。

【本例合并肥胖的诊断】
　　本患者 7 年前开始无明显诱因出现体重增加；4 年内体重增加约 10kg；3 年前于广医三院内分泌科测体重为 70kg，BMI 27.3kg/m²，虽小于 28kg/m²，但仍为超重状态。后在我科指导下行医学营养减重治疗 3 月，体重下降约 6kg，从而改善胰岛素抵抗，并为日后成功怀孕、降低妊娠风险及远期代谢综合征风险打下基础。

21.2.3　PCOS 与胰岛素抵抗(insulin resistance，IR)

　　PCOS 患者中无论瘦的还是超重肥胖的均存在胰岛素抵抗和高胰岛素血症，因此在 PCOS 和肥胖症并存的患者中会出现包括血糖异常在内的协同的有害影响[6]。而且遗传或种族倾向，可能会导致糖耐量异常或糖尿病的机率大大增加[8]。既往研究显示亚洲的 PCOS 患者中 IR 的发生率为 30%～60%[9]。而一些数据显示，与对照组相比，PCOS 患者的胰岛素敏感性平均降低 27%，与 PCOS 诊断标准及 BMI 无关[10]。IR 和代偿性高胰岛素血症是维持高雄激素的一个重要因素，直接作用于黄体细胞，诱导雄激素的过量分泌。胰岛素还可作为辅助促性腺激素，增加 LH 对卵巢雄激素分泌的影响。另外胰岛素和雄激素都可作用于肝脏，抑制 SHBG 的分泌，导致游离雄激素和生物活性雄激素循环水平增加，使临床高雄激素症恶化。

【本例合并胰岛素抵抗的诊断】
　　本患者 3 年余前行胰岛素释放试验：葡萄糖(0h—1h—2h) 3.07mmol/L—11.85mmol/L—11.18mmol/L，胰岛素(0—1—2h)28.4mU/L—195.6mU/L—>300mU/L，提示存在胰岛素抵抗及高胰岛素血症，血糖异常，遂开始予二甲双胍改善胰岛素抵抗，并行医学营养减重治疗，从而改善患者内环境，提高患者受孕能力。孕前及孕期复查 OGTT 提示胰岛素抵抗明显改善，胰岛素水平处于正常的稳定范围(图 1-21-2、1-21-3)。

21.2.4 PCOS 与血糖异常

PCOS 不仅仅让育龄期女性出现月经紊乱、不孕等，而且常常合并有肥胖、IR 及 β 细胞衰竭，因此使得 2 型糖尿病、糖耐量异常及妊娠期糖尿病（gestational diabetes mellitus, GDM）的风险也大大增加。PCOS 作为糖尿病的危险因素，使得 PCOS 患者远期比正常女性更容易罹患糖尿病。而近年来生活条件的改善及不健康的生活方式，使得 PCOS 患者确诊 2 型糖尿病的年龄愈显年轻化。而 GDM 已成为孕期最常见的合并症之一。GDM 对于患者及胎儿均可能带来近远期的危害，可能导致巨大儿、胎儿流产或畸形风险升高等。Toulis 等[11]综合了 15 个研究的荟萃分析，包括 721 例 PCOS 患者与 4572 例非 PCOS 患者，发现 PCOS 患者发生 GDM 的风险显著高于非 PCOS 患者（OR = 2.89，95% CI 为 1.68~4.98）。然而妊娠期糖尿病风险的增加主要与肥胖有关，而不是与 PCOS 本身有关。除了肥胖，产妇年龄的增加也被认为对这一人群中 GDM 的发病机制有影响[12]。

无论是否存在肥胖，均可以使用口服葡萄糖耐量试验（OGTT）来筛查 PCOS 人群中的糖尿病，OGTT 也可以用于监测多囊卵巢综合症患者的糖尿病进展情况[13]。然而，有研究指出糖化血红蛋白（HbA1c）在检测糖尿病前期比 OGTT 和空腹血糖都要好[14]。无论 BMI 或年龄如何，建议每 1~3 年进行一次糖尿病筛查[15]。

【本例合并高血糖的诊断】

患者 3 年余前广医三院查 OGTT 葡萄糖（0h—1h—2h）3.07mmol/L—11.85mmol/L—11.18mmol/L，胰岛素（0-1-2h）28.4mU/L—195.6mU/L—>300mU/L，查糖尿病自身抗体阴性。尽管患者为年轻女性，但长期胰岛素肥胖及胰岛素抵抗，甚至不良的饮食、生活习惯已使得患者罹患 2 型糖尿病，并加重患者的不孕。使用药物及饮食生活方式调整改善患者血糖水平，治疗过程中多次行 OGTT 检验治疗效果（见图 1-21-1、图 1-21-2、图 1-21-3），改善了患者内环境，为患者治疗及增加受孕几率的关键点之一。

21.2.5 合并糖尿病的 PCOS 患者围产期规范管理

1. 孕前准备及 PCOS 的规范治疗

PCOS 患者常常因为月经紊乱或者不孕就诊时发现。由于肥胖是 PCOS 的内在特征，也是发生 GDM 的危险因素，而超重肥胖及 IR 也会加重 PCOS 患者症状，更容易导致 2 型糖尿病或 GDM 出现。因此，PCOS 患者的治疗不仅仅须关注月经紊乱或怀孕问题，也要关注孕前或孕期的血糖问题。若是血糖控制不佳，则会导致多种并发症，从而威胁母婴健康，其中包括酮症酸中毒、感染、巨大儿、流产、早产、死胎、胎儿畸形、胎儿生长受限等并发症，另外也大大增加其后代发生肥胖、糖尿病和代谢综合征的风险。PCOS 合并糖尿病患者计划妊娠前的血糖控制目标：空腹血糖浓度 <6.0mmol/L，餐后 2h 血糖浓度 <8.0mmol/L；HbA1c 水平 <6.5%[16]，并积极减重以改善胰岛素抵抗。

目前有很多治疗方案可以解决 PCOS 潜在的致病机制，即肥胖、胰岛素抵抗和 β 细胞衰竭。然而，首先应特别注意生活方式的改变，健康的生活方式是 PCOS 患者改善病情最重要的手段，包括健康饮食、规律锻炼，达到和维持健康的体重。减少体重可以明显改善胰岛素抵抗、排卵状态和心血管风险。目前有多种不同的饮食方案来实现减肥——包括低能量摄入、低饮食升糖指数和生酮饮食。在大多数研究中，无论饮食结构如何，减肥都能改善 PCOS 的表现[15,17]。即使是 5% 的适度减重，也被指出可以改善胰岛素抵抗、月经功能和生育能力[18]。体育活动也与减少胰岛素抵抗、改善排卵和减轻体重有关[19-20]。而对于超重或肥胖也伴有糖尿病的 PCOS 患者，饮食调整、减重及运动等生活方式干预也是糖尿病管理的重要方式。通过有效管理，患者血糖水平及胰岛素抵抗可以得到一定改善。

药物治疗包括使用胰岛素增敏剂来防止胰岛素抵抗的发展，其中二甲双胍是推荐的改善血糖及胰岛素抵抗的一线用药[21]，在治疗方面也有一定的减重作用。其在治疗超重或肥胖伴糖尿病 PCOS 患者中常常作为首选。研究发现，二甲双胍还可以通过上调适应性产热来改善能量代谢[22-23]，还发现它能减少脂肪组织中的炎症，这有助于改善与肥胖相关的代谢失调的能力[24]。

建议孕前发现血糖异常的 PCOS 患者，积极干预血糖，通过生活方式干预、减重及二甲双胍治疗，从而减少糖尿病合并妊娠及妊娠期糖尿病的发病率，或者降低其严重程度。若孕期通过饮食、运动控制后血糖仍高者，必要时须行胰岛素治疗。

【本例患者的孕前准备】
患者自孕前 3 年就一直在内分泌科医生及糖尿病专科护士的指导下进行饮食和运动管理、减重、二甲双胍治疗等，孕前 HbA1c 水平小于 6.5%，体重下降约 6kg，患者在血糖达标、IR 改善后成功自然怀孕，其孕期母儿并发症发生率也大大降低。

2. 孕产期管理

PCOS 患者孕期出现 GDM 风险较正常育龄期女性高，而 PGDM 患者尽管孕前控制良好，但孕期由于激素变化等而出现血糖异常的风险也大大增高。PCOS 合并糖尿病患者孕期仍须积极监测血糖，控制稳定或不需要胰岛素治疗的患者孕期每周至少测定 1 次全天 4 点(空腹和三餐后 2h)血糖，其他患者酌情增加测定次数[23]。并针对不同孕妇制定个体化的营养方案，尽可能选择血糖生成指数不高的食物，实行少量多餐制，每日分 5～6 餐，主食的 1/3～1/2 分餐至加餐有助于餐后血糖的控制[23]。合理的饮食控制既能满足孕妇及胎儿的能量需要，避免体重过度增长，又能维持血糖在正常范围且不发生饥饿性酮症。孕期最佳血糖控制目标：维持空腹、餐前或睡前血糖浓度 3.3～5.3mmol/L，餐后 1h 血糖浓度≤7.8mmol/L，或餐后 2h 血糖浓度≤6.7mmol/L[16]。若孕期血糖经积极饮食、运动仍控制不佳，可予小剂量起始胰岛素控制血糖。

【本例患者的孕产期管理】
本患者孕前确诊糖尿病，通过医学营养减重及使用二甲双胍后自然怀孕。孕期通过饮食、运动控制血糖在目标范围内，多次复查糖化血红蛋白及 OGTT，提示血糖控制可(图 1-21-1、图 1-21-2、图 1-21-3)。孕期未出现新的母胎并发症，最终自然分娩，母胎预后良好。

21.3 小结

PCOS 患者容易合并肥胖及胰岛素抵抗，罹患 2 型糖尿病的风险也日益增长并呈现年轻化的趋势。治疗上可予医学营养减重及二甲双胍等改善 IR 药物治疗。孕期须监控血糖，积极管理饮食、运动，必要时行胰岛素治疗控制血糖，避免 PGDM 或 GDM 给患者母儿带来的不良影响。积极开展多学科联合管理，有助于达到良好妊娠结局。

【参考文献】

［1］GILBERT, et al. Comorbidities and complications of polycystic ovary syndrome: An overview of systematic reviews[J]. Clinical endocrinology, 2018, 89(6): 683-699.

［2］GROUP TREA-SPCW. Revised 2003 consensus on diagnostic criteria and long-term health risks related to polycystic ovary syndrome[J]. Fertil Steril., 2004, 81(1): 19-25.

［3］LI R, ZHANG Q, YANG D, et al. Prevalence of polycystic ovary syndrome in women in China: a large community-based study[J]. Human reproduction, 2013, 28(9): 2562-2569.

［4］BARBER T, FRANKS S. Adipocyte biology in polycystic ovary syndrome[J]. Molecular and cellular endocrinology, 2013, 373(1-2): 68-76.

［5］DAHAN M H, REAVEN G. Relationship among obesity, insulin resistance, and hyperinsulinemia in the polycystic ovary syndrome[J]. Endocrine, 2019, 64(3): 685-689.

［6］HOEGER K M, OBERFIELD S E. Do women with PCOS have a unique predisposition to obesity[J]. Fertility and sterility, 2012, 97(1): 13-17.

［7］BARBER T M, HANSON P, WEICKERT M O, et al. Obesity and polycystic ovary syndrome: implications for pathogenesis and novel management strategies[J]. Clinical Medicine Insights: Reproductive Health, 2019, 13: 1179558119874042.

［8］KAKOLY N, KHOMAMI M, JOHAM A, et al. Ethnicity, obesity and the prevalence of impaired glucose tolerance and Type 2 diabetes in PCOS: a systematic review and meta-regression[J]. Human Reproduction Update, 2018, 24(4): 455-467.

［9］KAR S. Anthropometric, clinical, and metabolic comparisons of the four Rotterdam PCOS phenotypes: A prospective study of PCOS women[J]. Journal of human reproductive sciences, 2013, 6(3): 194.

［10］CASSAR S, MISSO M L, HOPKINS W G, et al. Insulin resistance in polycystic ovary syndrome: a systematic review and meta-analysis of euglycaemic-hyperinsulinaemic clamp studies[J]. Human Reproduction, 2016, 31(11): 2619-2631.

［11］TOULIS K A, GOULIS D G, KOLIBIANAKIS E M, et al. Risk of gestational diabetes mellitus in women with polycystic ovary syndrome: a systematic review and a meta-analysis[J]. Fertility and sterility, 2009, 92(2): 667-677.

［12］MUSTANIEMI S, VÄÄRÄSMÄKI M, ERIKSSON JG, et al. Polycystic ovary syndrome and risk factors for gestational diabetes[J]. Endocrine connections, 2018, 7(7): 859-869.

［13］NG N Y H, JIANG G, CHEUNG L P, et al. Progression of glucose intolerance and cardiometabolic risk factors over a decade in Chinese women with polycystic ovary syndrome: A case-control study[J]. PLoS medicine, 2019, 16(10): e1002953.

［14］KIM J J, HWANG K R, CHOI Y M, et al. Complete phenotypic and metabolic profiles of a large consecutive cohort of untreated Korean women with polycystic ovary syndrome[J]. Fertility and sterility, 2014, 101(5): 1424-1430.

［15］KAKOLY N S, EARNEST A, TEEDE H J, et al. The impact of obesity on the incidence of Type 2 diabetes among women with polycystic ovary syndrome[J]. Diabetes Care, 2019, 42(4): 560-567.

［16］中华医学会糖尿病学分会. 中国2型糖尿病防治指南(2020年)[J]. 中华糖尿病杂志, 2021, 13(04): 315-409.

［17］MORAN L J, KO H, MISSO M, et al. Dietary composition in the treatment of polycystic ovary syndrome: a systematic review to inform evidence-based guidelines[J]. Journal of the Academy of Nutrition and

Dietetics,2013,113(4):520-545.

[18] RONDANELLI M, PERNA S, FALIVA M, et al. Focus on metabolic and nutritional correlates of polycystic ovary syndrome and update on nutritional management of these critical phenomena[J]. Archives of gynecology and obstetrics,2014,290(6):1079-1092.

[19] HARRISON C L, LOMBARD C B, MORAN L J, et al. Exercise therapy in polycystic ovary syndrome: a systematic review[J]. Human reproduction update,2011,17(2):171-183.

[20] BENHAM J, YAMAMOTO J, FRIEDENREICH C, et al. Role of exercise training in polycystic ovary syndrome: a systematic review and meta-analysis[J]. Clinical obesity,2018,8(4):275-284.

[21] GOODMAN N F, COBIN R H, FUTTERWEIT W, et al. American Association of Clinical Endocrinologists, American College of Endocrinology, and androgen excess and PCOS society disease state clinical review: guide to the best practices in the evaluation and treatment of polycystic ovary syndrome-part 1[J]. Endocrine Practice,2015,21(11):1291-300.

[22] ZHOU J, MASSEY S, STORY D, et al. Metformin: an old drug with new applications[J]. International journal of molecular sciences,2018,19(10):2863.

[23] TOKUBUCHI I, TAJIRI Y, IWATA S, et al. Beneficial effects of metformin on energy metabolism and visceral fat volume through a possible mechanism of fatty acid oxidation in human subjects and rats[J]. PloS one,2017,12(2):e0171293.

[24] QI T, CHEN Y, LI H, et al. A role for PFKFB3/iPFK2 in metformin suppression of adipocyte inflammatory responses[J]. Journal of molecular endocrinology,2017,59(1):49.

22 糖尿病合并妊娠期高脂血症导致重症急性胰腺炎

李任远　张莹　李映桃　梁伟璋　刘梦玥

妊娠期会发生"生理性"高脂血症。国内外对此症的诊断尚未统一。但如果妊娠期发生脂代谢紊乱，高脂血症可导致血液粘稠，血管内皮细胞受损，过氧化产物增加，可能会引起一系列的临床并发症，如妊娠期糖尿病（GDM）、妊娠期高血压以及不良妊娠结局的发生，增加母婴死亡率及发病率。严重的高甘油三酯（TG）血症下，TG 水平会出现病理性的增高，TG 水平 >11.3mmol/L 时，急性胰腺炎的发生风险显著升高[1]，需要引起关注并及时干预。本节介绍一例外院转诊的糖尿病合并妊娠期高脂血症导致重症急性胰腺炎，经多学科联合规范治疗，成功救治母婴的临床经过。

22.1　病历摘要

患者 37 岁，因"停经 34^{+4} 周，上腹痛 21h"于 2017 年 3 月 8 日入院。末次月经 2016 年 7 月 10 日，预产期 2017 年 4 月 17 日。自然受孕，孕期在外院不定期产检。孕 4^+ 周出现恶心、呕吐等早孕反应，程度中，至孕 14^+ 周自行消失。孕早期行唐氏筛查提示 21 - 三体综合征"高风险"，行无创产前诊断提示低风险。自诉孕期曾行三维彩超检查，胎儿未见明显畸形，孕 20 周行 OGTT（0h—1h—2h）提示 6.03mmol/L—13.68mmol/L—13.55mmol/L。外院诊断"糖尿病合并妊娠"，予饮食运动控制，未予胰岛素治疗，未规律监测血糖。

2017 年 3 月 8 日 17 时无明显诱因出现上腹持续性钝痛，后转为全腹痛，伴呕吐胃内容物 2 次，无血性及咖啡色内容物，症状持续 5 小时未见缓解，遂前往"某市妇幼保健院"就诊，完善凝血常规：PT 血浆不凝，APTT 血浆不凝，Fbg 6.84g/L；肝功能：总蛋白 187.6g/L，白蛋白 53.4g/L，TB 0.7μmol/L，ALT 10U/L，AST 30U/L，随机 GLU 16.02mmol/L。考虑"凝血功能障碍；怀疑急性脂肪肝；糖尿病合并妊娠，孕 2 产 1，孕 34^{+4} 周先兆早产"，予护肝治疗，后因病情危重，转入广医三院产科。转院途中予输注血浆 600mL，冷沉淀 6 单位。患者孕前体重 71kg，身高 158cm，孕前 BMI 28kg/m²，现体重 86kg，孕期体重增加 15kg。

既往史：1 年前体检外院诊断"2 型糖尿病"，曾不规律服用二甲双胍，未检测血糖，乙肝病毒携带史，余无特殊；

家族史：父母体健，否认家族遗传病、精神病、传染病史；

生育史：孕 2 产 1，2009 年顺产一男婴，胎重 2.9kg，健存；

体格检查：体温 36.5℃，心率 115 次/min，呼吸 20 次/min，血压 135/76mmHg。神志清，全身无皮肤巩膜黄染，无皮肤瘀点、瘀斑，无紫癜，无活动性出血；腹隆，如孕 34^+ 周，上腹压痛明显，无反跳痛，肝区、肾区轻叩击痛，肠鸣音正常。脊柱四肢无畸形，活动无异常。双下肢浮肿（-）。宫高 29cm，腹围 100cm，头先露，未入盆，胎心音 160 次/min，可及弱宫缩。拒绝内诊。

入院诊断：(1)凝血功能障碍查因：非酒精性脂肪肝炎/重症肝炎/急性胰腺炎；(2)糖尿病合并妊娠；(3)胎儿窘迫；(4)乙肝病毒携带；(5)孕2产1，孕34^{+4}周，单活胎。

入院诊治经过：患者转入广医三院后，抽血时发现血液标本呈黄白色分层，查血脂：TG 48.0mmol/L，CHOL 15.3mmol/L，提示存在严重的高甘油三酯血症。血常规：HGB 131.00g/L，WBC 28.94×10^9/L，NEU 84.3%，PLT 452×10^9/L；生化分析：ALT 3.2U/L，AST 10.8U/L，TB 9.31μmol/L，DB 5.65μmol/L，Cr^{3+} 54μmol/L，ALB 30.0g/L，K$^+$ 3.692mmol/L，随机 GLU 8.1mmol/L，血 AMS 845.2U/L，尿 AMS 8379.6U/L，PCT 0.620ng/mL。凝血常规：DD 1008ng/mL，FDP 9.53μg/mL，3P试验(−)，TT 11.5s，APTT 31.7S，PT 11.0S，PT INR 1.00；NT-proBNP 137.1pg/mL；HbA1c水平为6.0%。

床边腹部B超提示：脂肪肝、胰脏增厚。胎心监护提示：胎心170次/min，无反应型，提示急性胎儿窘迫。经多学科会诊，拟急诊行剖宫产手术，分娩女婴1名，出生体重2480g，Apgar评分7分(反应、肌力、肤色各扣1分)—9分(肌力扣1分)—10分。新生儿转儿科。术中邀请普通外科同台探查，术中可引流出乳糜样腹水100mL，考虑患者急性胰腺炎可能性大，遂放置引流。术后因生命体征不稳定遂转入ICU，在ICU行急诊全腹部CT平扫加增强，结果提示：(1)符合急性胰腺炎征象，拟胰头区脓肿形成，胰周、腹腔大量渗出积液，双肾周大量渗出；(2)胆囊炎，胆汁淤积；(3)脾大。结合影像学结果，考虑患者存在重症胰腺炎，积极予以抑制胰酶、抗感染和支持治疗，同时予以静脉胰岛素改善血糖，并予以贝特类降脂药和血液灌流联合CVVH降甘油三酯治疗。在重症监护室治疗7天后，患者血脂明显下降(表1-22-1)，生命体征平稳，转入普通外科继续治疗。

表1-22-1 使用贝特类降脂药和血液灌流联合CVVH治疗后患者血脂水平变化情况

	TG/(mmol·L^{-1})	TC/(mmol·L^{-1})	LDL/(mmol·L^{-1})	HDL/(mmol·L^{-1})	血 AMS/(U·L^{-1})	尿 AMS/(U·L^{-1})
入院	48	15.3	—	—	845.2	8379.6
入院第2天(术后)	38.40	14.48	1.43	0.97	328	371.1
第一次血液净化后	16.87	9.12	1.11	0.87	137	
第七次血液净化后	6.78	6.35	3.61	0.60	53	—

22.2 病例分析

22.2.1 妊娠期脂质代谢的生理变化

妊娠期间，雌孕激素、胰岛素、胎盘激素等诸多激素水平的改变可引起血脂代谢的生理性变化，孕期血脂水平还受到孕前BMI、孕期体重增长、孕前血脂水平、孕期营养等多种因素影响[2]。妊娠期间与激素水平改变相关的脂代谢变化很少导致严重的健康问题[3]。正常情况下妊娠期脂质代谢变化如图1-22-1所示。甘油三酯(TG)水平在36周较14周时提高了3倍，产后24h可迅速下降至正常水平，产后6周可恢复至非孕前水平。低密度脂蛋白(LDL)在最初8周前下降12%～13%，8周后即开始逐渐升高，孕36周时较孕前增加42%～57%；产后8周哺乳期，低密度脂蛋白仍较高，此时其他脂蛋白水平已降至孕前水平。高密度脂蛋白(HDL)在14周开始升高，至28周时升高达到最高峰，升高了

41%,在36周时有轻度下降,但水平仍是孕前的24%,产后降至正常水平。极低密度脂蛋白(VLDL)在从14周开始逐渐升高,28周时快速升高,至36周时升高至2倍。总胆固醇(TC)在中孕时期平均上升50%,产后6周基本降至正常[3]。TC是胚胎发育及胎儿神经系统发育必需的物质,增强的脂肪代谢为妊娠、分娩及产后哺乳储备能量,因此这种生理状态的改变被认为是有益的[4]。

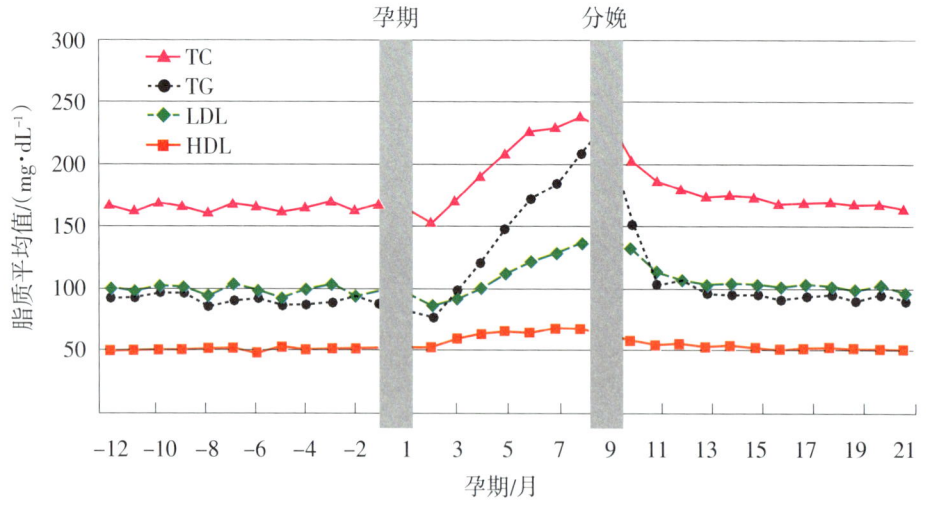

图1-22-1 正常情况下妊娠期脂质代谢变化

22.2.2 妊娠期脂质代谢紊乱的诊断及对母儿的影响

妊娠期属于体内激素及各项指标变化的时期,因此对于妊娠期严重脂质代谢紊乱的防治,首先我们需要明确妊娠期脂质代谢紊乱的防治目标,或者是妊娠期女性血脂指标的正常范围,目前可以参考《威廉姆斯产科学》(第24版)的建议(表1-22-2)。针对中国女性,我国学者也根据临床研究结果提出了早中孕期中国女性的血脂正常范围(表1-22-3),但仍需更多的研究以制定可以用于临床指导的我国妊娠妇女血脂正常范围值[5]。

表1-22-2 《威廉姆斯产科学》(第24版)中孕期女性血脂指标的正常范围

孕期	TG/(mmol·L^{-1})	TC/(mmol·L^{-1})	LDL/(mmol·L^{-1})	HDL/(mmol·L^{-1})
孕早期	0.45~1.80	3.64~5.42	1.55~3.96	1.03~2.01
孕中期	0.79~4.32	4.54~7.71	1.99~4.77	1.34~2.24
孕晚期	1.48~5.12	5.65~9.00	2.62~5.80	1.24~2.24

表1-22-3 北大一院根据临床研究结果提出了中国女性早中孕期血脂正常范围[5]

孕期	TG/(mmol·L^{-1})	TC/(mmol·L^{-1})	LDL/(mmol·L^{-1})	HDL/(mmol·L^{-1})
孕早期	<1.95	<5.64	<3.27	>1.23
孕中期	<3.56	<7.50	<4.83	>1.41

如果妊娠期发生脂代谢紊乱，须引起关注并及时干预。高脂血症可导致血液粘稠、血管内皮细胞受损、过氧化产物增加，可能会引起一系列的临床并发症，如妊娠期糖尿病（GDM）、妊娠期高血压以及不良妊娠结局的发生，增加母婴死亡率及发病率。严重的高甘油三酯血症下，TG 水平会出现病理性的增高，TG 水平 > 11.3mmol/L 时，急性胰腺炎的发生风险显著升高[4]。发生严重的高胆固醇血症时，动脉粥样硬化性心脏病发生风险显著增加。血脂紊乱同样会导致胎盘血管内皮细胞受损、螺旋动脉粥样硬化，导致胎儿营养不良、胎儿生长受限等[2]。

【本例妊娠期脂质代谢紊乱的诊断及母儿影响】

本例患者 2 型糖尿病，予饮食运动控制，未予胰岛素治疗，未规律监测血糖。起病时上腹疼痛伴有呕吐及凝血功能异常，入院后抽血时血标本存在黄白色分层，查血脂：TG 48.0mmol/L、CHOL 15.3mmol/L。根据《威廉姆斯产科学》（第 24 版）对孕晚期血脂正常范围的建议，患者存在严重的高甘油三酯血脂和高胆固醇血症。患者肝肾功能正常，无贫血、血小板正常，无明显出血倾向，凝血检测中 PT 和 APTT 升高，考虑甘油三酯过高导致检测误差的可能性大，同时在严重的高甘油三酯状态下并发急性胰腺炎。妊娠期高脂血症导致血液呈高凝状态，循环血量减少与血流动力学改变共同作用，引起动脉局部血栓形成和胎盘梗塞，导致胎儿宫内窘迫，可能会导致胎盘功能不全和胎儿不良结局。

22.2.3 妊娠期脂质代谢紊乱的治疗

1. 降低高甘油三酯血脂的治疗方式

常用的贝特类药物主要降低甘油三酯和极低密度脂蛋白，对总胆固醇和低密度脂蛋白也有一定降低作用，能提高高密度脂蛋白水平，其机制与激活转录因子 PPAR-α（过氧化物酶增殖激活受体-α）有关，加速血脂的分解。动物研究中观察到妊娠期间使用贝特类可导致胎儿体重的显著性下降、颜面部及骨骼的发育异常[2]。FDA 规定非诺贝特妊娠用药分级为 C 级，尽管曾有孕早期意外使用非诺贝特的案例，但妊娠期间不推荐使用贝特类降脂药[6-7]。

目前唯一安全推荐使用的药物是 omega-3-脂肪酸，它能有效地平缓降低甘油三酯水平，促进中性或酸性胆固醇自粪排出，抑制肝内脂质及脂蛋白合成，降低血浆中总胆固醇、甘油三酯、低密度脂蛋白和极低密度脂蛋白，增加高密度脂蛋白水平。此外它参与花生四烯酸代谢，生成具有舒血管、抗血小板聚集和抗血栓作用的 PGI2。对于合并高甘油三酯血症的妊娠妇女，仅予低脂饮食或联合口服 omega-3-脂肪酸就能够控制甘油三酯水平并能够预防胰腺炎的发生，将甘油三酯水平控制在 10mmol/L 以下[3]。

对于那些无法快速有效地降低的严重的高甘油三酯血症，急需快速降低甘油三酯水平以预防妊娠期间发生严重的胰腺炎以及其他并发症时，血浆分离置换法被推荐使用[8-9]。

2. 降低高胆固醇血脂的治疗方式

他汀类药物可显著降低总胆固醇和低密度脂蛋白，通过抑制胆固醇生物合成早期阶段的限速酶即 HMGcoA 还原酶的活性，减少肝内总胆固醇合成，并能够提高浓度依赖的低密度脂蛋白受体的活性，加速肝对血清低密度脂蛋白的代谢分解，减少极低密度脂蛋白的生成，减少低密度脂蛋白的转换，减少胆固醇及低密度脂蛋白水平。根据妊娠期间 FDA 药物分级，阿托伐他汀、氟伐他汀等药物均为 X 类药物，妊娠期间禁止使用，他汀类药物的使用可能与骨骼畸形和发育毒性相关。动物研究中对他汀类的致畸性有不同的表述，在怀孕的大鼠及小鼠身上予他汀药物毒性剂量，可观察到胎儿的吸收速率增加（辛伐他汀），骨骼畸形（洛伐他汀），生长发育迟缓（阿托伐他汀）[3]。基于此建议FDA建议备孕前需停药至少1个月，直至母乳喂养结束。虽然一项观察性队列研究表明，在孕早期使用他汀类降脂药物发生自发性流产、死胎、畸形的风险低，但由于妊娠期间他汀类使用的限制性，目前尚无足够的证据证明人类妊娠期间使用他汀类药物致畸，但同时也没有数据支持他汀类药物可以在妊娠期安全使用[10]。

除此之外，依折麦布属于胆固醇吸收抑制剂，通过作用于胆固醇转运蛋白抑制全部肠道内胆固醇的吸收。依折麦布可以单独或与他汀类联合应用于治疗家族性或非家族性高胆固醇血症，可降低总胆固醇、低密度脂蛋白胆固醇、载脂蛋白B。但是依折麦布属于FDA妊娠用药分级C级，禁用于妊娠期和哺乳期[11]。

烟酸也称作维生素B3，属人体必需维生素。大剂量时具有降低总胆固醇、低密度脂蛋白和甘油三酯，升高高密度脂蛋白的作用。它的调脂作用与抑制脂肪组织中激素敏感脂酶活性、减少游离脂肪酸进入肝脏和降低极低密度脂蛋白的分泌有关。但是烟酸也属于FDA妊娠用药分级C级，禁用于妊娠期和哺乳期[11]。

目前，妊娠期间唯一可接受的降低胆固醇的药物只有胆汁酸螯合剂，如考来维仑，其目前FDA妊娠用药分级属于B级，通过阻滞胆汁酸的重吸收，促进胆汁酸的排泄发挥作用，可使胆汁酸的排泄率提高10倍之多。因胆汁酸的大量丢失，肝内总胆固醇经7α-羟化酶向胆汁的转化加速，肝脏表面低密度脂蛋白受体表达增加，血浆中低密度脂蛋白经受体进入肝细胞，从而使血浆中总胆固醇和低密度脂蛋白水平下降。该类药物的分布及代谢不经过体循环，目前尚未发现其有任何不良反应[12]。

3. 遗传性高脂血症的治疗

家族性高胆固醇血症的育龄期女性应接受避孕及备孕的相关指导。遗传咨询是为了降低罹患疾病的风险，在夫妻双方有一人患家族性高胆固醇血症的情况下，伴侣在备孕前应接受血脂相关检查以排除同类型的家族性高胆固醇血症。当夫妻双方均有杂合子家族性高胆固醇血症，应进行产前咨询，以防后代罹患疾病。缺血性心脏病是怀孕的绝对禁忌症，有心脏疾病的妇女，由于孕产的死亡风险高、严重并发症发生率高，应避免妊娠。如下决心尝试妊娠，则应具备良好的血脂管理和细致的产科护理以确保良好结局。在合并心脏疾病的情况下，药物治疗的效果可能是有限的，但是控制由于激素改变所致的高胆固醇血症是必要的，对于合并有心脏疾病的家族性高胆固醇血症患者，推荐予血浆分离置换法降低低密度脂蛋白水平，预防并发症的发生[12]。

4. 其他合并症的治疗

通常妊娠期间甘油三酯水平会有生理性升高，高甘油三酯血症常在妊娠中晚孕期出现，大多数患者在孕晚期的血浆甘油三酯水平超过正常2~4倍，但很少超过3.42mmol/L[3]。而异常脂代谢的病人，如家族性高脂血症Ⅰ型和Ⅴ型，继发于妊娠期糖尿病的高甘油三酯血症的患者，其甘油三酯水平会出现非生理性增高，常常会超过上述水平。当血浆甘油三酯水平>11.3mmol/L时，急性胰腺炎的发生风险显著升高，血浆甘油三酯水平与急性胰腺炎的发生风险呈正相关，而临床上并无发生急性胰腺炎的明确临界值。

此外，这类患者常常合并其他基础代谢性疾病，如糖尿病、高血压，需要制定产后个体化的长期降糖、降压治疗方案，如果患者有再次怀孕需求，则需要特别的备孕指导，如需要提前完善血脂、血糖、血压检测，降脂、降糖、降压治疗方案需根据备孕需求调整为无妊娠禁忌的药物[13]。

> **【妊娠期脂质代谢紊乱的治疗】**
> 本例患者基础疾病为糖尿病，在血糖控制不佳及并发急性胰腺炎的情况下，入院后因胎儿窘迫急诊剖宫产终止妊娠。产后选用静脉胰岛素泵控制血糖，同时予以贝特类降脂药和血液灌流联合CVVH降甘油三酯治疗解除胰腺炎诱因，积极予低脂配方肠内营养、液体复苏及重症监护治疗以抑制胰酶、抗感染、改善急性胰腺炎，母体预后可得到快速改善。

22.3 小结

在普通妊娠期妇女的产检过程中须注重血脂水平的检查，对于那些合并慢性基础性疾病特别是糖尿病的妊娠妇女更须关注血脂水平的情况，尽量予以早期的生活方式指导和诊治，并且关注慢性基础疾病糖尿病的血糖控制及达标情况。如果出现严重的血脂代谢异常，须制定针对妊娠期间特殊情况的特殊治疗。对于那些存在严重血脂代谢异常的孕产妇，还须多学科协作，排除是否存在遗传性的高脂血症，预防胰腺炎、高血压等严重并发症的发生，同时须注意胎儿监护，适时终止妊娠，改善母儿预后。

【参考文献】

[1] 中华医学会外科学分会胰腺外科学组．急性胰腺炎诊治指南(2014)[J]．中国实用外科杂志，2015，35(1)：4-7.

[2] WANG J, LI Z, LIN L. Maternal lipid profiles in women with and without gestational diabetes mellitus[J]. Medicine(Baltimore)，2019，98(16)：e15320.

[3] 陈琳，张莹．妊娠期间严重血脂紊乱的风险评估[J]．广东医学，2017，38(7)：1-4.

[4] BAO W, DAR S, ZHU Y, et al. Plasma concentrations of lipids during pregnancy and the risk of gestational diabetes mellitus: A longitudinal study[J]. Diabetes, 2018, 10(6): 487-495.

[5] WANG C, et al. Recommended reference values for serum lipids during early and middle pregnancy: a retrospective study from China[J]. Lipids in Health and Disease, 2018, 17: 246-262.

[6] SUNMAN H, CANPOLAT U, SAHINER L, et al. Use of fenofibrate during the first trimester of unplanned pregnancy in a patient with hypertriglyceridemia[J]. Annals of Pharmacotherapy, 2012, 46(2): e5.

[7] EWALD N, KLOER H U. Treatment options for severe hypertriglyceridemia (SHTG): the role of apheresis[J]. Clin. Res. Cardiol. Suppl., 2012, 7(Suppl 1): 31-5.

[8] BASAR R, UZUM A K, CANBAZ B, et al. Therapeutic apheresis for severe hypertriglyceridemia in pregnancy[J]. Arch. Gynecol. Obstet., 2013, 287: 839-843.

[9] GODFREY L M, ERRAMOUSPE J, CLEVELAND K W. Teratogenic risk of statins in pregnancy[J]. Ann. Pharmacother, 2012, 46(10): 1419.

[10] 中国成人血脂异常防治指南修订联合委员会．中国成人血脂异常防治指南(2016年修订版)[J]．中国循环杂志，2016，10(31)：937-953.

[11] EAPEN D J, VALIANI K, REDDY S, et al. Management of familial hypercholesterolemia during pregnancy: case series and discussion[J]. J. Clin. Lipidol., 2011, 6(1): 88-91.

[12] 中华医学会内分泌学分会脂代谢学组．中国2型糖尿病合并血脂异常防治专家共识(2017年修订版)[J]．中华内分泌代谢杂志，2017，11(33)：925-936.

23 肥胖症合并糖尿病致死胎 3 次

陈佳　李映桃　潘东娜　杜丹　梁黎璇

吴伟珍　谢玉珍　张莹　王寿平

23.1 病例摘要

患者 32 岁，因"停经 36^{+3} 周，胎动减少 1 天"于 2018 年 4 月 27 日 10:38 入某二级医院。末次月经 2017 年 8 月 15 日，预产期 2018 年 5 月 22 日。停经 1 个月开始出现恶心、呕吐，孕前和孕期从未产检，孕期未行 NT、唐氏综合征筛查和中期Ⅲ级 B 超胎儿排畸筛查。孕 36^{+2} 周自觉胎动较前减少，未具体数胎动次数，无伴腹痛及阴道流血，未就诊。孕 36^{+3} 周 8:30 在某社区卫生服务中心行 B 超示："FHR 128 次/min，BPD 90mm，AC 323mm，FL 71mm，AFV 56mm，未见明显胎动"。遂到某二级医院就诊，门诊测血压 125/98mmHg，超声生物物理评分检查提示 BPS 评分 4 分，胎儿脐动脉血流频谱舒张期消失，考虑胎儿窘迫可能，急诊拟"胎儿窘迫"于 2018 年 4 月 27 日 10:38 收入院。

个人史和家族史：近 3 年生活不规律，饮食无节制；家族无糖尿病史。

婚育史：25 岁结婚，丈夫身体健康。患者 2012 年于当地医院足月肩难产分娩一死男婴，体重 4500g，产后自测指尖末梢血糖浓度 6.0～8.5mmol/L，此后未到医院检查确诊病因及监测血糖。2015 年早孕自然流产一次。2016 年底在某三甲医院孕 34^+ 因周"死胎"引产 1 次，自诉当时发现"妊娠期糖尿病"，血糖控制不详，未用胰岛素治疗，产后也未随访和复查血糖。

入院体格检查：体温 36.7℃，心率 100 次/min，呼吸 20 次/min，血压 165/100mmHg。身高 160cm，孕前体重 91kg，体重指数（BMI）35.55kg/m²，现体重 98kg。心肺听诊无异常，双下肢水肿阴性。

产科检查：宫高 31cm，腹围 120cm，右枕前（ROA），未入盆，胎心率 112 次/min，未扪及宫缩。骨盆外测量正常，暂未行阴道检查。

入院诊断：(1)胎儿窘迫；(2)妊娠期高血压疾病；(3)妊娠期糖尿病；(4)肥胖症（二级）；(5)孕 4 产 2，孕 36^{+3} 周，单活胎；(6)不良孕产史。

入院后诊治经过：10:39 胎监示胎心基线波动于 110 次/min，无变异，无加速，未见减速。床旁胎儿超声示：FHR 118 次/min，BPD 90mm，AC 323mm，FL 71mm，AFI 96mm，胎儿体重 3120g；生物物理评分 4 分：胎动 0 分，呼吸样运动 1 分，肌张力 1 分，羊水 2 分。10:55 测血压 150/100mmHg，予心痛定 10mg 口服降压治疗。11:00 考虑胎儿窘迫，交待病情，签字拟行急诊剖宫产术。测微量血糖：23.6mmol/L。11:10 尿常规结果回报：酮体 2+，葡萄糖 3+，尿蛋白 -；查血常规：WBC 7.12×10^9/L，RBC 4.11×10^{12}/L，Hb 132g/L，PLT 229×10^9/L；A 型，RH 阳性。11:15 查血气分析：pH7.48 SB22.6mmol/L，BE -2.2mmol/L。11:15 考虑糖尿病酮症予胰岛素 10U + 生理盐水 500mL 静滴降血糖。

11:20 拟"胎儿窘迫"送手术室行急诊剖宫产，胎心率 100 次/min，血压 154/101mmHg。11:22 转运手术室过程中，胎心率 70~80 次/min 之间。11:24 到手术室后未闻及胎心音，床边 B 超未探及胎心搏动，取消手术。12:25 送返病房，测微量血糖浓度 17.2mmol/L；糖化血红蛋白水平 11.5%；DIC 全套结果：FIB 4.37g/L；D-二聚体 1.32mg/L；24h 尿蛋白定量 169.5mg。眼底检查未见明显异常。心脏彩超示：(1) 左心室稍增大；(2) 二、三尖瓣反流（轻度）；(3) 肺动脉瓣反流（轻度）；(4) 右心室舒张功能减退。查胸片：心肺未见异常。14:40 测微量血糖浓度 11.5mmol/L 改予 5% GNS 500mL + 胰岛素 15U 静脉滴注。20:10 测微量血糖浓度 10.5mmol/L，改"诺和锐"8U 皮下注射。

4 月 27 日的血糖、血酮、尿酮体和血气分析情况见表 1-23-1。

4 月 28 日至 5 月 1 号，改为三餐前皮下注射门冬胰岛素 6U（诺和锐特充），夜间皮下注射甘精胰岛素 16U，血糖控制良好，餐前血糖浓度波动于 7.0~9.2mmol/L；三餐后 2h 血糖浓度波动于 5.8~9.2mmol/L；0 点血糖浓度波动于 7.3~9.1mmol/L。未用降压药，血压均平稳，波动在 125~138/82~88mmHg。5 月 1 日复查血气：pH 7.467；GLU 9.31mmol/L。尿常规：葡萄糖 3+，酮体-；K⁺ 3.23mmol/L，Na⁺ 132.9mmol/L。肝肾功能正常。

5 月 2 日送产房静滴催产素引产，宫缩不规律。

5 月 3 日继续静滴催产素引产，测血糖浓度 12.3mmol/L，予胰岛素 10U + 生理盐水 500mL 静滴调控血糖。当晚 23:58 顺娩一死婴，外观无异常，躯体部分表皮脱落，体重 3160g，身长 50cm，无脐带绕颈，脐带根部有长约 4cm 肿胀淤血，胎盘自娩完整，胎膜缺 1/7。产时出血 200mL，予促宫缩处理后好转，累计产后出血 500mL。

胎盘病理检查结果：胎盘绒毛成熟，可见合体结节，纤维素沉积；胎膜水肿；脐带近中央附着脐血管 2 动脉 1 静脉，拒绝送尸检。

排胎后予三餐前皮下注射门冬胰岛素 6U（诺和锐特充），夜间皮下注射甘精胰岛素 16U，监测大轮廓血糖：餐前血糖浓度波动于 7.0~11.1mmol/L；三餐后 2h 血糖浓度波动于 5.2~9.8mmol/L；0 点血糖浓度波动于 7.6~9.1mmol/L。尿常规：酮体-，尿糖 3+~-。产后 3 天出院，继续予胰岛素控糖治疗。

表 1-23-1 4 月 27 日血糖、血酮、尿酮体和血气分析情况

时间	血糖浓度/(mmol·L⁻¹)	血酮浓度/(mmol·L⁻¹)	尿酮体	血气分析					电解质浓度/(mmol·L⁻¹)		
				pH	pCO₂/mmHg	pO₂/mmHg	BE 浓度/(mmol·L⁻¹)	HCO₃⁻ 浓度/(mmol·L⁻¹)	Na⁺	K⁺	Cl⁻
11:40	17.2	0.3	—	7.48	25.1	159	-4.9	18.8	—	—	—
13:19	21.3	0.4	—	7.47	27.3	95	-3.7	20.1	130.6	3.84	103.5
14:40	11.5	—	2+	7.47	28.8	93.5	-2.4	21.4	—	—	—
16:29	12.3	—	2+	7.47	28.7	65.8	-2.5	21.3	—	—	—
17:59	12.29	—	—	7.49	22.6	101.2	-6.1	17.4	—	—	—
18:31	10.7	—	—	7.48	25.7	101.3	-4.0	19.6	138.9	3.92	100.7
20:10	10.2	—	—	—	—	—	—	—	—	—	—

23.2 病例分析

23.2.1 妊娠与肥胖症

妊娠期肥胖的定义尚未标准化，常根据妊娠前的体质指数（body mass index，BMI）定义孕妇肥胖。WHO[1]拟定的肥胖标准：BMI 正常范围为 18.5～24.9kg/m²，25.0kg/m²≤BMI<30.0kg/m² 为超重，BMI≥30.0kg/m² 为肥胖。肥胖分级：一级肥胖（BMI 30.0～34.9kg/m²）、二级肥胖（BMI 35.0～39.9kg/m²）和三级肥胖（BMI≥40.0kg/m²）。《中国超重/肥胖医学营养治疗专家共识（2016年版）》中提出中国人肥胖诊断标准为[2]：18.5kg/m²≤BMI<24kg/m² 为正常体重范围，24kg/m²≤BMI<28kg/m² 为超重，BMI≥28kg/m² 为肥胖。超重和肥胖现已是全球主要的疾病负担之一，育龄期女性超重和肥胖的发生率也在增加。一项统计数据显示，美国从 1999 年至 2010 年，20～39 岁的育龄妇女，肥胖发生率从 28.4% 上升至 34.0%[3]。一项研究[4]显示，我国 2012 年 25 岁～34 岁孕前超重和肥胖的总体发生率为 19.44%，其中孕前超重率为 17.02%，孕前肥胖率为 2.42%。

【本例肥胖症评估】

本例患者身高 160cm，孕前体重 91kg，体质指数（BMI）35.55kg/m²，现体重 98kg，确诊为肥胖症（二级）。

23.2.2 肥胖症对妊娠的影响

美国妇产科协会（ACOG）第 156 号实践指南指出[5]，妊娠前超重和肥胖的女性，容易合并慢性疾病，如糖尿病、高血压、肾脏疾病等，且生育功能较低；妊娠后，流产发生率更高，同时更易罹患妊娠期糖尿病、高血压、子痫前期、睡眠呼吸暂停综合征以及血栓栓塞性疾病，且剖宫产、肩难产及产后出血的风险明显增加。有研究表明[6-8]对于一度肥胖组发生严重妊娠期疾病包括高血压及 HELLP 综合征的比值比为 1.56，而二度肥胖组则为 2.34。超重的孕妇相对于孕前 BMI 正常者发生 GDM 的风险增加 4 倍，而 PGDM 患者在妊娠期有 6%～10% 会发生胎儿先天畸形，4.3% 会发生自然流产，其发生胎儿先天畸形的风险比未患糖尿病的孕妇高 2～5 倍。此外，超重和肥胖孕妇的子代，容易出现宫内窘迫、先天畸形、巨大儿、新生儿低血糖、围产儿死亡，并且远期发生慢性疾病，如心血管疾病、代谢综合征、2 型糖尿病等的风险明显增加。

【本例肥胖症对妊娠的影响评估】

本例患者，3 次不良孕产史：2012 年于当地医院足月肩难产分娩一死男婴，体重 4500g，推测当时诊断 GDM；2015 年早孕自然流产一次；2016 年孕 34⁺周"死胎"，自诉当时发现"妊娠期糖尿病"。本次入院，测血压 165/100mmHg，尿常规情况为酮体 2+，葡萄糖 3+，尿蛋白-；指尖微量血糖浓度 23.6mmol/L。明确合并的诊断：妊娠期糖尿病和妊娠期高血压。由此判断引起死胎或胎儿窘迫的原因肯定与高血糖及肥胖有关。

23.2.3 肥胖症合并胎儿窘迫及糖尿病酮症酸中毒(diabetic ketoacidosis，DKA)的诊断

1. 关于胎儿窘迫

胎儿窘迫是指胎儿在子宫内因急性或慢性缺氧危及其健康和生命的综合症状，发病率一般在10.0%~20.5%，是围产儿死亡的主要原因。胎儿窘迫有急性和慢性之分，急性胎儿窘迫指产程并发胎儿窘迫；慢性胎儿窘迫多因母体妊娠合并症或并发症所致，主要发生在妊娠晚期并常延续至临产，病情加重时常表现为急性胎儿窘迫[9]。胎儿窘迫的诊断，目前在临床上没有金标准，产前监护手段分为4类：(1)母体对胎儿活动的评价——胎动；(2)有或无诱发宫缩时的胎心宫缩监护(CTG)评价——电子胎心监护；(3)胎儿行为和(或)羊水量的超声评价——改良BPP；(4)胎儿多普勒脐血血流速度评价——血流动力学检测。每种监测方法都有其临床适用性及局限性，可以同时使用或分等级使用，选择有赖于对胎儿危险的认识、实施监测人员的经验以及可得到的仪器支持。对于胎动异常，有专家认为，胎儿急性窘迫，通常会有突然的胎儿活动随之出现，主要是活动减弱；对于慢性胎儿窘迫，胎儿心脏停止之前至少12h胎儿运动减少甚至停止，被称为移动警报信号(MAS)，并警示即将到来的胎儿死亡。而胎心监护提示的胎心基线变异缺失常伴下列情况之一：反复出现的晚期减速，反复出现的变异减速，胎心过缓(呈正弦曲线)，也预示胎儿死亡风险极大，需急速终止妊娠。而当脐动脉出现舒张期血流消失或反向时，通常提示胎儿宫内慢性缺氧状态，须尽早终止妊娠[9]。妊娠合并糖尿病酮症酸中毒时，极易发生胎儿窘迫。积极纠正酮症酸中毒，部分病例的胎儿窘迫可能纠正，有学者报道成功案例，延长孕周并自然分娩，母婴预后良好[10]。

有专家指出，慢性胎儿窘迫可针对孕妇病情特点及严重程度、孕周、胎儿成熟度和缺氧程度综合拟定处理方案；而一旦加重表现为急性胎儿窘迫，即使采取了果断解救措施，新生儿仍可能预后不良[9]。

2. 关于妊娠合并DKA

根据中国《妊娠高血糖诊治指南(2022)》妊娠合并DKA的诊断指标为[11]：恶心、呕吐、乏力、口渴、多饮、多尿，少数伴有腹痛，皮肤黏膜干燥、眼球下陷、呼气有酮臭味，病情严重者出现意识障碍或昏迷；实验室检查显示血糖浓度>13.9mmol/L(250mg/dL)、尿酮体阳性、血液pH<7.35、二氧化碳结合力<13.8mmol/L、血酮体浓度>5mmol/L、电解质紊乱。妊娠期DKA的高危因素包括GDM史、既往血糖升高史、糖尿病家族史者及上次妊娠有羊水过多、分娩巨大儿史；以及高龄(≥35岁)、既往有胎儿窘迫、FGR、不明原因死胎史、不明原因新生儿死亡史以及孕前超重、肥胖、高血压、高脂血症。

> **【本例胎儿窘迫和DKA的诊断】**
> 本例患者3次不良孕产史，从不管控血糖，预测HbA1c水平>10.1%，不排除胎儿畸形可能。孕36^{+3}周，自觉胎动减少1天，胎儿脐动脉血流频谱舒张期消失，胎心监护无反应型且基线变异消失伴胎儿心动过缓，超声生物物理评分4分，可以诊断胎儿慢性窘迫并突发加重表现急性胎儿窘迫，为濒临死亡前的表现。另外，入院随机微量血糖浓度高达23.6mmol/L，尿常规情况为酮体2+、葡萄糖3+，为一种未管理的长期高血糖

合并妊娠,多种高危因素未处置遂演变成了酮症。不排除血糖浓度波动较大以及低血糖的时常发生导致胎儿窘迫,更可能为糖尿病酮症的毒性及其并发的子痫前期导致的胎盘功能障碍从而引发了胎儿宫内缺氧。

23.2.4 肥胖妇女的围产期保健重点

主张多学科协同合作诊疗保健,包括产科、新生儿科、内分泌科、麻醉科等。孕前咨询的基本筛查应包括肾功能(蛋白尿和血清肌酐水平)、肝功能、胆固醇、血脂、甲状腺激素、血糖、心电图、肺功能、阻塞性睡眠呼吸暂停(OSA)检查(柏林问卷)以及超声心动图(5年及以上慢性高血压)[5]。

建议其孕前通过生活方式调整、使用二甲双胍等减重,计划怀孕,最好将BMI控制在合理范围($18.5\sim24.9kg/m^2$)后再妊娠[5,12]。孕期进行营养评估、饮食和运动指导,推荐采用美国医学研究所标准,对于BMI$\geqslant30kg/m^2$的单胎妊娠孕妇,整个孕期控制体重增长(GWG)即为$5.0\sim9.0kg$。GWG是巨大儿的高风险因素,GWG每增加1kg,巨大儿的风险增加1.139倍。但也不推荐妊娠期减重,因为肥胖孕妇妊娠期体重增长不足,同样会造成小于胎龄儿和低出生体重儿[12-13]。

推荐对肥胖妇女尽早进行糖耐量实验,阳性者严格控制血糖,阴性者于中孕(孕24~28周)、晚孕(孕32~34周)进行重复筛查,这样能够尽早进行饮食及运动的介入,使妊娠期糖尿病发生率及胰岛素使用率均降低。推荐在孕16周以前开始接受睡前低剂量阿司匹林(每日75~162mg)治疗,并持续至足月,以预防子痫前期,同时孕期也要加强血压、尿蛋白监测,早发现、早治疗子痫前期。另外,也主张肥胖孕妇,首次产检行睡眠呼吸暂停综合征的筛查。特别需要注意的是,即使规范的产检和胎儿监护,也难以避免肥胖孕妇死胎的高发生率。肥胖引起死胎的原因很多,例如胎盘疾病(螺旋动脉重铸障碍、胎盘肥大)、母体高血压、胎儿遗传或结构异常、脐带异常以及产前感染。三重风险模型发现,母体危险因素(如肥胖、吸烟及孕妇年龄)、胎儿和胎盘因素(如胎盘功能不全、胎儿生长受限)和紧张性刺激(如由于孕妇仰卧位或睡眠呼吸不畅而导致的静脉收缩)是死胎的主要原因。需密切关注胎儿宫内状况,以降低死胎风险。因在孕40周时肥胖孕妇发生死胎的风险比正常体质量孕妇高出3~8倍。建议BMI$\geqslant40kg/m^2$的孕妇在孕39~40周计划分娩[14-15]。

对于肥胖妇女中需分娩镇痛或剖宫产者,建议予产前麻醉评估。因肥胖等外科因素,对于穿刺操作可能需要两小时以上的孕产妇,可选用腰硬联合麻醉;有椎管内麻醉禁忌症或需要即刻剖宫产而没有硬膜外置管的患者可选用全麻。针对肥胖伴高血压者建议剖宫产时采用腰硬联合麻醉,可提供更好的阻滞效果,同时允许灵活延长手术时间。因肥胖女性硬膜外置管的难度更大,坐位弯曲的姿势可最大程度减少皮肤到硬膜外腔的距离,方便穿刺和置管;另外,有条件者可利用超声作为识别中线并估计距硬膜外腔的距离的辅助手段。国外一项回顾性队列研究表明,在硬膜外麻醉后,BMI$\geqslant40kg/m^2$的孕妇比体重正常者更易出现低血压和胎儿心率减慢[14]。对本来胎心率慢的孕妇,更应该小心,注意麻醉药的剂量和预防低血压的出现。此外,肥胖孕妇的误吸风险更高,如果病情许可,在计划剖宫产之前禁食,或停留胃管接负压瓶。为了麻醉的安全系数高,建议控制血压为120~150/80~100mmHg,血糖浓度4~10mmol/L。

另外,产褥期需预防VTE发生[15-16]。

【本例围产期保健和围分娩期处置评估】

该孕妇肥胖二级，有 GDM 诊断史、1 次孕晚期死胎史和 1 次足月分娩死产史，本次妊娠，无规范孕前和孕期检查，为一种未管理的长期高血糖合并妊娠，HbA1c 水平 > 10.0%，入院时孕 36^{+3} 周，母胎病情均危急。母体并发妊娠合并糖尿病酮症，重度子痫前期(收缩压 >160mmHg)，内环境对胎儿极其不利，可以诊断胎儿慢性窘迫并突发加重表现急性胎儿窘迫，为濒临死亡前的表现。即使采取了果断解救措施，实施 5min 剖宫产应急预案，新生儿仍可能预后不良。即使积极予术前准备、降压治疗、静脉使用胰岛素控制血糖，进行充分的医患沟通，考虑到极有可能在麻醉前后出现胎心消失，还是在由病房转入手术室内短短的 30min 内发生死胎，未及麻醉就转回病房。入院 24h 内血压血糖控制平稳后，再予催引产，阴道分娩顺利；产后继续予胰岛素皮下控制血糖，产后 3 天出院。

23.3 小结

肥胖症，是现代都市人的常见病。妊娠合并肥胖症越来越常见，肥胖妇女妊娠相关问题应该引起大家的重视。肥胖合并妊娠不仅会增加孕妇自身的风险，还会对胎儿带来危害。本例患者，在 2 次死胎后，仍不进行规范的围产期保健。本次因自觉胎动减少 1 天，胎儿脐动脉血流频谱舒张期消失，胎心监护无反应型且基线变异消失伴胎儿心动过缓，超声生物物理评分 4 分，才急诊入院。急诊剖宫产准备过程"死胎"发生，死胎与肥胖导致母体的高血压和糖尿病酮症相关，不排除血糖浓度波动较大以及低血糖的时常发生导致死胎，更可能为糖尿病酮症的毒性及其并发的子痫前期导致的胎盘功能障碍从而引发了死胎发生。对于提示母体因素(高血压和糖尿病)导致的慢性胎儿窘迫，若发生濒临死亡前的临床表现，即使采取果断的解救措施，实施 5min 剖宫产应急预案，仍会预后不良。说明只有规范肥胖妇女的围产期保健，控制血糖和血压达标，才可能降低高血糖和高血压导致的母儿风险。

【参考文献】

[1] World Health Organization. Obesity: preventing and managing a global epidemic[J]. WHO Tech. Rep. Ser., 2000, 894: 1-4.

[2] 中国超重肥胖医学营养治疗专家共识编写委员会. 中国超重/肥胖医学营养治疗专家共识(2016 年版)[J]. 中华糖尿病杂志, 2016, 8(9): 525-540.

[3] MOKDAD A H, FORD E S, BOWMAN B A, et al. Prevalence of obesity, diabetes, and obesity-related health risk factors[J]. JAMA, 2003, 289: 76-79.

[4] PAN Y, ZHANG S, WANG Q, et al. Investigating the association between prepregnancy body mass index and adverse pregnancy outcomes: a large cohort study of 536 098 Chinese pregnant women in rural China[J]. BMJ Open, 2016, 6(6): e011227.

[5] ACOG. ACOG Practice Bulletin No. 156: Obesity in Pregnancy[J]. Obstetrics and gynecology, 2015, 126(6).

[6] MARCHI J, BERG M, DENCKER A, et al. Risks associated with obesity in pregnancy, for the mother and baby: a systematic review of reviews[J]. Obes. Rev., 2015, 16(8): 621-638.

[7] 郑锦丽,王正平. 我国孕前超重孕妇与妊娠并发症相关性的 Meta 分析[J]. 浙江实用医学,2014,19(1):72-77.

[8] 王晨,杨慧霞. 超重和肥胖妊娠的危害及围孕期管理[J]. 中国医刊,2019,54(11):1163-1166.

[9] 张阳,邹丽. 胎儿窘迫诊断相关问题[J]. 中国实用妇科与产科杂志,2019,35(9):1058-1063.

[10] NG Y H G, EE T X, KANAGALINGAM D, et al. Resolution of severe fetal distress following treatment of maternal diabetic ketoacidosis[J]. BMJ Case. Rep. Reports, 2018(2018):bcr-2017-221325.

[11] 中华医学会妇产科学分会产科学组,中华医学会围产医学分会,中国妇幼保健协会妊娠合并糖尿病专业委员会. 妊娠合并高血糖诊治指南(2022)[J]. 中华妇产科杂志,2022,57(2):81-90.

[12] MAXWELL C, GAUDET L, CASSIR G, et al. Guideline No. 391-pregnancy and maternal obesity part 1: Preconception and prenatal care[J]. J. Obstet. Gynaecol. Can.,2019,41(11):1623-1640.

[13] Institute of Medicine. Weight gain during pregnancy:reexamining the guidelines[M]. Washington D. C.: National Academy Press,2009:1-13.

[14] VRICELLA L K, LOUIS J M, MERCER B M, et al. Impact of morbid obesity on epidural anesthesia complications in labor[J]. Am. J. Obstet. Gynecol.,2011,205:370(14),e1-6.

[15] MAXWELL C, GAUDET L, CASSIR G, et al. Guideline No. 392-pregnancy and maternal obesity part 2: team planning for delivery and postpartum care[J]. J. Obstet. Gynaecol. Can.,2019,41(11):1660-1675.

[16] American Society for Metabolic and Bariatric Surgery. Story of obesity surgery[EB/OL]. [2019-04-19]. https://asmbs.org/resources/story-of-obesity-surgery.

24 高血压及 2 型糖尿病合并妊娠

张奋　张莹　李映桃　肖晓梅

育龄女性的糖尿病患病率呈上升趋势[1]，高血糖合并妊娠在全部妊娠中占 1%～2%，其中妊娠合并糖尿病的患者占 13%～21%，其余为妊娠期糖尿病（gestational diabetes，GDM）[2-3]。高血糖可引起子痫前期和妊娠期高血压、羊水过多、早产、胎儿畸形等母儿不良预后，有多项研究表明，严格控制围孕期及妊娠期的血糖可改善结局[4,7-8]。本节介绍一例高血压及 2 型糖尿病，首次妊娠因高血压危象终止妊娠，经规范治疗后再次妊娠，成功足月分娩的临床经过。

24.1　病例摘要

患者 34 岁，2018 年 2 月孕 7+ 周时在当地医院产检发现血压升高，血压 210/120mmHg，无头晕头痛，无不适，未予特殊处理，1 周后复测血压 225/117mmHg，心率 125 次/min，急查尿蛋白 1+。2018 年 2 月 12 日到广医三院妇科门诊，测血压 260/142mmHg，心率 142 次/min，入院产科 ICU 后血压急剧升高，予静脉降压药物后无法控制，考虑高血压危象，于 2 月 14 日行无痛人流术。出院诊断为：高血压 3 级，很高危；2 型糖尿病；人流术后。出院后不规律服用"氨氯地平、培哚普利吲达帕胺片、倍他乐克"等药物，血压控制在 130～150/100+mmHg。2019 年 4 月到广医三院内分泌科住院，2019 年 4 月 13 日 OGTT 示：血糖（0h—1h—2h—3h）4.2mmol/L—13.1mmol/L—15mmol/L—8.6mmol/L；胰岛素（0h—1h—2h—3h）5.0mU/L—34.7mU/L—86.3mU/L—52.8mU/L，诊断为原发性高血压、高血压 3 级，2 型糖尿病。予糖尿病生活方式教育、二甲双胍 500mg（tid）控制血糖，血糖控制良好；予螺内酯、拉贝洛尔、硝苯地平控释片控制血压，出院后血压波动在 120～130/70～80mmHg。

本次妊娠，末次月经 2019 年 5 月 25 日，预产期 2020 年 3 月 2 日，自然怀孕。2019 年 8 月孕 7 周再次到内分泌科住院治疗，停用二甲双胍，住院期间监测血糖浓度波动在 4.2～7.8mmol/L；降压方案为拉贝洛尔 150mg（bid）联合硝苯地平控释片 30mg（qd），监测血压波动在 110～127/74～91mmHg。孕期规律产检，孕 14 周开始予阿司匹林 100mg 预防子痫前期治疗至 28 周，产检无异常。整个孕期饮食运动控制血糖达标，未使用胰岛素，上述降压方案也维持整个孕期，孕期血糖、血压控制平稳。

2020 年 1 月 22 日查糖化血红蛋白水平 4.7%（图 1-24-1），2020 年 2 月 23 日产科 I 级 B 超提示：孕 38 周，双顶径 85.1mm，头围 317.8mm，腹围 323.2mm，股骨长 64mm。头位，胎重 2608g，羊水最大区 3.9cm，羊水指数 12.5cm。收治入院待产。孕期睡眠好，大小便正常。孕前体重 51kg，现体重 62kg，BMI（孕前）18.7kg/m²。孕期体重共增加 11kg。

入院体格检查：体温：36.5℃，脉搏 93 次/min，呼吸 20 次/min，血压 107/75mmHg，

体重62kg，身高158cm。心肺听诊无异常。双下肢不肿。

产科情况：宫高30cm，腹围93cm，先露头，半入盆。胎方位LOA，未衔接。胎心音145次/min，胎心规则，律齐。未扪及规律宫缩，估计胎儿体重2800g。阴道检查：骨盆无明显狭窄征，宫颈居后，宫颈质软，宫颈管消退50%，宫口未开，先露S-3，宫颈Bishop评分3分。

入院诊断：(1)怀疑慢性高血压并发子痫前期；(2)2型糖尿病合并妊娠；(3)孕2产0，孕38周，头位单活胎。

入院后诊治经过：继续予生活方式管理，予拉贝洛尔和硝苯地平控释片降压、硫酸镁抗子痫等对症治疗，查NT端B型利钠肽前体228.2pg/mL(↑)。血生化肌酐97μmol/L(↑)；血糖4.2mmol/L，TG 2.38mmol/L，CHOL 4.9mmol/L，ALT 9.6U/L。尿常规：尿红细胞7个/L，尿白细胞5个/L，葡萄糖-，潜血-，尿蛋白+。血常规：白细胞11.24×10⁹/L(↑)，中性粒细胞总数9.28×10⁹/L(↑)，红细胞3.95×10¹²/L，血红蛋白118g/L。

监测末梢血糖浓度波动在2.8～7.7mmol/L，血压波动在112～139/72～95mmHg。2020年3月2号因引产失败，慢性高血压并发子痫前期，胎儿宫内窘迫，行剖宫产分娩一男婴，体重2520g。羊水轻度粪染，量约600mL，Apgar评分7分—9分—10分。手术顺利，产后予低分子肝素抗凝5天，产后6天母婴出院。

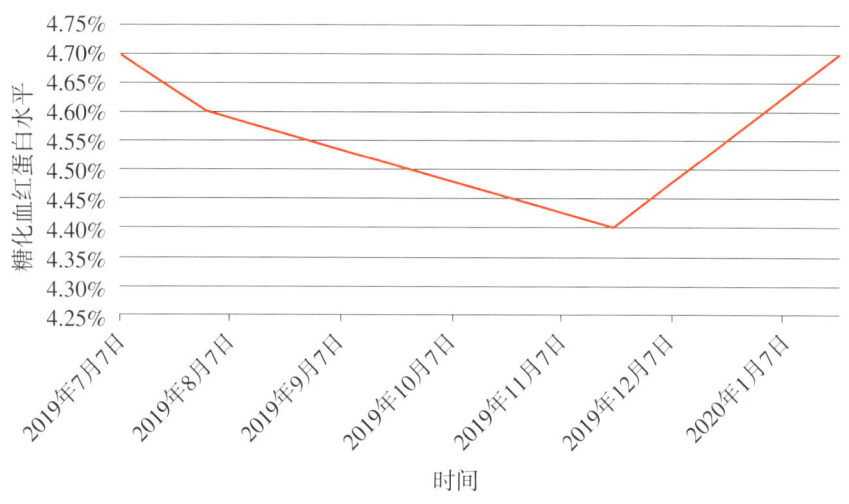

图1-24-1　孕期糖化血红蛋白水平波动情况

24.2　病例分析

24.2.1　2型糖尿病合并妊娠的孕前管理

2型糖尿病合并妊娠患者发生母胎不良结局的风险明显增加，包括先天畸形、生长受限、自然流产、早产、巨大儿及围产儿死亡[4-6]以及子痫前期和妊娠期高血压、新生儿低血糖等不良事件。母亲患糖尿病，其子代发生糖尿病、肥胖及其他不良代谢结局的风险增加。高血糖是这些风险的主要原因，严格控制围孕期及妊娠期的血糖可改善结局[4,7-8]。

所有1型及2型糖尿病的育龄女性在妊娠前，都应接受孕前咨询，了解糖尿病本身及治疗药物对母胎结局的潜在影响，以及妊娠对其糖尿病控制及已发生并发症的潜在影响。有必要时应对糖尿病合并妊娠患者进行全面持续的教育，帮助患者实现良好的血糖控制，将 HbA1c 水平维持在正常范围，评估并治疗糖尿病的并发症和基础疾病。上述育龄女性在血糖达标前应采取有效的避孕方式，从而避免意外妊娠；若有糖尿病的进展期并发症，极有必要权衡妊娠对健康的危害与生育的愿望。

关于血糖控制，ADA 推荐所有糖尿病女性的首要孕前 HbA1c 目标水平是小于 6.5%[9]，但在不发生严重低血糖的情况下可为小于 6%。由于需 2～3 个月才能改善 HbA1c，应鼓励尚未良好控制血糖的糖尿病女性在尝试受孕前预留至少 6 个月来实现最佳血糖控制。此外，研究表明妊娠早期血糖水平与妊娠晚期结局相关[10-11]，女性在妊娠最初几周可能未意识到自己已妊娠，这段时间特别重要，因为高血糖导致的先天畸形正是发生在这一时期，称为糖尿病性胚胎畸形[8,12]，所以建议血糖控制平稳后再考虑妊娠。血糖自我监测是实现妊娠期严格血糖控制的重要方式。膳食、体重控制和运动是糖尿病治疗中最重要的行为治疗。计划妊娠的糖尿病女性通常需要专业营养师的指导，了解摄入不同食物影响血糖的机制，并制定正餐和零食的食物计划，这些可帮助患者稳定血糖水平及管理血糖浓度波动。

目前糖尿病指南把医学营养（medical nutritional therapy，MNT）治疗放在血糖控制的首位，推荐糖尿病合并妊娠患者在擅长妊娠期 MNT 的注册营养师监督下进行个体化 MNT[13]。MNT 的目标是：提供能满足健康妊娠的充分营养素，实现/维持正常血糖，体重充分增长，避免饥饿性酮症，提供适当的食物、体力活动和行为教育。

糖尿病孕妇经 MNT 治疗 3～5d 后，如果空腹或餐前血糖浓度≥5.3mmol/L，或餐后 2h 血糖浓度≥6.7mmol/L，或调整饮食后出现饥饿性酮症，增加热量摄入后血糖又不达标者，应及时接受胰岛素治疗[9]。妊娠期间的血糖控制方法部分取决于妊娠前的高血糖治疗方案：①妊娠前仅通过 MNT 就能良好控制血糖的 2 型糖尿病女性可以在妊娠期间继续接受这种治疗，同时密切监测血糖水平。如果没有达到和维持目标血糖值，可以开始使用胰岛素治疗。②妊娠前使用胰岛素注射治疗的女性在妊娠期间应继续这种治疗，同时结合 MNT 采用最小剂量的胰岛素使血糖控制良好。③妊娠前接受口服降糖药治疗的女性，应停止口服药物治疗，并启动胰岛素治疗，这些转换最好在备孕期完成，以使早期妊娠初期的血糖控制达到最佳。

口服二甲双胍而在受孕时血糖控制极好的女性，大多超重或肥胖，通常有胰岛素抵抗或与多囊卵巢综合征相关的胰岛素分泌受损，表现为糖耐量受损或 2 型糖尿病。由于应用二甲双胍潜在风险远远小于未控制的妊娠期高血糖本身对胎儿的危害[14]；因此，在知情同意的基础上部分孕妇可继续慎用二甲双胍。

【本例 2 型糖尿病合并妊娠的孕前管理】

本病例患者孕前诊断为 2 型糖尿病，在内分泌科团队的医学营养治疗基础上，予孕前单药二甲双胍可以使血糖控制良好。发现妊娠后停用二甲双胍且继续接受医学营养指导和生活方式的调整。整个孕期未使用胰岛素治疗，但血糖控制良好。

24.2.2 妊娠相关高血压疾病的治疗

1. 妊娠期高血压的分类及孕前的管理

妊娠相关高血压疾病可概括为 4 类[15]，包括妊娠期高血压、子痫前期-子痫、妊娠合并慢性高血压、慢性高血压伴发子痫前期。慢性高血压伴发子痫前期的定义：包括新发或由慢性高血压发展为子痫前期，在诊断妊娠期高血压的基础上，有以下一条及以上情况的，诊断为子痫前期：①24h 尿蛋白定量≥300mg（临床上 24h 尿蛋白定量可用尿微量白蛋白/肌酐比替代，诊断临界值≥30mg/mmol 或 0.3mg/mg）。②合并其他靶器官功能障碍，包括急性肾损伤（肌酐≥90μmol/L）、肝脏受累（转氨酶升高，谷丙转氨酶或谷草转氨酶正常值上限 2 倍以上）伴/不伴有右上腹痛、神经系统并发症（如子痫、脑功能障碍、视觉障碍、严重头痛）、血液系统并发症（如弥散性血管内凝血、血小板计数）[16]。

拟妊娠女性孕前进行诊断评估是预防妊娠期高血压疾病的重要手段。对既往有高血压的女性，应了解是否存在靶器官损害及继发性高血压（检查项目一般包括肾动脉超声、心脏超声心动图、动态血压监测、血常规、血浆肾素/醛固酮水平、尿常规、凝血功能、肝功能、肾功能、血糖、血尿酸、尿微量白蛋白/肌酐、尿蛋白定量检测等）。建议在血压控制良好，小于 140/90mmHg 时备孕。

> 【本例慢性高血压合并妊娠的孕前管理】
>
> 该患者初次妊娠早孕血压水平较高，达 260/142mmHg，心率 125 次/min，急查尿蛋白 1+，予静脉降压药物后仍无法控制，考虑高血压危象，控制血压后行无痛人流术。一年后到广医三院内分泌科住院，排除继发性高血压可能。行相关检查排除了肾血管性、肾性高血压以及原发性醛固酮增多症、Cushing 综合征、嗜铬细胞瘤等疾病，考虑为原发性高血压，同时该患者 RAS 系统处于兴奋状态，存在高醛固酮血症，准备备孕。孕前予螺内酯（血压控制平稳后逐渐减量至停用）、拉贝洛尔、硝苯地平控释片控制血压，血压得到良好控制。

2. 慢性高血压合并妊娠的治疗及子痫前期的预防

患有各种原因的孕前高血压妇女并发以下情况的风险增加：子痫前期风险增加 5.6 倍，低体重儿风险增加 4.8 倍，早产风险增加 5 倍。在一项研究中，对于患有重度高血压（妊娠 20 周前舒张压>110mmHg）的妇女，患子痫前期的风险超过 40%。这些妇女出现早发型子痫前期的风险也特别高[17]。

慢性高血压合并妊娠的治疗目的是预防重度子痫前期和子痫的发生，降低母儿围产期并发症发生率和死亡率；治疗上需兼顾慢性高血压和子痫前期的治疗，包括对孕妇头痛眼花胸闷等症状的观察，对眼底、重要器官的功能，凝血功能、血脂、血尿酸水平，尿蛋白定量和电解质水平等的检查以及胎儿生长发育的监测，保证充足的睡眠的营养。若孕妇未并发器官功能损伤，收缩压应控制在 130～155mmHg，舒张压应控制在 80～105mmHg；若孕妇并发器官功能损伤，则收缩压应控制在 130～139mmHg，舒张压应控制在 80～89mmHg；血压不可低于 130/80mmHg，以保证子宫胎盘血流灌注。常用的口服降压药物有拉贝洛尔、硝苯地平或硝苯地平缓释片、尼卡地平、酚妥拉明等；如使用口服药物后血压控制不理想，可使用静脉用药：硝酸甘油、硝普纳。妊娠期一般不使用利尿剂降压，以防血液浓缩、有效循环血量减少和高凝倾向。妊娠期禁止使用血管紧张素转换酶抑制剂（ACEI）和血管紧张素Ⅱ受体拮抗剂（ARB）[18]。硫酸镁不作为降压药使用，它是治疗子痫和预防抽搐复发的一线药物，也是在重度子痫前期预防子痫发作的用药。

目前国外指南多推荐低风险人群以外的中高风险人群应用小剂量阿司匹林作为预防手段，但也应承认其推荐范围过于宽泛[19]。2011年WHO推荐予小剂量阿司匹林（75毫克/天），用于防止有高危因素的病人发生子痫前期，推荐用药时间是孕20周以前。高危因素包括前次子痫前期、糖尿病、慢性高血压、肾脏疾病、自身免疫性疾病和多胎妊娠。关于用药时间，在孕12周以前用效果更好。我国的相关指南推荐对于存在子痫前期复发风险如存在子痫前期史者，尤其是较早发生的子痫前期史或重度子痫前期史的孕妇，对有胎盘疾病史如胎儿生长受限、胎盘早剥病史者，对存在肾脏疾病及高凝状况等子痫前期高危因素者，可以在妊娠早中期（妊娠12～16周）开始予每天服用小剂量阿司匹林（50～150mg），并依据个体因素决定用药时间，预防性应用可维持到妊娠26～28周[20]。另外即使应用了小剂量阿司匹林作为预防手段也不要忽视对子痫前期发病的警觉性和严密监控及干预。

> **【本例慢性高血压合并妊娠的治疗及子痫前期的防治】**
> 　　该患者孕期继续接受由多学科协助的生活方式管理、血压的规范管理和治疗，整个孕产期血压控制达标，血压波动在112～139/72～95mmHg，孕14周开始接受阿司匹林100mg预防子痫前期治疗至孕28周，没有忽视对子痫前期发病的警觉性和严密监控及干预，定期行生化分析和尿液分析；在孕38周，产检查尿蛋白（＋），符合慢性高血压伴发子痫前期诊断，及时入院并终止妊娠，得到良好的母婴结局。

24.3　小结

对于既往有不良孕产史，合并2型糖尿病、慢性高血压等基础疾病的妇女，应主张多学科协助联合诊疗。应接受内分泌科团队的医学营养治疗、孕前及孕期的个体化饮食生活方式管理。若孕前使用二甲双胍血糖后控制良好，孕期可停用二甲双胍，并结合生活方式的调整。整个孕期是否使用胰岛素治疗以血糖是否达标为指征，采取个体化处置，对个别患者可单纯结合生活方式的调整进行血糖控制。对血压水平极高者，孕前须明确诊断高血压的可能病因；对原发性高血压妇女，应联合应用多种降压药物治疗将血压控制良好后受孕，孕产期与产科团队密切联合，控制血压和血糖达标的同时，可使用阿司匹林预防子痫前期的发生。若并发子痫前期，及时于产科终止妊娠，可以获得良好的母婴结局。

【参考文献】

［1］CASAGRANDE S S, LINDER B, COWIE C C. Prevalence of gestational diabetes and subsequent Type 2 diabetes among U.S. women[J]. Diabetes Res. Clin. Pract., 2018, 7(141): 200-208.

［2］ALBRECHT S S, KUKLINA E V, BANSIL P, et al. Diabetes trends among delivery hospitalizations in the U.S. (1994-2004)[J]. Diabetes Care, 2010(33): 768.

［3］DEPUTY N P, KIM S Y, CONREY E J, et al. Prevalence and Changes in Preexisting Diabetes and Gestational Diabetes Among Women Who Had a Live Birth-United States(2012-2016)[J]. MMWR Morb

Mortal Wkly Rep., 2018, 67: 1201.

[4] KITZMILLER J L, WALLERSTEIN R, CORREA A, et al. Preconception care for women with diabetes and prevention of major congenital malformations[J]. Birth Defects Res. A. Clin. Mol. Teratol., 2010(88): 791.

[5] SCHOLTENS D M, KUANG A, LOWE L P, et al. Hyperglycemia and Adverse Pregnancy Outcome Follow-up Study (HAPO FUS): maternal glycemia and childhood glucose metabolism[J]. Diabetes Care, 2019(42): 381-392

[6] LOWE W L JR, SCHOLTENS D M, KUANG A, et al. Hyperglycemia and Adverse Pregnancy Outcome Follow-up Study (HAPO FUS): maternal gestational diabetes mellitus and childhood glucose metabolism[J]. Diabetes Care, 2019(42): 372-380.

[7] TENNANT P W, GLINIANAIA S V, BILOUS R W, et al. Pre-existing diabetes, maternal glycated haemoglobin, and the risks of fetal and infant death: a population-based study[J]. Diabetologia, 2014(57): 285.

[8] KOIVUSALO S B, RONO K, KLEMETTI M M, et al. Gestational diabetes mellitus can be prevented by lifestyle intervention: the Finnish Gestational Diabetes Prevention Study (RADIEL): a randomized controlled trial[J]. Diabetes Care, 2016(39)24-30

[9] ADA, Standards of Medical Care in Diabetes—2021[J]. Diabetes Care, 2021(44): s1-s232

[10] WANG C, WEI Y, ZHANG X, et al. A randomized clinical trial of exercise during pregnancy to prevent gestational diabetes mellitus and improve pregnancy outcome in overweight obese pregnant women[J]. Am. J. Obstet. Gynecol., 2017(216): 340-351.

[11] MARESH M J A, HOLMES V A, PATTERSON C C, et al. Glycemic targets in the second and third trimester of pregnancy for women with type 1 diabetes[J]. Diabetes Care, 2015(38): 34-42.

[12] SCHAEFER U M, SONGSTER G, XIANG A, et al. Congenital malformations in offspring of women with hyperglycemia first detected during pregnancy[J]. Am. J. Obstet. Gynecol, 1997(177): 1165.

[13] VIANA L V, GROSS J L, AZEVEDO M J. Dietary intervention in patients with gestational diabetes mellitus: a systematic review and meta analysis of randomized clinical trials on maternal and newborn outcomes[J]. Diabetes Care, 2014(37): 3345-3355.

[14] 中华医学会妇产科学分会产科学组, 中华医学会围产医学分会妊娠合并糖尿病协作组. 妊娠合并糖尿病诊治指南(2014)[J]. 中华妇产科杂志, 2014, 49(8): 561-569.

[15] 中华医学会妇产科学分会妊娠期高血压疾病学组. 妊娠期高血压疾病诊治指南(2020)[J]. 中华妇产科杂志, 2020, 55(4): 227-238.

[16] 中华医学会心血管病学分会女性心脏健康学组, 中华医学会心血管病学分会高血压学组. 妊娠期高血压疾病血压管理专家共识(2019)[J]。中华心血管病杂志, 2020, 48(3): 195-204.

[17] [英]Catherine N-Piercy. 产科学手册[M]. 李映桃, 陈娟娟, 韩凤珍, 译. 1版. 北京: 中国科学技术出版社, 2022: 2-11.

[18] BULLO M, TSCHUMI S, BUCHER B S, et al. Pregnancy outcome following exposure to angiotensin-converting enzyme in hibitors or angiotensin receptor antagonists: a systematic review[J]. Hypertension, 2012(60): 444-450.

[19] POON L C, SHENNAN A, HYETT J A, et al. The International Federation of Gynecology and Obstetrics (FIGO) initiative on pre-eclampsia: a pragmatic guide for first-trimester screening and prevention[J]. Int. J. Gynaecol. Obstet., 2019, 145(Suppl 1): 1-33.

[20] ROLNIK D L, WRIGHT D, POON L C, et al. Aspirin versus placebo in pregnancies at high risk for preterm preeclampsia[J]. NEngl. J. Med., 2017, 377(7): 613-622.

25 妊娠期糖尿病合并焦虑并抑郁障碍

王璐洁　胡佳佳　周伯荣　赵永朝　蓝天　李映桃　吴伟珍

妊娠期糖尿病（gestational diabetes mellitus，GDM）是指妊娠期间发生的或首次发现的不同程度糖耐量异常，发病率为1%～14%[1]。GDM患者中，焦虑并抑郁障碍的发生率较高。GDM合并焦虑并抑郁障碍易导致流产、死胎、胎儿发育不良、出生时低体重等不良胎儿疾病。GDM合并焦虑并抑郁障碍的母亲分娩后，婴儿成长到儿童期或成年期罹患双相情感障碍、注意缺陷与多动障碍、焦虑障碍、情感障碍的比例较未患病母亲生育的儿童发生率高[2]。本节报告并分析1例GDM合并焦虑并抑郁障碍患者在广医三院分娩的临床过程。

25.1 病例摘要

患者31岁，因"停经35^{+4}周，发现血糖异常3月，情绪异常2月"于2017年7月16日入院。患者平素月经规则，末次月经2016年11月13日，预产期2017年8月20日。孕期在某妇幼保健院定期产检，共产检7次。未行NT检查，孕15周母体外周血胎儿染色体非整倍体基因检测提示：18、21、13三体风险均为低风险。孕21$^+$周胎儿Ⅲ级超声未提示异常。孕24$^+$周行75g葡萄糖耐量实验，空腹血糖3.99mmol/L，餐后1小时10.6mmol/L、2小时9.1mmol/L，HbA1c水平5.4%，余未见异常。经饮食和运动治疗后血糖控制不佳，拟"停经26^{+2}周，发现血糖异常7天"入当地医院，予"诺和锐"三餐前3U治疗，血糖稳定达标出院。出院后患者使用胰岛素后开始严重担心血糖及胎儿问题，焦虑不安，夜间睡眠时间约为2h。孕29周于外院精神医学科门诊就诊，行心理测查提示："重度焦虑、重度强迫、中度抑郁"，予以1次心理治疗。患者自诉心理治疗后未见明显好转，仍然焦虑不安，并且逐渐加重，担心自己的血糖升高会影响胎儿的健康，吃少了又担心胎儿营养不良，反复出现矛盾和纠结，测了血糖高了0.5mmol/L，就会担心是否会更加高；测了血糖正常，还是不放心，又担心下次血糖是否正常或者太低。每天反复检测血糖10次以上，最多一天达到30次的指尖血糖测试，自诉"十个手指均扎水肿了"。家属代诉患者在家中有重复、强迫性测血糖行为、有过激轻生念头甚至自残行为。调整"诺和锐"剂量至三餐前6U。血糖控制达标率58%，餐前波动在4.2～6.1mmol/L，餐后2h波动在5.3～7.1mmol/L。为求进一步诊治，转诊并收治本院。

既往史和家族史：无特殊。

婚育史：26岁结婚，夫妻和睦。平素月经规则，孕2产1，2013年顺产一女婴，体重2900g，健在。孕期糖耐量正常。

入院体格检查：体温36.5℃，脉搏85次/min，呼吸18次/min，血压106/75mmHg，体重62.5kg，身高158cm。孕前体重55kg，孕期增重7.5kg。微量血糖6.8mmol/L。产科情况：宫高28cm，腹围96cm，胎方位LOA，未衔接。胎心音142次/min，胎心规则，律齐。未扪及宫缩。估计胎儿体重2500g。阴道检查：宫口未开，先露S-4，宫颈Bishop评分1分。

精神专科检查：患者神智清楚，接触合作，易紧张不安，易担忧。情绪低落，易流泪。存在负性思维，如有想死的念头，思维未见明显迟缓；存在"过度担心糖尿病的危害"的超价观念；存在矛盾思维、黑白思维、对立思维、强迫思维；存在强迫性检测血糖的行为，兴趣下降及意志活动力下降。幻觉妄想未引出，自知力部分存在。否认孕前存在焦虑症状。心理评估量表显示：

（1）汉密尔顿焦虑量表评分：25分；汉密尔顿抑郁量表评分：24分。

（2）耶鲁-布朗（YALE-BROWN）强迫评定量表评分：24分（思维11分，行为13分）。

（3）婚姻质量综合评估（OLSON婚姻质量问卷）显示：婚姻满意度较好。

（4）艾森克人格问卷（Eysenck Personality Questionnaire，EPQ）评分：内外向15分，神经质18分，属于神经质的偏执个性。

个人成长经历：温暖型家庭成长，父母宠爱长大。成长顺利，本科学历，初中教师。未经历挫折，较为任性，自我中心，完美型人格。

入院诊断：（1）妊娠期糖尿病A2级；（2）妊娠期焦虑并抑郁障碍；（3）强迫障碍；（4）疤痕子宫；（5）孕2产1，孕35^{+4}周，单活胎。

入院后诊治经过：首次精神医学科会诊建议服用喹硫平50mg（qn），草酸艾斯西酞普兰5mg（qd）；3日后根据病情变化，予草酸艾司西酞普兰加量至10mg（qn）。同时给予每天系统脑电生物反馈治疗、经颅磁刺激仪系统物理治疗，严密观察病情变化，加强母胎监护。

入院后一周，患者妊娠36^{+4}周，焦虑症状较前无明显缓解，出现自残行为。患者及家属要求终止妊娠，遂在腰硬联合麻醉下行剖宫产。新生儿出生Apgar评分8分（呼吸、肤色各扣1分）—10分—10分，外观无畸形，体重2500g，头围33cm，身长49cm，羊水清。术后精神科会诊建议既往治疗的基础上，加用奥氮平10mg（qn）控制广泛性焦虑。产妇拒绝母乳喂养，考虑产妇精神疾病尚未控制，予芒硝等中药回奶。产后停用胰岛素治疗，血糖浓度波动在4.2~7.8mmol/L。

住院两周后再次复查汉密尔顿焦虑量表18分，汉密尔顿抑郁量表17分。患者精神状态稳定，血糖控制可，达到出院标准。建议患者出院后继续于精神科门诊随诊。

随访期间进行了一次心理治疗。从精神动力学角度[3]，分析了原生家庭的情感投射，分析了患者对自身身体和胎儿的极度不安全感；采用认知行为疗法（CBT）诱导患者倾诉了焦虑情绪，感知自身的不良核心思维，如"假如……，就会出现糟糕至极的事情"，修正不良思维模式，转变为非对立思维、非矛盾思维，树立积极多向思维[4]。

产后三个月后心理评估量表显示：

（1）汉密尔顿焦虑量表评分：9分；汉密尔顿抑郁量表评分：6分。

（2）YALE-BROWN强迫评定量表评分：9分（思维6分，行为3分）。

（3）OSMAN婚姻评估量表：婚姻满意度较好。

（4）EPQ人格问卷：内外向12分，神经质14分，属于神经质的偏执个性。

25.2 病例分析

25.2.1 GDM 妇女出现焦虑并抑郁障碍的流行病学特点

妊娠是一种持续的、强烈的应激反应，容易出现焦虑、抑郁等体验。而 GDM 患者同时经历着妊娠和糖尿病两种机体变化，更容易产生焦虑、抑郁等情绪，继而导致交感神经释放胰高血糖素，升高患者血糖，影响血糖控制[5]，使 GDM 患者进入恶性循环中。HPA 轴的异常调节可能是压力、抑郁和糖尿病之间的重要生物学联系[6]。目前妊娠期糖尿病（GDM）女性中焦虑并抑郁障碍的患病率尚未得到广泛研究，但多项研究表明 GDM 患者的焦虑及抑郁情绪突出。GDM 患者抑郁发生率是正常孕妇的 3.79 倍[7]。Byrn 等的研究显示，40% 的 GDM 患者伴有焦虑情绪[8]。

> 【本例患者焦虑并抑郁障碍评估】
>
> 本例患者既往无焦虑、抑郁等精神病史，但是，存在成长期间个性缺陷，在挫折环境中易产生"内在不安全感"。在妊娠期间发现血糖异常后，其出现焦虑、抑郁情绪，虽通过胰岛素治疗后血糖稳定，但焦虑抑郁情绪加重，严重担心胎儿健康及血糖情况，并出现强迫和自残等过激行为。

25.2.2 GDM 妇女出现焦虑并抑郁障碍的母儿危害

相对于 GDM 不合并焦虑、抑郁的患者，GDM 合并抑郁并焦虑的患者早产、剖宫产、妊娠呕吐、围产期感染、羊水过多或过少、胎膜早破、产后出血的发生率均显著升高。GDM 合并抑郁的患者新生儿窒息、新生儿低血糖、巨大儿的发生率均高于无抑郁情绪的 GDM 患者[9]。焦虑抑郁情绪激活生产时孕妇的下丘脑-垂体-肾上腺皮质系统及交感-肾上腺髓质系统，促进子宫收缩，加剧疼痛，加重不良情绪，导致宫缩不协调，增加剖宫产率，降低新生儿的健康指数[10]。当 GDM 孕妇发生焦虑症状时，体内大量去甲肾上腺素、肾上腺素释放，促进甲状腺素分泌，使胰岛素分泌不足，容易导致产后 2 型糖尿病的发生[11]。

> 【本例患者母儿危害评估】
>
> 本例患者妊娠期糖尿病合并焦虑并抑郁，睡眠显著减少，伴强迫和自残行为，于妊娠 36^{+4} 周早产，须行剖宫产。新生儿外观无畸形，Apgar 评分 8 分（呼吸、肤色各扣 1 分）—10 分—10 分，体重 2500g。经严密监测及规范治疗，本例未出现围产期感染、羊水过多或过少、胎膜早破、产后出血等母体并发症。且未发现新生儿低血糖、巨大儿等新生儿并发症。

25.2.3 GDM 妇女出现焦虑并抑郁障碍的围产期治疗

处理 GDM 合并焦虑并抑郁，需权衡治疗和不治疗对母儿的风险。抑郁并焦虑症状较轻的患者，首选非药物治疗，如健康教育、心理治疗、运动疗法、物理疗法等。对于重度或有严重自杀倾向的患者，推荐抗抑郁药治疗，当前使用最多的是选择性 5-羟色胺再摄取抑制剂（selective serotonin reuptake inhibitors，SSRI）。荟萃分析表明，SSRI 会对血糖控制有正向影响[12]。但大部分 SSRI 会增加不良新生儿结局风险。相较于其他 SSRI，帕罗西汀及氟西汀致畸的风险较大，舍曲林和西酞普兰安全性较高[13]。孕晚期若使用 SSRI，新生儿可能出现停药症状以及新生儿持续性肺动脉高压（persistent pulmonary hypertension of newborn，PPHN），其中舍曲林引起 PPHN 的风险较低[13]。艾司西酞普兰在药代动力学和药代酶谱方面，药物相互作用较少，抗抑郁焦虑均有效，临床研究显示胎儿的低出生体重率更高，但早产率、致畸率较安慰剂组没有明显差异[14]。2016 年 CANMAT 临床指南[15]和 2015 年《中国抑郁障碍防治指南》[16]，均推荐艾司西酞普兰为 C 级妊娠期药物，安全性较高，排在 SSRI 类抗抑郁药物的首位。SSRI 对婴幼儿的远期影响目前还存在争议，尚待今后更多的临床研究数据的支持和佐证[16]。

除了抗抑郁药物，对于难治性抑郁，尤其是合并严重广泛性焦虑的患者，可使用第二代抗精神病药（second-generation antipsychotics，SGAs）增效[17]。在妊娠期间使用 SGAs 的患者，胎儿畸形比例约 2%～2.4%，未超过普通人群（3%）。针对妊娠患者，氯氮平是 B 级推荐，其余非典型抗精神病药是 C 级（包括奥氮平、利培酮、喹硫平、齐拉西酮等）[17]。但大部分非典型抗精神病药具有升高血糖作用，尤应避免长期使用奥氮平、氯氮平，可选用阿立哌唑、鲁拉西酮、齐拉西酮等[19]。但当患者出现严重激越、自杀危机状况、精神运动性兴奋症状时，可以在增加血糖监测和胰岛素剂量的辅助下，适度中等或小剂量地使用奥氮平、氯氮平、喹硫平等对精神阳性症状高效的药物。在常规就诊的焦虑、抑郁患者当中，苯二氮䓬类药物使用广泛。需注意，对于妊娠妇女，苯二氮䓬类药物属于 D 级推荐，有致畸作用。新生儿在妊娠晚期暴露于苯二氮䓬类后，可能出现低血糖和呼吸问题，以及戒断症状，甚至出现"松弛婴儿综合征"，因此应尽量避免使用苯二氮䓬类[20]。总之，对于孕期焦虑并抑郁障碍的用药方案的制定须权衡利弊，不应因药物风险而停用，相较于继续用药，停药带来的风险可能更大。除药物、心理治疗外，无抽搐电休克治疗（modified electroconvulsive therapy，MECT）具有安全、起效快、不良反应少的特点，可作为妊娠期精神障碍的治疗手段之一。急性期尤其是伴自杀观念的患者获益更大[21]。

【本例患者围产期治疗情况】

本例患者孕 29 周于外院行心理治疗，未见显著改善，后出现过激行为甚至强迫和自残而入院。入院后选择安全级别较高的艾司西酞普兰（逐渐加量至 10mg，qd）抗抑郁，联合喹硫平 50mg（qn）增效和抗焦虑，同时给予经颅磁治疗和脑电生物反馈等物理治疗，但抗抑郁药起效普遍需要 1～2 周。且考虑患者为孕妇，使用的抗抑郁药及增效药物剂量均偏小。1 周后患者焦虑表现无明显改善，再次出现强迫和自残症状，为了胎儿和孕妇的安全，同时减少孕妇的应激源（怀孕），行剖宫产终止妊娠。新生儿出生 Apgar 评分 8 分，无畸形。考虑患者术前焦虑症状更加严重，术后加用奥氮平 5～10mg（qn）增效，并严密监测血糖。抑郁及焦虑情绪逐渐改善，住院一周后再次复查汉密尔顿焦虑及抑郁量表评分均有明显下降。患者精神状态稳定，血糖控制可，出院后于精神科门诊随诊。

出院后的心理治疗，采用的整合精神动力学和认知行为疗法，患者感受到自身不安全感的来源，发现自身的不良思维模式，并得以感知和部分纠正。后期随访，焦虑、抑郁、强迫的症状评分明显降低，恢复至接近正常，但是，偏执、完美型人格仍然存在，需要进一步的心理治疗和在生活成长中纠正。

25.3 小结

GDM 会增加妊娠期焦虑并抑郁障碍的患病风险，焦虑并抑郁情绪也可导致交感神经释放胰高血糖素，进而升高患者血糖，加重 GDM。对于 GDM 妇女，须密切关注其情绪变化，早期筛查及诊断出焦虑并抑郁障碍。一旦诊断，须指定个性化治疗方案，包括心理治疗、物理治疗、运动疗法、药物治疗等，必要时联合 MECT 治疗。针对 GDM 并焦虑并抑郁障碍的患者，须由精神医学科、内分泌科、产科多学科协作，调控血糖，调整情绪，监测母胎情况并适时终止妊娠，改善母儿预后。同时，心理治疗是个双刃剑，使用不当，同样会带来治疗的不良后果。

【参考文献】

[1] 关怀，尚丽新. 妊娠期糖尿病流行现状[J]. 中国实用妇科与产科杂志，2015，01(31)：91-94.

[2] OUYANG H, CHEN B, ABDULRAHMAN A, et al. Associations between Gestational Diabetes and Anxiety or Depression: A Systematic Review[J]. J Diabetes Res., 2021, 27.

[3] GREENBERG J R, MITCHELL S A. 精神分析之客体关系理论[M]. 上海：华东师范大学出版社，2019. 396.

[4] BECK J S. 认知疗法基础与应用[M]. 北京：中国轻工业出版社，2013：434.

[5] ALI A M, KUNUGI H. Intermittent Fasting, Dietary Modifications, and Exercise for the Control of Gestational Diabetes and Maternal Mood Dysregulation: A Review and a Case Report[J]. Int. J. Environ. Res. Public Health, 2020, 17(24): 9379.

[6] 李洪云. 妊娠期糖尿病患者合并焦虑、抑郁状态的现状及机制[J]. 中国妇幼保健，2019，34(14)：3365-3368.

[7] RJ A, KE F, RE C, et al. The prevalence of comorbid depression in adults with diabetes: a meta-analysis [J]. Diabetes Care, 2001, 24(6): 1069-1078.

[8] BYRN M, PENCKOFER S. The relationship between gestational diabetes and antenatal depression[J]. Obstet. Gynecol. Neonatal. Nurs., 2015, 44(2): 246-255.

[9] 童成贤，刘津，徐德平，等. 妊娠期糖尿病产妇焦虑和抑郁情绪对妊娠结局的影响[J]. 国际精神病学杂志，2016，43(01)：178-182.

[10] 李娟，李和江. 孕期心理干预对妊娠结局的影响[J]. 中国妇幼保健，2010，25(16)：2199-2200.

[11] 李珊珊，贝为武，张晓庆，等. 孕妇焦虑抑郁状况及其影响因素调查研究[J]. 中国现代医学杂志，2016，26(24)：124-128.

[12] WULSIN L R. Another Step Toward Clarifying the Benefits and Burdens of Selective Serotonin Reuptake Inhibitors[J]. Psychosom. Med., 2019, 81(7): 568-569.

[13] 张媛媛，李素仙，李志宏. 孕期选择性5-羟色胺再摄取抑制剂暴露安全性的研究进展[J]. 药物不良反应杂志，2021，23(03)：140-144.

[14] 王思捷，张峻，李骞，等. 艾司西酞普兰用于妊娠期抑郁的安全性研究探讨[J]. 中国临床药理学与治疗学，2019，24(09)：1070-1074.

[15] SIDNEY H, KENNEDY R W L R. Canadian Network for Mood and Anxiety Treatments (CANMAT) 2016 Clinical Guidelines for the Management of Adults with Major Depressive Disorder: Section 3. Pharmacological Treatments[J]. The Canadian Journal of Psychiatry, 2017, 62(5): 356.

[16] 李凌江. 中国抑郁障碍防治指南[M]. 北京：中华医学电子音像出版社，2015.

[17] VÁZQUEZ G H, BAHJI A, UNDURRAGA J, et al. Efficacy and Tolerability of Combination Treatments for

Major Depression: Antidepressants plus Second-Generation Antipsychotics vs. Esketamine vs. Lithium[J]. J. Psychopharmacol, 2021, 35(8): 890 – 900.

[18] DAMKIER P, VIDEBECH P. The Safety of Second-Generation Antipsychotics During Pregnancy: A Clinically Focused Review[J]. CNS Drug, 2018, 32(4): 351 – 366.

[19] 张扬雨. 12 种抗精神病药对精神分裂症患者血糖及血脂影响的网状 Meta 分析[D]. 长春: 吉林大学, 2018.

[20] SHYKEN J M, BABBAR S, BABBAR S, et al. Benzodiazepines in Pregnancy[J]. Clin. Obstet. Gynecol., 2019, 62(1): 156 – 167.

[21] 贾思, 易正辉. 改良电休克治疗在妊娠期精神疾病中应用的研究进展[J]. 上海交通大学学报(医学版), 2017, 37(07): 1038 – 1041.

26 妊娠合并糖尿病母亲婴儿相关呼吸窘迫综合征

林黎黎　吴繁　孔娟　范茜　黄卫亮　李映桃　刘梦玥　梁伟璋

妊娠合并糖尿病由于遗传因素、宫内环境、内分泌及代谢异常可导致胎儿各脏器功能发育相对不成熟,易对新生儿近、远期预后造成影响。糖尿病母亲的婴儿(infants of diabetic mothers,IDMs)的肺表面活性物质(pulmonary surfactant,PS)合成和分泌受影响,即使为足月儿或巨大儿,仍可发生新生儿呼吸窘迫综合征(respiratory distress syndrome,RDS)[1]。妊娠期血糖控制不良与新生儿不良结局密切相关,严格控制血糖可改善妊娠合并糖尿病母亲与新生儿的不良结局。本文报告并分析1例妊娠合并糖尿病母亲婴儿相关呼吸窘迫综合征临床病案,在广医三院新生儿科住院治疗并顺利出院的临床过程。

26.1 病例摘要

26.1.1 母亲本次妊娠情况

患儿母亲39岁,平素体健,孕5产2,曾人工流产2次,本次因"停经37^{+4}周,发现血糖升高3月"于2020年12月14日入院。本次为自然受孕,孕期在外院规律产检。孕12$^+$周时胎儿超声检查提示NT 1.2mm,行母体外周血胎儿染色体非整倍体基因检测提示:13、18、21三体风险均为低风险。孕25周时行四维超声检查提示:胎儿结构未见明显异常;75g口服葡萄糖耐量测试示:空腹6.38mmol/L—1h 8.41mmol/L—2h 7.25mmol/L。自诉未行糖尿病饮食及运动控制血糖,自行监测血糖,血糖控制不理想。2020年12月3日因"停经36周,发现血糖升高2月余"于广医三院住院治疗,住院期间接受糖尿病饮食指导及运动、地特胰岛素3U睡前皮下注射降糖治疗,出院后继续接受地特胰岛素3U睡前皮下注射降糖治疗,出院后监测血糖:空腹血糖浓度波动于6.2~6.7mmol/L,餐后2h血糖浓度波动于5.6~6.8mmol/L。孕前体重68kg,现体重82kg,孕期体重共增加14kg。BMI(孕前)26.5kg/m²。

婚育史:2013年因"急性绒毛膜羊膜炎"剖宫产1女婴,体重3700g;2018年剖宫产1男婴,体重4000g,均体健。

入院当天广医三院产前超声检查结果:宫内妊娠,单活胎,胎儿估重3848g,双顶径93.8mm,头围312.4mm,腹围379.1mm,股骨长72.8mm;胎盘位于子宫左底壁,颈后脐带影0周;羊水最大区4.1cm,羊水指数8.1cm。

入院诊断:(1)妊娠期糖尿病A2级;(2)瘢痕子宫(二次);(3)孕5产2,孕37^{+4}周,单活胎。

入院后诊治经过:继续予地特胰岛素3U睡前皮下注射降糖治疗。于2020年12月20日在气管插管全麻下行子宫下段剖宫产+双侧输卵管结扎术。术程顺利,成功娩出一男婴,体重4280g;胎盘、脐带正常,羊水清,量约1000mL;产时出血约500mL。产妇术后恢复良好，产后3天出院。

出院诊断：(1)妊娠期糖尿病A2级；(2)瘢痕子宫；(3)巨大儿；(4)孕5产3，孕38^{+3}周，剖宫产单活婴；(5)妊娠合并中度贫血；(6)双侧输卵管绝育术后。

26.1.2 患儿情况

患儿男性，出生胎龄38^{+3}周，出生体重4280g，剖宫产出生。患儿出生时自主呼吸弱，四肢屈曲，予保暖、清理呼吸道、刺激呼吸等处理后，呼吸仍不规则，心率140次/min。予球囊面罩正压通气30s后自主呼吸转强，哭声响亮，心率150次/min，肤色红润，四肢活动良好。Apgar评分：9分(呼吸1分，余项满分)—10分—10分。出生时脐动脉血气分析：pH 7.13，pCO_2 66.1mmHg，pO_2 38mmHg，BE －3mmol/L，Lac 3.34mmol/L。生后1h许，患儿逐渐出现皮肤黏膜发绀，呼吸急促，约62次/min，伴呼气性呻吟，吸气性三凹征阳性，皮测示血氧饱和度80%，心率160次/min。拟"气促查因、糖尿病母亲的婴儿、巨大儿"予T－组合复苏器接面罩正压通气(参数：PEEP 6cm H_2O，PIP 20cm H_2O，FiO_2 25%)并转入新生儿科进一步治疗。

入院体格检查：

体温36.4℃，心率160次/min，呼吸62次/min，血压65/40mmHg，体重4280g，身长52cm，头围34cm。足月儿貌，反应可，全身皮肤颜色稍发绀，前囟平软，鼻翼扇动，口周发绀。颈软，无抵抗。呼吸急促，双侧胸廓对称，吸气性三凹征(＋)，听诊双肺呼吸音粗，可闻及少量湿性啰音。心前区无隆起，听诊心率160次/min，心音有力，心律齐，未闻及明显杂音。腹部平软，未见肠型，脐带残端无出血，肠鸣音正常。四肢脊柱无畸形，肌张力正常。拥抱反射及握持反射存在，吸吮及觅食反射未引出。

入院诊断：(1)气促查因：怀疑新生儿呼吸窘迫综合征、新生儿湿肺；(2)新儿低血糖症；(3)巨大儿；(4)糖尿病母亲的婴儿。

入院后治疗经过：查末梢血糖1.9mmo/L，即予静脉注射10%葡萄糖2mL/kg及持续静脉输注10%葡萄糖5mg/(kg·min)，并喂给足月儿配方奶20mL(母亲暂无母乳提供)，30min后复查末梢血糖上升至3.6mmo/L。动态监测血糖维持于4.5～6.2mmol/L(图1－26－1)。血气分析(末梢血)：pH 7.20，pCO_2 62mmHg，pO_2 45mmHg，BE －8.3mmol/L，Lac 4.6mmol/L。床边胸部正位片(图1－26－2)：双肺透亮度弥漫性降低，呈磨砂玻璃样改变。予无创双水平持续气道正压通气治疗(参数：PEEP 6cmH_2O，PIP 10cmH_2O，T－high 0.7s，RR 20次/min，FiO_2 30%)。对胃液(代表羊水)行泡沫试验示(－)，血常规、生化组合检查未见明显异常，采集痰液及血液标本送细菌培养；计划24h后复查血液感染指标，如有明显升高则予抗生素治疗。6h后患儿血氧饱和度波动于80%～90%，予调整呼吸机氧浓度至40%后血氧饱和度波动于85%～93%，仍伴有轻度吸气性三凹征，听诊双肺呼吸音粗，可闻及少许湿啰音；复查动脉血气分析：pH 7.29，pCO_2 49.0mmHg，pO_2 33.0mmHg，BE －5.2mmol/L，Lac 2.6mmol/L。患儿仍存在低氧血症，进行性呼吸困难，结合其母患GDM，患儿出生时胃液泡沫试验阴性；感染指标未见明显异常，且无休克、反应低下、发热或体温不升等感染相关表现；胸片检查提示双肺透亮度明显降低，呈磨砂玻璃样改变而无斑片状渗出灶(图1－26－2)，考虑患儿呼吸窘迫症状为目前IDMs相关性RDS导致。经家属知情同意后，行气管插管术，予气管内滴入牛肺表面活性物质280mg治疗，并改为有创辅助通气（SIMV 模式：PEEP 6cmH$_2$O，PIP 22cmH$_2$O，RR 40 次/min，Ti 0.4s，FiO$_2$ 35%）。

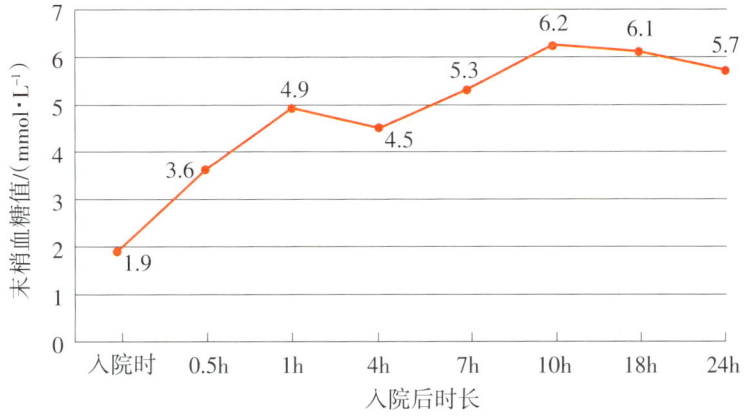

图 1-26-1　生后 24h 内末梢血糖变化趋势图

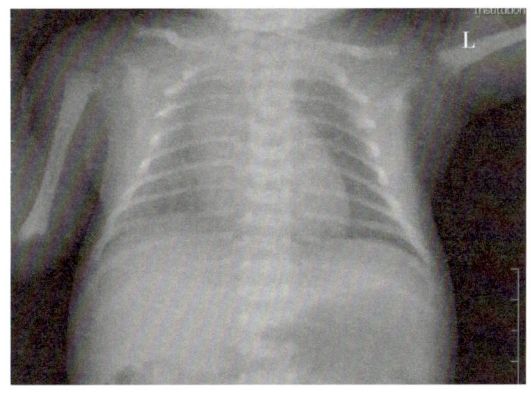

图 1-26-2　治疗前胸部平片

入院 1 天后，患儿经皮血氧饱和度监测再次出现波动，导管前后差值＞10%（图 1-26-3）；动脉血气分析（导管前）：pH 7.16，pCO$_2$ 63mmHg，pO$_2$ 49mmHg，BE -11.2mmol/L，Lac 3.6mmol/L。心脏听诊胸骨左缘第三、四肋间可闻及收缩期Ⅲ级粗糙杂音。心脏彩超示动脉导管未闭（右向左为主双期双向）、卵圆孔未闭（双期双向）、中-重度肺高压（40mmHg）、中度三尖瓣反流。考虑继发新生儿持续肺动脉高压（persistent pulmonary hypertension of the newborn，PPHN），呼吸机通气模式改用高频振荡通气，根据目标血氧饱和度和血气分析结果动态调整呼吸机参数；加用多巴胺、多巴酚丁胺改善体循环血压。

2 天后，患儿气促、三凹征改善，经皮血氧饱和度监测稳定；皮肤颜色中度黄染，测血 TBIL 257.2μmol/L、DBIL 20.6μmol/L，予蓝光照射退黄治疗；逐渐增加肠内喂养奶量。生后 5 天予停用有创辅助通气，改用经鼻持续气道正压通气治疗。生后 7 天改用鼻导管低流量吸氧，血液及痰液培养回报阴性（入院时标本）。生后 10 天停用鼻导管低流量吸氧。生后 14 天，患儿生命体征稳定，每餐进食奶量 60mL（每 3 小时一餐）；无呼吸急促、三凹征，听诊双肺呼吸音清，未闻明显啰音，心率 150 次/min，心音有力，心律齐，各瓣膜听诊区未闻及病理性杂音；复查动脉血气分析、血糖正常；双肺野未见明显异常（图1-26-4）；心脏彩超及头颅彩超均未见明显异常；新生儿NBNA评估38分，双耳听力筛查通过；予办理出院。嘱出院后定期到广医三院儿童生长发育专科监测体格生长、神经系统发育及肺功能情况。

出院诊断：（1）新生儿呼吸窘迫综合征；（2）动脉导管未闭；（3）新生儿持续肺动脉高压；（4）新生儿低血糖症；（5）巨大儿；（6）糖尿病母亲的婴儿；（7）混合性酸中毒；（8）新生儿黄疸。

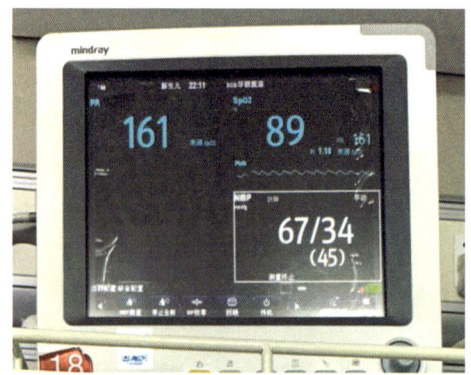 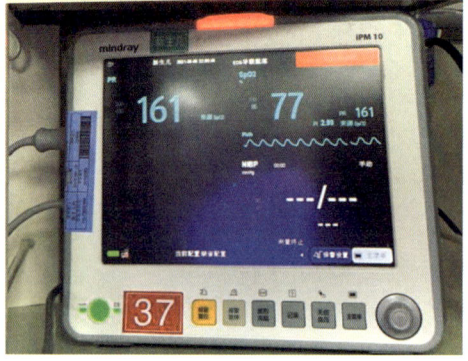

图1-26-3 导管前后血氧饱和度差异（左为导管前，右为导管后）

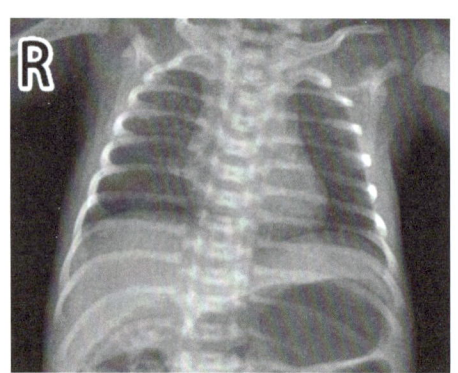

图1-26-4 治疗后胸部平片

26.2 病例分析

26.2.1 妊娠合并糖尿病的流行病学特点及高危因素

1. 妊娠合并糖尿病的发病率

妊娠合并糖尿病包括孕前糖尿病（pregestational diabetes mellitus，PGDM）和妊娠期糖尿病（gestational diabetes mellitus，GDM）[2]，其中GDM占80%~90%。GDM是指妊娠过程中发生或首次发现的不同程度的糖耐量受损，是一种常见的严重危害母婴近远期健康的妊娠期合并症[3]，多发生在妊娠中、晚期。1979年，世界卫生组织（WHO）将其列为糖尿病的一个独立类型。全球GDM的发生率在快速上升，GDM已成为全球性公共卫生问题之一[4]。近十余年来，随着国内学者对GDM发生及危害性的日益重视，提高了对该病的筛查意识，使得其检出率明显增加。

2010年国际糖尿病与妊娠研究组织提出新的GDM诊断模式和诊断标准，使得更多的孕妇纳入GDM管理的范畴。不同国家和地区，GDM患病率存在较大差异。国际糖尿病联盟公布的数据显示，2013年全球20～49岁妊娠妇女GDM患病率为14.2%，美国GDM的发生率为2%～5%[5]。同期，我国北京地区15家医院GDM发病率却高达19.7%（2987/15 194）[6]。

2. 妊娠合并糖尿病的高危因素

GDM在具有糖尿病高危因素的人群中发生率明显增加，认识GDM发病的高危因素并加强对这类人群GDM的筛查和诊断具有重要临床意义。(1)种族：国外研究显示，西班牙或非洲裔美国人GDM发病率最高，其次为亚洲人；亚洲人生活地域广阔，生活方式不尽相同，不同地区亚洲人GDM发病率也存在差异，如中国台湾GDM发病率为0.6%，韩国为2.2%，均低于中国内地各地区的报道。(2)高龄孕妇：孕妇年龄≥35岁。(3)多次妊娠。(4)孕前肥胖：体重指数（BMI）≥24kg/m²。(5)糖尿病家族遗传史。(6)多胎妊娠。(7)孕期饮食不合理。(8)其他：羊水过多、巨大儿、大于胎龄儿、妊娠期反复外阴阴道假丝酵母菌病、多囊卵巢综合征等[7]。

26.2.2 IDMs发生RDS机制

IDMs发生不良结局的发病机制，常与孕母糖代谢异常导致相关调节机制障碍有关，孕母血糖控制不稳定将导致婴儿发生RDS的风险增加。孕母妊娠早期高血糖状态有抑制胚胎发育的作用，导致妊娠早期胚胎发育落后，从而肺发育成熟受限、延迟。由于胰岛素分子量较大，不能通过胎盘，使IDMs长期处于高血糖状态，刺激其胰岛B细胞增生，引起高胰岛素血症抑制了糖皮质激素的分泌，而糖皮质激素在促进胎儿肺成熟方面具有重要作用。肺泡Ⅱ型上皮细胞合成和分泌PS及相关蛋白减少，肺泡表面张力增加，呼吸末功能残气量减少，肺泡趋于萎缩；同时，肺发育不成熟，肺顺应性差，气道阻力增加，肺泡通气/血流比例降低，气体弥散障碍及呼吸功增加，最终导致新生儿发生RDS。RDS引起的急性肺损伤状态主要通过以下三个方面影响新生儿：(1)肺泡-毛细血管损伤：血管内皮细胞通透性增加，加重肺间质水肿和纤维蛋白沉着于肺泡表面形成嗜伊红透明膜影响气体交换；(2)PS代谢改变，异常聚合体的形成；(3)肺泡Ⅱ型上皮细胞性质、数量改变，以及功能异常。以上三种情况均会导致PS失活，引起肺泡填塞、肺不张、肺泡气体弥散障碍、肺部血管阻力升高，从而使IDMs继发PPHN，带来顽固性低氧血症和严重混合性酸中毒；加上妊娠糖尿病孕妇体内代谢紊乱，白细胞吞噬杀菌能力下降，合并感染的机会增加，释放多种炎症介质诱发炎症损伤。在以上因素的综合作用下，IDMs的RDS病情会持续进展并形成恶性循环，严重者可继发重度PPHN、肺出血而导致死亡。

26.2.3 IDMs发生RDS的诊断标准、临床分期与治疗

1. IDMs发生RDS的诊断标准

IDMs发生RDS的诊断标准为：(1)孕母为GDM或PGDM患者；(2)患婴大部分为经剖宫产出生，少数经阴道分娩的也会发生；(3)出生时多为巨大儿或大于胎龄儿，出生后不久便出现进行性气促、呼吸费力、鼻翼扇动、发绀、三凹征阳性、经皮血氧饱和度下降等症状，全身症状则表现为反应低下或烦躁不安等；(4)查体体征主要以心肺部异常表现

为主，听诊双肺呼吸音减弱、湿啰音，心率增快、心脏杂音等；(5)动脉血气提示严重低氧血症、呼吸性酸中毒、代谢性酸中毒或混合性酸中毒，如合并感染则有白细胞计数异常、炎症指标升高，可合并重要器官（心、肝、肾）功能异常、电解质紊乱、凝血功能异常等表现；(6)胸部平片提示双肺透亮度均匀降低，支气管充气征，严重时呈"白肺"改变；(7)如超声心动图提示卵圆孔或/和动脉导管水平的右向左分流，三尖瓣反流的血流速度计算右室（肺动脉）收缩压 sPAP>35mmHg，或肺动脉收缩压>2/3体循环收缩压，或存在心房或动脉导管水平的右向左分流，则提示患儿合并 PPHN[8]。

【本例患儿的诊断】

本例患儿，足月儿、巨大儿，剖宫产出生，母亲为 GDM 患者，孕期血糖控制不良。出生后血气分析（末梢血）：pH 7.20，pCO_2 62mmHg，pO_2 45mmHg，BE -8.3mmol/L，Lac 4.6mmol/L。床边胸部正位片（图1-26-2）：双肺透亮度弥漫性降低，呈磨砂玻璃样改变。予无创双水平持续气道正压通气治疗（参数：PEEP 6cmH_2O，PIP 10cmH_2O，T-high 0.7s，RR 20次/min，FiO_2 30%）。对胃液行泡沫试验示（-）。6h后患儿血氧饱和度波动于80%~90%，予调整呼吸机氧浓度至40%后血氧饱和度波动于85%~93%，仍伴有轻度吸气性三凹征，听诊双肺呼吸音粗，可闻及少许湿啰音；复查动脉血气分析：pH 7.29，pCO_2 49.0mmHg，pO_2 33.0mmHg，BE -5.2mmol/L，Lac 2.6mmol/L；感染指标未见明显异常，且无休克、反应低下、发热或体温不升等感染相关表现；IDMs 发生 RDS 的诊断成立。

2. IDMs 合并 RDS 的临床分期与治疗

根据 IDMs 合并 RDS 的临床表现，可以分为以下四期：

(1)急性肺损害期：早期主要表现为呼吸急促、窘迫，经简易吸氧无法改善。

(2)潜伏期：肺损伤后6~72h，此阶段经过合理氧疗和持续气道正压通气治疗后病情可暂时控制或较前有所改善。

(3)急性呼吸衰竭期：病情急剧进展，呼吸急促、窘迫，出现顽固性低氧血症，吸入高浓度氧不能缓解，胸片检查可见双侧肺部弥漫性渗出及不透亮影，提示间质及肺泡内均有肺水肿，听诊可及广泛湿啰音，肺顺应性进行性下降，单纯氧疗或持续气道正压通气治疗难以纠正，常依赖高气道压力进行机械通气。

(4)严重生理异常期（终末期）：病情继续恶化，出现高碳酸血症、间质纤维化、进行性和不可逆性呼吸衰竭，对呼吸机治疗反应差，最后导致死亡。

IDMs 合并 RDS 是新生儿期的严重并发症，病死率较高。早期诊断、早期治疗是治疗此类 RDS 的关键。治疗主要分为两大方面：

(1)呼吸支持治疗：对于轻症 RDS 应尽早使用持续气道正压通气治疗，呼气末正压6~8cmH_2O，如用持续气道正压通气治疗后症状仍未好转，不能有效维持目标血氧饱和度或动脉血气分析指标恶化，应改用有创机械通气，并考虑补充外源性 PS，或在一开始出现呼吸困难、呻吟时即可给药。但此类 RDS 即使补充了外源性 PS，仍可能出现治疗失败，其成分灭活和抑制作用是 IDMs 合并 RDS 治疗失败的一个重要原因。当 PS 抑制现象发生时，常需要增加 PS 的使用剂量和次数。

（2）合并 PPHN 的治疗：机械通气模式可采用高频振荡通气，积极纠正酸中毒。PPHN 伴左心功能不全可应用米力农进行治疗，负荷量 75μg/kg 静滴 30～60min，维持量 0.5～0.75μg/(kg·min)，有体循环低血压时不给负荷量；对于 <30 周早产儿，负荷量 135μg/kg 静滴 3h，维持量 0.2μg/(kg·min)。使用正性肌力药物多巴胺 2～10μg/(kg·min) 和（或）多巴酚丁胺 2～10μg/(kg·min) 维持体循环压力。使肺血管扩张、降低肺动脉压力的药物可为前列腺素、西地那非、波生坦。一氧化氮（NO）吸入治疗可选择性地降低肺动脉压力而不影响体循环血压，且操作简单，疗效确切，不良反应少，已成为 PPHN 首选的治疗手段[8]。当以上治疗措施效果不佳时，应考虑使用体外膜肺（ECMO）治疗。

> **【本例 IDMs 合并 RDS 的临床分期与治疗】**
>
> 本案例患儿病情发展迅速，初时使用无创辅助通气治疗，后 FiO_2 逐步增加至 40% 时经皮血氧饱和度仍未能够稳定在正常范围，伴有吸气性三凹征，听诊双肺可闻及湿啰音，动脉血气分析提示低氧血症（pO_2 33.0mmHg），考虑病情进展至急性呼吸衰竭期，及时给予外源性 PS 治疗和改用有创机械通气。继发 PPHN 时，改用高频振荡通气，以及应用多巴胺、多巴酚丁胺提高体循环压力，症状逐步得到改善，有效地逆转了病情，避免继续往终末期发展。

26.2.3　IDMs 的综合管理及 RDS 的预防

1. 孕母产前管理

研究表明，妊娠期对血糖严格管理可显著改善母儿结局。因此，孕期对高危人群加强筛查，及时发现 GDM 并实施严格管理就显得尤为重要。GDM 是引起剖宫产率增加的重要因素之一。正常阴道分娩过程对产妇和胎儿是一个强烈的应激反应过程，可促使产妇分泌和释放大量儿茶酚胺和糖皮质激素，这些激素能促使胎儿肺泡Ⅱ型上皮细胞合成和分泌 PS。然而，剖宫产没有经历正常阴道分娩的宫缩和应激反应，未能刺激儿茶酚胺和糖皮质激素的释放，进而导致 PS 合成和分泌不足；同时，剖宫产新生儿的肺液转运、吸收障碍，影响 PS 功能。最终，剖宫产新生儿 RDS 发生率较高，常合并重症 PPHN，表现为严重低氧性呼吸衰竭。孕期良好的血糖控制有助于降低剖宫产率及 IDMs 发生呼吸系统疾病的风险。餐后血糖水平与摄入碳水化合物的量和种类直接相关，全面的营养评估和个体化的饮食方案应以满足妊娠期能量和蛋白质需求的同时增加不饱和脂肪酸和高纤维食物比例以维持正常血糖水平；对于饮食治疗不能控制的患者，胰岛素是主要的治疗药物，可结合运动疗法。如血糖控制良好，可明显改善妊娠结局和预后，但要注意的是，IDMs 并发症的发生并不总是与血糖控制情况一致。

2. IDMs 发生 RDS 的预防措施

预防 IDMs 发生 RDS，应从以下方面入手。首先，应严格控制孕期血糖稳定，减少高血糖对胎儿肺部发育的影响。其次，GDM 增加了早产的风险[9]，要重视预防早产的发生。产前糖皮质激素的使用，可有效降低早产儿 RDS 的发生率及生后因呼吸问题入住新生儿科的风险。依据 WHO 早产干预措施、美国妇产科医师协会的早产指南及我国早产指南，对妊娠不足 34 周有早产风险的孕妇均应给予产前糖皮质激素治疗。倍他米松和地塞米松容易通过胎盘，临床使用较多。产前糖皮质激素治疗的最佳时间是分娩前 24h 到 7d 内，超过14d则疗效降低。推荐用法是：倍他米松12mg肌注，每天一次，共2次；地塞米松6mg肌注，每12h一次，共4次[10]。

> **【本例IDMs患儿的诊治体会】**
>
> 患儿为足月儿、巨大儿，剖宫产出生，母亲为GDM患者，生后1h内开始出现进行性气促、呼吸困难、发绀、鼻翼扇动、三凹征阳性、经皮血氧饱和度下降等症状，胸片提示双肺透亮度下降、呈磨砂玻璃样改变，患儿诊断IDMs相关性RDS成立。初时患儿处于急性肺损伤期，并呈现向急性呼吸衰竭期恶化的趋势，在此期间我们给予了无创辅助通气，后逐步升级至高压力有创机械通气，并补充外源性PS，患儿呼吸系统情况一度有所改善。从病理生理机制上看，此类IDMs的肺泡Ⅱ型上皮细胞合成和分泌PS相关蛋白减少，肺泡表面张力高，肺泡塌陷，肺顺应性差，气道阻力增加，肺泡通气/血流比例失衡。后来患儿未能维持目标血氧饱和度值，心脏彩超提示中-重度肺高压，考虑继发PPHN，改用高频振荡通气和正性肌力药物改善体循环压力，有效地逆转了病情。但在临床实践中，仍有不少患者会需要肺血管扩张剂治疗，甚至有小部分需要ECMO治疗。这充分体现了早期诊断、及时处理的重要性。
>
> 另外，患儿住院期间同时出现了IDMs相关低血糖、黄疸的症状，均得到及时的监护与治疗。由于IDMs常存在多种导致脑损伤的因素[11]，易导致神经系统不良预后，所以对于IDMs除了需要治疗低血糖、RDS、PPHN、红细胞增多、黄疸等短期并发症外，同样须密切关注其长期神经发育情况。此患儿住院期间行NBNA评分、听力筛查均未见明显异常，但仍需要定期监测体格生长、神经系统发育及肺功能情况，降低IDMs不良预后的发生。

26.3 小结

妊娠合并糖尿病会使母亲及新生儿发生各种并发症的风险增加，尤其新生儿发生严重呼吸系统疾病导致死亡结局并不少见，故应加强对孕母的产前血糖监测，尽早发现孕期糖代谢异常，严格控制孕期血糖水平，对预防及减少新生儿疾病、改善新生儿预后尤为重要。IDMs相关RDS的治疗方案包括：及时有效的呼吸支持；应用外源性PS；防治PPHN及多脏器功能衰竭；纠正内环境紊乱等。对于妊娠不足34周有早产风险的孕妇，产前应给予足量足疗程的糖皮质激素以促进胎儿肺发育成熟。另外，IDMs出院后需要密切随访和综合评估神经发育水平，必要时给予适当干预，以减少IDMs发生远期神经系统不良预后。

【参考文献】

[1] LI Y, WANG W, ZHANG D. Maternal diabetes mellitus and risk of neonatal respiratory distress syndrome: a meta-analysis[J]. Acta Diabetol, 2019, 56(7): 729-740.

[2] 吴红花. 重视妊娠期高血糖分类及妊娠期糖尿病诊断标准[J]. 中华医学杂志, 2022, 102(6): 389-392.

[3] PETERSMANN A, MüLLER-WIELAND D, MüLLER UA, et al. Definition, classification and diagnosis of diabetes mellitus[J]. Exp. Clin. Endocrinol Diabetes, 2019, 127(S 01): S1-S7.

[4] CHO N H, SHAW J E, KARURANGA S, et al. IDF Diabetes Atlas: Global estimates of diabetes

prevalence for 2017 and projections for 2045[J]. Diabetes Res. Clin. Pract., 2018, 138: 271-281.

[5] GUARIGUATA L, LINNENKAMP U, BEAGLEY J, et al. Global estimates of the prevalence of hyperglycaemia in pregnancy[J]. Diabetes Res. Clin. Pract., 2014, 103(2): 176-185.

[6] 苏日娜, 朱微微, 魏玉梅, 等. 北京地区妊娠期糖尿病发病情况及妊娠结局的回顾性调查[J]. 中华围产医学杂志, 2016, 19(5): 330-335.

[7] ABU-HEIJA A T, AL-BASH M, MATHEW M. Gestational and pregestational diabetes mellitus in Omani women: comparison of obstetric and perinatal outcomes[J]. Sultan. Qaboos. Univ. Med. J., 2015, 15(4): e496-500.

[8] 杜立中, 薛辛东, 母得志, 等. 新生儿肺动脉高压诊治专家共识[J]. 中华儿科杂志, 2017, 55(3): 163-168.

[9] BILLIONNET C, MITANCHEZ D, WEILL A, et al. Gestational diabetes and adverse perinatal outcomes from 716152 births in France in 2012[J]. Diabetologia, 2017, 60(4): 636-644.

[10] 武建利, 朱启英. 早产产前糖皮质激素的使用[J]. 中国实用妇科与产科杂志, 2018, 34(2): 158-160.

[11] 邵树铭, 田洪荣. 糖尿病母亲婴儿的神经发育结局[J]. 中国当代儿科杂志, 2021, 23(9): 969-974.

27　妊娠合并糖尿病与巨大儿

朱剑东　吴繁　邱国莹　李颖　苏志文　李映桃　梁伟璋

巨大儿(macrosomia)在国内定义为出生体重大于4000g的足月新生儿，而欧美国家定义为出生体重大于4500g的新生儿。研究结果显示，妊娠合并糖尿病母亲的巨大儿发生率较高，且有增加趋势。巨大儿的体格较大，分娩时不容易通过产道，易发生难产，从而导致出生时窒息及颅内出血、帽状腱膜下出血、骨折(锁骨、肱骨、颅骨)、神经损伤(臂丛神经、面神经)等产伤的发生风险明显增加；同时，也增加了手术产率、产后出血率和围产儿死亡率等。此外，巨大儿生后发生低血糖，成年后患肥胖、糖尿病、心血管疾病等代谢综合征性疾病的风险也显著增加。因此，妊娠合并糖尿病母亲的新生儿，特别是巨大儿，需要加强综合管理。本文报告并分析1例妊娠期糖尿病母亲所生的巨大儿在广医三院新生儿科救治的临床过程。

27.1　病例摘要

27.1.1　母亲本次妊娠情况

孕妇38岁，孕3产1人流1，因"停经39^{+3}周，发现血糖升高3月，见红3h"于2019年11月19日入院。孕期在外院规律产检，胎儿NT、NIPT和三级超声均未发现异常。2019年8月4日孕24周时外院行75g口服葡萄糖耐量测试检查示5.69mmol/L—12.65mmol/L—7.61mmol/L，糖化血红蛋白水平6.5%。转诊至广医三院产科门诊，予规范饮食、运动治疗，后因血糖控制不佳而加用胰岛素治疗，监测空腹血糖浓度波动于4.2～5.8mmol/L，餐后2h血糖浓度波动于5.1～8.7mmol/L。入院当天胰岛素治疗剂量为：早餐前6U—午餐前6U—晚餐前6U。孕前体重50kg，现体重70kg，BMI(孕前)23.3kg/m²，孕期体重共增加20kg。2014年顺产1男婴，体重4100g，健在。

2019年11月20日产前超声检查结果：宫内妊娠，单活胎，胎儿重3950g，双顶径95.5mm，头围335.1mm，腹围375mm，股骨长74.6mm；胎盘位于子宫后壁，颈后脐带影0周；羊水最大区5.8cm，羊水指数13.1cm。

入院诊断：(1)妊娠期糖尿病B级；(2)怀疑巨大胎儿；(3)孕3产1，39^{+3}周，单活胎。

孕妇于2019年11月21日22:00临产，产程进展顺利；22日05:20人工破膜，羊水Ⅲ°浑浊，08:00宫口全开，08:45在会阴侧切下娩出一活女婴，体重4420g，娩肩困难，按肩难产处置流程娩出，产时出血300mL；第一产程10h，第二产程45min，第三产程15min，总产程11h。孕妇分娩后3天出院。

出院诊断：(1)妊娠合并糖尿病B级；(2)肩难产；(3)巨大儿；(4)孕3产2，孕39^{+6}周，ROA单活婴；(5)产褥感染；(6)产后中度贫血。

27.1.2 患儿情况

患儿出生时羊水Ⅲ°浑浊，呼吸弱，四肢软，立即予断脐，快速转移至预热的辐射保暖抢救台，摆正体位后予气管插管下进行胎粪吸引，吸出约 0.5mL 胎粪样粘稠液体，继续清理口鼻腔分泌物和擦干皮肤、刺激足底。患儿出现抽泣样呼吸，心率大于 100 次/min，予气囊面罩正压通气，患儿呼吸渐转强，并出现哭声，心率 130 次/min，经皮血氧饱和度在目标值范围，肤色红润，但四肢肌张力仍偏低，予改常压下鼻导管吸氧。1min—5min—10min Apgar 评分：7 分（呼吸、反应、肌张力各扣 1 分）—9 分（肌张力扣 1 分）—9 分（肌张力扣 1 分）。脐动脉血气分析：pH 7.10，pCO_2 35.2mmHg，pO_2 37mmHg，BE −9.1mmol/L，Lac 8.7mmol/L。监测末梢血糖 2.1mmol/L，予脐静脉注射 10% 葡萄糖 9mL（相当于 2mL/kg）。拟"新生儿轻度窒息、巨大儿、新生儿低血糖症、糖尿病母亲的婴儿综合征"转入新生儿科进一步治疗。

入院体格检查：体温 36.5℃，心率 140 次/min，呼吸 56 次/min，血压 69/33mmHg（平均血压 45mmHg），体重 4420g，身长 54cm，头围 34cm。足月儿貌，反应可，全身皮肤可见粪染，未见皮疹或出血点；前囟平软，头顶部触及一大小为 6cm×5cm×1.5cm 肿物，无波动感，边界欠清晰；双侧瞳孔等大等圆，直径约 2.5mm，对光反射正常；口唇红润，哭声正常，无鼻翼扇动；颈软，双侧锁骨触诊连续性良好，局部软组织无瘀血、肿胀，未扪及骨擦感；呼吸稍促，三凹征（−），双肺呼吸音粗，可闻及少许湿啰音；心率 140 次/min，律齐，未闻及明显杂音；腹部软，不胀，肝脾触诊无肿大，脐带残端无出血；左上臂轻度旋前，左手握持反射减弱，左上肢肌张力稍低，其余肢体肌张力正常；吸吮反射、觅食反射正常。四肢温暖，毛细血管再充盈时间 2 秒。

入院诊断：（1）新生儿轻度窒息；（2）巨大儿；（3）新生儿低血糖症；（4）糖尿病母亲的婴儿综合征；（5）怀疑左侧臂丛神经损伤；（6）产瘤。

入院后完善胸片检查提示双肺纹理增强，双侧锁骨未见骨折征象（见图 1-27-1）；头颅超声检查未见异常；心脏彩超检查提示卵圆孔未闭，轻度三尖瓣反流。血常规：WBC $16.12×10^9$/L，RBC $6.08×10^{12}$/L，HGB 170g/L，PLT $171×10^9$/L，Q-CRP 18.03mg/L。血气分析：pH 7.20，pCO_2 50.9mmHg，pO_2 93mmHg，BE −6.2mmol/L，Lac 4.1mmol/L。血清生化组合（含电解质、肝功能、肾功能等）检查未见明显异常。入院后予监测生命体征、鼻导管吸氧、防治感染、葡萄糖输注和监测血糖等治疗。经上述治疗后，患儿血糖能稳定在正常范围（图 1-27-2），呼吸转平顺，生命体征稳定；头部产瘤于第 3 天完全消退。入院后发现患儿左上臂轻度旋前，左手握持反射减弱，左上肢肌张力减弱、肌力减弱，被动前屈肩关节时患儿有痛苦表情，经儿童康复科会诊后考虑左侧臂丛神经损伤，予固定左上肢于旋后功能位，1 周后开始予鼠神经生长因子肌注、低频脉冲电刺激等康复治疗。患儿住院共 14 天，于 12 月 6 日病情稳定出院，出院当天外观见图 1-27-3（右侧为患儿），嘱出院后到儿童生长发育专科门诊随访。

出院诊断：（1）新生儿轻度窒息；（2）新生儿低血糖症；（3）左侧臂丛神经损伤；（4）特发于围生期的感染；（5）新生儿黄疸；（6）巨大儿；（7）糖尿病母亲的婴儿综合征；（8）产瘤。

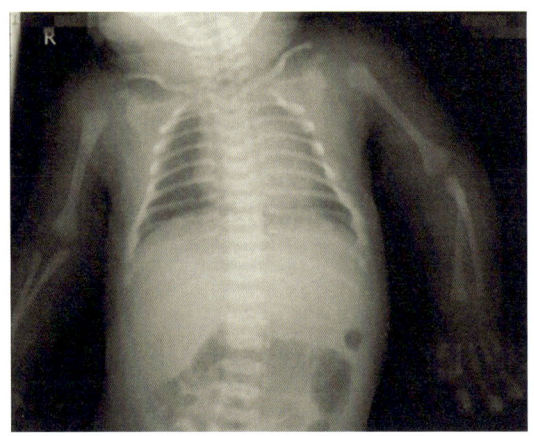

图1-27-1 生后第1天胸部平片

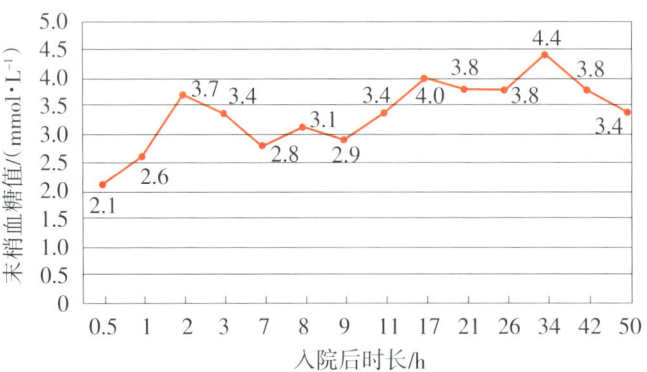

图1-27-2 生后末梢血糖监测值

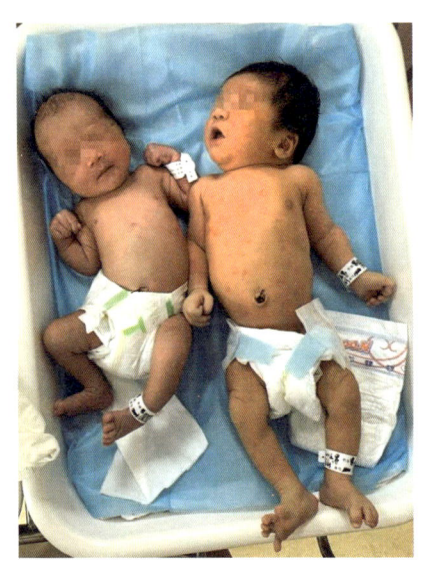

图1-27-3 右侧为本例巨大儿,左侧为正常足月儿(体重2920g)

27.2 病例分析

27.2.1 糖尿病母亲的婴儿（IDMs）出现巨大儿的高危因素

妊娠期糖尿病（gestational diabetes mellitus，GDM）是指妊娠期间首次发现的任何程度的糖代谢异常，是围生期常见的代谢性疾病之一。根据新的诊断标准，GDM 约占妊娠期妇女的 17.8%[1]。

GDM 母亲的巨大儿发生率较高，且有逐年增加趋势。国内有研究报道，未经干预的 GDM 母亲巨大儿发生率为 15.6%[2]，明显高于孕妇总体的 7.3%[3]。其可能的机制为 GDM 母亲糖代谢异常，胎儿血糖水平高于正常，导致胎儿胰岛素分泌反应性升高，而胎儿的高胰岛素血症和高血糖促使胎儿合成代谢增加，导致巨大儿的发生。

GDM 的发生受多种高危因素影响，包括孕前超重、孕期增重过多、饮食习惯、油脂摄入过多等。其中，孕前超重或肥胖是发生 GDM 的重要危险因素，同时也是导致巨大儿发生的主要危险因素[4]。我国一项纳入 11 万名孕妇的临床研究结果显示，孕前超重或肥胖孕妇分娩巨大儿的风险是正常 BMI 孕妇的 2.4 倍[5]。孕期增重过多会增加巨大儿、早产儿和剖宫产的风险，甚至会增加子代在青少年时期患肥胖症的风险[6]。最近一项采用来自欧洲和北美 25 个队列研究（$n = 196\,670$）的 Meta 分析指出，孕期增重幅度与不良妊娠结局之间有低到中等的相关性，孕前 BMI 是影响不良结局的主要因素，在体重过轻的女性中，最佳妊娠期增重范围为 14～16kg；在正常体重的女性中，最佳妊娠期增重范围为 10～18kg；孕前 BMI 在 25～29.9kg/m^2 之间者推荐增重 2～16kg；肥胖 I 级（BMI 30～34.9kg/m^2）者推荐增重 2～6kg；肥胖 II 级（BMI 35～39.9kg/m^2）者推荐减重，或增重 0～4kg；肥胖 III 级（BMI≥40kg/m^2）者推荐增重 0～6kg[7]。

母体膳食是胎儿生长发育的物质基础，合理的孕期营养，直接关系到胎儿器官发育和脂肪的沉积。母亲孕期膳食能量和蛋白质的摄入影响胎儿的体重和身高。研究发现，孕期主食和肉、蛋、奶摄入量与巨大儿发生率密切相关[8]。

此外，糖尿病家族史可能引起子代发生巨大儿、糖耐量异常、2 型糖尿病的风险明显增加；有巨大儿分娩史的孕妇再次妊娠时发生巨大儿的风险也更高。

> **【本例患儿母亲的高危因素】**
> 本例患儿母亲曾有巨大儿分娩病史。本孕期间已明确诊断妊娠期糖尿病，并且通过规范饮食和运动不能控制，须加用胰岛素治疗。由于孕母的糖代谢异常，巨大儿发生率增高。患儿母亲孕前 BMI 为 23.3kg/m^2，属于正常范围，但孕期体重增加 20kg，超出推荐值（10～18kg），孕期体重增长过快增加了发生巨大儿的风险。

27.2.2 巨大儿的诊断、临床表现和产伤的治疗

国内将巨大儿定义为出生体重大于 4000g 的足月新生儿，而欧美国家将其定义为出生体重大于 4500g 的新生儿。

巨大胎儿的体格较大，分娩时不容易通过产道，易发生难产，从而导致出生时窒息及颅内出血、锁骨骨折、肱骨骨折、臂丛神经损伤、面瘫等产伤的发生风险明显增加；同时，也增加了手术产率、产后出血率和围产儿死亡率等。研究表明，巨大儿生后发生低血

糖的风险明显高于适于胎龄儿，且巨大儿成年后患肥胖、糖尿病、心血管疾病等代谢综合征性疾病的风险也显著增加。

在分娩巨大儿时，须做好充分的新生儿复苏准备，并对上述产伤的发生做好相应的预防工作。出生后的治疗，主要以对症治疗为主。同时，对出现的并发症进行针对性处理，如发生胎粪吸入综合征时予呼吸支持、防治感染、防治新生儿持续性肺动脉高压等；出现严重窒息导致脑神经损伤者，应予亚低温治疗；若发生低血糖，则须纠正血糖；若出现颅内出血，予减少刺激、止血治疗，必要时予穿刺引流、脱水治疗；若锁骨骨折则以固定功能位、制动等保守治疗为主，经治疗后大部分新生儿可愈合良好；若出现臂丛神经损伤，于急性期予制动和固定于功能位，适当给予神经营养因子、B族维生素，恢复期给予神经康复治疗。

> **【本例患儿诊断和产伤的治疗】**
>
> 本例新生儿胎龄足月，出生体重4420g，符合我国巨大儿诊断标准。由于体格较大，患儿出生时出现娩肩困难，并且羊水Ⅲ°浑浊，产儿科团队合作，按肩难产处置流程规范处理，新生儿出生时无活力（呼吸弱、四肢软），遂即刻予以气管插管下胎粪吸引、面罩正压通气等新生儿复苏抢救措施，Apgar评分：7分—9分—9分。结合脐动脉血气分析结果，诊断为新生儿轻度窒息，复苏后转入新生儿科治疗。由于实施了及时有效的新生儿复苏，患儿没有发生缺氧缺血性脑病。患儿生后测末梢血糖2.1mmo/L，符合新生儿低血糖症诊断标准，入院后予以静脉葡萄糖输注等治疗，血糖很快恢复正常。患儿生后发现左上臂轻度旋前，左手握持反射减弱，左上肢肌张力减弱、肌力减弱，被动前屈肩关节时患儿有痛苦表情，符合左侧臂丛神经损伤表现，予固定左上肢旋后功能位，急性期后辅予康复治疗，评估整体恢复良好。

27.2.3 巨大儿的预防与产房新生儿复苏

对GDM孕妇，控制血糖可有效降低巨大儿的发生风险。一项临床RCT研究将孕期29～33周、胎儿腹围超过孕周第75百分位数的98名GDM孕妇，随机分为两组，一组接受饮食治疗，另一组在饮食治疗的同时加用每日2次胰岛素治疗。研究结果显示，加用胰岛素治疗组出生体重超过第90百分位数的发生率为13%，而饮食治疗组的发生率为45%（$P<0.01$）。这提示GDM孕妇严格控制血糖，对预防巨大儿的发生具有非常重要的意义。

孕前BMI不仅影响妊娠合并疾病的发生，也与妊娠结局密切相关，孕期过度体重增长增加了不良妊娠结局（巨大儿、剖宫产）的发生率。因此，加强GDM孕妇的孕期保健十分重要。提倡孕期合理的营养摄入，避免过量的高能量、高蛋白摄入；同时，保持良好心情，进行合适的运动锻炼。加强胎儿宫内监护以及时发现危险因素，并及时给予干预。临床上应重视孕前体重及孕期体重增长并进行体重管理，特别是加强孕前体重宣教的力度，对可能存在的危险因素进行合适干预，以期减少妊娠合并症的发生，改善母婴结局。

由于巨大儿的特殊性，应加强产儿科合作，在分娩前应充分讨论和作出新生儿复苏的预判安排；在分娩过程中应确保至少有1名熟练掌握新生儿复苏技术的医护人员在场[9]。加强产儿科合作具有非常积极的意义，能够明显降低新生儿和围产儿死亡率，以及减少与围产相关的疾病发生率。

【本例患儿的产房复苏】
新生儿科医师参与产前讨论和制定复苏计划，产儿科良好合作。患儿出生时羊水Ⅲ°浑浊，呼吸弱，四肢软，判断为无活力新生儿，在现场等候的新生儿科医生立即予气管插管下进行胎粪吸引，并予保暖、清理口鼻腔分泌物、擦干皮肤、刺激足底等处理。患儿出现抽泣样呼吸，心率大于100次/min，予使用气囊面罩正压通气，自主呼吸渐转强，经皮血氧饱和度在目标值范围，现场复苏成功，避免了严重窒息和缺氧缺血性脑病的发生。

27.3 小结

妊娠合并糖尿病增加了巨大儿的发生率，而巨大儿的分娩会增加难产、新生儿窒息、产伤等不良结局的风险，临床应予重视。孕期加强血糖监测和综合管理，有助于血糖控制在目标范围而改善母婴临床结局。对于 IDMs 巨大儿的分娩，产前应加强产儿科合作，充分讨论和对可能面临的问题进行预判与准备；产时安排有经验的产儿科医护人员参与新生儿复苏管理；复苏后应加强生命体征、血糖、血气分析、器官功能状态等指标的监测和评估，并对可能出现的产伤进行针对性诊治，改善 IDMs 巨大儿的预后。

【参考文献】

[1] AMERICAN DIABETES ASSOCIATION. 14. Management of diabetes in pregnancy：standards of medical care in diabetes-2020[J]. Diabetes Care，2020，43(Suppl 1)：S183 – S192.

[2] RYCKMAN K K, BOROWSKI K S, PARIKH N I, et al. Pregnancy complications and the risk of metabolic syndrome for the offspring[J]. Curr. Cardiovasc Risk Rep.，2013，7(3)：217 – 223.

[3] LI G, KONG L, LI Z, et al. Prevalence of macrosomia and its risk factors in china：a multicentre survey based on birth data involving 101723 singleton term infants[J]. Paediatr. Perinat. Epidemiol.，2014，28(4)：345 – 350.

[4] 赵欣，杨慧霞. 超重/肥胖女性孕期增重过多对妊娠结局及子代远期健康影响的研究进展[J]. 中华围产医学杂志，2020，23(09)：640 – 644.

[5] WANG T, ZHANG J, LU X, et al. Maternal early pregnancy body mass index and risk of preterm birth[J]. Arch. Gynecol. Obstet.，2011，284(4)：813 – 819.

[6] BENHALIMA K, HANSSENS M, DEVLIEGER R, et al. Analysis of pregnancy outcomes using the new IADPSG recommendation compared with carpenter and coustan criteria in an area with a low prevalence of gestational diabetes[J]. Int. J. Endocrinol.，2013，2013：248121.

[7] LifeCycle Project-Maternal Obesity and Childhood Outcomes Study Group, Voerman E, Santos S, et al. Association of gestational weight gain with adverse maternal and infant outcomes[J]. JAMA, 2019, 321(17)：1702 – 1715.

[8] 张勇，刘达美，关蕴良，等. 重庆市 228 例产妇孕期营养相关行为对母婴营养状况的影响[J]. 中国妇幼保健，2013，28(29)：4821 – 4824.

[9] MERCHANT R M, TOPJIAN A A, PANCHAL A R, et al. Part 1：Executive Summary：2020 American Heart Association guidelines for cardiopulmonary resuscitation and emergency cardiovascular care[J]. Circulation，2020，142(suppl. 2)：S337 – S357.

28 妊娠合并糖尿病与小于胎龄儿

范茜　吴繁　黄卫亮　邱国莹　苏志文　李颖　李映桃　梁伟璋

小于胎龄儿（small for gestational age，SGA）是指出生体重低于同胎龄儿平均体重的第10百分位数的新生儿[1]。妊娠合并糖尿病母亲的新生儿中约有20%为SGA，SGA中的三分之一不仅体格生长发育偏小，而且各器官发育也不成熟，没有达到其充分的生长潜能，在体格发育、神经发育、智力发育均与同阶段的婴儿存在差距。因此，对于妊娠合并糖尿病母亲新生儿中的SGA，须予以特别的评估与管理。本文报告并分析1例妊娠期糖尿病母亲所生的SGA在广医三院新生儿科救治的临床过程。

28.1　病例摘要

28.1.1　母亲本次妊娠情况

孕妇40岁，本次因"停经34^{+5}周，发现血糖升高3月，脐动脉血流异常1天"入院。本次受孕为自然受孕，于外院规律产检，胎儿NT、NIPT和三级超声均未发现异常。孕16周发现血糖偏高，血糖浓度波动于11.0～16.5mmol/L，糖化血红蛋白水平9.1%，转诊本院，予皮下注射门冬胰岛素（15U—12U—25U）+地特胰岛素4U治疗后，血糖控制平稳。孕22周时因"宫颈机能不全"行宫颈环扎术；孕29周时因"先兆早产"予地塞米松促胎儿肺成熟治疗一疗程。孕前体重70kg，现体重74kg，BMI（孕前）25.7kg/m²，孕期体重增加4kg。

生育史：孕5产1，2009年和2010年早孕自然流产1次，2015年剖宫产1足月女婴，出生体重3040g，健在。2017年孕21周中孕难免流产1次。

入院复查超声检查：宫内妊娠，单活胎，胎方位ROT，胎儿估重1750g，双顶径85.5mm，头围314.4mm，腹围301.4mm，股骨长61.7mm；胎盘位于子宫后壁，颈后脐带影0周；羊水最大区4.5cm；胎儿脐动脉舒张末期血流缺失。

入院诊断：（1）妊娠期合并糖尿病B级；（2）怀疑胎儿宫内生长受限；（3）宫颈机能不全（宫颈环扎术后）；（4）孕5产1，孕34^{+5}周，单活胎；（5）不良孕产史。

孕妇于2019年09月21日拟"胎儿窘迫"急诊13:00在硬膜外麻下行子宫下段剖宫产术和环扎拆线术，术程顺利，术中及术后生命体征平稳，失血200mL。孕妇分娩后3天出院。

出院诊断：（1）妊娠期合并糖尿病B级；（2）怀疑胎儿宫内生长受限；（3）宫颈机能不全（宫颈环扎拆线术后）；（4）孕5产2，孕34^{+5}周，早产，剖宫产单活婴；（5）不良孕产史。

28.1.2　患儿情况

患儿男性，为第5胎第2产，因"胎龄34^{+5}周，脐动脉血流异常、宫内生长受限、疤痕子宫"急诊在广医三院产科行剖宫产出生，羊水清，出生体重1800g，因"生后气促10min"入住新生儿科救治。

患儿出生时无哭声、自主呼吸浅弱、全身松软，立即予断脐后转移至红外线辐射抢救台上，予保暖、清理呼吸道、刺激足底等处理，未见改善，予面罩正压通气。30秒后患儿SPO_2 55%，抽泣样呼吸，心率约105次/min，即矫正通气步骤及调高氧浓度。患儿肤色渐转红润，自主呼吸逐渐增强，四肢活动渐恢复正常，1min—5min—10min Apgar评分：6分（心率2分，肤色、呼吸、反应、肌张力各1分）—9分（肌张力1分，余项各2分）—10分。患儿生后不久即出现气促、呻吟、口吐泡沫。脐动脉血气分析：pH 7.15，pCO_2 55mmHg，pO_2 38mmHg，HCO_3^- 19mmol/L，BE -7mmol/L，Lac 5.5mmol/L。

入院时体格检查：体温35.3℃，脉搏147次/min，呼吸68次/min，血压42/30mmHg，体重1800g，身长43cm，头围30cm。早产儿貌，反应一般，前囟平软，鼻翼煽动，唇周发绀，呼吸急促，三凹征（+），双肺呼吸音偏低，可闻及少许湿啰音；心率147次/min，律齐，心音正常，无明显杂音。腹部平坦，脐带残端无出血，肝脾肋下未扪及，未触及腹部包块，肠鸣音约3次/min。外生殖器外观未见畸形，会阴部无水肿，双侧睾丸已降至阴囊；四肢无畸形，活动正常，肌张力正常。胎龄评估35周（皮肤光滑，指甲已达指尖，乳晕呈点状，边缘突起，直径<0.75cm，足底纹理<前1/3）。

入院诊断：（1）气促查因：怀疑新生儿呼吸窘迫综合征；（2）低出生体重儿；（3）早产儿；（4）新生儿轻度窒息；（5）小于胎龄儿；（6）母亲伴有妊娠糖尿病的婴儿综合征。

患儿入院后治疗经过：予温箱保暖、经鼻持续气道正压通气（nasal continuous positive airway pressure，nCPAP）及营养支持等治疗。nCPAP治疗1h后复查床旁血气分析：pH 7.28，pCO_2 50mmHg，pO_2 82mmHg，BE -2.6mmol/L，Lac 3.0mmol/L；胸片提示双肺透亮度减低，呈磨砂玻璃样改变（图1-28-1）。患儿呼吸窘迫症状渐缓解，于生后第7天改鼻导管吸氧，生后第12天停止氧疗。入院时血常规示 WBC 6.74×10^9/L，N 2.59×10^9/L，RBC 4.58×10^{12}/L，HGB 173g/L，HCT 54.3%，PLT 165×10^9/L，结合患儿生后气促、其母本次妊娠有宫颈环扎术史，未能排除宫内感染可能，予氨苄西林联合头孢曲松防治感染（国内指南推荐使用氨苄西林联合第三代头孢菌素治疗新生儿早发型败血症[2]）；治疗3天后复查血常规示 WBC 14×10^9/L，N 6.5×10^9/L，RBC 4.1×10^{12}/L，HGB 125g/L，HCT 42.3%，PLT 300×10^9/L，血培养未报阳性（入院时血标本），予停用抗生素。入院时查微量血糖1.9mmol/L，立即予静脉注射10%葡萄糖（GS）2mL/kg，并开始喂养和静脉输注10%葡萄糖治疗[GIR 5mg/(kg·min)]，随后30min、1h及每4h（24h内）复测微量血糖3.5~6.5mmol/L（图1-28-2）。生后第2天开始加奶，过程顺利[每日奶量增加20mL/(kg·d)~30mL/(kg·d)]，于生后第7天达到全肠内营养（营养摄入情况见图1-28-3）。生后第2天和13天的头颅超声均提示"双侧侧脑室轻度扩张"（见图1-28-4）。听力筛查双耳均通过。生后第15天新生儿神经行为测定（neonatal behavioral neurological assessment，NBNA）33分，婴儿运动表现测试（test of infant motor performance，TIMP）19分，提示发育迟缓。生后第16天，患儿病情稳定出院。嘱出院后在矫正胎龄40周（出院2周后）返广医三院儿童生长发育专科门诊复查，并到眼科门诊完善早产儿视网膜病的筛查。患儿住院期间，每日热卡供给情况见图1-28-3，体重、身长、头围增长曲线见图1-28-5。

出院诊断：（1）低出生体重儿；（2）早产儿；（3）新生儿呼吸窘迫综合征；（4）新生儿低血糖症；（5）新生儿轻度窒息；（6）小于胎龄儿；（7）母亲伴有妊娠糖尿病的婴儿综合

征;(8)新生儿黄疸。

表1-28-1 不同胎龄对应的平均体重(g)的第10百分位数

胎龄/周	男性	女性	胎龄/周	男性	女性
22	440	422	34	1828	1718
23	491	464	35	2057	1947
24	542	510	36	2274	2168
25	596	558	37	2483	2381
26	656	610	38	2683	2563
27	727	670	39	2880	2730
28	812	744	40	3077	2892
29	918	839	41	3277	3057
30	1049	961	42	3479	3227
31	1207	1112	43	3684	3403
32	1392	1291	44	3890	3582
33	1602	1495	45	4096	3763

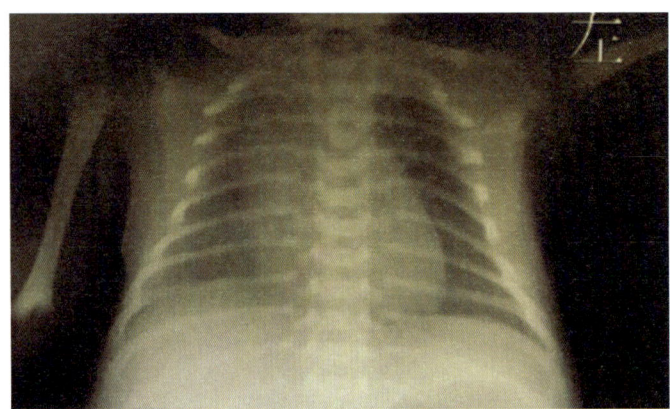

图1-28-1 生后第1天胸片

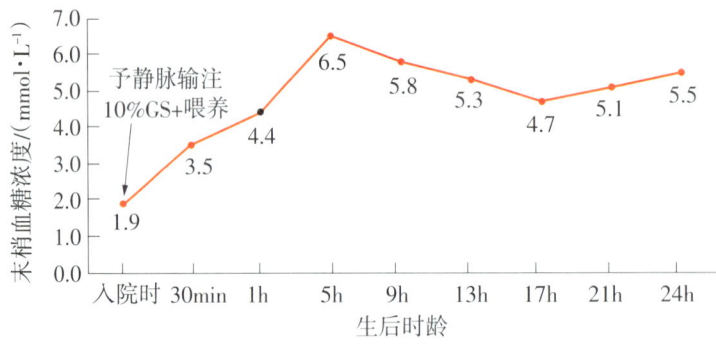

图1-28-2 生后24h内末梢血糖浓度变化趋势图

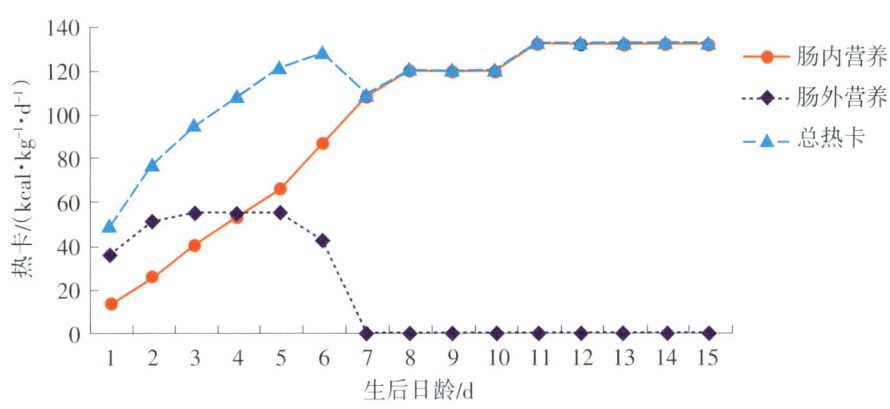

图 1-28-3 住院期间营养摄入趋势图

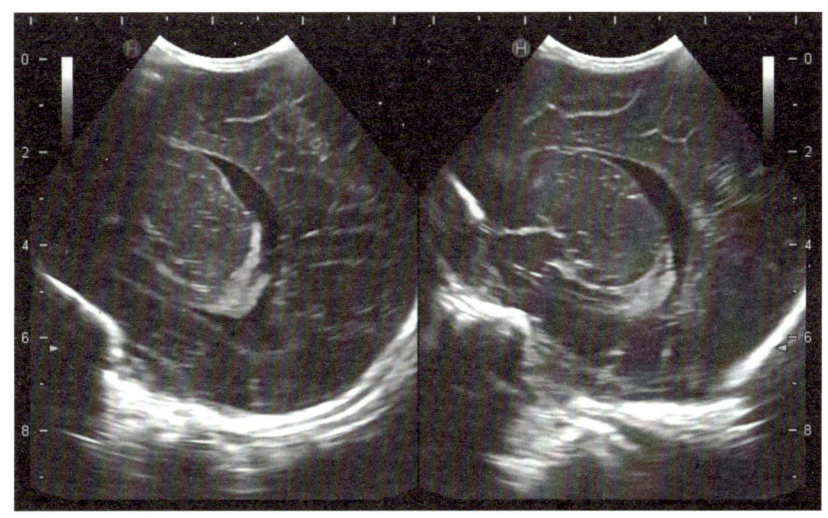

图 1-28-4 头颅超声检查截图

28.2 病例分析

28.2.1 SGA 的诊断及妊娠合并糖尿病导致 SGA 的原因

SGA 是指出生体重低于同胎龄儿平均体重的第 10 百分位数的新生儿[1]。不同胎龄对应的平均体重的第 10 百分位数可参考表 1-28-1。

妊娠合并糖尿病母亲发生妊娠剧吐、孕期过分控制饮食导致营养摄入不足；高血糖损伤胎盘蜕膜血管内皮细胞[3]，引起胎盘血流灌注不足、营养物质运输缺陷或气体交换异常；此外，严重的糖尿病合并微血管病变时，胎盘血管硬化影响营养物质交换和能量输送，这些都会导致 SGA 的发生。

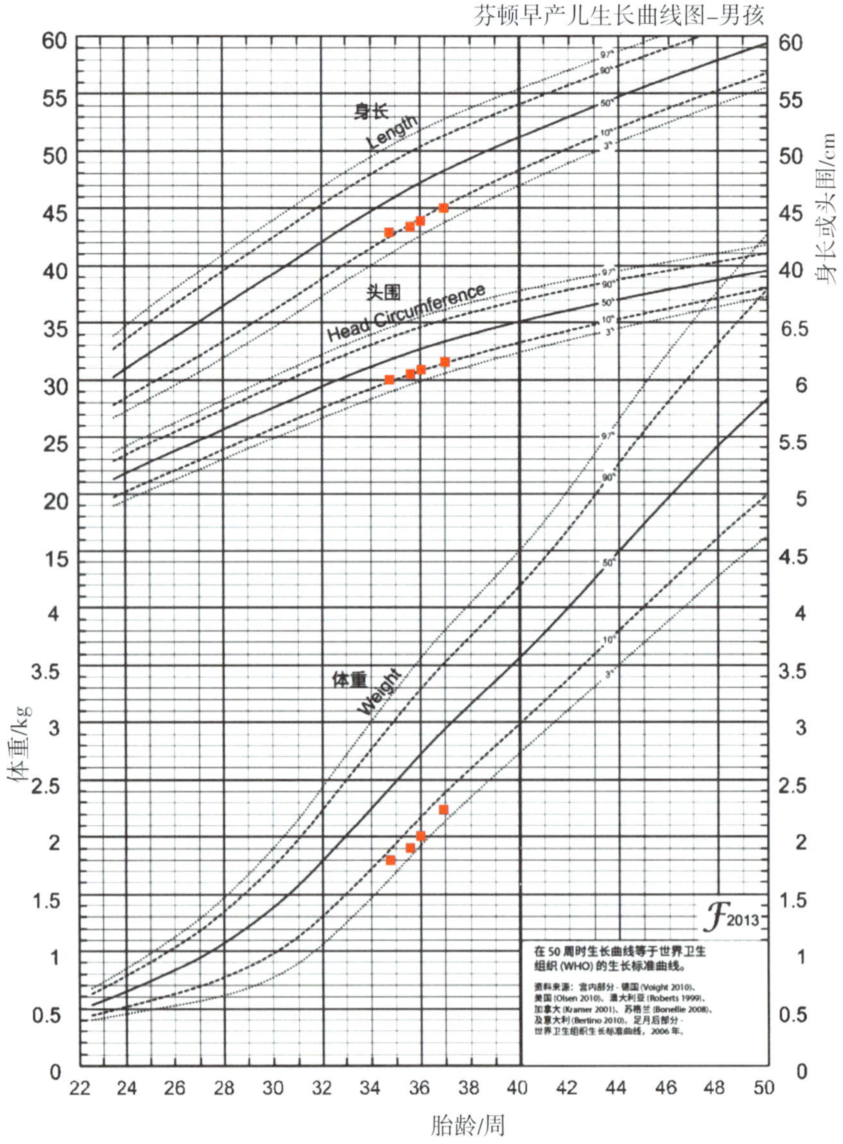

图1-28-5 住院期间的体重、身长、头围生长曲线

【本例SGA诊断及原因】

本例分娩孕周核实为孕34^{+5}周,患儿医源性早产,出生体重及住院期间的体重、身长、头围增长曲线均低于同胎龄对应的平均体重的第10百分位,SGA的诊断成立。SGA与孕母40岁,有不良孕产史,孕16周才发现血糖偏高,血糖浓度波动于11.0~16.5mmol/L,糖化血红蛋白水平9.1%,考虑妊娠期合并糖尿病B级,早孕期和中孕期血糖控制不良有关。转诊本院,予皮下注射门冬胰岛素(15U—12U—25U)+地特胰岛素4U治疗后,血糖控制平稳。此外,还与BMI(孕前)25.7kg/m²,孕期体重仅增加4kg,体重增加不足等相关。

28.2.2 妊娠合并糖尿病对 SGA 的影响

在胰岛素的刺激下，从 25~28 周起胎儿脂肪细胞才开始增生肥大。因此，糖尿病母亲新生儿中的 SGA 多为早产儿，而大于胎龄儿或巨大儿则常见于足月儿。SGA 出生后，营养不良和氧供不足会带来一系列急性和慢性并发症[4]，急性并发症主要有围生期窒息、红细胞增多-高黏滞度血症、新生儿呼吸窘迫综合征（respiratory distress syndrome，RDS）、低血糖、宫内感染、低体温、黄疸及喂养困难；而慢性并发症主要包括体格生长落后、神经发育障碍，乃至成年期代谢综合征性疾病发病率增加等。

28.2.3 孕期 SGA 的管理

妊娠合并糖尿病母亲在孕期除严格控制血糖外，需定期监测胎儿的生长和生理状况，如胎儿重量、生长速度、羊水量、胎儿行为、完善脐动脉多普勒检查、静脉导管多普勒检查，以及关注是否存在子宫胎盘功能不全的危险因素或征象等。如果监测胎儿生长轨迹正常，脐动脉多普勒速度测定值正常及羊水量正常，则提示体质性小胎儿，不须进行不必要的干预。若出现胎儿行为异常、静脉导管多普勒检查结果异常等不良围生期结局的危险信号，脐动脉舒张期血流反向或缺失等高风险事件，应尽快终止妊娠。

【本例孕期 SGA 的管理】

孕 22 周时因"宫颈机能不全"行宫颈环扎术；孕 29 周时因"先兆早产"予地塞米松促胎儿肺成熟治疗一疗程。孕 34^{+5} 周，常规超声提示脐动脉血流异常。胎儿因 SGA 入院，入院急诊复查胎儿估重 1750g，双顶径 85.5mm，头围 314.4mm，腹围 301.4mm，股骨长 61.7mm；羊水最大区 4.5cm；胎儿脐动脉舒张末期血流缺失。马上安排当日急诊剖宫产终止妊娠。

28.2.4 新生儿期管理

1. 早产

与非糖尿病妊娠相比，自发性早产及有医学指征的早产在糖尿病妊娠中更常见[5]；且与适于胎龄儿比较，SGA 发生早产相关死亡和并发症的风险明显增加，如 RDS、坏死性小肠结肠炎（necrotizing enterocolitis，NEC）和支气管肺发育不良（bronchopulmonary dysplasia，BPD）等。对于早产的 SGA，管理要做到整体化、个体化和系统化[6]：①新生儿早期（≤7 天），应重点关注呼吸支持及其护理、循环功能稳定、体温管理、血糖监测、水电解质平衡、颅内出血的防治、早发型败血症的防治、早期肠道喂养及肠外营养支持等。②新生儿中期（8~21 天）的管理重点是肠内喂养的建立及 NEC 的防治，院内感染的预防、诊断和治疗。③新生儿晚期（≥22 天）为稳定时期，应重点关注喂养及生长发育情况，早产儿视网膜病筛查，听力筛查，补充维生素 AD、钙和铁剂，以及排查是否发生脑室周围白质软化、BPD、代谢性骨病、早产儿贫血等。

2. 围生期窒息

糖尿病母亲的婴儿发生宫内窒息或围生期窒息的风险相对较高，围生期窒息是 SGA 最为重要且必须立即处理的急症之一。SGA 的母亲分娩时，应预先做好复苏人员和器械的准备，以便进行积极有效的复苏，避免产前、产时缺氧时间过长，造成难以逆转的缺氧缺血性损伤，留下神经系统后遗症。

3. RDS

糖尿病母亲的SGA多为早产儿，肺发育成熟受限，且胎儿高胰岛素血症可使肺表面活性物质合成和分泌减少，致肺成熟延迟，故糖尿病母亲的SGA更容易发生RDS。此外，剖宫产、窒息也是RDS的高危因素。在有自主呼吸、心率正常的情况下，出现呼吸窘迫症状可先使用nCPAP，然后根据胸片和临床表现决定是否使用肺表面活性物质替代治疗；如病情严重，须立即予气管插管进行机械通气和补充肺表面活性物质。

研究发现，糖尿病控制良好的母亲，其早产儿发生RDS的风险与孕龄相似的非糖尿病母亲所生婴儿接近[7]。因此，控制好孕期血糖水平，可有效降低糖尿病母亲婴儿的RDS发生率。

4. 体温不稳定

SGA因体表面积较大且皮下脂肪层薄导致热量丢失增加，以及营养物质储备太少、低血糖和（或）低氧等因素影响产热，进而造成体温不稳定。因此，SGA出生后应置于适中的温度环境中照料，转运过程中使用恒温暖箱，以防发生低体温事件。

严重低体温还可导致肺出血、休克、感染，甚至新生儿死亡。

5. 新生儿低血糖

糖尿病母亲的早产儿和SGA发生持续低血糖的风险增加，主要是因为肝糖原储备不足、高胰岛素血症损伤了肝糖原的动员能力，且生后代谢所需能量又相对较高。此外，围产期窒息也会导致继发性低血糖。SGA的低血糖常见于生后前3天，大多数低血糖无明显症状，轻症可表现为意识改变，如嗜睡、兴奋性高、刺激无反应；严重者可发生低血糖性脑病，表现为少动、尖叫、喂养困难、低体温、惊厥、昏迷、呼吸抑制、呼吸暂停、青紫及肌张力降低等。密切监测、尽早开奶或静脉补充葡萄糖是防治SGA新生儿发生低血糖的关键。监测血糖水平可发现无症状低血糖，一旦血糖浓度低于2.6mmol/L，应给予早期喂养或给予静脉输注葡萄糖，起始剂量为4～8mg/（kg·min），可逐步增加直至血糖正常。对于血糖浓度低于2.0mmol/L或症状性低血糖，尤其是出现惊厥者，应立即静脉注射10%葡萄糖200mg/kg(2mL/kg)，并给予持续静脉输注葡萄糖治疗，直至血糖恢复和维持正常。

6. 新生儿喂养问题

据小于胎龄儿喂养建议[8]，SGA的喂养策略应该是个体化的，需全面考虑胎龄、出生体重、有无宫内外生长受限及并发症等因素，不仅要促进适度生长，尤其线性生长，以保证良好的神经系统发育结局，还要避免过度喂养，减少脂肪储积，降低远期代谢综合征的风险。肠内喂养首选母乳，因其不仅能满足大多数营养需求，且易于肠道吸收，并可提供多种免疫因子。若无母乳，也可选用与婴儿胎龄相适应的优质配方乳。

7. 宫外生长受限

SGA出生后的体格生长取决于SGA的病因、生长受限的严重程度、生后营养的摄入及社会环境因素。研究发现[9]，在保证充足营养供给的前提下，早产SGA追赶性生长的发生晚于足月SGA，足月SGA在出生后即开始出现追赶性生长；早产SGA在纠正年龄1月龄时追赶生长率仍较低，1月龄后追赶生长加速，体格生长水平可在1岁时追赶上足月SGA，最终在1岁内两者追赶生长率无明显差异。在生后第1个月开始出现追赶生长，6

个月时平均值接近正常儿总体均数，13%追赶生长不明显，早产SGA到生后4岁时身高才达到正常标准。

8. 神经系统影响

SGA发生神经发育异常和认知能力下降的风险增加，尤其是出生时和出生后窒息、低血糖造成脑损伤以及没有追赶性生长者更容易发生神经系统不良结局。

【本例新生儿期管理】

本例糖尿病孕母分娩前发现胎儿脐动脉舒张末期血流缺失，提示存在宫内缺氧，予剖宫产娩出患儿时仍发生了窒息，经过有效的新生儿复苏后迅速恢复，未造成严重的缺氧缺血性脑损伤。

患儿剖宫产娩出，出生时有轻度窒息，生后不久出现呼吸窘迫症状，且胸片示"双肺透亮度减低，呈磨砂玻璃样改变"，符合RDS表现；入院后立即给予nCPAP治疗，呼吸窘迫症状逐渐改善。

患儿转运过程中未使用恒温暖箱，入院时体温仅35.3℃，导致了低体温的发生。这是管理中出现的疏忽，幸好入院后及时的复温处理，避免持续低体温、新生儿硬肿症的发生。患儿入院时监测末梢血糖浓度仅1.9mmol/L，低于2.0mmol/L，尽管无明显低血糖症状，仍应立即给予静脉注射10%葡萄糖2mL/kg，并随后给予肠内喂养配方奶5mL（暂无母乳）及静脉持续输注10%葡萄糖[GIR 5mg/(kg·min)]，血糖在半小时左右纠正至正常水平，并维持稳定。

患儿在生后2h内开始肠内喂养，每3h一次，由于当时母亲没有母乳，最初2次使用了早产儿配方奶。当肠内营养达到60~80kcal/(kg·d)后，用较快速度增加奶量，因肠内营养能量供给不足给予静脉补充静脉营养，使能量达到理想的110~135kcal/(kg·d)（图1-28-3）。尽管本病例的肠道喂养进展顺利，但临床上仍应注意早产、窒息、SGA、产前脐动脉血流异常等均是NEC发病的高危因素，在喂养的进程中必须密切观察喂养耐受和腹部情况。

患儿出生时体重约位于同胎龄儿平均体重的第8百分位数，住院期间给予了充足的肠内肠外营养支持，未出现严重的并发症，虽生后15天的体格发育指标（体重、身高和头围）仍处于生长受限，但根据其增长趋势，应该很快开始出现追赶性生长。

患儿生后15天NBNA和TIMP评估提示存在发育迟缓，后续须密切随访，必要时给予康复训练，避免发生神经系统不良结局。

28.2.5 随访管理

SGA的长期结局差异很大，轻则为无失能证据，重则为严重生长障碍和神经发育受损。因此，出院后应进行规范的随访管理，根据追赶性生长曲线、认知功能及代谢指标的检测结果进行全面分析、综合评定、及时干预，对改善远期预后有重要意义。针对SGA追赶性生长的时间窗，国外专家共识[10]建议在1岁内每3个月进行一次随访，1~2岁每6个月进行1次随访，每次测量身长、体重、头围，并完善运动和智能评分，力求达到最佳的追赶性生长，促进正常的神经发育。

【本例 SGA 的诊治体会】

本例患儿出生胎龄 34^{+5} 周，出生体重 1800g，小于同孕周的第 10 百分位数 1828g，小于胎龄儿诊断成立。考虑孕中期高血糖（血糖浓度波动于 11.0～16.5mmol/L，糖化血红蛋白 9.1%），损伤胎盘组织，且启动"皮下注射门冬胰岛素（15U—12U—25U）+ 地特胰岛素 4U"治疗过晚，使胎盘功能减弱和（或）成熟障碍，造成胎盘运输营养物质和气体交换的功能减弱，从而导致 SGA。至孕 34^{+5} 周时出现脐动脉血流异常，提示存在宫内缺氧，遂行剖宫产术终止妊娠，以降低胎儿或新生儿的死亡风险，最终导致医源性早产。此外，孕母高龄（年龄≥35 岁），孕期体重增长不足（仅 4kg）也是 SGA 的高危因素。

本例妊娠期糖尿病母亲分娩的晚期早产 SGA，在新生儿期出现围产期窒息、RDS、低体温、低血糖、黄疸等并发症。虽给予积极的营养支持，但至出院时仍存在体格生长迟缓、神经发育评估不达标。出院后须加强随访管理和科学评估，必要时给予相应干预。

28.3　小结

妊娠合并糖尿病的新生儿因受母体高血糖 - 高胰岛素的影响，胎盘功能减弱和（或）成熟障碍，容易发生宫内生长发育迟缓、早产，生后易伴发围产期窒息、RDS、低体温、低血糖、喂养不耐受等并发症，也可能出现体格发育、神经发育以及智力发育落后等不良结局，需要科学管理和保健，必要时应给予相应干预。

【参考文献】

[1] OSUCHUKWU O O, REED D J. Small for gestational age[M]. Treasure Island（FL）：StatPearls Publishing, 2021.

[2] 中华医学会儿科学分会新生儿学组，中国医师协会新生儿科医师分会感染专业委员会. 新生儿败血症诊断及治疗专家共识（2019 年版）[J]. 中华儿科杂志，2019，57(4)：252 - 257.

[3] ANDREA O O, PILAR F E, LORENZA D. Immunoendocrine dysregulation during gestational diabetes mellitus：the central role of the placenta[J]. Int. J. Mol. Sci. , 2021, 22(15)：8087.

[4] 钟庆华，段江，梁琨，等. 早产小于胎龄儿生长代谢的临床研究[J]. 中国当代儿科杂志，2019，21(5)：458 - 462.

[5] LUDVIGSSON J F, NEOVIUS M, SODERLING J, et al. Maternal glycemic control in type 1 diabetes and the risk for preterm birth：A population based cohort study[J]. Ann. Intern. Med. , 2019, 170(10)：691.

[6] 邵肖梅，叶鸿瑁，丘小汕. 实用新生儿学[M]. 5 版. 北京：人民卫生出版社，2019：70 - 72.

[7] WERNER E F, ROMANO M E, ROUSE D J, et al. Association of gestational diabetes mellitus with neonatal respiratory morbidity[J]. Obstet. Gynecol. , 2019, 133(2)：349.

[8] TUDEHOPE D, VENTO M, BHUTTA Z, et al. Nutritional requirements and feeding recommendations for small for gestational age infants[J]. J. Pediatr. , 2013, 162(3 Suppl.)：81 - 89.

[9] YANG Q, ZHANG X, CHENG Q. Cohort study of physical growth differences between preterm and full-term small for gestational age infants in the first year[J]. J. Third. Mil. Med. Univ. , 2016, 38(14)：1664 - 1668.

[10] BOGUSZEWSKI M C, MERICQ V, BERGADA I, et al. Latin American consensus：children born small for gestational age[J]. BMC Pediatr. , 2011, 11：66.

29 妊娠合并糖尿病与新生儿持续性低血糖

李颖　吴繁　林黎黎　范茜　朱剑东　苏志文　李映桃　梁伟璋

据国际糖尿病联盟（The International Diabetes Federation，IDF）估测，全球约有16.2%的育龄期妇女在妊娠期间有不同程度的血糖升高，其中86.4%为GDM导致[1]。参照国际妊娠糖尿病研究协会的诊断标准，我国GDM的发生率高达18.9%。妊娠合并糖尿病既是妊娠期常见的并发症及合并症，也是新生儿低血糖的常见危险因素[2-3]。既往研究表明，大部分低血糖新生儿的症状较为隐匿，持续或严重低血糖若未及时处理可直接损伤新生儿的中枢神经系统，导致急性脑损伤和不同程度的神经系统后遗症[4]。因此，对新生儿低血糖进行及时识别和诊治，对改善新生儿的预后具有重要意义。临床上，大部分的新生儿低血糖是暂时性的，予以积极喂养、静脉补充葡萄糖后不久即可以得到纠正，但若遇到持续性低血糖的病例，临床处置则较为复杂。本节报告并分析1例妊娠合并糖尿病母亲所生新生儿并发持续性低血糖的诊治过程。

29.1 病例摘要

29.1.1 母亲本次妊娠情况

孕妇22岁，孕37^{+1}周，系首次妊娠，孕期在外院未规律产检，自诉平素体健，无家族性高血压、糖尿病史。孕25^+周时外院行75g口服葡萄糖耐量试验：空腹血糖浓度4.45mmol/L，1h血糖浓度9.92mmol/L，2h血糖浓度9.67mmol/L；糖化血红蛋白水平5.1%。孕期予饮食管理，自述血糖控制良好（具体不详）。

2018年10月8日外院产前超声检查结果：宫内妊娠，单活胎，胎儿估重1950g，双顶径86.5mm，头围320.5mm，腹围299mm，股骨长69.3mm；胎盘位于子宫后壁，颈后脐带影0周，羊水最大暗区1.8cm，羊水指数6.7cm。

因"（1）羊水过少；（2）胎儿宫内生长受限；（3）脐带扭转；（4）妊娠期糖尿病B级"于2018年10月9日在外院行剖宫产娩出患儿，手术过程顺利。

29.1.2 患儿情况

患儿出生体重2080g，无早破水，羊水清（量少）；生后哭声响亮，四肢活动自如，1min—5min—10min Apgar均为10分，生后拟"（1）足月小样低出生体重儿；（2）糖尿病母亲所生的婴儿"入住出生医院的新生儿科病房。在新生儿科予人工喂养10mL/餐，吸吮一般，未常规监测血糖。生后8h余患儿出现肤色发绀、反应欠佳，予以拍打足底、鼻导管低流量吸氧后好转，即查末梢血糖浓度1.5mmol/L，无伴嗜睡、四肢抖动、肌张力低下、出汗、哭声尖锐、抽搐等症状，立即予以静脉注射10%葡萄糖4mL及管饲5%葡萄糖10mL，并予10%葡萄糖持续静脉输注[葡萄糖输注速度（GIR）6.6mg/（kg·min）]，半小时后复查末梢血糖浓度1.6mmol/L，再次予静脉注射10%葡萄糖4mL，并逐步上调GIR至

10mg/(kg·min)，但患儿低血糖仍难以纠正，考虑存在持续性低血糖可能，遂于生后22h转至广州医科大学附属第三医院新生儿科进一步诊治。

入院体格检查：体温36.5℃，心率140次/min，呼吸46次/min，血压65/40mmHg，体重2000g，身长45cm，头围29cm。反应一般，全身皮肤轻度黄染，未见皮疹或出血点；前囟平软，大小约2.0cm×2.0cm，颅缝无增宽；双侧瞳孔等圆等大，左侧2.0mm，右侧2.0mm，对光反射正常；五官无畸形，口唇微绀，哭声正常，无鼻翼扇动；颈软，无抵抗，颈静脉无怒张；呼吸平顺，双侧胸廓起伏对称，双肺呼吸音清，未闻及干湿啰音；心、腹查体未见异常；四肢温暖，未触及硬肿或水肿，毛细血管再充盈时间2秒；四肢肌张力正常，新生儿原始反射正常。

入院治疗经过：入院时即查末梢血糖浓度2.0mmol/L，患儿当时正在持续输注10%葡萄糖[GIR 12mg/(kg·min)]，立即予静脉推注10%葡萄糖4mL，30min后复测末梢血糖浓度2.1mmol/L。考虑患儿存在持续性低血糖，遂加用氢化可的松4mg（相当于2mg/kg）静脉注射，30min后复查末梢血糖浓度2.4mmol/L，60min后复查末梢血糖浓度3.1mmol/L，随后每3h监测末梢血糖浓度，波动于3.6~5.2mmol/L。入院第2天，开始增加进食奶量至20mL/餐（间隔3h），GIR由12mg/(kg·min)逐步下调至7mg/(kg·min)，患儿血糖浓度波动在3.2~5.8mmol/L。入院第3天继续增加奶量，监测末梢血糖浓度和逐步调低GIR。入院第5天，患儿进食奶量达45mL/餐（间隔3h），予停止输注葡萄糖，监测末梢血糖浓度在正常范围（住院早期血糖监测值详见图1-29-1）。期间，患儿出现新生儿黄疸并达光疗标准，予蓝光照射治疗后恢复正常范围。入院第7天行头颅MRI检查未见明显异常（见图1-29-2）。入院第11天，病情稳定出院。出院诊断："(1)新生儿严重低血糖症（持续性）；(2)足月小样低出生体重儿；(3)母亲伴有妊娠糖尿病的婴儿综合征；(4)新生儿黄疸"。

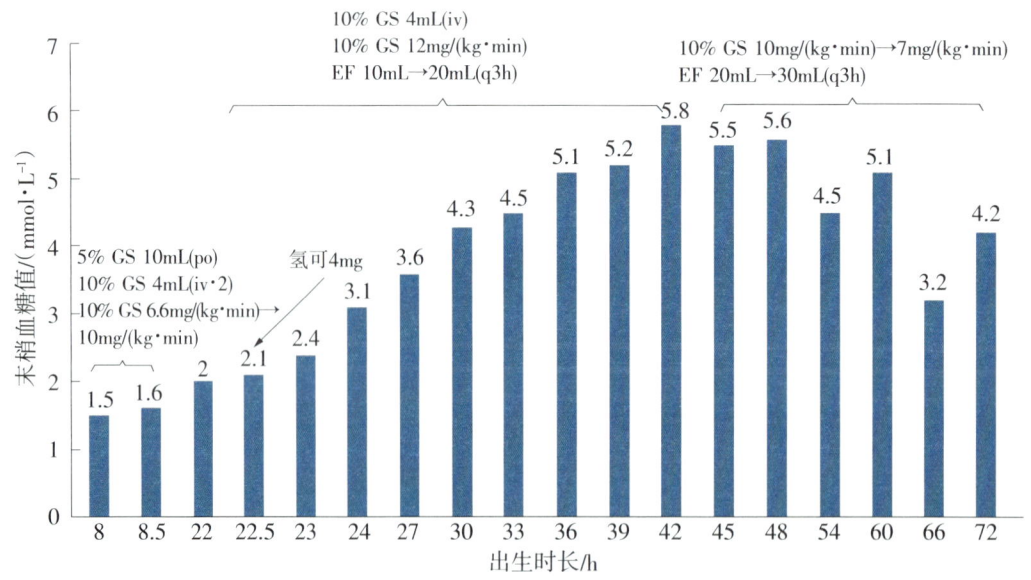

图1-29-1　住院早期血糖监测值

注：GS—葡萄糖注射液，po—口服，iv—静脉注射，氢可—氢化可的松，EF—肠内喂养

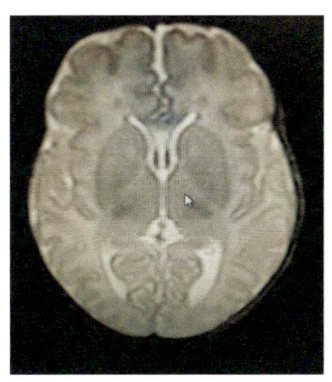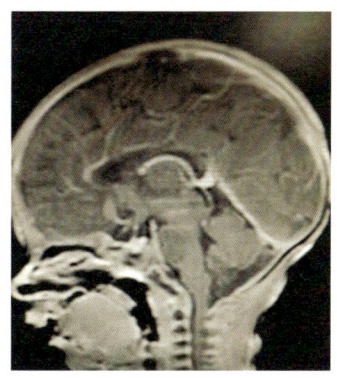

图 1-29-2　生后第 7 天头颅 MRI 检查

患儿住院期间主要实验室检查结果：血常规示 WBC 8.63×10^9/L，RBC 4.34×10^{12}/L，HGB 169g/L，PLT 180×10^9/L，Q-CRP 2.15mg/L；中枢神经特异性蛋白（S100-β）0.158ng/mL；血氨 53.5μmol/L；酮体 0mmol/L；空腹 C 肽 972pmol/L，空腹胰岛素 17.6mIU/L，餐后 30min 胰岛素 7.1mIU/L，生长激素 8.09ng/mL；甲功五项、血气分析、肝肾功能、电解质分析、大便常规、尿液分析等均未见异常。胸腹平片、心脏彩超、头颅超声、腹部（肝胆脾胰肾脏）超声等检查均未见异常。

29.2 病例分析

29.2.1 新生儿低血糖、持续性低血糖、严重低血糖的诊断标准

1. 新生儿低血糖的诊断标准

健康新生儿出生后 1~2h 内血糖浓度低于 30mg/dL（1.7mmol/L）是常见的，通常是短暂的、无症状的，生后 12h 常高于 45mg/dL（2.5mmol/L），这是一种生后适应现象。而新生儿低血糖症是一种由于机体对糖的供给、利用与调控之间的失衡所导致新生儿血糖浓度过低的一种疾病，严重、顽固的低血糖可导致脑组织损伤甚至新生儿死亡[3]。正常新生儿中该病的发生率为 5%~15%，在有高危因素的新生儿中发生率可高达 50%[5]。目前临床上对新生儿低血糖的定义为[3]：不论何种原因引起，不论胎龄和日龄，全血血糖浓度低于 2.2mmol/L（40mg/dL），或血浆糖浓度低于 2.2mmol/L~2.5mmol/L（低于 40mg/dL~50mg/dL）时，即可诊断，而低于 2.6mmol/L（47mg/dL）为临床需要处理的界限值。有研究证实，当血糖浓度在 3.0~3.6mmol/L 时，即可能出现大脑对葡萄糖的利用受限，当血糖水平 <3.0mmol/L 时可出现神经系统症状[6]，但是即使同样血糖水平的新生儿，其临床表现也可能存在较大差异，这给诊断及处置带来了挑战。

2. 新生儿持续性/顽固性低血糖的诊断标准[6-7]

对于单纯注射葡萄糖不能使血糖恢复正常，或 GIR 超出 10~12mg/(kg·min) 才能维持正常，以及低血糖持续时间超过 48h 或反复发生 >7d 者，即为持续性或顽固性低血糖。

3. 新生儿严重低血糖的诊断标准[7]

存在以下情况之一者，即血糖浓度 <1.5mmol/L；或 GIR ≥8mg/(kg·min) 仍存在反复或持续性低血糖；或需要药物治疗的新生儿低血糖。

【本例患儿低血糖的诊断】
本例患儿,生后8h余出现肤色发绀、反应欠佳,予以拍打足底、鼻导管低流量吸氧后好转,即查末梢血糖浓度1.5mmol/L,经静脉输注葡萄糖半小时后末梢血糖浓度1.6mmol/L。诊断新生儿低血糖成立。且出生22h末梢血糖浓度2.0mmol/L,GIR达到12mg/(kg·min)时,血糖值仍低于2.2mmol/L,符合持续性低血糖和严重低血糖诊断标准。

29.2.2 妊娠合并糖尿病母亲所生新生儿发生低血糖的可能机制

国内外文献报道妊娠期糖尿病伴发新生儿低血糖的发生率为2.8%~25.2%。妊娠中晚期,孕妇体内雌激素、孕酮、皮质醇等抗胰岛素物质不断增加,致使孕妇对胰岛素敏感性下降,此时机体需要通过分泌更多的胰岛素来维持正常代谢水平,部分孕妇妊娠期无法代偿这一变化,进而出现糖尿病症状。尽管多数妊娠期糖尿病孕妇产后可恢复正常,但孕期持续的高血糖状态会使母体游离葡萄糖由胎盘直接进入胎体,刺激其胰岛细胞分泌胰岛素,进而诱发新生儿低血糖[3]。美国儿科学会认为妊娠合并糖尿病产妇所生的新生儿于生后1~12h内都有可能发生无症状性低血糖,其中糖尿病合并妊娠母亲的新生儿发生低血糖不仅发病早,而且程度重,持续时间长,反复出现,难以纠正[8]。

新生儿低血糖多发生于妊娠期血糖控制不佳的孕妇所生的新生儿。新生儿出生时的血糖通常为母体血糖值的70%~80%,故新生儿低血糖的发生与孕妇体内血糖浓度密切相关,孕期血糖控制良好可减少母婴并发症[9]。妊娠合并糖尿病母亲新生儿发生低血糖的危险因素包括早产、低出生体重、喂养方式不合理、产妇妊娠期间血糖控制不良以及孕前肥胖或超重等。此外,剖宫产孕妇术前禁食使孕妇血糖下降,向胎儿输送葡萄糖减少,也是发生低血糖的高危因素之一[10]。

【本例患儿发生低血糖的可能机制】
本例新生儿的母亲患妊娠期糖尿病,血糖控制的具体情况不详,剖宫产,患儿为足月小样低出生体重儿,存在多项发生低血糖的危险因素。由于新生儿低血糖早期的临床表现不典型,于生后8h余出现发绀、反应欠佳时血糖已较低。对于此类高危儿,应在生后规律监测血糖;若异常,则应根据血糖水平进行相应的处理,做到早发现、早治疗。

29.2.3 新生儿低血糖的临床表现和处理

1. 新生儿低血糖的常见临床表现

(1)自主神经系统症状:肾上腺不良反应和抗胆碱能不良反应;(2)低血糖相关症状:易怒、嗜睡、惊厥、昏迷等;(3)其他不典型表现:反应低下、哭闹不安、拒食或喂养困难、发绀、低体温等,严重者可出现呼吸暂停或心跳骤停[3];(4)严重或反复性的低血糖,或症状性低血糖经干预后症状无改善,可能存在其他疾病(如败血症、先天性代谢异常或内分泌疾病等),须注意相关疾病的临床表现。实际临床工作中,无症状低血糖占比超过50%。低血糖可通过损伤脑白质、胼胝体和丘脑,导致认知功能障碍、视觉障碍、枕叶癫痫和脑瘫等;且血糖越低,导致脑损伤的风险越高,损伤程度越严重,应引起足够重视[11]。

2. 新生儿低血糖的处理

我国《新生儿低血糖临床规范管理专家共识（2021）》[7]指出，新生儿生后尽早开始且不少于1h的母婴皮肤接触、早吸吮、早开奶，有助于稳定新生儿血糖水平，预防新生儿低血糖事件的发生。

（1）母婴同室新生儿发生低血糖后的临床处理：在母婴同室的健康新生儿，若无低血糖高危因素，不推荐常规进行血糖监测；当出现疑似低血糖症状或体征时，需立即进行血糖监测。对于低血糖高危新生儿而无症状时，血糖首次监测应在第1次有效喂养后30min，且不晚于生后2h，随后常规的血糖监测应在喂奶前进行。对于一般情况良好的晚期早产儿、小于胎龄儿，均建议予q2h～q3h喂养，并实施q3h～q6h喂奶前血糖监测，若一般情况良好，出生24h后可停测血糖。若生后24h内出现过血糖浓度＜2.6mmol/L，则在生后第2d再监测1～2次血糖，确保血糖浓度＞2.6mmol/L。新生儿低血糖的临床处理阈值为＜2.6mmol/L，若同时存在低血糖症状，或首次血糖浓度＜2.0mmol/L者，应收入NICU/新生儿科，并立即完善血浆葡萄糖检测，予静脉推注10%葡萄糖2mL/kg后维持葡萄糖液或肠外营养液输注[GIR 5～8mg/（kg·min）]。若2.0mmol/L≤首次血糖浓度＜2.6mmol/L，立即进行补充喂养，30min后复测血糖，如果仍＜2.2mmol/L，收入新生儿科；2.2～2.6mmol/L者继续补充喂养2次，若随后复测血糖仍＜2.6mmol/L，亦需要收入新生儿科。

（2）NICU/新生儿科发生低血糖的临床处理：NICU/新生儿科的新生儿多伴有≥1个原发疾病，呈高代谢状态，需消耗更多葡萄糖，发生低血糖风险更高。推荐：①出生2h内尽早喂养，无条件喂养或非营养性喂养时予静脉维持GIR 5～8mg/（kg·min）。②当血糖浓度＜2.2mmol/L，或＜2.6mmol/L伴低血糖症状时，按低血糖症处理，立即进行血浆葡萄糖检测，予静脉推注10%葡萄糖2mL/kg后维持葡萄糖液或肠外营养液输注[GIR 5～8mg/（kg·min）]。③血糖浓度为2.2～2.6mmol/L时尽快维持目标血糖，立即进行血浆葡萄糖检测，维持葡萄糖液或肠外营养液输注[GIR 5～8mg/（kg·min）]。推荐的目标血糖值为：出生48h内2.8～5mmol/L，出生48h后3.3～5mmol/L。

（3）新生儿反复性低血糖的临床处理：①当GIR＞8～10mg/（kg·min）仍不能维持正常血糖时，须考虑中心静脉置管；当GIR＞10～12mg/（kg·min）时，须考虑使用胰高血糖素、糖皮质激素、二氮嗪、奥曲肽等药物治疗。②反复性或持续性低血糖症对静脉葡萄糖浓度高度依赖，或需要GIR＞8mg/（kg·min）才能维持正常血糖者，需高度警惕内分泌或代谢系统疾病。③对于低血糖脑损伤高危儿，建议出院前通过振幅整合脑电图（amplitude-integrated electroencephalography，aEEG）和头颅磁共振成像（magneticresonance imaging，MRI）评估低血糖脑损伤情况及其严重程度。aEEG可以监测惊厥的发生和及时发现无临床症状的电惊厥。低血糖脑损伤后1周内头颅MRI检查可发现双侧顶枕叶皮质及其皮质下白质梗死性损伤，部分损伤还可累及大脑半球白质、基底节、丘脑；在损伤后24h内甚至可在弥散加权成像（diffusion weighted imaging，DWI）显示出损伤区域的脑白质异常。

3. 临床稳定标准

（1）空腹血糖浓度≥2.8mmol/L，无需静脉推注葡萄糖或增加补糖速度；（2）体温正常；(3)呼吸<60次/min；(4)奶瓶喂养至少10mL/(kg·次)，每3h一次，或能经口母乳喂哺。

29.2.4 新生儿持续性低血糖的诊治[6]

新生儿持续性低血糖的诊治相对复杂，需要考虑和排查以下疾病。

1. 高胰岛素血症

对于低血糖患儿，经过喂食、静脉推注葡萄糖等初步处理，或持续GIR在10mg/(kg·min)以上，仍不能有效纠正者须警惕高胰岛素血症的可能。高胰岛素血症性低血糖的临床表现不典型，不易被识别。惊厥、嗜睡、拒食、震颤、阵发性发绀、眼球不正常转动、呼吸暂停、多汗、苍白、反应低下等是低血糖症的主要症状，但这些症状在其他疾病发生时也可出现，为诊断带来困难。诊断依据：(1)饥饿(或禁食)后和(或)餐后血糖降低。(2)血胰岛素水平(升高)与低血糖不匹配，如低血糖时空腹血胰岛素>10mIU/L，血糖浓度0.6～0.8mmol/L时血胰岛素>5mIU/L，血胰岛素(mIU/L)/血葡萄糖(mg/dL)比值大于0.3。需要注意的是在高胰岛素血症中胰岛素水平并非始终过高。(3)胰高血糖素试验阳性，即予1mg胰高血糖素肌肉注射或静脉推注30～40min后血糖提高1.7mmol/L(30mg/dL)。(4)低血糖时血及尿酮体、血浆脂肪酸不升高。(5)低血糖时输高糖速纠正后，新生儿GIR大于10mg/(kg·min)。为进一步明确高胰岛素血症性低血糖是单纯性还是某种综合征的一部分，需要进一步完善血氨、尿有机酸和血浆酰基肉毒碱等检测。对于疑似综合征性高胰岛素血症须进一步行生化、影像及基因学检测以明确诊断。如果有经中心静脉置管，GIR提高至15mg/(kg·min)仍不能纠正低血糖者，可予胰高血糖素1mg静脉推注或肌肉注射；还可使用二氮嗪、奥曲肽治疗新生儿低血糖，但实际临床中应用较少[12]。

2. 严重感染、窒息、休克或低体温

新生儿的糖需求增加，糖利用率明显提高，常合并糖原合成障碍或糖异生能力低下，棕色脂肪耗竭导致血糖来源不足，导致严重低血糖的发生。积极治疗原发病，配合肠内喂养和静脉补充葡萄糖，才能逐步恢复正常血糖。

3. 内分泌系统疾病

垂体功能低下、生长激素缺乏、肾上腺皮质功能低下、甲状腺功能低下和胰高血糖素缺乏等亦常伴发新生儿低血糖，对于此类疾病需要进一步完善实验室检查(血液分析、影像学检查)等，补充相关激素。

4. 遗传代谢性疾病

糖原累积症、丙酸血症等亦可能导致低血糖的发生，须要根据具体疾病予以特殊饮食或口服阻断药物。对于顽固性低血糖，除了上面提到的胰高血糖素，治疗上可以使用氢化可的松5～10mg/(kg·d)静脉滴注或强的松1mg/(kg·d)口服直至低血糖纠正。

> **【本例患儿持续性低血糖的诊治】**
>
> 本例患儿，GIR达到12mg/(kg·min)时，血糖浓度仍低于2.2mmol/L，符合持续性、严重低血糖诊断标准。在处理低血糖的同时，须进一步排除相关疾病。患儿生后早期除了血糖低，生命体征基本正常，病史、实验室检查均无严重感染、红细胞增多症、

窒息或酸碱失衡的证据，可排除严重感染、窒息、休克或低体温等所导致的低血糖。甲功、血氨、酮体等检测未见明显异常，不支持相关遗传代谢性疾病，且经积极治疗后血糖恢复正常，故没有进一步行血、尿的LC-MS/MS检查。血空腹胰岛素水平升高，不排除存在暂时性高胰岛素血症可能，必要时可在后期随访时复查。经积极规范治疗，入院第5天，患儿进食奶量达45 mL/餐(间隔3 h)，予停止输注葡萄糖，监测末梢血糖浓度在正常范围。入院第7天行头颅MRI检查未见明显异常。入院第11天，病情治愈出院。

29.3　小结

妊娠期糖尿病母亲娩出的新生儿为新生儿低血糖的高危人群。低血糖作为新生儿期常见的代谢紊乱性疾病之一，其起病隐匿、症状不典型、个体差异大，临床上往往容易发生漏诊或误诊，当病情进展至严重或持续低血糖时，可能对中枢神经系统功能造成严重的且不可逆的损伤。因此，对妊娠期糖尿病产妇的孕期血糖予以合理的控制，对高危新生儿生后的血糖进行密切监测，并且予以及时正确的处理，对提高新生儿存活率和生存质量具有重要意义。

【参考文献】

[1] CHO N H, SHAW J E, KARURANGA S, et al. IDF Diabetes Atlas: Global estimates of diabetes prevalence for 2017 and projections for 2045[J]. Diabetes Res. Clin. Pract., 2018, 138: 271-281.

[2] GARY F, CUNNINGHAM F G, KENNETH J L, et al. Williams obstetrics[M]. 24th ed., 北京：北京大学医学出版社，2015：1125-1146.

[3] 邵肖梅，叶鸿瑁，丘小汕. 实用新生儿学[M]. 5版. 北京：人民卫生出版社，2019：70-72.

[4] SHAH R, HARDING J, BROWN J, et al. Neonatal glycaemia and neurodevelopmental outcomes: a systematic review and meta-analysis[J]. Neonatology, 2019, 115(2): 116-126.

[5] ANUDEEPA S, AJUAH D, PREM S S. Hypoglycemia in the preterm neonate: etiopathogenesis, diagnosis, management and long-term outcomes[J]. Transl. Pediatr., 2017, 6(4): 335-348.

[6] THORNTON P S, STANLEY C A, DE LEON D D, et al. Recommendations from the Pediatric Endocrine Society for evaluation and management of persistent hypoglycemia in neonates, infants, and children[J]. J. Pediatr., 2015, 167(2): 238-245.

[7] 中华医学会儿科学分会新生儿学组. 新生儿低血糖临床规范管理专家共识(2021). 中国当代儿科杂志，2022，249(1)：1-13.

[8] 杨慧霞. 妊娠合并糖尿病临床实践指南[M]. 2版. 北京：人民卫生出版社，2013：244-251.

[9] TODOROVSKA I, SIMA A, BLAZEVSKA-SILJANOSKA V. Maternal and neonatal outcomes in pregnant women with gestational diabetes mellitus treated with diet, metformin or insulin[J]. Open Access Maced. J. Med. Sci., 2018, 6(5): 803-807.

[10] 黄欣欣，江秀敏，林艳，等. 妊娠期糖尿病母亲的新生儿出生48 h内血糖的动态变化及低血糖的影响因素[J]. 中国循证儿科杂志，2017，12(5)：342-346.

[11] DE ANGELIS L C, BRIGATI G, POLLERI G. Neonatal hypoglycemia and brain vulnerability[J]. Front Endocrinol (Lausanne), 2021, 12: 634305.

[12] 闫果林，封志纯. 新生儿高胰岛素血症性低血糖症研究进展[J]. 中国新生儿科杂志，2015，30(2)：149-150.

30 妊娠期糖尿病引起新生儿高胆红素血症

苏志文　吴繁　林黎黎　黄卫亮　范茜　朱剑东　李映桃

围产因素对新生儿高胆红素血症有着重要的影响，妊娠期糖尿病是围产期并发症的高危因素。大量国内外研究表明[1-3]，妊娠期糖尿病孕妇与正常孕妇相比，其新生儿发生高胆红素血症的比率明显升高。而妊娠期糖尿病孕妇在孕期的血糖浓度控制与新生儿高胆红素血症的发生率有一定的相关性[2,4-5]；妊娠期糖尿病孕妇的血糖浓度控制越好，其新生儿高胆红素血症的发生率越低。本节报告并分析1例妊娠期糖尿病孕妇，孕期未规范治疗控制血糖所生新生儿并发重度新生儿高胆红素血症的诊治过程。

30.1 病例摘要

30.1.1 母亲本次妊娠情况

孕妇36岁，药流与人流各1次，因"停经39周，发现血糖升高3月，下腹坠痛6h"于2019年1月30日入院。孕期在外院规律产检，胎儿NT、NIPT和三级超声均未发现异常。2018年10月31日孕26周时外院行75g口服葡萄糖耐量试验示5.12mmol/L—12.50mmol/L—9.11mmol/L，糖化血红蛋白水平7.5%。外院门诊给予门冬胰岛素治疗，但孕妇在孕期未配合规范治疗，控制血糖不良，孕期餐后2h血糖浓度波动于6.0～12.5mmol/L，糖化血红蛋白水平6.2%～7.5%。孕前体重62kg，现体重80kg，BMI（孕前）25.3kg/m²，孕期体重共增加18kg。

生育史：孕4产1，2014年顺产1女婴，体重3460g，健在。

2019年2月1日产科超声检查结果：宫内妊娠，单活胎，胎儿重3557g，双顶径92.0mm，头围320.0mm，腹围355.3mm，股骨长76.2mm；胎盘位于子宫前壁，羊水最大径线9.0cm，羊水指数14.6cm。

入院诊断：（1）孕4产1，孕39周，单活胎；（2）妊娠期糖尿病A2级。

孕妇于2019年2月3日21:00宫口开全，产程进展顺利；21:12会阴保护下娩出一活男婴，体重4180g，产时出血300mL。第一产程4h，第二产程25min，第三产程10min，总产程4h 35min。孕妇分娩后3天出院。

出院诊断：（1）妊娠期糖尿病A2级；（2）孕4产2，孕39⁺⁴周，ROA单活婴顺产；（3）巨大儿。

30.1.2 患儿情况

患儿，男，6天，因"发现皮肤黄染4天"于2019年2月9日外院转诊收入广州医科大学附属第三医院新生儿科。患儿于入院前4天无明显诱因出现颜面部皮肤浅黄染，予"退黄粉（具体成分不详）"洗澡、口服"妈咪爱"等治疗，症状无明显好转。皮肤黄染呈进行性加重，今四肢、躯干和手足心皮肤黄染明显，无伴发热、抽搐，无激惹、嗜睡，无双目凝视,无伴呕奶、腹胀、无气促、发绀等。曾到当地医院门诊就诊,经皮测胆红素432μmol/L(胸前)—458μmol/L(眉间),考虑换血治疗,建议至广医三院诊治。起病以来,患儿精神可,吃奶正常,无排白陶土样便,小便正常。

入院体格检查:体温36.5℃,脉搏140次/min,呼吸36次/min,血压65/40mmHg,体重3800g,身长52cm,头围38cm。足月儿貌,神志清,反应好,哭声响亮,颜面、躯干、四肢和手足心皮肤呈重度黄染,未见皮疹,未见皮下出血点及瘀斑,未见皮下结节或肿块。全身浅表淋巴结无肿大。头颅大小正常无畸形,无颅骨重叠,颅缝未闭;前囟平软,大小约2.0cm×2.0cm。巩膜黄染,角膜正常,眼球正常,双侧瞳孔等圆等大,直径2.5mm,对光反射正常。呼吸平顺,双肺呼吸音清,双侧对称,未闻及干湿啰音。心前区无隆起,心率140次/min,心律齐整,心音正常,未闻及杂音。腹平软,未见胃肠型,未触及腹部包块,肝脾触诊不大,肠鸣音正常。脐部干洁,脐轮无红肿,脐带残端未脱落,脐窝未见脓性分泌物。外生殖器外观未见畸形,会阴部无水肿,双侧睾丸均下降。脊柱正常,活动度正常。四肢无畸形,四肢关节活动正常,肌张力正常,足动脉搏动正常,四肢温度正常。新生儿原始反射存在。

入院后治疗经过:查血常规组合示血型O型,RH(D)阳性,CRP 1.13mg/L,WBC 8.71×10^9/L,N 2.74×10^9/L,Hb 180.00g/L,Plt 296.00×10^9/L。生化组合:ALT 29.3U/L,白蛋白35.0g/L,总胆红素(TSB)375.59μmol/L,直接胆红素13.23μmol/L,超敏C反应蛋白1.60mg/L,血清淀粉样蛋白A 1.1mg/L;葡萄糖-6-磷酸脱氢酶(G-6-PD)3359.00U/L;Coomb's试验阴性。血气分析组合:pH 7.380,pO$_2$ 85.60mmHg,pCO$_2$ 34.90mmHg,BE -3.8mmol/L,Lac 2.6mmol/L。尿常规与大便常规均正常。入院即予双面蓝光照射退黄和静脉输注白蛋白预防胆红素性脑病等治疗。24h后复查血清总胆红素287.51μmol/L,直接胆红素33.48μmol/L,继续予蓝光照射退黄治疗。入院第10天复查血清总胆红素136.7μmol/L(图1-30-1),直接胆红素12.78μmol/L,予出院。住院期间其他重要辅助检查:(1)头颅MRI(图1-30-2):双侧苍白球、丘脑腹外侧核对称性异常信号,T1WI呈高信号,符合新生儿胆红素性脑病表现;(2)脑干听觉诱发电位:双耳均通过。(3)振幅整合脑电图(amplitude integrated electroencephalography,aEEG):未见异常。

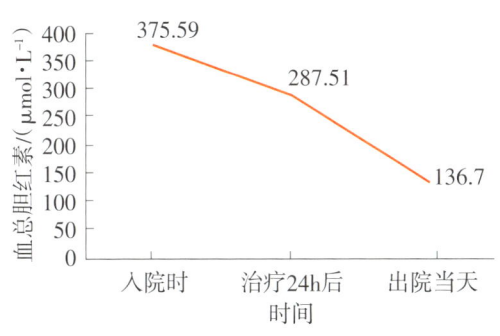

图1-30-1 住院期间血总胆红素变化趋势图

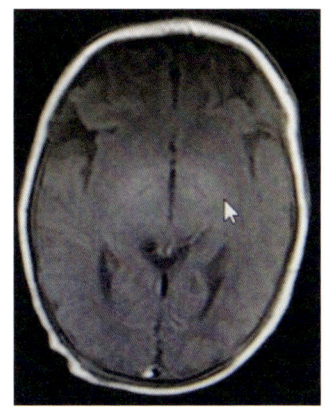

图1-30-2 新生儿急性胆红素性脑病的MRI表现(T1WI)

30.2 病例分析

30.2.1 新生儿高胆红素血症的诊断[6]

新生儿出生后的胆红素水平是一个动态变化的过程，因此在诊断高胆红素血症时须考虑其胎龄、日龄和是否存在高危因素。对于胎龄≥35周的新生儿，目前多采用美国 Bhutani 等[7]所制作的新生儿小时胆红素列线图（图1-30-3）或美国儿科学会（AAP）推荐的光疗参考曲线作为诊断标准参考（图1-30-4）。根据血清总胆红素（TSB）浓度的升高程度，胎龄≥35周的新生儿高胆红素血症还可以分为：重度高胆红素血症[TSB 峰值超过 342μmol/L（20mg/dL）]，极重度高胆红素血症[TSB 峰值超过 427μmol/L（25mg/dL）]，危险性高胆红素血症[TSB 峰值超过 510μmol/L（30mg/dL）]。

【该患儿新生儿高胆红素血症诊断】

该患儿为足月儿，抽血检测示总胆红素（TSB）375.59μmol/L，直接胆红素 13.23μmol/L，可以确诊为新生儿高胆红素血症（重度）。

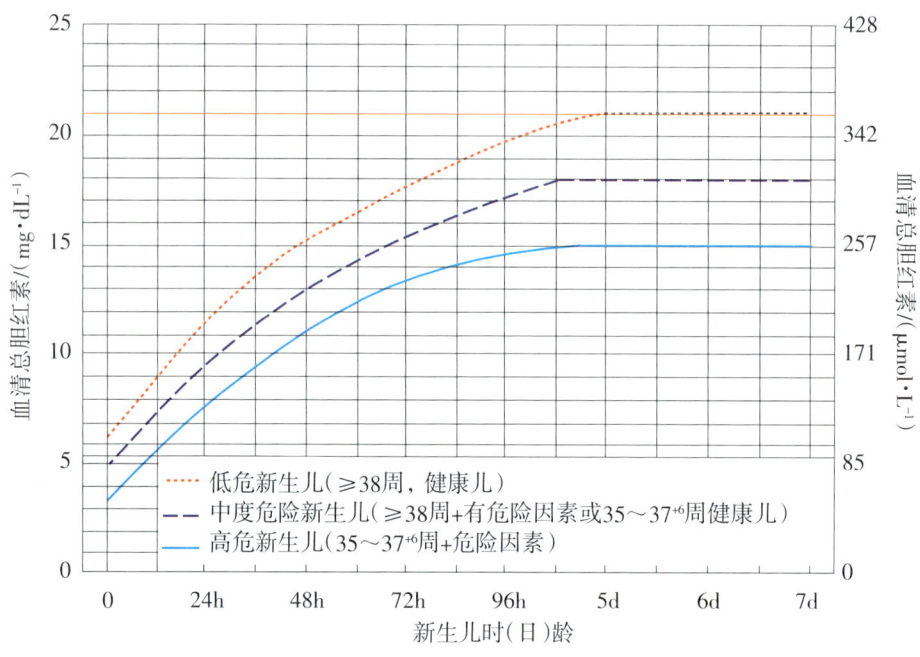

图1-30-3 胎龄≥35周的光疗参考曲线

注：高危因素包括同族免疫性溶血、葡萄糖-6-磷酸脱氢酶缺乏、窒息、显著的嗜睡、体温不稳定、败血症、代谢性酸中毒、低白蛋白血症

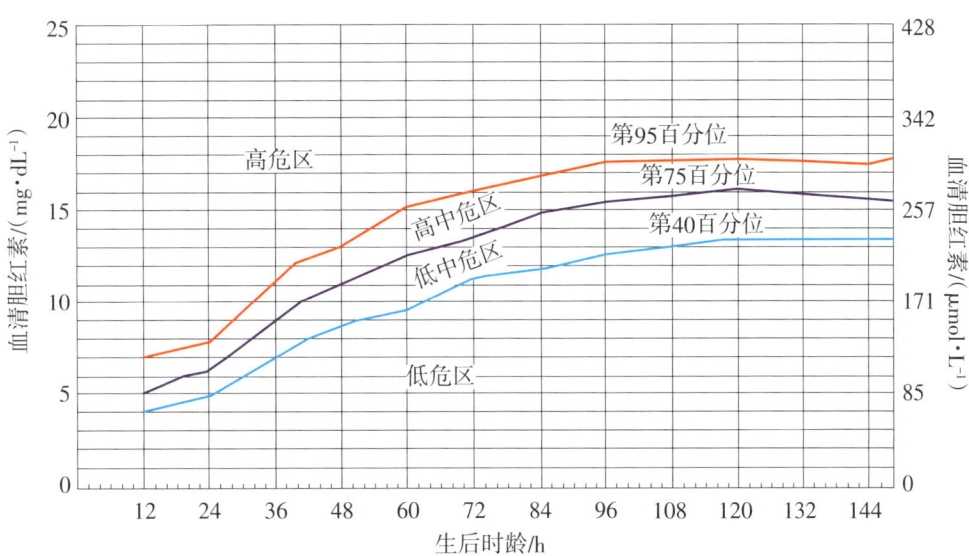

图 1-30-4　新生儿小时胆红素列线图（Bhutani 等[7]）

30.2.2　妊娠期糖尿病引起新生儿高胆红素血症的发病机制

妊娠期糖尿病引起新生儿高胆红素血症的发病机制可能有以下几点：(1)红细胞生成过多[1-2]。妊娠期糖尿病母亲所生的新生儿由于长期高血糖的刺激，存在高胰岛素血症。高胰岛素血症在加速机体代谢率同时，会伴有机体相对缺氧状态。慢性缺氧可诱发胎儿促红细胞生成素(EPO)过多形成，故新生儿循环血中有核红细胞明显增多，为无糖尿病母亲新生儿的 2～3 倍[3]。胎儿出生后，体内过多红细胞在短时间内被破坏，胆红素生成增多，引发高胆红素血症，严重可引起核黄疸。(2)肝细胞处理胆红素能力差[2]。胎儿高胰岛素血症使胎儿代谢增加，机体耗氧增加，导致胎儿酸中毒。酸中毒使胎儿血红蛋白的氧离曲线右移，氧亲和力下降，使组织慢性缺氧，缺氧抑制新生儿肝脏葡萄糖醛酸转移酶活性，影响肝脏对胆红素的摄取和结合，不能及时清除胆红素而胆红素值升高。(3)胆红素重吸收增加[8]。因妊娠期糖尿病孕妇血糖高，胎儿长期处于母体高血糖所致的高胰岛素血症环境中，促进蛋白、脂肪合成，抑制脂解作用，导致巨大儿，致使剖宫产的发生率升高。剖宫产手术后产妇受药物、疼痛、禁食等因素影响，泌乳不足，开奶时间延迟，胎粪排出延迟，可使胆红素经肠壁吸收过多，加重黄疸。

> **【该患儿新生儿高胆红素血症可能病因】**
> 主要考虑由于母亲孕期高血糖(血糖浓度波动于 6.0～12.5mmol/L，糖化血红蛋白水平 6.2%～7.5%)损伤胎盘组织，启动皮下注射门冬胰岛素治疗过晚或不规范，使胎盘功能减弱和(或)成熟障碍，造成胎盘运输营养物质和气体交换的功能减弱，胎儿宫内慢性缺氧，红细胞增多。此外，也可能与巨大儿(出生体重 4180g)、泌乳不足、开奶时间延迟、胎粪排出延迟等有关。

30.2.3　妊娠期糖尿病引起新生儿高胆红素血症的治疗[6]

新生儿高胆红素血症干预目的是降低血清胆红素水平，预防重度高胆红素血症和胆红素性脑病的发生。光疗是最常用的安全而有效的方法。换血疗法可以快速换出血液中的胆红素、抗体和致敏红细胞，一般用于光疗失败、溶血病或已出现早期胆红素性脑病临床表现者。另外还有一些药物可以起到辅助治疗作用，如肝药酶诱导剂、肠道益生菌制剂、中药制剂等。

1. 光疗[6]

光疗标准很难用单一的数值来界定，不同胎龄、日龄的新生儿有不同的光疗指征；此外，还须考虑是否存在胆红素性脑病的高危因素。出生胎龄≥35周的新生儿可参考AAP推荐的光疗参考标准（图1-30-3），或将TSB超过Bhutani曲线第95百分位作为光疗干预标准（图1-30-4）。

【本病例光疗指征】

患儿胎龄39^{+4}周，无胆红素脑病的高危因素，属于低危新生儿，入院时查TSB 375.59μmol/L，高于359.1μmol/L（21mg/dL），且超过Bhutani曲线第95百分位，属于重度高胆红素血症，需要进行光疗。

2. 换血疗法[6]

换血指征：（1）出生胎龄≥35周以上的晚期早产儿和足月儿可参考2004年AAP推荐的换血参考标准（图1-30-5），在准备换血治疗的同时先给予患儿强光疗4～6h，若TSB水平未下降甚至持续上升，或对于免疫性溶血患儿在光疗后TSB下降幅度未达到34～50μmol/L（2～3mg/dL）。（2）严重溶血，出生时脐血胆红素>76μmol/L（4.5mg/dL），血红蛋白<100g/L，伴有水肿、肝脾大和心力衰竭。（3）已有急性胆红素性脑病的临床表现者，或TSB在准备换血期间已明显下降。在上述标准的基础上，还可以将B/A作为换血决策的参考，如胎龄≥38周新生儿B/A值达8.0，胎龄≥38周伴溶血或胎龄35～37周新生儿B/A值达7.2，胎龄35～38周伴溶血新生儿B/A值达6.8。

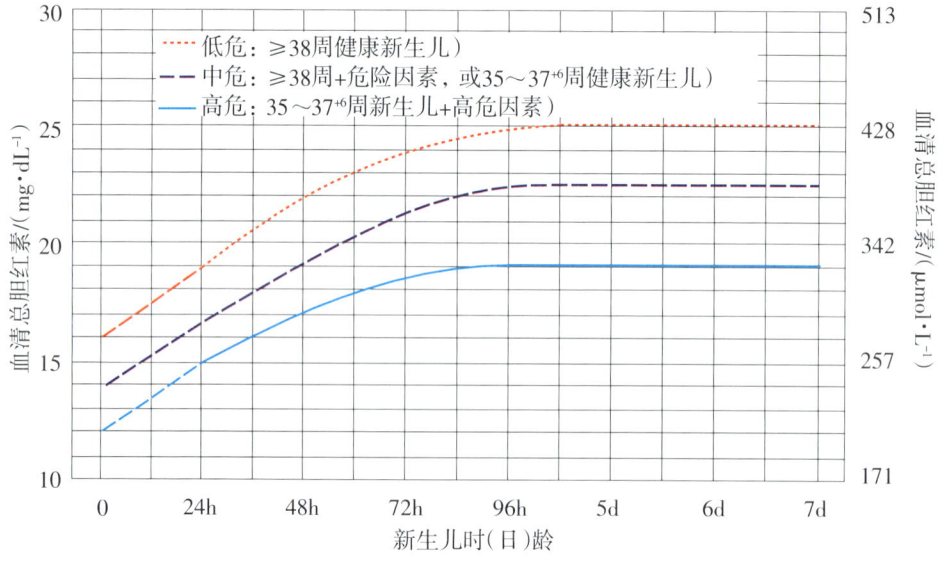

图1-30-5　胎龄35周以上早产儿以及足月儿换血参考标准

【本病例评估】

虽患儿的 B/A 值为 10.7，但患儿未达到换血标准，也无胆红素性脑病的表现，遂未给予换血治疗。

30.2.4 新生儿急性胆红素性脑病的诊断[6]

急性胆红素性脑病基于临床的诊断，主要见于 TSB > 342μmol/L (20mg/dL) 和 (或) 每小时上升速度 > 8.5μmol/L (0.5mg/dL)、> 35 周的新生儿。胆红素神经毒性所致的急性中枢神经系统损害，早期表现为肌张力减低、嗜睡、尖声哭、吸吮差，而后出现肌张力增高、角弓反张、激惹、发热、惊厥，严重可致死亡。低出生体重儿发生胆红素性脑病时通常缺乏典型症状，而表现为呼吸暂停、循环呼吸功能急剧恶化等，不易诊断。而头颅 MRI 检查、脑干听觉诱发电位和 aEEG 等从不同角度和层面判断脑损伤的部位和严重程度，为新生儿急性胆红素性脑病的早期诊断和干预提供了重要依据。

(1) 头颅 MRI：双侧苍白球对称性的 T1WI 高信号是胆红素性脑病急性期的特征性表现。但此改变与患儿长期预后并不十分相关；数周或数月后苍白球的 T1WI 高信号逐渐消失，恢复正常；若在相应部位呈 T2WI 高信号，则是慢性胆红素性脑病（核黄疸）的改变，提示预后不良。

(2) 脑干听觉诱发电位：研究表明，脑干听觉诱发电位变化在胆红素急性中毒引起的感觉诱发电位变化中最早出现，也是病情发展的灵敏监测指标，可对高胆红素血症治疗及预后评价提供重要依据[9]。但应用脑干听觉诱发电位评价胆红素神经损害的特异性不高，患儿存在其他神经系统异常时脑干听觉诱发电位也可以表现出异常，如各种原因造成的脑损伤、巨细胞病毒感染、脑发育畸形等。此外，脑发育成熟度与脑干听觉诱发电位波形特点是紧密联系的。所以应用脑干听觉诱发电位对胆红素的神经毒性进行评价时应排除其他原因所致的神经损伤，同时参考不同胎龄及生后日龄的正常参考值[10]。

(3) aEEG：下丘脑 - 苍白球环路与脑皮层神经元电活动密切相关并共同参与睡眠觉醒周期的维持[11]，提示胆红素性脑病急性期脑电活动改变是有其相应的神经病理学基础的。罗芳等[12]的研究认为，aEEG 可用于新生儿胆红素性脑病急性期的脑功能监测，并与临床分期、脑干听觉诱发电位异常分级有相关性，对临床预后亦有一定的评估价值。

【本病例急性胆红素性脑病的诊断】

患儿头颅 MRI 提示对称性苍白球、T1WI 呈高信号，但脑干听觉诱发电位和 aEEG 均正常，而且患儿无急性脑红素性脑病的临床表现。因此，考虑诊断为亚临床型胆红素性脑损伤[13]，嘱定期观察随访，必要时给予干预，以改善预后。

30.3 小结

妊娠期糖尿病孕妇所分娩新生儿容易发生高胆红素血症。在生产后加强对其黄疸进行动态监测，可有效评估新生儿黄疸；早期发现和治疗高胆红素血症对预防新生儿胆红素脑病的发生起到积极的作用。

【参考文献】

[1] 郝丽萍，杨明鲜. 妊娠期糖尿病的相关危险因素分析及其对母婴结局的影响 [J]. 中国妇幼保健，

2019,34(4):746-748.

[2] 石秀红,郑莲钦,林秀,等.妊娠期糖尿病对新生儿胆红素的影响[J].糖尿病新世界,2017,20(5):22-23.

[3] PENG S, WANG Q, XIONG G, et al. Biosensors and biomarkers for determining gestational diabetes mellitus and jaundice in children[J]. Biotechnol. Appl. Biochem.,2021,6(2).

[4] 龚丹.妊娠糖尿病对新生儿高胆红素血症的影响[J].医疗装备,2017,30(15):53-54.

[5] 张连秀,郭伟,孟换换.探讨妊娠期糖尿病与新生儿黄疸之间的相关性[J].中国卫生标准管理,2018,9(20):34-36.

[6] 中华医学会儿科学分会新生儿学组,《中华儿科杂志》编辑委员会.新生儿高胆红素血症诊断和治疗专家共识[J].中华儿科杂志,2014,52(10):745-748.

[7] BHUTANI V K, JOHNSON L, SIVIERI E M. Predictive ability of a predischarge hour-specific serum bilirubin for subsequent significant hyperbilirubinemia in healthy term and near-term newborns[J]. Pediatrics,1999,103(1):6-14.

[8] 李金英,马晓娟.妊娠期糖尿病发生的危险因素分析及对妊娠结局的影响[J].解放军医药杂志,2020,32(2):67-70.

[9] 叶丹妮,葛令清,俞生林.脑干听觉诱发电位联合MRI在新生儿胆红素脑病早期诊断中的意义[J].中国儿童保健杂志,2017,25(7):737-740.

[10] 蒙丹华,潘新年,赵丹,等.新生儿急性胆红素脑病早期诊断探讨[J].中华新生儿科杂志(中英文),2017,32(5):346-350.

[11] 曹亚芹,董玉斌,江秀云,等.新生儿急性胆红素脑病振幅整合脑电图与磁共振的相关性研究[J].中国实用神经疾病杂志,2019,22(6):634-640.

[12] 夏耀方,杨娟,田宝丽,等.振幅整合脑电图在新生儿胆红素脑病急性期监测及预后评估中的价值[J].发育医学电子杂志,2017,5(3):159-163,167.

[13] 郑欣.亚临床胆红素脑损伤的MRI诊断[J].中国医药指南,2016,14(3):160-161.

31 妊娠合并糖尿病与超早产儿心肌肥厚改变

黄卫亮　吴繁　朱剑东　邱国莹　李颖　李映桃　梁伟璋

肥厚型心肌病(hypertrophic cardiomyopathy, HCM)是指以左心室肥厚但左心室腔不扩张为特点的原发性心肌病变。新生儿 HCM 较为少见，病因多种多样，暂时缺乏权威诊断标准。临床上，糖尿病母亲所生的婴儿，常能观察到心肌肥厚改变，在诊断上须加以鉴别。本节报告并分析 1 例妊娠合并糖尿病母亲所生的超早产儿住院期间发生心肌肥厚的诊治过程。

31.1　病例摘要

31.1.1　母亲本次妊娠情况：

孕妇38岁，孕3产1，因"停经 25^{+5} 周，发现血糖升高 7^+ 周，宫颈环扎术后 4^+ 周，不规律下腹痛 4^+ 小时"于2018年5月7日入住广州医科大学附属第三医院产科。末次月经2017年11月9日，推算预产期2018年8月16日。本孕为自然受孕，双胎妊娠，定期在广医三院产检。2018年3月21日孕 18^+ 周在广州医科大学附属第三医院门诊75g 口服葡萄糖耐量试验示：5.94mmol/L—14.88mmol/L—12.79mmol/L，糖化血红蛋白5.6%。孕期通过饮食及运动控制血糖，未规律监测血糖情况。4月4日因"停经 20^{+4} 周，发现宫口扩张1天"在广州医科大学附属第三医院产科行宫颈环扎术，术后予黄体酮安胎治疗。住院期间以胰岛素控制血糖(门冬胰岛素4U—4U—2U)，4月8日出院后按上述方案继续治疗，至4月28日自行停用胰岛素。出院至5月7日期间自行监测血糖，空腹血糖浓度波动在6.9～7.8mmol/L，餐前血糖浓度波动在7.0～9.9mmol/L，餐后2h血糖浓度波动在11.3～12.0mmol/L，睡前22:00血糖浓度波动在8.9～11.0mmol/L。孕前体重68.5kg，入院体重78.2kg，身高160cm，BMI 26.7kg/m²。孕期体重共增加9.7kg。

5月7日上午在门诊产检时感下腹痛，扪及不规律宫缩，持续时间约为10～20s，超声检查提示宫颈剩余长度约为4.0mm，遂收入院。

入院诊断：(1)先兆晚期流产；(2)妊娠合并宫颈机能不全(宫颈环扎术后)；(3)糖尿病合并妊娠；(4)双胎妊娠(双绒毛膜双羊膜囊)；(5)孕5产1，孕 25^{+5} 周，双活胎；(6)疤痕子宫。

孕妇入院后接受地塞米松6mg肌肉注射促胎肺成熟治疗、阿托西班抑制宫缩、头孢呋辛2.0g静脉滴注抗感染，抗早产治疗效果不佳，于5月8日顺产分娩两女婴，经现场复苏成功后转入 NICU 诊治。

产后诊断：(1)晚期流产；(2)妊娠合并宫颈机能不全(宫颈环扎术后)；(3)糖尿病合并妊娠；(4)双胎妊娠；(5)疤痕子宫；(6)孕5产2，孕 25^{+6} 周，双活婴顺产。

31.1.2　新生儿情况

患儿女性，双胎之大女，胎龄 25^{+6} 周，出生体重730g。无胎膜早破，羊水清，无宫内窘迫。出生时因活力低下予气管插管下接 T-组合复苏器正压通气等复苏处理，1min—5min—10min Apgar 评分为 7 分—8 分—9 分脉博，后在气管插管正压通气及温箱保暖下转入 NICU。

入院体格检查：体温 36.0℃，脉搏 158 次/min，气管插管下自主呼吸弱，血压 48/20mmHg，体重 730g，身长 35cm，头围 23cm。早产儿貌，神志清，反应一般，全身皮肤薄、光滑，轻度水肿，黏膜色泽正常，未见明显皮疹，未见皮下出血点及瘀斑。头颅大小正常无畸形，颅缝未闭，前囟平软，大小约 1.5cm×1.5cm。巩膜无黄染，双耳廓软。鼻外观正常，轻度鼻翼扇动。口唇稍绀，口腔黏膜正常。颈软，双侧颈动脉搏动可扪及，气管居中。轻度三凹征，双侧乳头隐约可见，无乳晕，双肺呼吸音稍弱，双侧对称，未闻及明显干湿啰音。心前区无隆起，未触及震颤，心率 160 次/min，心律齐整，心音正常，未闻及杂音和额外心音。腹稍胀，脐带留置约 2cm，全腹软，未见胃肠型，肝肋下约 0.5cm，软，脾未触及，未触及其他腹部包块，肠鸣音稍弱，1 次/min。外生殖器见大阴唇分开，小阴唇突出，会阴部轻度水肿，余外观未见畸形。四肢无畸形，四肢关节活动正常，肌张力稍低。足底无纹理，指（趾）甲未达指（趾）端，足背动脉搏动可扪及，四肢温度正常，CRT 2～3s。吸吮反射、觅食反射、拥抱反射、握持反射等原始反射未引出。

入院诊断：(1) 超早产儿；(2) 超低出生体重儿；(3) 新生儿呼吸窘迫综合征；(4) 糖尿病母亲的婴儿；(5) 双胎儿（大）。

入院治疗经过：入院后予特级护理、有创呼吸机辅助通气、气管内滴入猪肺磷脂（200mg/kg）治疗新生儿呼吸窘迫综合征（respiratory distress syndrome，RDS），行脐动/静脉置管术开通深静脉通道并行有创动脉血压监测。首次末梢血糖浓度 4.2mmol/L。患儿入院初时表现为轻度呼吸窘迫，伴有轻度三凹征，末梢循环欠佳，少量花斑纹。心率 130～150 次/min，无创血压 48/20mmHg，连续有创动脉血压监测提示收缩压波动于 32～40mmHg、舒张压 18～20mmHg。

患儿当天胸片提示双肺纹理增多，无严重 RDS 改变。

入院首次血气分析：pH 7.01、pCO_2 77.2mmHg、pO_2 82mmHg、$SatO_2$ 95%、HCO_3^- 18.6mmol/L、BE -11mmol/L、Lac 5.8mmol/L。

血常规：WBC $9.78×10^9$/L、NEU 80.2%、LYM 9.2%、RBC $4.12×10^{12}$/L、HGB 143g/L、PLT $160×10^9$/L。

主要生化结果：血糖 6.52mmol/L、hs-CRP 18.27mg/L、血清淀粉样蛋白 A（SAA）89.2mg/L、Mg^{2+} 0.73mmol/L、Ca^{2+} 1.65mmol/L、ALT 3.7U/L、AST 93.7U/L、CK 68.9U/L、CK-MB 61.7U/L。

入院予气管插管下呼吸机辅助通气（常频模式，D0～D5），以及予多巴胺与多巴酚丁胺改善循环；生后血常规提示 WBC 过低，hs-CRP、SAA 等感染相关指标增高，考虑宫内感染致早发型败血症可能，予哌拉西林他唑巴坦钠抗感染治疗（D0～D2），并予小剂量氢化可的松减轻炎症反应。复查血常规（D2）：WBC $59.93×10^9$/L、RBC $3.41×10^{12}$/L、HGB 107.00g/L、PLT $175×10^9$/L。WBC 明显升高，考虑严重感染致类白血病反应，改予美罗培南（D2～D16）联合利奈唑胺（D4～D19）抗感染治疗。

经上述治疗后，患儿循环、血压、尿量逐渐改善，于出生第 3 天停用血管活性药物；呼吸症状于生后 4 天改善，第 5 天改无创辅助呼吸（至 D29 停用）。治疗期间监测血糖浓度正常。第 6 天头颅超声提示存在脑室周围-脑室内出血（Ⅲ级），予减少刺激、止血，连续腰椎穿刺减少颅内积血等治疗；第 9 天甲状腺功能检查提示（暂时性）甲状腺功能低下，予口服 L-甲状腺素片治疗；第 17 天胸片提示双肺渗出及透亮度下降，考虑患儿为超早产儿，并发支气管肺发育不良（bronchopulmonary dysplasia，BPD）的风险极高，遂开始予氢化可的松治疗（22 天疗程）。

第 20 天患儿再次出现循环不良表现，四肢稍凉、腹胀、软，肠鸣音稍弱，无粘液血便。第 21 天复查血液 WBC、hs-CRP、SAA 等指标未见异常，血气分析提示轻度代谢性酸中毒、乳酸轻度升高。第 22 天胸腹联合平片提示：双肺渗出性病灶较前（5 月 25 日）吸收，腹部肠管内较多积气。第 23 天心脏超声检查发现"动脉导管重新开放，左心室肥厚，左心室流出通道梗阻"等表现。

住院期间曾多次进行心脏超声检查，结果如下：第 1 天动脉导管未闭，卵圆孔未闭，轻度二尖瓣、三尖瓣反流；第 6 天卵圆孔未闭，轻度三尖瓣反流；第 23 天动脉导管未闭，卵圆孔未闭，左心室肥厚（左室间隔厚度 IVSd 3.6mm，左心后壁厚度 LVPWd 3.7mm），左心室流出通道梗阻（轻度），轻度三尖瓣反流，中-重度二尖瓣反流（见图 1-31-1、图 1-31-2）。

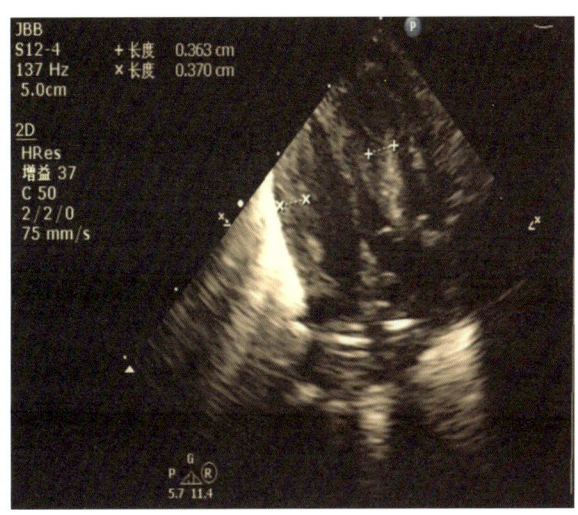

图 1-31-1　心脏超声检查提示 IVSd 3.6mm，LVPWd 3.7mm（第 23 天）

31.2　病例分析

31.2.1　超早产儿心肌肥厚改变的诊断

儿童经典的 HCM 是以心室肥厚为特征的一种心肌疾病，多以左心室受累为主，伴有左室流出道梗阻及心脏舒张功能不全，严重时可出现右心受累和心脏收缩功能不全[1]。近年有学者提出，对于 35 周以上胎儿，室间隔厚度（舒张期，IVSd）≥4.5mm，室间隔厚度/左心室肌层厚度≤1.18，可以预测 HCM 的发生和危险程度[2]。罹患 HCM 的新生儿可出现虚弱、呼吸困难、拒奶、心律失常、心脏杂音等表现，但大多数并无明显症状，仅有少部分患儿在出生后出现呼吸窘迫、心力衰竭、猝死等临床表现[3-4]。也有报道合并严重呼吸窘迫及心力衰竭者需要使用高频振荡通气或体外膜肺支持治疗，但大多见于大于胎龄儿（LGA）或巨大儿[5]。

2019 年美国心脏病协会（American Heart Association，AHA）发布的儿童 HCM 诊断标准，以心脏超声检查作为手段，采用以成人标准作为参考的 Z-Score 作为指标：IVSd Z-

超声图像所见：
床边心脏彩超检查，测值仅供参考：
心脏左位，心房正位，心室右袢，主动脉正位。
左房稍大，余各房室不大，室壁增厚，室间隔及左室后壁分别厚约3.6mm、3.7mm，室壁运动正常，左室EF：75%，FS：39%。
三尖瓣返流，彩束面积0.21cm2，估测肺动脉收缩压17mmHg。
二尖瓣返流，彩束面积0.45cm2。
余各瓣膜形态未见异常，开放正常。
左室流出道起始部血流变细，宽约2.3mm，该处血流加速，Vmax：2.3m/s，PG：44mmHg，MG：19mmHg。
房间隔中部见一左向右穿隔彩演，彩束宽约1.7mm。
室间隔连续完整。
主动脉内径正常，主肺动脉增宽，主动脉弓完整，降主动脉与肺动脉之间见左向右为主的连续性分流束，彩束宽约1.5mm。
心包腔内未见液性暗区。

超声提示：
动脉导管未闭。
卵圆孔未闭。
左室肥厚。
左室流出道梗阻（轻度）。
轻度三尖瓣返流。
中-重度二尖瓣返流。

图1-31-2 心脏超声结果（第23天）

Score达到6～7分为确诊HCM，4～6分为可疑HCM[6]。

然而，目前鲜有超早产儿或超低出生体重儿的心脏超声测量的正常参考值，导致难以对上述人群的心肌肥厚程度进行评估。最近Choudhry等人[7]的研究提供了一组关于出生体重<2000g的早产儿左心的测量数据（女性见表1-31-1，男性见表1-31-2），结合AHA发布的HCM诊断标准，可协助评估或诊断。

表1-31-1 基于不同体重女婴左心室M超下的Lambda、均数、标准差值[7]

体重/kg	LVM			IVSd			LVPWd			LVEDD			LVESD		
	M	S	L	M	S	L	M	S	L	M	S	L	M	S	L
0.4	1.586	0.200	1.741	0.185	0.184	-0.924	0.170	0.155	-0.850	0.900	0.140	0.752	0.577	0.206	0.720
0.5	1.875	0.199	1.349	0.195	0.179	-0.842	0.180	0.154	-0.779	0.968	0.137	0.639	0.618	0.197	0.649
0.6	2.164	0.197	0.954	0.205	0.175	-0.760	0.190	0.153	-0.708	1.035	0.133	0.525	0.661	0.189	0.577
0.7	2.453	0.196	0.554	0.214	0.170	-0.677	0.199	0.151	-0.637	1.101	0.130	0.412	0.706	0.181	0.506
0.8	2.742	0.195	0.140	0.224	0.164	-0.595	0.209	0.148	-0.566	1.167	0.126	0.299	0.751	0.174	0.435
0.9	3.031	0.194	-0.289	0.234	0.158	-0.513	0.218	0.143	-0.495	1.230	0.123	0.185	0.794	0.167	0.363
1.0	3.319	0.192	-0.687	0.243	0.152	-0.430	0.227	0.138	-0.424	1.285	0.120	0.072	0.830	0.160	0.292
1.1	3.608	0.191	-0.989	0.252	0.147	-0.348	0.235	0.132	-0.353	1.331	0.117	-0.042	0.859	0.153	0.220
1.2	3.897	0.190	-1.157	0.260	0.141	-0.266	0.243	0.127	-0.282	1.371	0.114	-0.155	0.884	0.147	0.149
1.3	4.186	0.189	-1.215	0.268	0.137	-0.184	0.250	0.123	-0.211	1.406	0.111	-0.268	0.905	0.141	0.078
1.4	4.475	0.187	-1.206	0.275	0.134	-0.101	0.256	0.121	-0.140	1.439	0.108	-0.382	0.927	0.135	0.006
1.5	4.764	0.186	-1.167	0.282	0.131	-0.019	0.262	0.120	-0.068	1.473	0.105	-0.495	0.955	0.130	-0.065
1.6	5.053	0.185	-1.132	0.289	0.130	0.063	0.267	0.121	0.003	1.511	0.103	-0.609	0.989	0.125	-0.136
1.7	5.341	0.184	-1.118	0.295	0.129	0.146	0.271	0.123	0.074	1.555	0.100	-0.722	1.025	0.119	-0.208
1.8	5.630	0.183	-1.117	0.301	0.129	0.228	0.275	0.126	0.145	1.601	0.097	-0.835	1.059	0.115	-0.279
1.9	5.919	0.181	-1.121	0.307	0.128	0.310	0.279	0.129	0.216	1.649	0.095	-0.949	1.091	0.110	-0.351
2.0	6.208	0.180	-1.122	0.312	0.128	0.393	0.283	0.132	0.287	1.697	0.092	-1.062	1.121	0.105	-0.422
gAIC	546.185			-914.746			-1003.141			-218.723			-324.249		

注：LVM为左心室质量，IVSd为舒张末期的室间隔厚度，LVPWd为舒张末期的左心室后壁厚度，LVEDD为舒张末期的左心室大小，LVESD为收缩末期的左心室大小，gAIC为通用Akaike信息准则（又称赤池信息量准则），L-λ值，M-μ值，S-σ值；根据体重寻找对应的数值，使用如下公式计算Z评分：Z评分=[(LVM/M)L^{-1}]÷(L×S)。

表1-31-2 基于不同体重男婴左心室 M 超下的 Lambda、均数、标准差值[7]

体重/kg	LVM			IVSd			LVPWd			LVEDD			LVESD		
	M	S	L	M	S	L	M	S	L	M	S	L	M	S	L
0.4	1.366	0.257	-0.563	0.194	0.195	0.389	0.173	0.207	-0.737	0.847	0.151	-0.807	0.548	0.120	1
0.5	1.729	0.246	-0.492	0.204	0.188	0.268	0.182	0.190	-0.608	0.924	0.144	-0.764	0.599	0.120	1
0.6	2.092	0.236	-0.420	0.214	0.182	0.146	0.190	0.173	-0.479	1.001	0.138	-0.721	0.649	0.119	1
0.7	2.456	0.225	-0.348	0.225	0.175	0.025	0.199	0.157	-0.350	1.078	0.132	-0.677	0.701	0.119	1
0.8	2.823	0.214	-0.277	0.235	0.169	-0.097	0.207	0.143	-0.221	1.157	0.127	-0.634	0.757	0.119	1
0.9	3.200	0.202	-0.205	0.244	0.164	-0.218	0.215	0.131	-0.092	1.240	0.121	-0.591	0.816	0.118	1
1.0	3.583	0.190	-0.134	0.253	0.158	-0.340	0.224	0.122	0.037	1.317	0.116	-0.548	0.868	0.118	1
1.1	3.958	0.178	-0.062	0.262	0.153	-0.461	0.235	0.118	0.167	1.382	0.112	-0.504	0.907	0.118	1
1.2	4.318	0.168	0.009	0.269	0.147	-0.582	0.246	0.116	0.296	1.435	0.107	-0.461	0.933	0.117	1
1.3	4.663	0.160	0.081	0.277	0.142	-0.704	0.258	0.118	0.425	1.479	0.103	-0.418	0.951	0.117	1
1.4	4.992	0.155	0.152	0.283	0.137	-0.825	0.268	0.121	0.554	1.514	0.100	-0.374	0.967	0.116	1
1.5	5.305	0.151	0.224	0.289	0.133	-0.947	0.274	0.124	0.683	1.541	0.096	-0.331	0.983	0.116	1
1.6	5.603	0.149	0.295	0.294	0.128	-1.068	0.278	0.126	0.812	1.566	0.093	-0.288	1.003	0.116	1
1.7	5.889	0.148	0.367	0.298	0.124	-1.190	0.279	0.127	0.941	1.595	0.090	-0.244	1.030	0.115	1
1.8	6.164	0.148	0.438	0.300	0.120	-1.311	0.278	0.125	1.070	1.632	0.087	-0.201	1.062	0.115	1
1.9	6.430	0.149	0.510	0.302	0.115	-1.432	0.277	0.122	1.199	1.675	0.084	-0.158	1.098	0.115	1
2.0	6.690	0.151	0.581	0.303	0.111	-1.554	0.275	0.118	1.328	1.720	0.081	-0.115	1.135	0.114	1
gAIC	548.11			-908.968			-1018.491			-228.268			-346.066		

注：LVM 为左心室质量，IVSd 为舒张末期的室间隔厚度，LVPWd 为舒张末期的左心室后壁厚度，LVEDD 为舒张末期的左心室大小，LVESD 为收缩末期的左心室大小，gAIC 为通用 Akaike 信息准则（又称赤池信息量准则），L-λ 值，M-μ 值，S-σ 值；根据体重寻找对应的数值，使用如下公式计算 Z 评分：Z 评分 = [(LVM/M) L^{-1}] ÷ (L×S)。

【该患儿心肌肥厚改变的诊断】

患儿 D23 的心脏超声测量结果提示左室肥厚、左室流出道梗阻，IVSd = 3.6mm，LVPWd = 3.7mm，体重为 900g。参照图 1-31-3 进行计算，IVSd Z-Score = 2.5，LVPWd Z-Score = 3.3，提示存在左心肥厚改变，但尚未达到 AHA 发布的儿童 HCM 诊断标准。

31.2.2 超早产儿心肌肥厚改变的可能病因和流行病学特征

HCM 的病因多种多样，近 20 年关于儿童 HCM 的分类在不断变化。2019 年 AHA 将儿童 HCM 分为原发性及继发性两大类。原发性的 HCM 是由肌小节蛋白基因异常引起，为常染色体显性遗传性疾病；继发性 HCM 常常由其他全身性疾病或综合征引起，如先天性代谢性疾病、遗传综合征、内分泌异常性疾病等[6]。

新生儿心肌肥厚病理性改变同样可以由上述原因引起，如线粒体疾病、糖原贮积症、部分存在先天性胰岛素抵抗或高胰岛素的综合征（如先天性全身脂肪营养不良和矮妖精貌综合征）、努南综合征、伯-韦综合征、克斯提洛氏弹性蛋白缺陷症，早产儿因使用皮质类固醇所致心肌肥厚等[8-9]。

其中，糖尿病合并妊娠时，母体高血糖可导致胎儿同时出现高血糖及高胰岛素血症，引起巨大儿、胎儿生长受限、流产、早产、胎儿宫内窘迫、新生儿呼吸窘迫、新生儿低血糖等问题[10]，也可以导致胎儿出现 HCM 类似改变。其中由于母体糖尿病合并妊娠所致胎儿或新生儿出现 HCM 改变者，则属于内分泌异常所致的继发性 HCM 范畴[6]。

Cooper 等人发现在 1 型糖尿病合并妊娠和妊娠期糖尿病（gestational diabetes mellitus，GDM）母亲中，胎儿出现短暂性不对称室间隔（ventricular septum，IVS）肥厚的患病率约为 30%[11]，而 Palmieri 等报道妊娠期糖尿病孕妇胎儿出现 HCM 改变者达 54%[12]。因此，如遇糖尿病合并妊娠时，对于胎儿或新生儿超声出现心室肥厚改变者，须考虑到有可能是由母体糖尿病引起。

【该患儿心肌肥厚改变的可能病因】

孕母孕 18⁺周在广医三院的 OGTT 提示餐后 2h 血糖为 12.79mmol/L,根据 2014 年中华医学会妇产科学分会产科学组及中华医学会围产医学分会妊娠合并糖尿病协作组发布的《妊娠合并糖尿病诊治指南(2014)》定义[13],可诊断为孕前糖尿病(pre-gestational diabetes mellitus,PGDM),"糖尿病合并妊娠"诊断明确。对于糖尿病合并妊娠者,须对母体高血糖导致胎儿出现 HCM 改变进行鉴别。

HCM 多为不对称性左心室肥厚,以 IVS 增生为主,经典的超声表现下 IVSd/LVPWd ≥1.3,甚至可≥1.5,可见左室流出道梗阻、二尖瓣前叶收缩期向前运动(systolic anterior motion,SAM 征)。而本例 IVSd/LVPWd = 0.97,IVS 增生并不突出。患儿胎龄 25⁺⁶周,出生体重为 730g,经查询 2015 年朱丽等[14]发布的《中国不同胎龄新生儿出生体重曲线研制》,患儿出生体重处于 P50,为适于胎龄儿(AGA),出生体重与孕周相符,出生后亦未见低血糖等表现,呼吸窘迫较轻微并能以早产解释。家族史上其孪生胞妹无心肌肥厚异常。患儿出生后第 1 天、第 6 天的心脏超声检查亦未报告心肌肥厚。综上所述,不能排除为后天因素导致患儿出现心肌肥厚。根据文献显示,早期应用全身性糖皮质激素(地塞米松)治疗 BPD,同样可能引起新生儿暂时性 HCM 改变[3,15-16]。本病例在第 17 天起开始使用氢化可的松防治 BPD[17],考虑心肌肥厚与糖皮质激素副作用有关。

31.2.3 妊娠合并糖尿病与超早产儿心肌肥厚的治疗与随访

糖尿病母亲所生婴儿生后出现的心肌肥厚及左室流出道梗阻大多可在数月到 1 年内消退[18],往往无需治疗,可根据首次心脏超声结果的严重程度定期复查。如遇消退不明显者,要考虑到心肌肥厚可能由其他因素引起,需要进一步评估临床症状、发育情况及系统的体格检查,必要时完善血液生化、遗传代谢、基因、心电图以及其他心脏影像学检查。

对有明显症状的心肌肥厚及左室流出道梗阻者,目前并无特效治疗药物,常以对症治疗为主[8]。处理原则是改善心脏舒张功能及流出道梗阻程度。临床上主要应用 β 受体阻滞剂、钙通道阻滞剂等改善心脏舒张功能及顺应性;应注意避免使用正性肌力药物和强力利尿剂;如出现心律失常,可使用抗心律失常药[1,3]。

【本例患儿的后续处理及预后】

患儿按原计划逐渐减量氢化可的松并停用,并予输注人血白蛋白纠正低蛋白血症、输注浓缩红细胞改善贫血、口服布洛芬促进动脉导管闭合、营养支持等综合治疗,未使用 β 受体阻滞剂、钙通道阻滞剂等治疗心肌肥厚及流出道梗阻。数天后患儿循环较前改善,腹胀缓解。后续曾再次出现肺部感染,予机械辅助通气及抗感染治疗 2 周,第 32 天达全肠内营养。住院期间,因双眼发生早产儿视网膜病行玻璃体腔注药术(雷珠单抗)。第 70 天患儿复查心脏超声,未见有心肌肥厚等改变。第 94 天转入母婴同室,继续予喂养指导和对症支持治疗。患儿经住院治疗 108 天后(矫正胎龄 41 周),顺利出院,体重 2.3kg,新生儿 NBNA 评分 37 分。

31.3 小结

妊娠合并糖尿病孕妇诱发胎儿及新生儿出现 HCM 的风险较高,甚至在血糖控制良好的糖尿病孕妇中同样可观察到胎儿出现心肌肥厚改变[19]。高胰岛素血症引起HCM的新生儿大多无明显症状，仅有小部分可以观察到临床症状及体征。因此，建议对有相关高危因素的新生儿进行常规心脏超声检查。对妊娠糖尿病母亲所生的新生儿，如同时出现拒奶、呼吸窘迫、循环灌注不良、心律失常或心脏杂音表现，应考虑到HCM的可能。目前新生儿HCM的诊断多依赖心脏超声检查，但尚未有专门针对新生儿，尤其是早产儿的权威超声诊断标准。心肌肥厚的具体原因常依靠儿科、产科及超声科医生进行多学科会诊，并需要进行仔细的鉴别诊断。大部分高胰岛素血症引起的新生儿HCM改变，可以在分娩后数月到1年内消退。新生儿HCM无特异性治疗药物，应尽量避免使用正性肌力药物及强力利尿剂，必要时可以予β受体阻滞剂及其他可改善心脏顺应性的药物治疗；如出现心律失常，可使用抗心律失常药。

【参考文献】

[1] 杨思源. 小儿心脏病学[M]. 4版. 北京：人民卫生出版社，2012.

[2] ELMEKKAWI S F, MANSOUR G M, ELSAFTY M S, et al. Prediction of fetal hypertrophic cardiomyopathy in diabetic pregnancies compared with postnatal outcome[J]. Clin. Med. Insights Womens Health, 2015, 8: 39-43.

[3] 邵肖梅, 叶鸿瑁, 丘小汕. 实用新生儿学[M]. 5版. 北京：人民卫生出版社，2018.

[4] WAY G L, WOLFE R R, ESHAGHPOUR E, et al. The natural history of hypertrophic cardiomyopathy in infants of diabetic mothers[J]. J. Pediatr., 1979, 95(6): 1020-1025.

[5] VINCENT M, BENBRIK N, ROMEFORT B, et al. Three patients presenting with severe macrosomia and congenital hypertrophic cardiomyopathy: a case series[J]. J. Med. Case Rep., 2017, 11(1): 78.

[6] LIPSHULTZ S E, LAW Y M, ASANTE-KORANG A, et al. Cardiomyopathy in children: classification and diagnosis: a scientific statement from the American Heart Association[J]. Circulation, 2019, 140(1): e9-e68.

[7] CHOUDHRY S, SALTER A, CUNNINGHAM T W, et al. Normative left ventricular M-mode echocardiographic values in preterm infants up to 2kg[J]. J. Am. Soc. Echocardiogr., 2017, 30(8): 781-789.

[8] PAAUW N D, STEGEMAN R, DE VROEDE MAMJ, et al. Neonatal cardiac hypertrophy: the role of hyperinsulinism-a review of literature[J]. Eur. J. Pediatr., 2020, 179(1): 39-50.

[9] SEOK H, OH J H. Hypertrophic cardiomyopathy in infants from the perspective of cardiomyocyte maturation[J]. Korean Circ. J., 2021, 51(9): 733-751.

[10] 谢幸, 孔北华, 段涛. 妇产科学[M]. 9版. 北京：人民卫生出版社，2018.

[11] COOPER M J, ENDERLEIN M A, TARNOFF H, et al. Asymmetric septal hypertrophy in infants of diabetic mothers. Fetal echocardiography and the impact of maternal diabetic control[J]. Am. J. Dis. Child., 1992, 146(2): 226-229.

[12] PALMIERI C R, SIMÕES M A, SILVA J C, et al. Prevalence of hypertrophic cardiomyopathy in fetuses of mothers with gestational diabetes before initiating treatment[J]. Rev. Bras. Ginecol Obstet, 2017, 39(1): 9-13.

[13] 杨慧霞. 妊娠合并糖尿病诊治指南(2014)[J]. 中华妇产科杂志，2014, 49(8): 561-569.

[14] 朱丽, 张蓉, 张淑莲, 等. 中国不同胎龄新生儿出生体重曲线研制[J]. 中华儿科杂志，2015, 53(2): 97-103.

[15] WERNER J C, SICARD R E, HANSEN T W, et al. Hypertrophic cardiomyopathy associated with

dexamethasone therapy for bronchopulmonary dysplasia[J]. J. Pediatr., 1992, 120(2 Pt 1): 286-291.

[16] DOYLE L W, CHEONG J L, EHRENKRANZ R A, et al. Early (<8 days) systemic postnatal corticosteroids for prevention of bronchopulmonary dysplasia in preterm infants[J]. Cochrane Database Syst. Rev., 2017, 10(10): CD001146.

[17] ONLAND W, OFFRINGA M, COOLS F, et al. Systemic hydrocortisone to prevent bronchopulmonary dysplasia in preterm infants (the SToP-BPD study): a multicenter randomized placebo controlled trial[J]. BMC Pediatr., 2011, 11: 102.

[18] Gleason C A, Juul S E. Avery's Diseases of the Newborn[M]. 10th ed., Elsevier Health Sciences, 2017.

[19] Weber H S, Copel J A, Reece E A, et al. Cardiac growth in fetuses of diabetic mothers with good metabolic control[J]. J. Pediatr., 1991, 118(1): 103-107.

下 编

疑难危重妊娠合并糖尿病的问答式病例分析

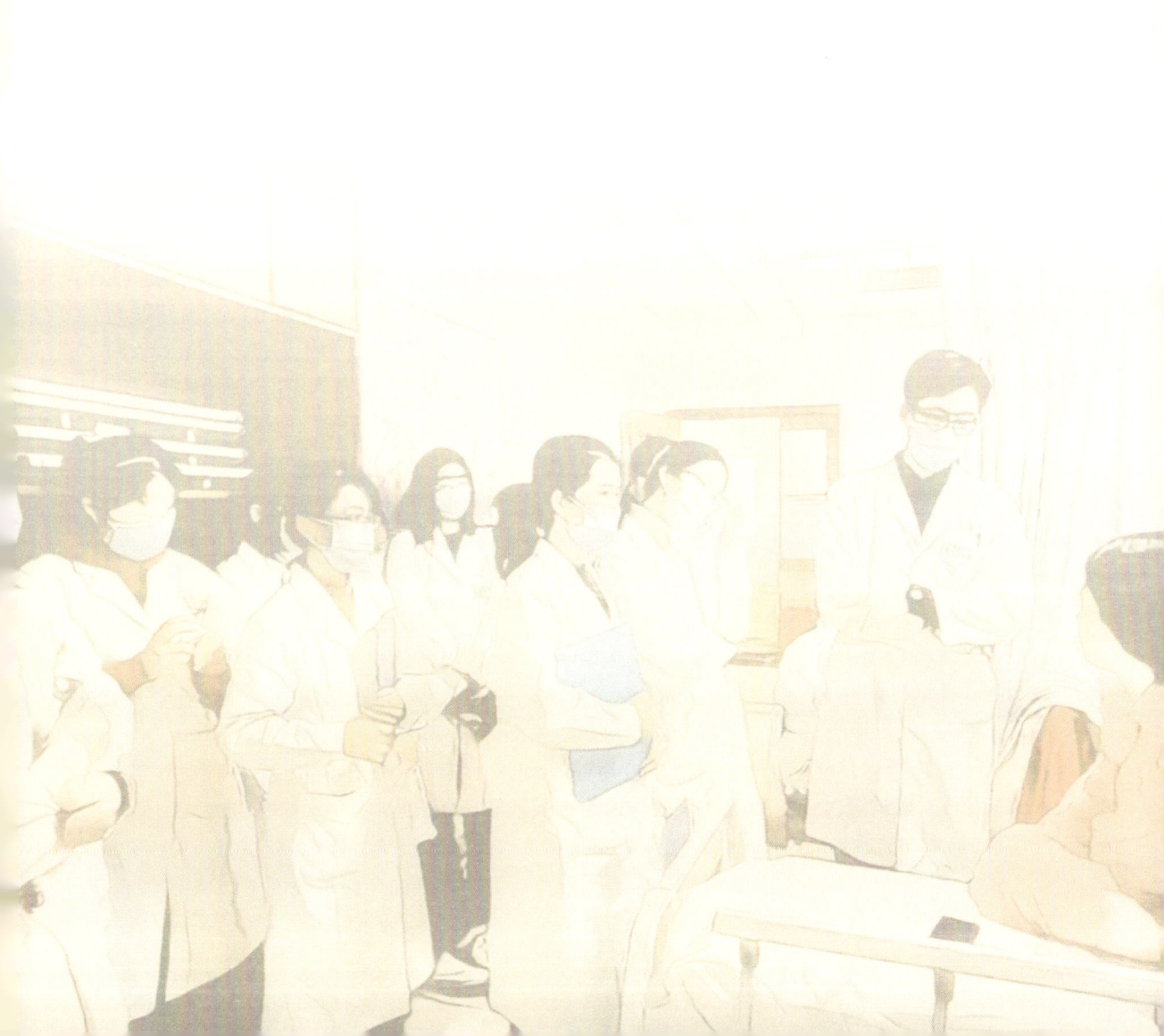

1 规培医师妊娠期糖尿病的规范管理及多囊卵巢综合征合并妊娠期糖尿病

王子莲　陈海天　李映桃

妊娠期糖尿病(gestational diabetes mellitus，GDM)指在妊娠期间首次发生或发现的糖代谢异常，通常发生于妊娠中晚期，是一种常见的妊娠并发症，GDM 患者糖代谢异常大多数产后能恢复正常，但将来患 2 型糖尿病机会增加。妊娠合并糖尿病中 90% 以上为 GDM。我国 GDM 发病率高达 17.5%～18.9%，且随着肥胖和久坐的生活方式的流行，在全球范围内，GDM 在育龄期女性中有逐年上升和年轻化趋势。GDM 与近远期不良母儿结局密切相关，如巨大儿、宫内窘迫以及远期增加母儿患糖尿病、肥胖、心血管疾病等的风险，成为影响人类健康最重要的疾病之一。

GDM 的高危因素众多且复杂，与孕妇肥胖、高龄、糖尿病家族史、有多囊卵巢综合征、甲减、糖耐量异常的病史、既往有巨大儿分娩史、维生素 D 缺乏、久坐、不良饮食、乙肝表面抗原携带、α-地中海贫血基因携带、孕期高糖化血红蛋白水平等有关。GDM 的发生也受地域、人群、生活习惯等因素影响。GDM 的规范诊治，可改善妊娠预后[1]。

1.1 妊娠期糖尿病的病史采集和病例规范

患者，女，38 岁，既往有多囊卵巢综合征病史，平素月经周期不规则，月经周期 40～60 天。因"停经 30^{+3} 周，发现血糖异常 1 月余"于门诊就诊。孕 1 产 0。本次妊娠为自然受孕。外院规律产检，停经 13^{+3} 周 B 超提示宫内早孕如孕 12^{+1} 周，NT1.5mm。孕妇否认内外科疾病或其他除 GDM 以外妊娠期特有疾病。停经 16 周行 NIPT 检测提示：18、21、13-三体均为低风险。停经 22^{+3} 周行三级超声检查提示：宫内妊娠，如孕 21 周，胎儿结构未见明显异常。停经 23 周于外院行口服葡萄糖耐量测试检查示：5.1mmol/L—9.5mmol/L—9.1mmol/L，予调节饮食及运动控制血糖，孕期监测空腹血糖浓度波动于 4.2～5.6mmol/L，餐后 2h 血糖浓度波动于 6.1～8.7mmol/L。停经 30 周产科超声提示宫内妊娠，如孕 30^{+5} 周，羊水最大深度 83mm。孕期增重 15kg。因妊娠期糖尿病，血糖控制欠佳，于内分泌科门诊就诊。

入院体格检查：体温 36℃，心率 85 次/min，呼吸 20 次/min，血压 138/85mmHg；身高 160cm，孕前体重 75kg，目前体重 90kg。神清，一般情况好，甲状腺不大，心率 85 次/min，律齐。双肺呼吸音清，腹部呈纵椭圆形，肝脾肋下未及，下肢无水肿。产科检查：宫高 31cm，腹围 115cm，单胎，胎心音 145 次/min，无宫缩，头先露。

问题 1　如何通过病史采集，获取与诊治相关的临床信息？

1. 预产期的核查与修正

接诊 GDM 孕妇后，核对孕周及基本情况是基础工作，进而全面掌握该孕妇孕期情况，同时也为后续评估胎儿发育相关指标，提供确切的标准。因此我们需要询问病史，采集更为详细的信息。传统估算预产期的方法为依靠末次月经(停经前，月经来潮的第一日)，且基于妇女月经规律，月经周期按照28d的情况下，最终预产期为280d。但通过末次月经推算孕龄是有缺陷的，因为很多妇女月经周期不一、月经紊乱、排卵时间变异，造成这种方法评估预产期的可靠性不佳。因此，必须结合早孕期(孕14周前)B超检查以判断并核实孕龄。且该患者为高龄初产妇，自然受孕，既往月经不规则，孕早期超声检查提示胎儿发育与孕周不相符，因此需要纠正该孕妇孕周及预产期。

重新核对孕周后，可以根据以下几点，确定排卵期、孕周及预产期：

(1) 月经周期：医生使用的是内格勒规则(Naegele rule)，为全世界通用的预产期概算法，由末次月经的第一天推算，月份减3或加9，日数加7。

(2) 排卵期：基础体温升高日为排卵/受精日。

(3) 受精卵植入时间：胚胎受精日及移植的准确时间。

(4) 末次性生活时间：联合超声或HCG值。

(5) 早孕反应开始时间：一般在孕6～8周。

(6) 首次妊娠试验阳性时间：对有多次妊娠试验结果者，由阴性转阳性的日期。

(7) 超声：大量研究表明，在自然受孕的妊娠早、中期(≤23周)，精确、高质量的超声检查比"确切的"月经日期更能准确地确定孕周，是评估孕周和预产期的最理想方法。当头臀长10～84mm时，将其用于确定孕周的可信度及可重复性最佳。若孕期小于9周时，根据超声测得的头臀长推算出的孕周与根据末次月经推算出的孕周相差超过5d；或在妊娠孕期大于或等于9周而小于14周时，相差超过7d，则应以超声检查确定的孕周为准。若末次月经不清楚，则应根据超声检查结果确定孕周。孕20周前通过测量双顶径(BPD)、胎儿小脑径等也可估计孕周。利用妊娠中晚期超声确定孕周，须联合考虑双顶径、头围、腹围和股骨长度等4项参数。

(8) 胎动开始时间：一般在孕16～18周开始有胎动。

【本例患者核实病史】
根据孕期筛查NT超声，将预产期延后一周，就诊门诊时核实并纠正孕周为29^{+3}周。

2. 高危因素相关病史

GDM的高危因素包括：①孕前超重、肥胖，BMI体重指数大于$24kg/m^2$为超重；②年龄≥35岁；③饮食高糖、高脂；④孕期缺乏运动；⑤孕期体重增长过快；⑥孕前多囊卵巢综合征(PCOS)；⑦有糖尿病史、妊娠糖尿病病史及糖尿病家族史；⑧有异常妊娠分娩史(巨大儿、胎儿畸形、流产史等)；⑨妊娠期反复出现阴道炎或泌尿系统感染；⑩妊娠早期尿糖，或空腹尿糖呈阳性[1]。

面对众多的GDM高危因素，应补充询问在妊娠前体重，日常工作是否需要久坐，有无不良生活习惯，如喜食甜食、吸烟等；有无糖尿病家族史，多囊卵巢病综合征(PCOS)病史，甲减、糖耐量异常等病史；有无乙肝表面抗原携带病史、α-地中海贫血基因携带等病史。结合孕妇体重增长过快，孕妇孕早期、中期摄入过量的能量和营养物质，体内营养过剩，导致孕早期、中期体重增长过度，同时增加机体代谢负担。该孕妇为高龄孕妇，随着年龄的增加，胰岛代偿能力可能会逐渐减弱，从而影响血糖。若该孕妇父母或兄弟姐妹患有糖尿病，孕妇发生妊娠期糖尿病的风险增高，同时也可以据此推测该孕妇一级女性亲属中患 GDM 风险也相应增加。该孕妇再次妊娠时 GDM 复发率高达 33%～69%。若孕妇既往月经不规则，月经周期长，应关注其是否有 PCOS 病史，因患有 PCOS 女性妊娠后易发生 GDM，GDM 孕妇产后 PCOS 的发生风险增加。分析其原因后考虑这可能与易感基因存在相关性，均存在胰岛素抵抗。

【本例患者核实病史】
GDM 高危病史：既往有多囊卵巢综合征病史。

问题 2　为进一步的临床处理，体格检查的注意事项是什么？

根据孕妇身高和体重，可以计算出孕妇目前的体重指数 BMI $35kg/m^2$，属于肥胖型孕妇，结合孕妇孕期增重 15kg，孕前体重为 75kg，孕前 BMI $29kg/m^2$，孕前已属于超重。BMI 与身体脂肪含量呈显著正相关，可反映出身体的肥胖程度，其是 GDM 的独立危险因素。妊娠期体质量上升太快易诱发 GDM，并且容易加重胰岛素抵抗现象，甚至超过生理性范围，导致高胰岛素血症发生，又会导致体质量上升，形成恶性循环体系。孕期 BMI 与 GDM 发病密切相关，BMI 越高，体质量增长越快，患 GDM 的风险越大。因此该孕妇应在孕前接受良好宣教，控制体重。建议超重妇女妊娠期间体重增加 7.0～11.5kg，肥胖妇女 5.0～9.0kg，同时需要注意调节饮食结构及适当运动。其次须重视孕妇的生命体征，尤其是血压、心率等，该孕妇有肥胖、GDM，易出现妊娠期高血压疾病，因此孕期注意监测血糖同时也要注意血压情况。另外产科检查宫高和腹围，也是产科医生关注重点，可以通过测量宫高和腹围来评估胎儿的大小。该孕妇宫高明显高于相应孕周。GDM 孕妇易出现巨大胎儿和羊水过多，进而出现宫高及腹围大于相应孕周；但 GDM 孕妇若合并肥胖症，通常腹壁较肥厚，腹围无法准确反映胎儿体重及羊水情况，且用于估测胎儿体重的特异性和敏感性均很低。查体时须注意孕妇视物有无模糊，甲状腺是否存在肿大，眼睑、双下肢有无水肿，明确是否有其他内科合并症以及 GDM 并发症等情况。

【本例患者体格检查】
暂时未发现妊娠期高血压疾病、羊水过多、感染等内科合并症以及 GDM 并发症。

问题 3　在母儿监护方面，需行哪些辅助检查？

辅助检查主要有母体内科合并症以及 GDM 并发症相关检查、血糖监测和胎儿健康状况监测。

1. 血糖监测的方法及分类

血糖监测按监测地点分：医院内血糖监测和家庭内自我血糖监测（self-monitoring of blood glucose，SMBG）；按监测指标分：点值血糖监测、糖化血红蛋白（glycosylated hemoglobin A1c，HbA1c）监测、糖化血清蛋白监测（glycated albumin，GA）和持续的动态血糖监测（continuous glucose monitoring，CGM）等。临床上常用血糖监测方法包括 SMBG、HbA1c、GA 和 CGM。

（1）自我血糖监测。

自我血糖监测指监测空腹和餐后血糖以达到最佳血糖水平，孕期血糖控制目标建议为空腹血糖浓度 <5.3mmol/L（95mL/dL）、餐后 1h 血糖浓度 <7.8mmol/L（140mL/dL）、餐

后 2h 血糖浓度 <6.7mmol/L(120mL/dL)。SMBG 操作简单易学，可帮助产科医生随时掌握孕妇血糖情况，及时制定出个体化诊疗方案；反映实时血糖浓度，尽早发现高血糖，尽早处理，预防低血糖；评估饮食、活动及降糖药对血糖的影响程度；提高孕妇主动性，主动参与血糖管理。妊娠期孕妇、血糖控制不良或不稳定者以及妊娠期应用胰岛素治疗者，应每日监测血糖 7 次，包括三餐前 30min、三餐后 2h 和夜间血糖。血糖控制稳定者，每周应至少行血糖轮廓试验 1 次，根据血糖监测结果及时调整胰岛素用量。不需要胰岛素治疗的孕妇，在随诊时建议每周至少监测 1 次全天血糖，包括末梢空腹血糖浓度及三餐后 2h 末梢血糖浓度共 4 次。GDM 的目标血糖为：空腹血糖浓度 3.9～5.3mmol/L，餐后 1h 血糖浓度 6.1～7.8mmol/L，餐后 2h 血糖浓度 5.6～6.7mmol/L。

(2) 糖化血红蛋白监测。

糖化血红蛋白是血中葡萄糖与红细胞血红蛋白结合的产物，可反映孕妇检测前 8 周～12 周的血糖控制情况，且不受每天血糖浓度波动的影响。血糖浓度越高，糖化血红蛋白越高。研究发现，在妊娠早期 HbA1c 水平低于 6%～6.5% 的胎儿不良结局发生率最低，妊娠中晚期 HbA1c 水平 <6% 大于胎龄儿、早产和子痫前期的风险最低。ADA 指南指出，HbA1c 应作为妊娠期血糖控制的第 2 项指标，建议 GDM 妇女的 HbA1c 水平控制在 <5.5%。由于孕期红细胞转换及血糖指数的变化，须更频繁地监测 HbA1c 水平，建议 1 个月 1 次。

(3) 持续动态血糖监测。

持续动态血糖监测能反映常规血糖监测所不能显示的血糖变化及波动范围，能全面、真实地反映 GDM 孕妇各时段血糖浓度，及时提供孕妇血糖信息(比如发现无自觉症状的反复低血糖发作、黎明现象和高血糖的峰值)，以便产科医生根据孕妇血糖浓度波动的情况，制订有效的饮食指导、运动计划和治疗方案，使糖尿病的管理更加精细化。作为在餐前和餐后对血糖自我监测外的补充检查措施，持续动态血糖监测有助于达到糖尿病和孕期的 HbA1c 控制目标，但 CGM 指标不能代替自我血糖监测以实现最佳的餐前和餐后血糖目标，且价格昂贵。CGM 优势是避免 SMBG 的针刺疼痛，同时可储存孕妇的运动、饮食，有利于全面分析孕妇的血糖水平，更有利于的血糖控制。对于本例 GDM 孕妇，其已通过调节生活方式控制血糖，但效果仍不理想，可以通过血糖自我监测结合 CGM，全面掌握孕妇目前血糖情况，有效制定下一步诊治措施。

(4) 糖化白蛋白(glycated albumin, GA)监测。

糖化白蛋白监测是葡萄糖和白蛋白赖氨酸残基发生反应形成的非酶促糖基化产物，形成量与血糖浓度密切相关，不受饮食、药物、贫血或蛋白量变化等因素的影响，是反映孕妇 2～3 周平均血糖浓度的指标，较 HbA1c 水平反映周期更短，在治疗效果确认及临床用药调整方面更具优势。作为一种新的血糖检测方法，目前国内外还未形成统一的参考值。

2. 尿酮体

监测尿酮体可及时发现孕妇碳水化合物或能量摄取不足如饥饿、妊娠剧吐或高血糖，也是早期糖尿病酮症酸中毒的一项敏感指标，GDM 孕妇出现不明原因恶心、呕吐、乏力等不适或者血糖控制不理想时应及时监测尿酮体。当孕妇糖代谢发生障碍，脂肪分解增加，酮体生成增多；当体内酮体血浓度超过肾阈值(70g/L)时，患者就会产生酮尿。因此尿酮体检测是 GDM 孕妇产检的常规项目。GDM 孕妇出现尿酮体阳性时，须考虑妊娠期糖尿病、糖尿病酮症酸中毒的可能，但也应注意排除妊娠期呕吐、饥饿造成的机体代谢紊乱可能，及时采取有效处理措施。

3. 血脂组合

临床意义：(1) 评估胰岛素抵抗情况；(2) 预测不良妊娠结局。GDM 孕妇易出现血脂代谢紊乱。正常孕妇妊娠期血脂升高，尤其是妊娠晚期血脂水平显著升高是母胎优先向胎儿供给葡萄糖和氨基酸的适应性改变；但 GDM 孕妇孕期甘油三酯（TG）水平明显升高（WMD 30.9，95% CI 25.4～36.4），妊娠中、晚期的 HDL-C 水平显著降低（妊娠中期 WMD-4.6，95% CI-6.2～-3.1；妊娠晚期 WMD-4.1，95% CI-6.5～-1.7），且有研究表明妊娠早期血脂异常升高与不良妊娠结局相关。

4. 眼科检查

眼底检查应警惕增生性视网膜病变和玻璃体出血，注意眼底动静脉比例。

5. 超声

超声检查是妊娠期最广泛应用的影像学检查方法，具有无创、无辐射和动态直观、简单等特点。仅通过超声探头扫描孕妇腹部，可对孕妇胎儿及宫内情况予以清晰监测，可及时发现母胎异常情况。对胎儿双顶径、股骨长等的测量多用于妊娠期对胎儿体重及孕周的估算，对羊水厚径的测量可以间接反映羊水情况。GDM 孕妇易出现大于胎龄儿、巨大胎儿、羊水过多、胎儿发育异常甚至出现死胎等。巨大胎儿产前超声检查常提示肝脏长度、头围指标高于正常胎儿。肝脏对高血糖反应灵敏度高，巨大胎儿肝脏在孕 24～28 周发育速度明显加快，因此临床将胎儿肝脏长度作为评估妊娠期糖尿病的巨大胎儿重要依据。其主要原因是肝脏负责胎儿体内物质代谢，过多的营养物质供给极易导致肝脏转化糖原量增加，大量糖原聚集引发肝脏长度增加。GDM 孕妇妊娠 11～14 周时子宫螺旋动脉的收缩期和舒张期流速均低于正常孕妇，而 RI、PI 和 S/D 均高于正常孕妇，通过监测孕早期孕妇的子宫螺旋动脉参数可较早了解 GDM 孕妇的胎盘灌注情况，尽早发现孕妇子宫内胎盘血流灌注异常情况，可作为妊娠结局预测的重要指标。对于血糖控制不佳和使用胰岛素治疗的孕妇应每 2～4 周进行 B 超检查并根据超声或体格检查结果进行胎儿生长评估以在早期识别巨大儿，若怀疑胎儿生长受限（Fetal Growth Restriction，FGR）则应增加检查频率。另外通过腹部超声及超声心动图可以了解 GDM 孕妇心脏、肝、胆、胰、脾、双肾等腹部脏器受累情况。

6. 胎心监测

可根据孕妇及胎儿发育情况决定，若合并 FGR 或其他高危因素应尽早行胎心监测。

7. 尿蛋白定性及定量检验

正常孕妇尿常规（试纸法）结果为微量或 1+蛋白。定量检测提示 24h 尿蛋白定量<0.3g[尿蛋白定量-肌酐比值（PCR）<30mg/mmol]。

> 【本例患者的母儿监护和处置】
> 入院血压处于临界状态，应注意后续监测血压同时应注意尿蛋白情况，微量尿蛋白可能被忽视。尿常规中尿蛋白为 1+，须进一步完善中段尿检查和尿蛋白-肌酐比值测定。注意尽早发现相关合并症，做到早诊断、早治疗。微量血糖的监测方案：第一周建议每日测量血糖 7 次，包括 3 餐前 30min、餐后 2h 和夜间血糖；第二周血糖控制稳定后，建议每周测量 1～2 次全天血糖，包括空腹血糖及 3 餐后 2h 血糖共 4 次。孕 28 周后，每 2 周进行尿液分析，注意尿蛋白、尿糖和尿白细胞等情况。

问题4 GDM 的筛查和诊断标准是什么？

与正常非孕妇相比，妊娠期葡萄糖代谢发生显著变化，空腹血糖浓度降低而餐后葡萄糖负荷增加，孕妇血浆葡萄糖水平随妊娠进展而降低，空腹血糖约降低10%。GDM 通常表现为妊娠期慢性胰岛素抵抗导致胰岛素分泌相对不足所致，与2型糖尿病类似。虽然空腹血糖水平随着妊娠的进展而下降，但由于胰岛素介导的葡萄糖利用受损、内源性葡萄糖来源抑制和胰岛素分泌第一时相增加不足，进食后的血糖浓度波动更大且持续时间更长，这些机制的恶化导致了GDM 的发生。

目前对于GDM 的诊断方法及诊断标准在国际上尚未统一。诊断方法有一步法[使用75g 口服葡萄糖耐量试验（oral glucose tolerance test，OGTT）]和两步法（50g 葡萄糖负荷试验筛查，筛选阳性后使用100g OGTT）。国内目前采用一步法。

1. 一步法

对所有既往无糖尿病史的孕妇，在妊娠24～28周行75g 口服葡萄糖耐量试验，根据空腹、服糖后1h 或2h 的血糖浓度中的任何一项异常便可诊断为GDM，即空腹血糖浓度≥5.1mmol/L（92mg/dL），服糖后1h 血糖浓度≥10.0mmol/L（180mg/dL），服糖后2h 血糖浓度≥8.5mmol/L（153mg/dL）。

因仅有1个异常值时即作出GDM 诊断，一步法可能会显著增加GDM 的发生率，GDM 发生率从5%～6% 增至15%～20%。

2. 两步法

妊娠24～28 周时，先行50g 葡萄糖负荷试验（不需空腹）进行初筛，测定餐后1h 血糖，如结果高于7.2mmol/L、7.5mmol/L 或7.8mmol/L（根据地区调整），则再行空腹状态下100g OGTT。100g OGTT 采用Carpenter 和Coustan 标准，2项或2项以上超过阈值可诊断GDM。具体阈值为空腹血糖5.3mmol/L（95mg/dL），服糖后1h、2h、3h 分别为10.0mmol/L（180mg/dL）、8.6mmol/L（155mg/dL）和7.8mmol/L（140mg/dL）。

"两步法"葡萄糖负荷试验 50g 葡萄糖负荷试验进行初筛，不需空腹，易开展，从更高诊断界值开始治疗GDM，降低了巨大儿、大于胎龄儿和肩难产的发生率，同时不会增加小于胎龄儿的出生率。

【**本例患者采用的诊断标准和疾病严重度分级**】

1. 采用目前临床常用一步法75g OGTT 诊断标准

(1) 尚未被诊断为PGDM 或GDM 的孕妇，在妊娠24～28周及28周首次就诊时行75g 口服葡萄糖耐量试验后空腹及服糖后1h、2h 的血糖值分别低于5.1mmol/L、10mmol/L、8.5mmol/L。任何一点血糖值达到或超过上述标准即诊断为GDM。

(2) 孕妇具有GDM 高危因素或在医疗资源缺乏地区，建议妊娠24～28周首先检查空腹血糖FPG。若FPG≥5.1mmol/L，直接诊断为GDM。

2. 产科主张对妊娠期糖尿病分级，一般采用White 分类法

A 级：妊娠期诊断的糖尿病。

A1 级：经控制饮食，空腹血糖浓度<5.3mmol/L，餐后2h 血糖浓度<6.7mmol/L。

A2 级：经控制饮食，空腹血糖浓度≥5.3mmol/L，餐后2h 血糖浓度≥6.7mmol/L。

本例孕妇一步法OGTT结果提示5.1mmol/L—9.5mmol/L—9.1mmol/L，可明确诊断为妊娠期糖尿病，孕期监测空腹血糖浓度波动于4.2～5.6mmol/L，餐后2h血糖浓度波动于6.1～8.7mmol/L。孕妇目前血糖控制欠佳，属于妊娠期糖尿病A2级。该孕妇就诊门诊前，已行调节饮食及运动疗法控制血糖，应仔细询问孕妇饮食结构及运动情况，在明确诊断的同时为下一步治疗提供基础。

3. 特别注意临床的鉴别诊断

糖尿病合并妊娠（presentational diabetes mellitus，PGDM）包括孕前1型和2型糖尿病。符合以下2项中任意一项者，可确诊为PGDM：

(1) 妊娠前已确诊为糖尿病的患者。

(2) 妊娠前未进行过血糖检查的孕妇，但存在糖尿病高危因素者，首次产前检查提示应明确是否存在PGDM。

①空腹血糖（fasting plasma glucose，FPG）浓度≥7.0mmol/L。

②OGTT提示服糖后2h血糖浓度≥11.1mmol/L

③HbA1c水平≥6.5%，但不推荐妊娠期常规依据HbA1c水平进行糖尿病筛查。

【本例患者的诊断】

本例孕妇为高龄初产妇，入院确诊GDM，注意GDM孕妇常合并肥胖，注意孕妇BMI，勿漏诊妊娠合并肥胖症。该孕妇查体宫底高度及腹围大于同期孕周，超声提示羊水最大深度83mm，可诊断羊水过多。羊水过多病因复杂，包括胎儿疾病、多胎妊娠、胎盘脐带病变、妊娠合并症。其中妊娠合并症中GDM羊水过多发病率13%～36%。母体高血糖导致胎儿血糖增高，产生高渗性利尿，并使胎盘胎膜渗出增加，导致羊水过多。该孕妇年龄大于35岁，属于高危孕妇，唐氏综合征的风险率为1/380，有明确产前诊断指征，但该孕妇未行产前诊断。目前超声提示羊水过多，除考虑GDM影响外，不能忽视合并胎儿发育异常可能，应与孕妇及家属交代相应风险，超声严密监测胎儿发育情况时尤其注意消化系统及神经系统情况，必要时可行产前诊断及宫内感染相关检查。

1.2 规培医师需掌握的妊娠期糖尿病的围产期规范管理

问题5 妊娠期糖尿病孕妇如何管理？

为所有糖尿病妇女提供的糖尿病自我管理指导，包括提供支持性教育课程指导（涵盖知识教育和技能指导）、个性化指导及提供符合当地文化的教育资料。GDM最重要的干预措施为改变不当的生活方式：提供个体化的饮食方案，建议适当的、有规律的、个体能够适应的运动。70%～85%的GDM孕妇可通过调节饮食、适当运动、改变生活方式良好控制血糖。

1. 个体化的饮食方案

GDM孕妇饮食需通过摄入足够的能量以确保孕妇和胎儿的健康、达到血糖控制目标，同时注意维持孕期适宜增重水平。关于GDM孕妇膳食参考摄入量（dietary reference intakes，DRI），推荐每天至少摄入175g碳水化合物、71g蛋白质和28g膳食纤维，限制膳食中饱和脂肪酸的比例。每日摄入总能量计算公式=[身高(cm)-105]×30(kcal/d)～35(kcal/d)。孕妇BMI为小于18.5kg/m²，每天摄入总热量为35～40kcal/kg；BMI为

18.5～24.9kg/m², 每天摄入总热量为 30～35kcal/kg; BMI 为 25～29.9kg/m², 每天摄入总热量为 25～30kcal/kg; 肥胖者为 BMI≥30kg/m², 每天总热量的摄入较孕前减少30%, 但每天不应低于 1600～1800kcal。早孕期应保证每日摄入总能量不低于 1500kcal, 补充叶酸; 妊娠中、晚期在早孕期基础上平均依次再增加约 200kcal/d, 中孕期注意每天增 200g 奶, 使总摄入量达到 500g/d, 增加鱼、禽、蛋、瘦肉共 50g。孕晚期再增加 75g, 最好每周食用深海鱼 2 次～3 次。妊娠晚期不低于 1800kcal/d。多胎妊娠孕妇, 应在单胎基础上每日适当增加 200kcal 摄入量。GDM 孕妇应注意少量多餐、定时定量的原则。早、中、晚三餐的能量分别占总摄入量的 10%～15%、30%、30%, 每次加餐能量控制在 5%～10%。食物类型注意选用升糖指数(GI)低、纤维含量高的食物。采用健康的烹饪方式, 减少精加工、高糖、高脂、高盐及低纤维食物的摄入。推荐每日纤维摄入量为 25～30g, 种类包括粗杂粮、水果、蔬菜和藻类等。推荐低 GI 的全谷类食物: 如糙米、燕麦、大麦、豆类等。饮食碳水化合物摄入量占总能量的 50%～60% 为宜, 尽量避免食用蔗糖等精制糖。脂肪摄入量占总能量 25%～30%。应适当限制饱和脂肪酸含量高的食物, 如动物油脂、红肉类、全脂奶制品等。蛋白质的推荐摄入占总能量的 15%～20%, 蛋白的种类以优质蛋白为主, 但不推荐高蛋白饮食减重。膳食纤维推荐每日摄入量 25g～30g, 包括水果中的果胶、海带和紫菜中的藻胶、某些豆类中的胍胶和魔芋粉等, 其具有控制餐后血糖上升程度、改善葡萄糖耐量和降低血胆固醇的作用。饮食中可多选用富含膳食纤维的燕麦片、荞麦面等粗杂粮, 以及新鲜蔬菜、水果、藻类食物等。注意确保摄入充足的维生素和矿物质, 特别是叶酸、维生素 B 族、维生素 D、钙、镁、铁和碘, 必要时应补充铁剂、钙剂或适合孕期的微营养素复合制剂。

【本例患者饮食方案】

食物交换份法——计算热量以搭配一日食谱。

第一步: 计算标准体重及 BMI 的公式:

$$标准体重(kg) = 身高(数值) - 105;$$
$$BMI = 孕前体重(kg)/身高^2(m^2)。$$

计算示例:

孕妇孕 30 周, 身高 160cm, 孕前体重 75kg。

$$标准体重 = 160 - 105 = 55kg$$
$$BMI = 75kg/1.60m^2 = 29.3kg/m^2$$

第二步: 计算每日所需的总热量的公式:

$$总热量 = 标准体重 × 每kg标准体重所需热量(孕中晚期需增加200kcal)。$$

按照孕期的热量供给要求(可参考妊娠期糖尿患者饮食要求), 每日应摄入的热能标准为 30～35kcal/(kg·d)。

计算示例:

某孕中晚期孕妇全天所需总热量 = 55kg × (30～35kcal/kg) + 200kcal = 1850～2125kcal。

第三步：搭配每日的食物：

饮食中碳水化合物摄入量占总能量的50%～60%，脂肪摄入量占总能量25%～30%，蛋白质摄入量占总能量的15%～20%。早、中、晚三餐的能量分别占总摄入量的10%～15%、30%、30%，每次加餐能量控制在5%～10%。

推荐该患者的饮食方案如表2-1-1所示。

表2-1-1 饮食方案

	热量份数(总计22.5)	食谱举例
早餐	4	蒸饺9个、牛奶200mL
早加餐	1.5	水果100g、鸡蛋60g(1个)
中餐	6.5	二米饭75g、牛肉(50g)炒西芹(50g)、客家猪肉(20g)酿豆腐(100g)、炒生菜250g
午加餐	2	奇异果100g(1个)、苏打饼干2片、核桃20g(2个)
晚餐	6.5	二米饭75g、瘦猪肉片50g、西兰花100g、豉汁蒸鱼120g、盐水菜心150g
晚加餐	2	牛奶200mL、燕麦25g

2. 运动疗法

适当运动可降低妊娠期基础胰岛素抵抗，建议孕妇餐后30min后进行中等强度的有氧运动，例如快步走或者上臂锻炼10min，孕前进行体育锻炼的孕妇，建议孕后继续坚持锻炼。

【本例患者运动方案】

本例孕妇喜食甜食，且工作性质为久坐，因此应调整饮食结构、适当运动。继续予血糖监测，若血糖仍控制不良则考虑药物治疗。

3. 药物治疗

胰岛素是妊娠期糖尿病的首选治疗药物。因为二甲双胍和格列本脲可通过胎盘，不能用作一线药物，且其他口服和非胰岛素注射降糖药物缺乏长期安全性数据。关于胰岛素使用，孕期可选择予每天多次注射胰岛素或连续皮下注射胰岛素。妊娠期间推荐使用的短效或速效胰岛素为人胰岛素、门冬胰岛素、赖脯胰岛素以及中效的人胰岛素、部分长效胰岛素类似物(地特胰岛素和甘精胰岛素)，尽量避免使用预混胰岛素。胰岛素剂量随孕周及血糖情况及时进行调整，孕期胰岛素使用剂量的变化可能与妊娠结局相关。若孕晚期当胰岛素剂量下降超过5%～10%时，应立即评估胎儿宫内的健康状况，并寻找可能导致下降的医源性因素或其他因素，注意胎盘功能、母亲摄入量或呕吐情况。GDM孕妇需使用糖皮质激素促进胎儿肺部成熟，治疗期间胰岛素用量可增加40%～50%。注意本例孕妇有多囊卵巢综合征病史，需注意询问是否口服二甲双胍治疗多囊卵巢综合征并促排卵，注意孕早期应停用二甲双胍。因为孕期使用二甲双胍治疗的GDM孕妇子代9岁时的体重、腰围等指标高于胰岛素治疗组，使用二甲双胍治疗多囊卵巢综合征的孕妇子代4岁时的BMI和肥胖率更高。合并高血压、子痫前期或宫内生长受限的GDM孕妇不应使用二甲双胍，因为胎盘供血不足可能导致胎儿生长受限或酸中毒。

4. 孕期体重管理

孕妇体重增长标准根据孕妇孕前体重指数 BMI 不同而调整。即低体重者 BMI < 18.5kg/m², 整个孕期可增重 12.5 ~ 18kg; 理想体重者 BMI 18.5 ~ 24.9kg/m² 可增重 11.5 ~ 16kg; 超重体重者 BMI 25 ~ 29.9kg/m² 可增重 7 ~ 11.5kg; 肥胖体重者 BMI ≥ 30kg/m² 增重应控制在 5 ~ 9kg(如表 2-1-2 所示)。

表 2-1-2 基于妊娠期体重指数推荐的孕妇每日能量摄入量及妊娠期体重增长标准(单胎)

孕前 BMI/(kg·m⁻²)	能量系数(kcal/kg, 理想体重)	平均能量/(kcal·d⁻¹)	妊娠期体重增长值/kg	妊娠中晚期每周体重增长值[平均数(范围), kg/w]
<18.5	35 ~ 40	2000 ~ 2300	12.5 ~ 18	0.51(0.44 ~ 0.58)
18.5 ~ 24.9	30 ~ 35	1800 ~ 2100	11.5 ~ 16	0.42(0.35 ~ 0.5)
25.0 ~ 29.9	25 ~ 30	1500 ~ 1800	7 ~ 11.5	0.28(0.23 ~ 0.33)
≥30	25 ~ 30	1500 ~ 1800	5 ~ 9	0.22(0.17 ~ 0.27)

【本例患者总体治疗方案】

本例孕妇孕前体重 BMI 29kg/m², 整个孕期增重应为 7 ~ 11.5kg, 但孕妇目前已增重 15kg, 体重增长速度明显超标。后期应严格控制体重增加情况, 注意每周体重增加不能超过 0.2kg。对 GDM 孕妇给予饮食调整、运动干预 1 ~ 2 周后, 若空腹或餐前血糖浓度 ≥ 5.3mmol/L, 或餐后 2h 血糖浓度 ≥ 6.7mmol/L, 或调整饮食后出现饥饿性酮症, 增加热量摄入后血糖又超过妊娠期标准者, 建议接受药物(胰岛素)治疗。

问题 6 如何选择 GDM 孕妇终止妊娠的方式和时机?

GDM 本身并非剖宫产指征, 无特殊情况可经阴道分娩, 应制订个体化分娩计划, 产程中密切监测孕妇血糖、宫缩、胎心变化, 避免产程过长。且产程中应严密监测血压, 监测密度可调整为每隔 2h 监测 1 次直至产后再连续监测 3 次(间隔 2h), 后根据血糖情况调整监测频率。临产后注意糖尿病饮食, 产程中一般应停用皮下注射胰岛素。

GDM 孕妇如合并其他的高危因素, 应进行选择性剖宫产或放宽剖宫产指征。尤其是 GDM 合并众多高危因素如高龄、肥胖及出现一系列并发症如巨大儿、羊水过多、FGR、甚至胎儿窘迫可明显增加剖宫产可能。若孕妇合并其他严重的内外科疾病, 也应适当放宽剖宫产的指征。

1. 选择性剖宫产手术指征

糖尿病伴微血管病变及其他产科指征, 如怀疑巨大胎儿、胎盘功能不良、胎位异常等产科指征者。妊娠期血糖控制不佳, 胎儿偏大(胎儿估重 ≥ 4250g 者)或者既往有死胎、死产史者放宽剖宫产指征。

注意剖宫产手术日应停止皮下注射所有胰岛素, 监测血糖及尿酮体, 根据其空腹血糖浓度及每日胰岛素用量, 改为小剂量胰岛素持续静脉滴注。一般按 3 ~ 4g 葡萄糖加 1U 胰岛素比例配制葡萄糖注射液, 并按每小时 2 ~ 3U 胰岛素速度静脉滴注, 每 1 ~ 2h 测 1 次血糖, 维持术中血糖 6.7 ~ 10mmol/L。术后继续每 2 ~ 4h 测一次血糖, 直到恢复饮食。

若 GDM 孕妇分娩时使用全身麻醉，应从全身麻醉开始，每 30min 监测血糖 1 次，直至胎儿娩出，产妇完全清醒。

建议糖尿病孕妇在分娩过程中补充足够的热量，以满足其高能量需求，分娩期间应 1h 监测 1 次血糖，确保血糖浓度维持在 4～7mmol/L。对分娩期间血糖浓度不能维持在 4～7mmol/L 的糖尿病孕妇，可予静脉输注葡萄糖和胰岛素。

2. 终止妊娠时机

妊娠期糖尿病（GDM A1）经饮食和运动管理后，血糖控制良好，在 40～41 周终止妊娠。

妊娠期糖尿病（GDM A2）经胰岛素治疗后血糖控制良好，在 39～40 周终止妊娠。

对于血糖控制不佳的 GDM，应根据个体情况综合评估决定终止妊娠时机。

需要胰岛素治疗的 GDM 孕妇即使血糖控制良好，母胎出现死胎、肩难产、产道损伤和新生儿并发症等风险较高，因此建议在 39～40 周终止妊娠。

【本例患者分娩计划】
本例孕妇分娩方式应结合个人意愿、晚孕期胎儿发育及孕妇骨盆等情况综合评估。

问题 7　GDM 对母胎的影响是什么？

1. GDM 对孕妇近期影响

（1）高血糖可使胚胎发育异常甚至死亡，流产发生率达 15%～30%。

（2）发生妊娠期高血压疾病的可能性较非糖尿病孕妇高 2～4 倍，可能与存在严重胰岛素抵抗状态及高胰岛素血症有关；当糖尿病伴有微血管病变尤其合并肾病时，妊娠期高血压及子痫前期发病率大于 50%。

（3）血糖控制不良的孕妇易发生感染，感染也可以增加糖尿病代谢紊乱，甚至诱发酮症酸中毒等急性并发症。

（4）羊水过多发生率增加 10 倍。这与胎儿高血糖、高渗性利尿导致胎尿排出增多有关。

（5）巨大胎儿发生率增加，难产、产道损伤、手术产概率增加，产程延长，易发生产后出血。

2. GDM 对孕妇远期影响

孕妇罹患 T2DM 的风险可高达 20 倍，近 50% 的 GDM 女性产后 10 年内会出现糖代谢受损。有 GDM 史的女性还可能会出现一系列心血管代谢性疾病症状，例如肥胖（BMI ≥ 30kg/m²）、血脂异常、心血管疾病如高血压、缺血性心脏病等发病率升高。

3. GDM 对子代的近期影响

（1）巨大胎儿、大于胎龄儿发生率为 25%～42%。因为胎儿长期处于母体高血糖所致的高胰岛素血症环境下，可促进胎儿蛋白质、脂肪合成及抑制脂肪分解作用，导致胎儿加速生长和脂肪堆积。

（2）FGR 发生率约 21%。妊娠早期高血糖可抑制胚胎发育，导致胎儿发育落后。合并胎盘血管异常，影响胎儿发育。

（3）胎儿畸形、流产和早产。胎儿发育异常导致胚胎死亡或流产。合并羊水过多易发生早产，出现妊娠期高血压疾病、胎儿窘迫等并发症可能需要提前终止妊娠，早产发生率增加10%～25%。

(4) 胎儿窘迫和胎死宫内。可由妊娠中晚期出现的糖尿病酮症酸中毒引起。

(5) 新生儿呼吸窘迫综合征发生率升高。GDM孕妇体内高胰岛素血症拮抗糖皮质激素，促进肺泡Ⅱ型细胞表面活性物质合成及释放，使胎儿肺表面活性物质产生及分泌减少，胎儿肺成熟延缓。

(6) 新生儿低血糖。

4. GDM对子代的远期影响

子代肥胖、糖尿病和心血管代谢性疾病的发病风险增加。因此需要注意子代儿童期和成年期肥胖，实施有效干预措施预防子代出现相应并发症可能。若子代为女性，子代存在GDM家族史的高危因素，更应加强管理。

问题8 GDM伴有慢性高血压的药物治疗是什么？

GDM孕妇合并慢性高血压，建议血压控制目标小于135/85mmHg。此目标兼顾母体的远期健康考虑和减少对胎儿生长发育的影响。目标血压若低于120/80mmHg可能与胎儿生长受限有关，尤其胎盘功能不全时。

在妊娠期间禁忌使用血管紧张素转化酶抑制剂和血管紧张素受体阻滞剂治疗，因为其可能导致胎儿肾脏发育异常、羊水过少、肺发育不全和胎儿生长受限。在妊娠中有效且安全的降压药包括甲基多巴、硝苯地平、拉贝洛尔、地尔硫卓、可乐定和哌唑嗪。不推荐使用阿替洛尔，但必要时可使用其他β受体阻滞剂。不建议在妊娠期间长期使用利尿剂，因为其会减小孕妇血容量从而可能减少子宫胎盘的灌注。建议避免使用他汀类药物。

【本例患者的处置】

本例孕妇产检血压138/85mmHg，需要注意询问其高血压相关病史及追踪其外院产检血压情况，并严密监测血压变化，若合并慢性高血压，于孕12周后予60～150mg/d的低剂量阿司匹林(通常为100mg/d)以降低子痫前期的发生风险。

问题9 GDM母儿产后管理是怎样的？

孕妇胰岛素抵抗在产后快速减轻，需要评估和调整胰岛素需求量。大部分GDM孕妇在分娩后即不再需要使用胰岛素，即使需要胰岛素控制血糖，注意产后胰岛素需求量通常约为孕前用量的一半。产后胰岛素需求量比妊娠前的胰岛素需求量低约34%，同时机体对胰岛素的敏感性在产后1～2周内恢复到孕前正常水平。因此对于应用胰岛素的GDM产妇，在母乳喂养、睡眠和饮食不合理的情况下，应提醒其注意发生低血糖可能。妊娠期无须胰岛素治疗的GDM产妇可恢复正常饮食，但应避免高糖及高脂饮食。

建议GDM产妇产后24h监测早餐前(空腹血糖)和餐后2h血糖，若空腹血糖浓度达到7mmol/L，或连续2次餐后2h血糖浓度≥11mmol/L，可转诊至糖尿病专科门诊。若血糖在正常范围内，产后24h后可停止血糖监测。

提倡产妇进行母乳喂养，但需要注意哺乳会增加夜间低血糖的风险，尽快调整胰岛素用量。应鼓励和支持糖尿病产妇尽可能母乳喂养，至少坚持6个月。

GDM产妇，产后4～12周应行75g OGTT，根据非妊娠OGTT诊断标准进行诊断。不推荐用HbA1c作为产后随访时糖尿病的诊断指标，因为HbA1c仍会受到产妇血液稀释及分娩过程出血的影响。产后复查OGTT复查结果异常，可能为产前漏诊孕前糖尿病患者，应修正相关诊断,加强监测,建议就诊内分泌专科进一步评估产妇病情。

即使 GDM 产妇产后 4~12 周 75g OGTT 检查正常,也建议其每 1~3 年复查 1 次 OGTT 或进行 HbA1c、空腹血糖持续评估,以确定是否进展为糖尿病。若发现达到糖尿病前期状态,需要进行生活方式干预或使用二甲双胍等药物治疗,以延缓糖尿病的发生。

产后避孕方式的选择同非糖尿病妇女,具体应与产妇及家属共同讨论并实施避孕计划[2-3]。

新生儿属于高危儿,出生后应留取脐血,进行血糖及糖化血红蛋白、C 肽、血脂监测。尤其是对于妊娠期血糖控制不满意者,需给予监护,注意保暖和吸氧,重点预防新生儿低血糖,可在开奶同时口服葡萄糖溶液,必要时可予静脉应用葡萄糖。

【本例患者产后管理】

动态监护母胎情况,做好分娩期和产褥期的血糖管理,预防并处理母儿合并症和并发症,产后做好避孕计划。

1.3 规培医师应掌握的妊娠期糖尿病知识要点

(1)妊娠合并糖尿病中 80%~90% 为 GDM。

(2)临床表现三多(多饮、多食、多尿)症状不典型,但血糖控制欠佳,常以羊水过多或巨大胎儿等并发症为主要表现,注意具有妊娠期糖尿病高危因素的孕妇的筛查及管理。

(3)诊断方法分为一步法及两步法,目前临床常以 75g OGTT 为主要诊断方法。

(4)处理原则是积极控制孕妇血糖,预防母儿合并症发生。改变生活方式,是 GDM 最重要的干预措施。

(5)灵活运用糖化血红蛋白(HbA1c)、自我血糖监测(SMBG)、持续动态血糖监测(CGM)等血糖监测指标和方式,注意孕期血糖控制目标为空腹血糖浓度<5.3mmol/L(95mL/dL)、餐后 1h 血糖浓度<7.8mmol/L(140mL/dL)、餐后 2h 血糖浓度<6.7mmol/L(120mL/dL)。

(6)单纯 GDM 不是剖宫产指征。妊娠期糖尿病(GDM A1)经饮食和运动管理后,血糖控制良好,于孕 40~41 周终止妊娠。妊娠期糖尿病(GDM A2)经胰岛素治疗后血糖控制良好,于孕 39~40 周终止妊娠。血糖控制欠佳应综合评估制定个体化分娩计划。

(7)产后 4~12 周注意行 75g OGTT,并建议每 1~3 年复查 1 次 OGTT 或持续评估 HbA1c、空腹血糖。

【参考文献】

[1] American Diabetes Association. 14. Management of diabetes in pregnancy: Standards of Medical Care in Diabetes-2021[J]. Diabetes Care, 2021, 44(Suppl 1): S200-S210.

[2] BRITTON L E, HUSSEY J M, BERRY D C, et al. Contraceptive use among women with prediabetes and diabetes in a US national sample[J]. J. Midwifery Womens Health, 2019, 64(1): 36-45.

[3] MORRIS J R, TEPPER N K. Description and comparison of postpartum use of effective contraception among women with and without diabetes[J]. Contraception, 2019, 100(6): 474-479.

2 专科护士妊娠合并糖尿病的规范管理及糖尿病合并双胎妊娠

吴伟珍　陈佳　黎思颖　黄芳英　郑暄　梁伟璋　李映桃

国际糖尿病联盟（The International Diabetes Federation，IDF）估计全球有 16.2% 的育龄期妇女在妊娠期间有不同程度的血糖升高，其中 86.4% 由 GDM 导致[1]。根据国际妊娠糖尿病研究协会的诊断标准，我国 GDM 的发生率达到 18.9%。而 GDM 中 80% 仅需健康教育、饮食和运动治疗并掌握自我监护技术就可以达到理想的临床治疗效果，提示健康管理的重要性[2-3]。然而，目前我国对 GDM 高危人群的早期干预，医患双方无论从认知程度还是干预力度，均远远落后于发达国家[4]。况且中外健康管理的方式和效果差别较大，难以仿效，在 GDM 发病率增长的当下，迫切需要寻求适合我国的 GDM 健康管理模式，并着重关注在孕前—孕期—产后全程高效的自我健康管理和监护。

2.1　妊娠合并糖尿病的护理病史采集

患者，女，33 岁，既往有多囊卵巢综合征病史，孕 2 产 0，人流 1 次。平素月经周期规则，月经周期 28～30 天。本次妊娠因"继发不孕"于 2018 年 12 月 23 日在广医三院行胚胎移植术，植入 2 个胚胎，存活。孕期在广医三院定期产检，停经 13^{+3} 周 B 超提示宫内早孕如孕 13^{+1} 周，NT：1.5mm/1.38mm，双胎妊娠，双绒双羊，胎心正常。停经 16 周行 NIPT 检测提示 18、21、13-三体均低风险，停经 22^{+3} 周经三级超声检查提示宫内妊娠，如孕 23 周，双胎胎儿结构未见明显异常。孕 23^+ 周行 OGTT 检查示 8.21mmol/L—14.29mmol/L—14.43mmol/L，HbA1c 水平 7.1%。门诊拟"23^+ 周，PGDM"于 2019 年 5 月 26 日收入院。孕妇否认内外科疾病或其他除 DIP 以外妊娠期特有疾病，2015 年 3 月因双输卵管积水在外院行双输卵管结扎术。

体格检查：体温 36℃，心率 88 次/min，呼吸 18 次/min，血压 128/75mmHg，身高 160cm，孕前体重 80kg，目前体重 85kg。神清，一般情况好。甲状腺不大，心率 88 次/min，律齐。双肺呼吸音清，腹部呈纵椭圆形，肝脾肋下未及，下肢无水肿。

产科检查：宫高 25cm，腹围 106cm，胎心音 132 次/min、140 次/min，无宫缩。

问题 1　如何通过病史采集，获取与护理相关的临床信息？

按中国《妊娠期糖尿病临床护理实践指南》建议：第 1 次产检时，应评估孕妇是否存在 GDM 独立高危因素[5]。参见本编第 1 章高危因素相关病史相关内容。

【本例患者病史】

该妇女 DIP 高危病史如下：①孕前超重肥胖，BMI 指数 31.25kg/m²（大于 30kg/m² 为肥胖）。②有糖尿病家族史，奶奶患糖尿病。③饮食高糖、高脂。喜欢吃甜食、油炸类食物，早餐以肠粉、米粉、河粉为主，一天吃数斤沙糖桔，每天喝 3 次老火汤。④孕期缺乏运动。生活习惯：吃完早餐和午餐后均睡觉 2～3h，夜间凌晨 2 点才能入睡；基本不运动。⑤孕期体重增长过快，目前 24 周，已增重 5kg。⑥孕前多囊卵巢综合征（PCOS）。

问题 2　GDM 和 PGDM 的筛查和诊断标准？

GDM 诊断的实验室检查应遵循规范的操作程序，正确收集和送检血标本进行血糖检查。

GDM 诊断的实验室检查应遵循规范的操作程序为：抽取空腹血标本后，将 75g 葡萄糖粉溶于 250～300mL 温水中，患者于 5min 内喝完。然后抽取 1h、2h 后的血标本。

OGTT 试验的注意事项见表 2-2-1 所示。

表 2-2-1　OGTT 试验的注意事项

序号	实验步骤及注意事项
1	试验前 3d 正常进食，每天饮食中碳水化合物含量不应低于 250～300g，过分节食可造成人为的"糖耐量减低"
2	试验前须停用一切可能影响血糖的药物，如糖皮质激素、噻嗪类利尿剂、磺胺类药物、水杨酸钠等 3～7d，以免影响糖耐量试验结果
3	试验前空腹 8～10h。空腹指的是"不吃、不喝"，除了固体的食物，液体状的牛奶、饮料等也不可以摄入。如果感觉口渴，可以饮用少量清水；如果需要服用药物，也只能以少量清水送服
4	试验前及试验过程中不做剧烈运动，不饮浓茶、咖啡等刺激性饮料。保持心情平静，避免精神刺激，因情绪激动可使交感神经兴奋，导致血糖升高
5	试验过程中不得进食，但不绝对限制饮水，口渴时可喝少量清水（起到润喉作用即可）
6	为保证血糖数值准确，血标本应在抽取后尽快送检
7	若不能耐受葡萄糖水，也可选择 100g 面粉做成的馒头来代替糖水。研究显示，馒头餐与口服葡萄糖水在胰岛 β 细胞功能（C 肽）的测定值上无明显区别，但口服葡萄糖耐量试验在临床应用上更优越

GDM 国内目前采用一步法，即对所有既往无糖尿病史的孕妇，在妊娠 24～28 周行 75g 口服葡萄糖耐量试验（oral glucose tolerance test，OGTT），空腹、服糖后 1h 或 2h 血糖中的任何一项异常便可诊断为 GDM，即空腹血糖浓度≥5.1mmol/L（92mg/dL），服糖后 1h 血糖浓度≥10.0mmol/L（180mg/dL），服糖后 2h 血糖浓度≥8.5mmol/L（153mg/dL）。

一步法诊断 GDM 因为仅有 1 个异常值即作出诊断，可能会显著增加 GDM 的发生率，使 GDM 发生率从 5%～6% 增至 15%～20%。

PGDM 的诊断为符合以下 2 项中任意一项者，可确诊为 PGDM。

(1) 妊娠前已确诊为糖尿病的患者。

(2) 妊娠前未进行过血糖检查的孕妇，尤其存在糖尿病高危因素者，首次产前检查时应明确是否存在 PGDM。

①空腹血糖(fasting plasma glucose，FPG)≥7.0mmol/L。

②OGTT：服糖后 2h 血糖浓度≥11.1mmol/L

③HbA1c 水平≥6.5%，但不推荐妊娠期常规用 HbA1c 进行糖尿病筛查。

> 【本例患者的 GDM 诊断】
>
> 患者孕前曾查血糖三次：2014 年 11 月空腹血糖浓度 5.14mmol/L，2015 年 4 月空腹血糖浓度 5.54mmol/L，2015 年 7 月空腹血糖浓度 5.99mmol/L。均未见异常。
>
> 其因有高危因素，首次来产科产检为孕 20 周，开具 OGTT 实验后，护理督导下于孕 23 周遵循规范的操作程序完成，OGTT 检查示 8.21mmol/L—14.29mmol/L—14.43mmol/L，HbA1c 水平 7.1%。按诊断标准，确诊为 PGDM。

2.2　护理健康教育规范

问题 3　如何对患者进行有效的健康教育和心理照护？

按中国《妊娠期糖尿病临床护理实践指南》建议：对有 GDM 独立危险因素的孕妇，建议尽早开始非药物干预。

(1) 卫生保健人员应为 GDM 妇女提供以下健康教育信息：①GDM 对母亲及胎儿的短期及长期不良影响；②孕期良好血糖控制的益处；③GDM 的干预策略，包括饮食调整、适宜运动，必要时采取药物治疗。

(2) 卫生保健人员应为妇女提供糖尿病自我管理教育与支持时，应以孕妇为中心，尊重孕妇偏好，帮助孕妇做出恰当临床决策，并鼓励所有糖尿病孕妇参与到糖尿病自我管理中，通过多种渠道获取自我管理的知识和技能，促进孕妇进行良好的自我管理。

既往我国科普健康教育的主要形式包括报刊、电视、广播、书籍等。纸质读物出版周期长、更新速度慢、价格贵；电视广播媒体质量不一，加之医学知识对专业性、更新速度与质量的要求高，如此种种导致了医学科普工作难以开展。随着社会的发展，快速高效、强交互性、形式丰富的互联网成为医学科普的新路径。同时，在健康需求日趋增加、医学科普知识受关注程度日趋升高的新环境下，医学科普知识的准确性、专业性、严谨性、实用性和趣味性是广大群众关注的关键点。另外，社会经济的发展导致生活工作压力增加、时间愈加紧张，既往连续、系统性的阅读习惯慢慢转变为碎片化阅读习惯，读者更倾向于选择自己感兴趣、风格特异、可读性强或篇幅短小的医学科普知识。微信、微博和抖音等社交平台日益成为人们生活中获取资讯与沟通交流不可或缺的媒体。随着"互联网+"时代的到来，利用信息技术与医疗相结合是未来医疗卫生事业的发展趋势，远程医疗在妊娠合并糖尿病血糖数据传输、健康知识传播等方面的应用为该领域未来的管理模式提供了新思路，对促进妊娠期糖尿病患者个体化的血糖管理至关重要。因此基于大数据的决策支持系统可为患者提供实时、准确的针对性反馈建议。

（3）目前我国妊娠期糖尿病医学科普及健康教育模式主要有以下两种。①传统模式：将妊娠期糖尿病定义、饮食、运动、血糖监测、药物治疗、母胎监测等相关知识进行一对一科普及教育，并通过健康讲座、知识手册发放等方式进一步科普。②结合微信等互联网平台：利用微信群、微信公众平台、应用软件等多种平台进行妊娠期糖尿病相关知识科普，同时增进沟通与及时反馈。主要的远程医疗形式为微信和QQ社交平台。健康教育的内容包括疾病相关知识、血糖监测、饮食指导、运动指导、合理用药、胰岛素注射、体重控制、定期产检、胎儿监护、心理疏导等。健康教育的形式包括文字、图片、音频、视频、动画等。部分医疗机构不仅通过远程医疗系统发布健康教育信息，还会根据患者的病情、咨询和疑问对患者进行个体化的指导和教育。

（4）对妊娠合并糖尿病妇女进行病情、知识、行为和心理评估，考核相关健康知识的掌握程度。具体评估和健康教育干预策略内容如表2-2-2、表2-2-3和表2-2-4所示。

表2-2-2　妊娠合并糖尿病妇女的病情、知识、行为和心理评估

序号	评估内容
1	妊娠期糖尿病患者的血糖控制目标
2	餐后2h是指从何时开始记录
3	妊娠期糖尿病对母儿的影响
4	低血糖的症状、应对措施及预防方法
5	食物搭配技巧（及手掌法则）
6	加餐的时机及相关注意事项；如何避免出现饥饿
7	何时运动、做哪些运动
8	运动时间及运动量的相关知识
9	自我监测血糖的技术及相关知识
10	自我注射胰岛素的技巧及相关知识（对于GDM A2级、B级患者）

表2-2-3　健康教育的干预策略

序号	项目	详细策略
1	《妊娠期糖尿病孕妇自我管理手册》	赠送孕妇《妊娠期糖尿病孕妇自我管理手册》，内容包括知识篇、饮食篇、运动篇、血糖监测篇、胰岛素治疗篇、临产指导篇、产后指导篇及记录篇8个部分，供患者自我学习
2	建立体验门诊（GDM患者体验营）	具体指导患者的血糖监测、食物种类和数量的选择、合理运动等，提高患者疾病自我管理的技能
3	建立"柔济糖妈妈在线"微信平台	通过微信定期推送GDM相关健康教育，内容包括疾病基础知识、血糖管理、选择合适的食物和低血糖指数食物、食物交换份的计算、胰岛素治疗与注射、血糖测量、低血糖预防、分娩与产后指导等。此外，还筛选了血糖监测、胰岛素注射、运动锻炼等内容的视频在互动课堂栏目供患者免费在线观看

续表 2-2-3

序号	项目	详细策略
4	建立 GDM 患者微信群	利用微信群进行每日在线指导，丰富患者的知识，提高其疾病管理能力，舒缓其紧张、焦虑和抑郁等情绪（照护患者的心理健康发展）

表 2-2-4 健康教育的干预策略实施后评价

序号	干预策略	评价内容
1	在线检查和考核	制定妊娠期糖尿病患者的血糖控制的个体化目标
2	在线检查和考核	餐后 2h 是指从何时开始记录时间
3	在线问卷考核	妊娠期糖尿病对母儿的影响
4	在线问卷考核	低血糖的症状、应对措施及预防方法
5	体验营现场考核	食物搭配技巧（及手掌法则）
6	在线每晚记录单检查	加餐的时机及相关注意事项，如何避免出现饥饿
7	在线每晚记录单检查	何时运动、做哪些运动合适
8	在线问卷考核	运动时间及运动量的相关知识
9	在线问卷考核 + 体验营现场考核	自我监测血糖的技术及相关知识
10	在线问卷考核体验营现场考核	自我注射胰岛素的技巧及相关知识（对于 GDM A2 级、B 级患者）

【本例患者的健康教育模式】

广医三院妊娠期糖尿病创新工作室，创新妊娠期糖尿病的健康教育管理模式，兼顾孕妇的文化层次、地域习俗，构建 24h 线上联合线下的模式。护士和医师于每周三下午、周五上午进行线下健康教育并实操体验，强化健康教育同时产检监护母胎。线上"柔济糖妈妈在线"公众号提供在线视频课程、科普图文及在线答疑；建立 GDM 医患群，每群 150 人；护士、医师和患者志愿者固定于每天三大餐后 2h 和夜间 21:30，监督患者上传三大餐和三小餐的餐图和自我血糖日记，帮助制订并修正运动和饮食治疗计划，管控其达标，并随访至产后 3～6 月，达到了减少用药、改善母儿预后、节省医疗资源和费用目的。每年直接受益的 GDM 孕妇超千人，间接科普教育 GDM 孕妇超万人，初步探索出适合我国糖尿病妇女的科普教育作品和管理模式，出版科普图书《妊娠合并糖尿病知识读本》《图说糖妈妈饮食 3+3》《孕期控糖一看通》3 部，制作宣传画 18 幅，教育视频 30 部，形成了良好的科普健教体系。该模式受到国内众多医院效仿，广受妊娠合并糖尿病妇女欢迎。对该孕妇健康教育计划如表 2-2-5 所示，分教育前和教育后 2 周，运用"糖尿病健康教育评估表"进行评估，效果达标。

表 2-2-5 孕妇健康教育计划表

入院天数	教育计划
第 1 天	①完善常规检查，24h 膳食回顾，制定合理餐单； ②每日 3 餐定制糖餐和 GDM 购物清单； ③告知运动时间和方法； ④讲解 GDM 知识，如识别低血糖症状和应急处理方法
第 2 天	①教会患者"3+3 饮食模式"，三大营养素占比，高低 GI 搭配； ②GDM 饮食禁忌； ③督促糖妈妈院内正餐后执行控糖操
第 3 天	血糖监测操作流程及注意事项； 糖妈妈控糖操的规范
第 4 天	胰岛素注射操作流程及注意事项
第 5~6 天	考核患者"3+3 饮食模式"和运动注意事项
第 7~8 天	考核患者测血糖及胰岛素操作流程和注意事项
第 9 天	出院

问题 4 如何对患者进行规范的饮食调整？

生活方式干预主要指饮食调整和体育锻炼，是妊娠期糖尿病最基本的管理措施。美国糖尿病协会指出，70%~85% 的 GDM 孕妇经过合适的生活方式干预，均能较好地控制孕期血糖，因而一旦诊断为妊娠期糖尿病，均应接受饮食和运动的指导。2019 年美国糖尿病协会(ADA)[7]发布了有关营养治疗的新共识，强调临床医生需要考虑糖妈妈的文化背景、个人喜好、合并症及所生活的社会经济环境，为其制订个性化的饮食计划。

按中国《妊娠期糖尿病临床护理实践指南》建议建议：所有确诊 GDM 的孕妇转至多学科合作糖尿病专科门诊，接受营养咨询，应在医生、营养师、护士等的建议指导下，帮助孕妇正确选择食物的种类和数量，并为所有糖尿病孕妇提供个体化的饮食方案。

因糖类是餐后血糖浓度波动的决定因素，建议应以复杂糖类为主，特别是超重或肥胖孕妇，选择血糖指数(GI)低的食物，能达到更好的血糖控制效果。对于每日热量分配，ACOG 推荐每日 3 餐并加餐 2 次或 3 次，以均衡糖分摄入，减轻血糖浓度波动。此外，一项系统评价指出，益生菌能够降低孕妇空腹血糖，改善妊娠期母儿健康。维生素 D 是另一种被越来越多研究者所关注的饮食因素，可降低胰岛素抵抗，建议孕妇每两周补充 5000IU 的维生素 D 即可达到明显效果。国内大多数专家主张用食物交换份法，按三步法(第一步计算标准体重及 BMI 值，第二步计算每日所需的总热量，第三步搭配每日的食物份数)规范调整 GDM 孕妇饮食结构。

【本例患者的饮食调整模式】

1. 该孕妇现有的饮食模式和生活方式

表 2-2-6 为本例患者的生活方式回顾。

表2-2-6 患者的生活方式回顾

饮食习惯	正餐和加餐分配	餐次分配不合理：三正餐分配：15%、25%、29%；三加餐分配：0%、11%、20%
	三大营养素分配	高碳水、低蛋白、高脂饮食：碳水化合物占58%～62%、蛋白质占13%～18%、脂肪占29%～33%
	特殊食物摄入	喜欢吃甜食、油炸类食物，早餐以肠粉、米粉、河粉为主，一天吃数斤沙糖桔，每天喝3次老火汤
	热卡	2000～2100kcal（总热卡达标）
	烹饪方式	以炒、炖、烧为主
运动情况		只做些日常家务
作息习惯		吃完早餐和午餐后均睡觉2～3h，夜间凌晨2点才能入睡。睡懒觉，起床晚，进餐时间晚，空腹时间长
知识评估		未接受过正规的糖尿病知识宣教
心理情况		担心血糖控制和胎儿安全，对胎儿期望值高，依从性好
经济状况		经济条件尚可；家属支持力度大

2. 按三步法设计理想的饮食模式

第一步：计算标准体重及BMI值。理想体重为55kg，BMI为31.25kg/m^2；

第二步：计算每日所需的总热量。总热量=标准体重×每公斤标准体重所需热量（孕中晚期增加200kcal，双胎再加200kcal），该孕妇属于肥胖轻体力劳动者，热量系数为25～30kcal/kg，全天所需总热量为55×30+200+200=2050kcal。

第三步：搭配每日的食物份数（食物总份数）。食物总份数为2050kcal÷90kcal/份=22.5份；可规范调整其饮食结构，对患者食物份数的建议，见表2-2-7所示。

表2-2-7 患者每日的五大类食物份数

热量千卡	交换份	谷薯类		菜果类		肉蛋豆类		浆乳类		油脂类	
		量	份	量	份	量	份	量	份	量	份
2000	22	5两	10	1.5斤	1.5	5两	5	500mL	3	2.5汤匙	2.5

对于大部分妊娠期糖尿病患者来说，掌握食物交换份法很困难，且每餐都要计算食物热量特别烦琐。广医三院妊娠期糖尿病创新工作室出版的科普图书《糖妈妈饮食3+3》，以看图对话模式，根据妊娠前体质量指数（body mass index，BMI）、饮食习惯等为妊娠期糖尿病患者定制个性化的食疗方案，内容包括每日总热量、宏量营养素和微量营养素的摄入种类、食物数量及比例、餐次配比、烹饪食物方法、进食食物顺序等，配好日常、节假日、工勤、旅行、住院等情况下的一日"3+3"的食谱图谱50多套。"3+3"主要指"3大餐+3小餐"，即一日六餐，大餐之间加小餐，从早晨7:00至夜间22:00，根据妊娠期糖尿病患者的生活和工作规律，合理安排进餐时间，保障妊娠期糖尿病患者的24h能量供应。还特别制作扑克牌形式的食谱卡片，深受妊娠期糖尿病患者喜爱。一日"3+3"饮食举例如表1-2-8所示。

表2-2-8 建议孕妇一日3+3饮食热量分布（一日总热量为2187kcal）

	热量/kcal	举例
早餐	477	早餐：意粉50g、饺子4个、鸡蛋1个、圣女果40g、糖尿病低糖营养素（10g）+麦片（5g）+麦胚芽（5g）
早加餐	297	早加餐：饺子2个、西梅30g、奇异果70g、蓝莓15g、核桃15g、无糖酸奶135mL
午餐	486	午餐：蒸海鱼85g、蒸排骨60g、炒上海青150g、杂炒豆芽（30g）+芦笋（30g）+莴笋（40g）、二米饭160g
午加餐	234	午加餐：饺子2个、草莓50g、番石榴40g、蓝莓20g、纯牛奶220mL
晚餐	504	晚餐：蒸桂花鱼90g、蒸鲍鱼55g、炒菜心150g、杂炒芦笋（30g）+芹菜（30g）+红椒（40g）+猪瘦肉（20g）、二米饭160g
晚加餐	189	晚加餐：芝士（20g）+麦方包（18g）、燕窝2g+纯牛奶150mL

问题 5　如何对患者进行规范的运动疗法？

中国《妊娠期糖尿病临床护理实践指南》建议：卫生保健人员应评估糖尿病孕妇是否有运动禁忌症，若无运动禁忌症，建议孕妇进行适当的、有规律的、个体能够适应的运动。孕前规律运动的妇女，可建议怀孕后继续维持适宜的运动，保持适宜的运动频率（如每周3次或4次），以低至中等强度的有氧运动或抗阻力运动为主，避免连续2d或2d以上不运动。建议孕妇避免久坐，可将长时间（≥90min）的静坐分散。运动时需注意，无论采用哪种运动形式，最好按热身运动（5～10min）、正式运动（20min）及运动后放松动作（5～10min）三个阶段进行。运动前后及运动期间，孕妇都应摄入足够的水分以维持体内水平衡，穿着宽松的棉质衣物、适当大小的文胸和跑步鞋，在阴凉通风的环境下进行运动，应避免高热潮湿的环境。运动期间注意监测孕妇血压及心率，必要时行胎心监测以排除宫缩。运动后腋下体温不宜超过38.3℃，运动后沐浴需注意保暖。

【本例患者的运动疗法模式】

经评估该孕妇无如下运动禁忌症：羊水异常、中晚期妊娠持续性阴道出血、心血管疾病、宫颈内口松弛、妊娠期糖尿病、胎儿异常、有胎儿生长受限史、有≥3次的流产史、有早产史、有阴道流血史、限制性肺部疾病、多胎妊娠、前置胎盘、子痫前期或妊娠期高血压、先兆早产、胎膜早破、严重呼吸系统疾病。散步或控糖健康操是比较适合本例双胎妈妈的运动形式。评估其居家运动情况为其制定个体化的运动处方如表2-2-9[8]所示。

表2-2-9　运动处方

性别	女
年龄	33
职业	职员
体育爱好	散步、瑜伽、弹力带、羽毛球、乒乓球
健康检查	良好，身高160cm，孕期体重80kg，BMI = 31.25kg/m²。目前孕周23周，体重85kg。双胎妊娠、病史无特殊、无运动禁忌症
运动负荷测定	散步时基础心率85次/min，血压125/75mmHg
体能测定	力量测定：上肢哑铃抗组运动1.5磅
体质评定	健康良好、心肺功能良好
运动目的	维持体重增长0.4～0.6kg/w，控制血糖
运动项目	散步、上肢举哑铃、瑜伽、健康操等
运动强度	由小逐渐增大，轻到中等运动强度。保持运动过程中能与他人交谈对话，但不能唱歌的强度。运动后Borg疲劳评分12～14分
运动时间	三餐后运动30～45min，运动至分娩前
运动频率	每周5次以上，累计不少于150min
注意事项	避免清晨空腹进行运动，外出运动时要携带饼干或糖果等并有家属陪同，预防低血糖及意外发生。运动过程中注意有无宫缩、阴道流液情况

问题6 如何规范监测血糖？

建议所有糖尿病孕妇进行自我血糖监测，并指导正确的监测方法。对新诊断的高血糖孕妇、血糖控制不理想孕妇和采用胰岛素治疗的孕妇，建议每日测量血糖7次，包括3餐前30min、餐后2h和夜间血糖；对血糖控制稳定的孕妇，建议每周至少测量1次全天血糖，包括空腹血糖及3餐后2h血糖共4次。不建议采用常规糖化血红蛋白检查作为评估孕妇血糖控制的指标，PGDM孕妇在确诊时，应检测糖化血红蛋白水平以评估对胎儿的可能风险。不建议对糖尿病孕妇常规进行连续血糖监测；采用胰岛素治疗的糖尿病孕妇，出现以下任一情况可进行连续血糖监测：①严重低血糖（伴有或不伴有低血糖损害）；②血糖水平不稳定者；③需要动态监测血糖变化者。应为使用连续血糖监测的孕妇提供指导，帮助其掌握连续血糖监测的技能。

建议糖尿病孕妇在妊娠期间，定期随访糖尿病产前门诊以评估其血糖控制情况，卫生保健人员可通过远程诊疗技术评估孕妇血糖控制情况，并提供在线管理和指导；对使用胰岛素治疗的孕妇，卫生保健人员应根据血糖测量结果及时调整胰岛素用量，调低血糖的风险。应告知孕妇PGDM目标血糖：空腹血糖浓度3.9～5.3mmol/L，餐后1h血糖浓度≤7.8mmol/L，餐后2h血糖浓度5.6～7.1mmol/L。

> **【本例患者的血糖监测方案】**
>
> 微量血糖的监测方案：建议每日测量血糖7次，包括3餐前30min、餐后2h和夜间的血糖；血糖控制稳定后，建议每周测量1～2次全天血糖，每次包括空腹血糖及3餐后2h血糖共4次。根据血糖控制情况调整血糖监测的次数和时段。若血糖水平不稳定、反复出现低血糖，则建议进行动态血糖监测并改用胰岛素泵调控血糖。孕28周后，开展每2周尿液分析，注意尿蛋白、尿糖和尿白细胞等情况。为避免患者出现低血糖，设定目标血糖为空腹及餐前血糖浓度3.9～5.3mmol/L，餐后1h血糖浓度6.1～7.8mmol/L，餐后2h及睡前血糖浓度5.6～7.1mmol/L。
>
> 该患者住院期间血糖情况为空腹血糖浓度4.3～6.1mmol/L，达标率90%；餐前血糖浓度4.4～9.1mmol/L，达标率28%；餐后血糖浓度5.6～10.3mmol/L，达标率28%；睡前血糖浓度5.4～10.4mmol/L，达标率65%。患者住院期间血糖浓度波动情况见图2-2-1。

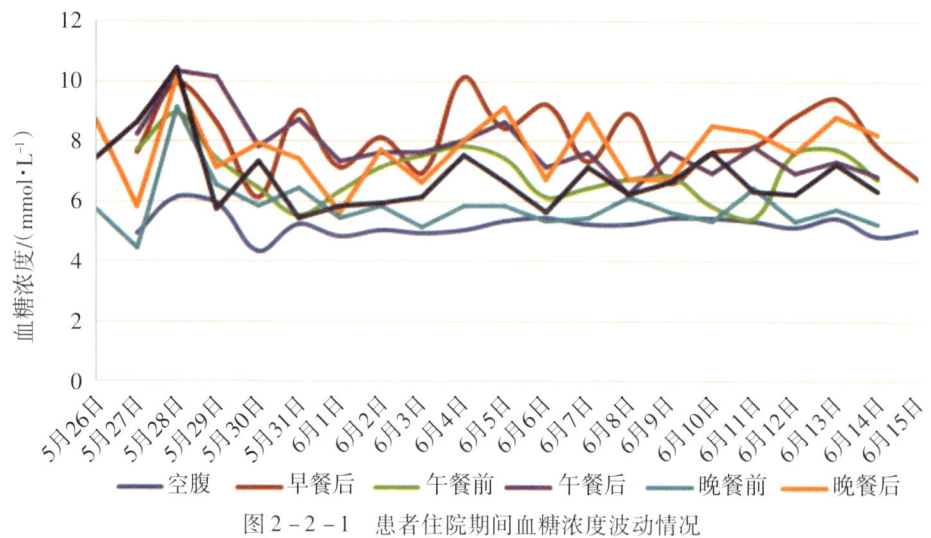

图2-2-1 患者住院期间血糖浓度波动情况

问题7 如何评估患者是否要进行药物治疗？

糖尿病孕妇给予饮食调整、运动干预1~2周后，若空腹或餐前血糖浓度≥5.3mmol/L，或餐后2h血糖浓度≥6.7mmol/L，或调整饮食后出现饥饿性酮症，增加热量摄入后血糖又超过妊娠期标准者，建议接受药物治疗。建议需要药物治疗的糖尿病孕妇优先选择胰岛素。卫生保健人员根据糖尿病孕妇血糖水平，提供个体化的胰岛素治疗方案。对于不依从或拒绝使用胰岛素的糖尿病孕妇，建议选择口服二甲双胍或格列本脲。使用时应与孕妇讨论，告知可能的风险。

(1) 胰岛素的使用技巧。遵循个体化原则，小剂量起始，无急性并发症的前提下，多数患者起始剂量为0.3~0.8U/(kg·d)。昼夜胰岛素需求特点为基础∶餐时=3∶7~5∶5，餐前胰岛素用量分配为晚餐前>中餐前>早餐前，每次调整剂量的幅度为10%~20%，距离血糖达标值越近，调整的幅度越小。剂量调整应依据血糖趋势，而不是依据单独的血糖数值；剂量调整不要过频，优先调整餐后血糖最高的相应餐前的胰岛素用量。

(2) 围产期胰岛素抵抗的孕周特点。妊娠早期血糖需要和消耗量大，患者容易出现低血糖现象；妊娠中晚期胰岛素抵抗激素分泌增多，胰岛素抵抗明显，所需胰岛素剂量增加，血糖不稳定；分娩期体力消耗大，容易出现低血糖，孕妇情绪不稳定，血糖易升高，胰岛素用量不易掌握；产褥期胎盘分泌的拮抗胰岛素类激素消失，胰岛素需要量减少，此期容易发生感染。根据相关特点和水平，接近预产期需注意开始减量，选择剖宫产或临产后，停用皮下注射的胰岛素，静脉滴注或仅基础胰岛素，产后胰岛素用量较孕前减少1/3~2/3，结合血糖水平，灵活调整胰岛素的剂型和用量。

【本例患者的药物治疗】

该妇女OGTT检查示8.21mmol/L—14.29mmol/L—14.43mmol/L，入院当日予规范饮食和运动治疗，监测餐前血糖7.5mmol/L，餐后2h血糖浓度12.3mmol/L。次日开始胰岛素方案，胰岛素初始剂量，以0.3~0.8U/(kg·d)开始，按理想体重55kg计算，0.5U/kg×55=27.5U，7U—7U—7U—7U。根据血糖水平，每2~3天调整一次，每次增减剂量为2~4U为宜。住院6天，住院期间血糖和胰岛素调整方案如表2-2-10所示。出院后继续由专科护士跟踪指导，出院后孕期的体重管理和胰岛素使用情况如表2-2-11所示。

表2-2-10 住院期间血糖及胰岛素调整方案

日期	空腹/mmol·L^{-1}	早餐后/mmol·L^{-1}	午餐前/mmol·L^{-1}	午餐后/mmol·L^{-1}	晚餐前/mmol·L^{-1}	晚餐后/mmol·L^{-1}	睡前/mmol·L^{-1}	RI方案/U	RI总量/U
5月26日	7.5	9.1	9.2	8.2	5.8	7.9	9.1	4-4-4-6	18
5月27日	8.1	11.2	8.8	8.9	7.4	9.8	8.4	6-4-4-8	22
5月28日	7.5	10.4	8.1	9.5	7.8	8.7	7.1	6-6-6-8	26
5月29日	6.8	10.8			8	10.2		8-6-8-8	30
5月30日	6.4	8.6	6.8	7.6	6.6	8.7	6.6	8-9-8-10	35
5月31日	6.1	7.6	5.8	6.9	5.3	8.5	7.6	11-9-11-10	41

表 2-2-11 出院后孕期的体重管理和胰岛素使用情况

孕周/w	体重/kg	三餐前/U	基础量/U	餐前总量/U
26	82.3	10-6-8	12	24
28	84.6	12-8-16	16	36
29	85.4	24-23-33	23	90
31	86.6	41-38-62	18	139
33	89	38-35-60	0	134
36	90	21-29-56	0	106

问题 8　如何预防低血糖和酮症？

1. 低血糖

研究发现，45% 的孕妇经历过低血糖，尤其是在妊娠早期和中期，低血糖对母儿均有危害。（1）对母体的危害：偶发低血糖常见，而严重低血糖引起母体行为改变、意识障碍、晕厥等，需住院治疗。因孕妇低血糖所致的交通事故、昏迷、癫痫样发作和孕产妇死亡较为罕见，但后果极为严重。（2）对胚胎及胎儿的危害：一次低血糖反应对胎儿影响不大，但是多次或长时间低血糖对胎儿智力有一定影响。动物研究证明，母体低血糖可导致子代先天畸形、生长迟缓和胎儿宫内窘迫。葡萄糖是胎儿氧化代谢的重要底物，胎儿获得葡萄糖的多少取决于子宫—胎盘循环的维持和母胎界面葡萄糖的浓度梯度，因此，母体低血糖也会相应导致胎儿低血糖。胎儿对低血糖的反应会根据器官功能成熟程度和营养生理状态而变。（3）注意下列情况下的糖尿病孕妇，容易出现低血糖：①合并有甲状腺功能减退症的孕妇。与甲状腺功能亢进症相反，甲状腺功能减退症患者体内的甲状腺激素低于正常生理水平，从而导致对其他激素特别是儿茶酚胺和胰岛素的调节作用减弱，使肝糖原的合成与利用、葡萄糖的吸收与利用均发生障碍，从而引起低血糖。②过于严格控制热量、不规范进食、不规范用药、运动过量的妊娠合并糖尿病妇女。③1 型糖尿病合并妊娠，在妊娠早期出现妊娠剧吐，进食量不足时；以及产后哺乳初期，哺乳辛劳且耗能大，胰岛素剂量未适当调整者。

2. 酮症

文献报道孕前糖尿病酮症的发生率为 5%～10%；而 1 型糖尿病合并妊娠者在孕期比 2 型糖尿病合并妊娠者及妊娠期糖尿病患者更易发生酮症。酮症对母儿的危害如下，①对孕妇的影响主要是严重脱水、酸中毒和电解质紊乱。随着病情发展，严重脱水使血容量明显减少，导致低血压和组织灌注减少，引起少尿、血尿素氮和肌酐水平升高，严重者发生无尿甚至肾功能衰竭。在严重失水、循环障碍、渗透压升高、细胞缺氧等多种因素的综合作用下，中枢神经功能出现障碍，导致不同程度的意识障碍、昏迷，甚至死亡。②对胎儿的影响主要是由孕妇的酸中毒、高血糖、严重血容量不足、电解质紊乱导致的胎儿流产、胎儿畸形和胎儿宫内缺氧死亡。另外，酮症还会影响胎儿心血管和神经系统的发育，也与儿童的低智商有关。胎儿死亡率与病情轻重、是否及时有效治疗密切相关。

酮症的高危因素包括：妊娠期糖尿病史、既往血糖升高史、糖尿病家族史，上次妊娠有羊水过多、分娩巨大儿史，高龄孕妇（≥35 岁），既往有胎儿窘迫、胎儿生长受限、不明原因死胎史、不明原因新生儿死亡史，以及孕前超重、肥胖，高血压、高脂血症。常见的诱因为①不规范产检，未能及时发现病情；②胰岛素用量不足；③感染；④应用升高血糖的药物，如β2受体激动类宫缩抑制剂（利托君）、地塞米松促胎肺成熟以及利尿剂（如噻嗪类）等；⑤应激反应，如先兆临产、子痫前期、情绪激动等其他应激因素；⑥饮食不足或过量。

中国《妊娠期糖尿病临床护理实践指南》建议：让 PGDM 孕妇了解低血糖和酮症相关知识及对母胎的危害，指导 PGDM 孕妇识别并处理低血糖症状，低血糖时应立刻进食，推荐摄入 15g 单一糖类；若糖尿病孕妇出现不明原因恶心、呕吐、乏力等不适或血糖控制不理想时，建议其监测尿酮体；对疑似酮症酸中毒的孕妇，建议立即接受医疗干预和产科照护。

【本例患者的预防措施】

1. 低血糖的预防

规范控制热量、规范进食、规范用药、运动适量、规范监测血糖是预防低血糖发生的重要保障，在出现妊娠剧吐进食量不足，产后哺乳初期哺乳辛劳且耗能大等时候，注意适当减量调整胰岛素剂量。当监测到空腹及餐前血糖浓度低于 3.3mmol/L，餐后 2h 血糖浓度低于 4.4mmol/L，运动时血糖浓度低于 4.0mmol/L，需警惕低血糖，及时进食。出现头晕、心悸、乏力、手颤和出冷汗等低血糖症状时，需立即进食 15g 单一糖类，如苏打饼干 3～4 块、糖果 2 块、麦方包一片或橙汁 100mL。待低血糖症状缓解后，补充进食如牛奶、鸡蛋或饺子等食物。

2. 酮症的预防

规范控制热量、规范进食、规范用药、运动适量、规范监测血糖也是预防酮症发生的重要保障，对酮症发生的常见诱因进行宣教和预防，酮症发生的诱因如表 2-2-12 所示。

表 2-2-12 酮症发生的诱因

序号	诱因
1	孕早期若有较剧烈的早孕反应尤其是达到妊娠剧吐的程度
2	妊娠期任何时间热量摄入不足
3	饥饿导致出现低血糖
4	孕晚期体重 2 周不增加
5	未经治疗、中断胰岛素治疗或胰岛素使用量不足的 1 型糖尿病合并妊娠
6	血糖控制不佳，血糖浓度≥11.1mmol/L，测血糖、血酮体和尿酮体，了解有无合并酮症，若酮体增高同时测定动脉血气分析
7	使用药物，如糖皮质激素、β2 受体激动类宫缩抑制剂（利托君）等，并及时调整胰岛素的使用剂量，维持血糖水平稳定并达标

2.3 妊娠合并糖尿病的产时和产后护理管理

案例：患者，女，33岁，公司职员，因"孕35^{+4}周，PGDM，双胎妊娠"于2019年8月24日收入院。本院定期产检。孕23+周行OGTT检查示8.21mmol/L—14.29mmol/L—14.43mmol/L，HbA1c水平7.1%。门诊拟"23$^+$周，PGDM"于2019年5月26日收入院。予饮食、运动及皮下胰岛素注射控制血糖，目前剂量为三餐前门冬胰岛素（21U—29U—56U），体重管理达标良好，每天在线上朋友圈汇报其监测血糖情况：空腹血糖浓度5.3～6.1mmol/L；餐后2h血糖浓度5.4～8.1mmol/L；血糖大轮廓监测80%能达理想值范围，每月监测糖化血红蛋白水平（5.8%～6.5%）。孕24周开始每日服用阿司匹林100mg，产检血压110～132/72～85mmHg，监测尿蛋白阴性，体重随孕周增长。34周停用阿司匹林。孕36周产科超声提示胎儿体重3000g/2450g，羊水过多（大区75mm，指数262mm）。

入院体查：体温36℃，心率108次/min，呼吸18次/min，血压131/78mmHg，身高160cm，孕前体重80kg，目前体重90kg，宫高42cm，腹围114cm，LST/RSCA，胎心率138次/min及148次/min，无宫缩。双下肢水肿（++）。

阴道检查：宫颈中位，软，退缩60%，宫口未开，先露-2cm。宫颈评分5分，骨盆内测量未发现异常。

问题9 如何与糖尿病孕妇探讨围分娩期的管理（入院时间、分娩方式、分娩时机和分娩前准备）？

按指南的建议，卫生保健人员应在妊娠晚期产前检查时，与糖尿病孕妇讨论分娩时间和分娩方式的利弊；建议有并发症或血糖管理不佳的糖尿病孕妇选择在具备糖尿病科、产科、新生儿科专业人员的医院分娩。若糖尿病孕妇分娩时使用全身麻醉，应从全身麻醉开始，每30min监测血糖1次，直至胎儿娩出，产妇完全清醒；建议糖尿病孕妇在分娩过程中补充足够的热量，以满足其高能量需求；糖尿病孕妇分娩期间应1h监测1次血糖，确保血糖浓度维持在4～7mmol/L；对分娩期间血糖浓度不能维持在4～7mmol/L的糖尿病孕妇，可静脉输注葡萄糖和胰岛素。另外需注意，使用瞬感血糖仪者，可以在产房或手术室由医护使用，密切动态观察血糖情况。使用胰岛素泵的糖妈妈，临产后或手术前暂时停泵（不拔出），严密监测血糖，必要时静脉使用胰岛素。建议糖尿病孕妇选择有24h新生儿复苏资源及技能的医院分娩，所有妇产科医院/病区均应有预防、监测和管理糖尿病孕妇新生儿低血糖的书面文件。妇产科医院/病区应采用可靠的方法监测糖尿病孕妇新生儿的血糖；糖尿病孕妇娩出的新生儿可于出生后1～2h、4h以及之后每隔4h（最好在喂养前）监测血糖，直到连续3次血糖浓度>2.6mmol/L，若新生儿血糖浓度<2.6mmol/L，建议增加哺乳；若新生儿血糖浓度1h内连续两次<2.6mmol/L，可转诊到新生儿科；若新生儿任意1次血糖浓度≤2.0mmol/L，应立即转诊到新生儿科。在母婴情况稳定时，建议糖尿病孕妇产后应尽快哺乳（30min内），频繁哺乳（2h～3h哺乳1次）。对糖尿病产妇娩出的新生儿，应密切评估是否存在低血糖临床指征，若存在低血糖临床指征，应监测血糖水平，对低血糖婴儿尽快静脉注射葡萄糖。若糖尿病产妇娩出的新生儿出现低血糖临床指征、新生儿经口喂养无效时，建议使用管饲或静脉输注葡萄糖等方式，进监护室或特殊护理。若新生儿出现以下情况（表2-2-13），建议转入监护室。

表 2-2-13 新生儿情况观察表

序号	内容
1	低血糖伴有异常临床指征
2	呼吸窘迫
3	心脏代谢失调指征，提示先天性心脏病，心肌病
4	新生儿脑病指征
5	红细胞增多症且可能需要交换输血
6	需要静脉输液
7	需要管饲（除非产后病房能提供充分支持）
8	黄疸需要光疗和频繁监测高胆红素血症
9	糖尿病孕妇分娩的新生儿未满24h、血糖浓度未维持在理想状态或喂养情况不佳时

【本例患者的围分娩期管理方案】

根据 2020 美国妇产科协会指南，如表 2-2-14 所示。

表 2-2-14 2020 美国妇产科协会指南妊娠期糖尿病患者终止妊娠的时机

分级	终止妊娠时机
妊娠期糖尿病 A1 级	39～40 周入院，41 周前终止妊娠
妊娠期糖尿病 A2 级或 B 级	38 周后入院，39～40 周时终止妊娠
孕前糖尿病，血糖控制满意且无其他合并症	38 周入院，38～40 周时终止妊娠。但若即便住院也不能良好地控制血糖者，可考虑在 37～39 周终止妊娠
孕前糖尿病伴微血管病变、有死胎死产史，合并有其他并发症、胎儿窘迫等	34～39 周入院，促胎儿肺成熟或确认胎儿成熟后提前终止妊娠

糖尿病本身并非剖宫产指征，血糖控制满意可等待自然临产。必要时可以催引产，需避免产程过长，注意监测血糖。择期剖宫产的手术指征：糖尿病伴严重微血管病变，或其他产科指征。妊娠期血糖控制不好、胎儿偏大（尤其估计胎儿体重超过 4250 克者）或既往有死胎、死产史者，应适当放宽剖宫产指征。

双绒双羊双胎妊娠，若非糖尿病，则建议 36 周入院，38 周分娩，但该孕妇妊娠期糖尿病 A2 级，血糖控制情况良好，胎心监护和胎儿Ⅰ级超声均未见异常，但近 2 周胰岛素减少剂量幅度大，目前孕 35 周，建议 35～36 周入院，36～37 周分娩。考虑一胎胎儿体重超过 3000g，一胎体重 2520g，LST/RSCA，建议于 36～37 周择期剖宫终止妊娠。双胎新生儿按早产儿和高危儿转新生儿科观察。住院期为围分娩期，目标血糖浓度 4～7mmol/L，注意胰岛素的减量和凌晨低血糖的发生，每天胎心监护一次。

择期剖宫产的安排，手术前一天不停用睡前中效或长效胰岛素，手术当日停用所有胰岛素，并每 1～2h 监测 1 次血糖，禁食期间需静脉补充 100～150g 葡萄糖。根据血糖浓度，安排必要时静脉使用胰岛素。血糖值控制在 6.0～10mmol/L，且尽量安排在第一台手术，避免长时间的空腹。每 0.5～1h 监测一次血糖。术后 6～12h 进食流质，24h 内予"口服淀粉类+静脉补充葡萄糖"，碳水化合物总量为 150～250g。

该孕妇 2019 年 8 月 28 日 9:00 在手术室腰硬联合麻醉下行"子宫下段剖宫产+双侧子宫动脉结扎术"，LST 位娩出一活女婴，血性羊水，量约 300mL，阿氏评分 6 分—7 分—10 分，体重 2550g，ROA 娩出一活男婴，羊水清，量约 300mL，9—10—10，体重 3140g，检查胎盘可见一大小约 5cm×6cm 剥离面，宫内积血约 60mL，予缩宫素、欣母沛促宫缩处理，术中宫缩可，探查子宫及双附件，双侧输卵管间质部缺如，双侧输卵管呈结扎术后表现，双侧卵巢呈促排卵后改变，术程顺利，术中出血 500mL，输液 1000mL。术后 6h 进食流质，24h 内口服淀粉类+静脉补充葡萄糖，碳水化合物总量为 200g。

问题 10　如何与糖尿病孕妇探讨产褥期的管理？

指南建议：胰岛素治疗的 GDM 产妇产后降血糖药物根据血糖监测情况酌情减量或停止使用；妊娠期无须胰岛素治疗的 GDM 产妇可恢复正常饮食，但避免高糖及高脂饮食；建议 GDM 产妇产后 24h 监测早餐前（空腹血糖）和餐后 2h 血糖，若空腹血糖浓度达到 7mmol/L，或连续 2 次餐后 2h 血糖浓度≥11mmol/L，可转诊至糖尿病专科门诊。若血糖在正常范围内，产后 24h 后可停止血糖监测，应鼓励和支持糖尿病产妇尽可能母乳喂养，至少坚持 6 个月；对不适合或不愿意母乳喂养的妇女，建议产妇选择婴儿配方奶进行喂养。对 GDM 妇女提供产后避孕、发展为 2 型糖尿病风险、健康生活方式等健康教育。告知有 GDM 史的妇女产后出现糖尿病前期表现时应及时就诊，在专业人员指导下接受生活方式干预或预防性服用二甲双胍；应告知糖尿病妇女其子代进行生长发育随访的重要性，并提供健康生活方式的指导。GDM 产妇出院前应测量血糖以排除高血糖，并告知合并孕前糖尿病的产妇常规进行糖尿病门诊随访。建议 GDM 妇女在产后 6～12 周行 2h 75g OGTT 以排除糖尿病前期或糖尿病，若 OGTT 结果正常，建议妇女定期进行糖尿病检查，并在下次妊娠前进行诊断检查。

【本例患者的产褥期管理方案】

因该孕妇孕前不需要用胰岛素，所以术后停用胰岛素观察，母乳喂养，继续糖尿病饮食调控，监测空腹血糖浓度 4.3～5.5mmol/L，餐后 2h 血糖浓度 5.0～7.1mmol/L，餐前血糖浓度 4.8～5.9mmol/L，血糖达标良好。新生儿无特殊，出生后 5 天，随母亲一起出院。产妇产后 6 周复查 OGTT 示：5.0L—9.1—8.1mmol/L，继续糖尿病饮食和运动等生活方式管理。产妇剖宫产术中见双侧输卵管间质部缺如，双侧输卵管呈结扎术后表现，避孕和性生活的指导也完成了。

2.4　妊娠合并糖尿病护理管理知识要点

（1）妊娠合并糖尿病中 90% 以上为 GDM。超过 80% 的妊娠期糖尿病仅需科学饮食和运动的护理管理就可以管控血糖达标，且"六架马车"中，特别是教会孕产妇自我健康管理是关键。

（2）DIP 孕产妇临床表现症状不典型，常以羊水过多、巨大胎儿、阴道假丝酵母菌性阴道病、尿糖阳性等并发症为主要表现，需注意对具有这些临床表现的高危妇女进行糖尿病的筛查及管理。

（3）诊断方法分为一步法及两步法，目前临床常用75g OGTT为主要诊断方法。注意规范OGTT试验的护理指导。

（4）孕产期的处理原则是积极控制孕妇血糖达标，预防母儿不良妊娠结局的发生。注意以下十大基本知识和技能的健康教育并评估考核：①妊娠期糖尿病患者的血糖控制目标；②餐后2h从何时开始记录时间；③妊娠期糖尿病对母儿的影响；④低血糖的症状、应对措施及预防方法；⑤食物搭配技巧（手掌法则）；⑥加餐的时机及相关注意事项，如何避免出现饥饿；⑦何时运动、哪些运动适合；⑧运动时间及运动量的相关知识；⑨自我监测血糖的技术及相关知识；⑩自我注射胰岛素的技巧及相关知识（GDM A2级、B级）。灵活指导孕产妇运用自我血糖监测（SMBG）、糖化血红蛋白（HbA1c）、持续动态血糖监测（CGM）等血糖监测方式，配合产科医生、内分泌科医生、营养师等对DIP妇女进行个体化的指导，使孕妇体重和胎儿体重按孕周去达标。

（5）综合评估制订个体化分娩计划。教育孕妇单纯GDM不是剖宫产指征，妊娠期糖尿病（GDM A1）经饮食和运动管理后，血糖控制良好，于孕40～41周终止妊娠；妊娠期糖尿病（GDM A2）经胰岛素治疗后血糖控制良好，于孕39～40周终止妊娠。

（6）围分娩期和产褥期，注意血糖的控制目标，为避免低血糖的发生，产程中或产时的目标血糖浓度为4～7mmol/L。在产程的活跃期及分娩期可通过双管静脉输液装置来单独调整胰岛素剂量及葡萄糖静脉输入量以预防低血糖的发生。

（7）一旦1型糖尿病的妇女产后恢复正常饮食，计划母乳喂养，应将皮下胰岛素注射量调整孕前量或为25%～40%孕前量，注意哺乳可使能量消耗增加的个体差异。产后不建议严格控制血糖，并且指导大多数糖尿病妇女能够自我调整胰岛素的剂量。2型糖尿病妇女在母乳喂养期间可继续服用二甲双胍或格列本脲。其他口服降血糖药在母乳喂养期间应避免使用。

（8）指导GDM妇女产后4～12周行75g OGTT，并建议每1～3年复查1次OGTT或HbA1c、空腹血糖进行持续评估，为二孩、三孩计划做出持续性的生活方式管理及孕前保健。

【参考文献】

[1] 韩娜，刘珏，金楚瑶. 2013—2017年北京市通州区34 637例孕妇妊娠期糖尿病流行情况及其影响因素研究[J]. 中华疾病控制杂志，2019，23（2）：156-160.

[2] 隽娟，杨慧霞. 美国糖尿病学会"2020年妊娠合并糖尿病诊治指南"介绍[J]. 中华围产医学杂志，2020（2）：139-141.

[3] SAVVAKI D, TAOUSANI E, GOULIS D G, et al. Guidelines for exercise during normal pregnancy and gestational diabetes: a review of international recommendations[J]. Hormones, 2018, 17(4): 521-529.

[4] 周英凤，章孟星，李丽，等.《妊娠期糖尿病临床护理实践指南》推荐意见专家共识[J]. 护理研究，2020，34（24）：4313-4318.

[5] 中华医学会糖尿病学分会. 中国2型糖尿病防治指南（2017年版）[J]. 中国实用内科杂志，2018，38（4）：292-344.

[6] 王昊，漆洪波. 2019 ADA"妊娠合并糖尿病管理"指南要点解读[J]. 中国实用妇科与产科杂志，2019，35（8）：890-894.

3 产科医师妊娠合并糖尿病围产期规范管理及 2 型糖尿病合并妊娠

温济英　雷琼　段冬梅　李映桃　黄蓓

在发现胰岛素之前，患严重糖尿病的妇女是不宜妊娠的，因为一旦病情控制不佳不但会造成胎儿死亡，而且孕产妇死亡风险也很大。随着近三十年来糖尿病相关诊疗技术的不断发展，胰岛素种类的迭代更新，罹患糖尿病（主要是 1 型和 2 型）的妇女妊娠后不仅病情可以得到有效控制，还能够预防和治疗许多与糖尿病相关的妊娠并发症，最终降低围产期母儿并发症的发生。但是，妊娠前血糖控制不佳的显性糖尿病妇女，胎儿发生严重先天性畸形风险高仍旧是个严重问题；妊娠后血糖控制不佳，在叠加其他因素后也可能发展成严重围产期并发症。然而在目前的临床实践中，随着诊疗技术的提高和多学科团队合作的加强，即使有严重并发症的糖尿病妇女也可以成功渡过妊娠期并获得良好结局。关键就在于孕前—孕期—产后全程高效的管理和监护[1-3]。

3.1　孕前管理

患者，女，33 岁，6 年前诊断为 2 型糖尿病，予以饮食控制，口服盐酸二甲双胍缓释片 0.5g（bid）控制血糖。

生育史：孕 4 产 0，曾生化妊娠 2 次，2018 年孕 20 周死胎引产 1 次。在内分泌科咨询准备妊娠。

入院查体：血压 120/78mmHg，身高 155cm，体重 80kg，BMI 33.2kg/m²，空腹血糖浓度 5.9mmol/L，餐后血糖浓度 9.0mmol/L，糖化血红蛋白 6.8%。医师予以饮食指导，建议更改口服降糖药为皮下胰岛素注射控制血糖，根据每日 7 次血糖结果，给予三餐前门冬胰岛素（8U—6U—6U），睡前地特胰岛素（10U）注射，孕前咨询产科医师。

问题 1　孕前咨询中的健康指导和检查主要有哪些内容？

有效的孕前管理、良好的血糖控制可以显著降低糖尿病患者不良母婴结局的风险，其孕前咨询除了常规的弓形虫、风疹病毒、巨细胞病毒和单纯疱疹病毒检查，以及乙型肝炎病毒表面抗原、梅毒、人类免疫缺陷病毒抗体、血型鉴定、宫颈细胞学检查、宫颈机能评估等检查项目外，还应增加以下几个方面的指导内容。

1. 药物使用咨询

糖尿病患者可能合并高血压、血脂紊乱或者甲状腺功能异常等其他代谢性疾病。建议：

（1）糖尿病合并慢性高血压的孕妇，妊娠期血压控制目标为收缩压 110～135mmHg，舒张压 80～85mmHg。孕前应停用或调整可能致畸的药物，如血管紧张素转化酶抑制剂（angiotensin converting enzyme inhibitor，ACEI）、血管紧张素受体拮抗剂（angiotensin receptor blocker，ARB）。孕期 ACEI 和 ARB 类药物的使用可致胎儿肾脏发育异常、羊水过少、肺发育不全等，采用其他妊娠期较安全的药物替代。阿替洛尔在妊娠期使用有胎儿生长受限和低出生体重的风险，因此也不建议使用。停用他汀类、贝特类、烟酸类等降脂药物。如合并其他慢性病，建议联合其他相关学科医师共同商讨用药。

（2）应用二甲双胍或格列本脲的 T2DM 患者，需考虑药物的可能益处或不良反应。如果患者愿意，可在医师指导下继续应用，但建议尽量改用胰岛素控制血糖[1-3]。

2. **血糖控制目标**

孕前良好的血糖控制可以降低流产、先天畸形的发生率。若患糖尿病女性计划近期怀孕，建议每月进行 1 次糖化血红蛋白（HbA1c）水平的测定。一般而言，推荐孕前 HbA1c 的目标值是 6.0%～6.5%。如没有明显低血糖的发生，则理想的 HbA1c 水平控制目标是 <6.0%，如果出现低血糖的情况，HbA1c 水平控制目标可放宽至 <7.0%，当 HbA1c 水平 >10.0% 时，暂不建议妊娠。强调应尽可能将孕前 HbA1c 水平控制在 6.5% 以下再怀孕，以降低先天畸形、子痫前期、巨大儿和其他并发症的发生风险（证据等级 B 级）。由于胎儿器官形成主要发生在妊娠的 5～8 周，多项研究表明 HbA1c 水平控制在 6.5% 以下先天畸形的发生风险最低。孕前空腹血糖浓度推荐值为 5～7mmol/L，餐前血糖浓度推荐值为 4～7mmol/L。糖尿病患者孕前保健最重要的内容就是使其孕前血糖浓度控制在目标水平[1-3]。

3. **并发症及合并症筛查**

应对孕前糖尿病的女性加强糖尿病并发症筛查。

（1）视网膜病变：糖尿病视网膜病变可能会在怀孕期间进展，甚至影响患者的视力。因此，在孕前或孕早期进行视网膜病变的筛查。若孕前已有增殖性视网膜病变或黄斑性水肿等严重视网膜病变，应先行治疗，待病情稳定 6 个月后再行妊娠；若为非增殖性视网膜病变，则孕期每 3 个月及产后 1 年，都要进行 1 次眼科检查。

（2）糖尿病肾病：患糖尿病女性孕前须测定尿白蛋白/肌酐比率（urinary albumin/creatinine ratio，ACR），筛查糖尿病肾病。若孕前已患有肾病，患者发生子痫前期、早产、剖宫产分娩的风险均会增加。若血清肌酐值 >120μmol/L，ACR >30mg/g，或肌酐清除率 <50mL/(min·1.73m^2)，妊娠前需至肾内科就诊。对于患有终末期肾病，包括正在接受透析治疗的女性，建议经肾内科、内分泌科、产科等多学科会诊后，再计划妊娠。妊娠合并肾病的女性孕期还需要密切监测血压。

（3）心血管并发症：对于合并高血压病的糖尿病女性，孕前应停用可能致畸的药物，改用妊娠期相对安全的降压药，如拉贝洛尔、硝苯地平等。糖尿病会增加子痫前期的风险，因此建议在妊娠 12～16 周，开始服用低剂量阿司匹林（100～150mg/d），以降低子痫前期的风险。对于合并心脏病高危因素的糖尿病患者，孕前需进行心电图和（或）超声心动图的检查，并与心内科医师共同评估风险。

（4）甲状腺疾病：糖尿病女性自身免疫性甲状腺疾患发病率可高达 40%，对于计划怀孕的糖尿病女性，至少应进行甲状腺素、促甲状腺激素水平和甲状腺过氧化物酶抗体筛查，最好同时进行三碘甲状腺原氨酸和甲状腺球蛋白抗体检查，如有异常，需及时处理待稳定后再计划妊娠[1-3]。

4. 孕前维生素补充及碘营养

所有计划妊娠的女性，孕前均需每日口服叶酸至少 400μg 直至孕 3 个月，降低胎儿神经管畸形的风险。推荐每日摄入 1000mg 钙剂及至少 600IU 维生素 D 以保障母婴骨骼的健康。孕前 3 个月开始注意碘营养状态，建议整个孕期食用加碘盐。但需注意不能过度补充碘，特别注意提醒孕妇在加碘盐的基础上不宜同时口服含碘的复合维生素[3]。

问题 2　孕前体重管理的意义是什么？

母亲肥胖是导致胎儿先天性畸形，特别是心脏缺陷的独立危险因素，因此，对于肥胖的糖尿病患者，孕前还应进行体重的优化。此外，肥胖的孕妇患高脂血症、高血压、阻塞性睡眠呼吸暂停综合征的风险更高，而这些疾病同样可能影响母婴的妊娠结局。因此，需要对糖尿病患者的孕前体重进行控制，孕前 BMI 应控制在 $18.8 \sim 24.9 kg/m^2$。对于孕前 $BMI > 27.0 kg/m^2$ 的患者，应在营养师的指导下进行科学减重至理想体重[3]。

> **【本例患者接受建议后的医疗处置】**
>
> （1）孕前项目检查：弓形虫、风疹病毒、巨细胞病毒和单纯疱疹病毒 PCR，乙型肝炎病毒、梅毒、人类免疫缺陷病毒抗体，血型鉴定、肝肾功能、尿液分析，宫颈细胞学检查等项目。
>
> （2）T2DM 相关检查项目：血脂、肌酐、尿白蛋白/肌酐比率、肝功能、糖化血红蛋白，视网膜病变的筛查。
>
> （3）监测血压，建议在家自测血压至少每日一次。
>
> （4）含叶酸的复合维生素或叶酸 $0.4 \sim 0.8 mg/d$。
>
> （5）改皮下胰岛素注射控制血糖，三餐前门冬/赖辅胰岛素，睡前地特/甘精胰岛素控制血糖。
>
> （6）联合医学营养治疗，进行科学减重直至理想体重。

3.2　孕期管理

患者经过孕前咨询后，予以合理减重半年至 75kg，孕前半年曾使用胰岛素控制血糖 2 个月后因自觉注射部位不适自行停药后口服二甲双胍控制血糖，自诉餐后偶测指尖血糖浓度在 8mmol/L 左右。末次月经（LMP）：2019 - 9 - 30，预产期（EDC）：2020 - 6 - 7。早孕超声提示宫内妊娠与停经时间相符，早孕反应轻微，饮食基本按孕前控制情况。孕 14 周就诊产科，血压 130/78mmHg，体重 77kg，嘱监测大轮廓血糖 3 天复诊。监测情况：空腹血糖浓度 $3.3 \sim 7.1 mmol/L$，餐后 2h 血糖浓度 $6.1 \sim 11.8 mmol/L$，血糖未达理想值；糖化血红蛋白水平 6.4%；随机尿糖（+++），尿酮体（-）。产科超声提示胎儿发育如孕周，早期唐氏筛查低风险。

问题 3　孕期血糖控制目标为多少？

血糖控制达标是糖尿病患者孕期保健最重要的内容。糖尿病合并妊娠的孕期血糖控制目标为：空腹血糖浓度 $3.9 \sim 5.3 mmol/L$，餐后 1h 血糖浓度 $6.1 \sim 7.8 mmol/L$，餐后 2h 血糖浓度 $5.6 \sim 7.1 mmol/L$，末梢血血糖值应作为衡量血糖控制是否良好程度的第一指标。除了指尖血糖和动态血糖监测的血糖控制目标外，HbA1c 水平也是妊娠期重要的血糖达标评判指标之一。由于妊娠期间 HbA1c 水平会出现生理性的下降，建议每 1～2 个月评估 1

次 HbA1c 水平，目标与孕前一致（6.0%～6.5%），妊娠中、晚期控制 HbA1c 水平＜6.0% 更优，如患者发生低血糖的风险较高，可根据具体情况制定个体化血糖目标[3]。

问题 4　孕期如何监测血糖？

血糖监测是实现妊娠期良好血糖控制的重要基石，包括自我血糖监测（self-monitored blood glucose，SMBG）及连续动态血糖监测（continuous glucose monitoring，CGM）。SMBG 的优势是操作简单易学，可帮助医生及时掌握病情变化，随时调整并为患者制定个体化生活方式和药物干预方案；反映实时血糖水平，发现高血糖，防控低血糖；评估生活事件和降糖药对血糖的影响程度；激励患者参与疾病管理，提高依从性。CGM 最大的优势是既解决了患者指尖血糖监测针刺的痛苦，又可持续地动态监测患者的血糖值，并储存患者的血糖值，侦察到传统血糖监测方法易忽略的血糖信息，如隐匿性高血糖和夜间低血糖，还可同步地记录患者的运动、饮食等情况，进而对患者的血糖水平进行综合性分析。CGM 似乎具有更好的血糖控制作用，以及更好的糖尿病合并妊娠母婴结果，但 CGM 指标不能代替 SMBG 以实现最佳的餐前和餐后血糖目标。建议妊娠期 SMBG 的频率为 4～7 次/d，包括空腹、三餐前 30min 及三餐后 1h 或 2h 的指尖末梢血血糖，并根据血糖监测结果指导胰岛素剂量的调整。对血糖浓度波动大、反复出现低血糖、酮症等患者，建议 CGM[1-3]。

问题 5　孕期胰岛素如何使用？

1. 胰岛素治疗方案

目前，胰岛素治疗是实现孕期理想血糖控制的最安全和最有效的方式。如糖尿病患者孕前使用口服降糖药物，建议孕期停用口服降糖药物，并根据血糖情况调整胰岛素方案及用量。建议使用每日多次胰岛素注射（multiple daily injections，MDI）或胰岛素泵（continuous subcutaneous insulin infusion，CSII）治疗，需要依据指尖血糖监测、CGM 和 HbA1c 的值不断调整胰岛素剂量。

2. 胰岛素类型选择

妊娠期间推荐使用的短效或速效胰岛素为人胰岛素、门冬胰岛素、赖脯胰岛素以及中效的人胰岛素，这些胰岛素的胎盘通过量极低，且无致畸作用，在妊娠期应用安全。也可以使用长效胰岛素类似物（地特胰岛素和甘精胰岛素）。妊娠期应尽量避免使用预混胰岛素。

3. 胰岛素剂量的调整

随着妊娠的进展，胰岛素的用量也在不断变化。妊娠的前 9 周，胰岛素的用量增加；妊娠 9～16 周，需注意可能因孕吐导致的胰岛素用量减少；妊娠 16～35 周，胰岛素用量明显增加；部分患者妊娠 35 周后，胰岛素用量可能出现小幅减少。值得注意的是，孕期胰岛素使用剂量的变化也可能与妊娠结局相关。孕晚期当胰岛素剂量下降超过 5%～10% 时，应立即评估胎儿宫内的健康状况，并寻找可能导致下降的医源性因素或其他因素。当糖尿病合并妊娠患者孕 30 周后每日所需胰岛素剂量下降超过最大需要剂量的 15%，提示可能与胎盘功能不全、母亲摄入量减少或呕吐相关。如确定胎儿宫内的健康状态良好，则胰岛素用量下降不会伴发胎儿不良结局，也不是引产或剖宫产的指征。此外，如患者需使用糖皮质激素促胎儿肺部成熟，在使用糖皮质激素治疗期间，胰岛素用量可增加 40%～50%[1-3]。

问题6 一旦发生并发症该如何处理？

1. 糖尿病酮症酸中毒（diabetic ketoacidosis，DKA）

糖尿病的孕妇更容易发生 DKA，即使在血糖接近正常的情况下，仍有可能发生 DKA。DKA 可导致不同程度的低氧血症、血容量不足和酸中毒，可使糖尿病孕妇流产或早产风险升高，严重者可危及母儿安全。治疗包括静脉给予胰岛素、适当补液、纠正电解质异常、监测酸中毒以及寻找并去除诱因。在纠正 DKA 时，应加强胎心率的监护。母体酸中毒所致的胎心率异常，一般通过宫内复苏可以得到缓解，随着 DKA 的纠正和母体状态的好转而改善。仅有 DKA 并非终止妊娠的指征，在母体情况稳定前，不建议实施紧急剖宫产，因为此举可增加母体并发症及死亡风险，也可能导致分娩的早产婴儿出现缺氧和酸中毒[1-3]。

2. 糖尿病视网膜病变

妊娠可加重糖尿病视网膜病变，建议孕期每 3 个月及产后 1 年均行视网膜病变的评估。必要时在妊娠期也可进行激光治疗和玻璃体手术。

3. 糖尿病肾病

若孕前已出现糖尿病肾病，尤其是合并未控制的高血压时，妊娠期间可出现肾功能的恶化。因此，妊娠期应注重血压的监测，若血压持续高于 135/85mmHg（1mmHg = 0.133kPa）则应给予干预，以期改善孕产妇远期结局。由于过低血压控制目标会对胎儿生长造成不良影响，因此，孕期血压控制目标也不应低于 120/80mmHg，且应与子痫前期相鉴别。非妊娠期用于保护肾功能的 ACEI 或 ARB 类药物在妊娠期禁用。

4. 周围神经病变和自主神经病变

妊娠通常并不会影响周围神经病变和自主神经病变。但妊娠期应注意胃轻瘫与妊娠剧吐的鉴别。重度胃轻瘫是糖尿病女性妊娠的相对禁忌证，可导致严重的低血糖或高血糖、DKA、体重减轻和营养不良。严重胃轻瘫的女性妊娠后，常需频繁住院，且可能需要肠外营养支持。胃轻瘫的初始治疗包括饮食调整、优化血糖和补液。若症状持续，可能需要使用胎儿安全性良好的促胃动力药和止吐药治疗[4]。

5. 针对自发性早产治疗

血糖控制不佳的糖尿病患者，应禁用 β-肾上腺素能受体激动剂（如利托君）；血糖控制良好者，亦应谨慎使用。如必须使用 β-肾上腺素能受体激动剂，则须严密监测血糖，必要时采用静脉滴注胰岛素以维持血糖在正常范围。整个孕期持续良好的血糖控制和体重控制可以预防巨大儿和大于胎龄儿的发生。否则，大于胎龄儿会增加肩难产、剖宫产、母体和新生儿产伤等风险。糖尿病伴微血管病变或高血压的患者，其胎儿生长受限的风险是无血管病变孕妇的 6～10 倍。胎儿生长受限与死胎和新生儿的死亡率增加有关。因此，如若出现胎儿生长受限，则应在排除胎儿畸形后开始治疗。糖尿病孕妇子痫前期的风险也明显升高。因此，建议合并慢性高血压的糖尿病患者，妊娠期血压控制目标为收缩压 120～160mmHg，舒张压 80～110mmHg。对于孕前已存在肾脏疾病的患者，很难与子痫前期相鉴别。但如果短期内高血压显著恶化，或出现与重度子痫前期相关的症状及体征，应考虑并发子痫前期。建议有高危因素的糖尿病患者在妊娠期间 12 周开始，即服用低剂量阿司匹林（100～150mg/d）预防子痫前期。母体糖尿病是羊水过多的一种常见病因，常与血糖控制不佳或大于胎龄儿有关[1-3]。

问题7　如何监测胎儿？

1. 孕期胎儿监测

围受孕期的高血糖与胎儿先天性畸形有关，包括先天性心脏缺陷、神经管缺陷、肢体缺陷等，其中以先天性心脏病最常见。糖尿病孕妇（尤其是 HbA1c 水平 >6.5% 时）建议在妊娠 18～20 周时进行胎儿心脏排畸筛查，20～24 周行Ⅲ级超声筛查。孕 32 周后，应增加监护频率，每周进行 1～2 次胎心监护检查。

2. 胎肺成熟度

糖尿病孕妇的胎儿，其胎肺成熟较晚。在早期足月分娩新生儿中（妊娠 37～38^{+6} 周），与非糖尿病孕妇相比，糖尿病孕妇所生新生儿发生新生儿呼吸窘迫综合征的风险仍较高。尽管如此，不建议常规进行羊水穿刺了解胎肺成熟情况。

【本例患者接受建议后的医疗处置（孕期）】

(1) 健康教育：继续医学营养治疗，补充孕期所需营养素，提供孕期运动指导，进行孕期体重管理。

(2) 药物治疗：继续予皮下胰岛素注射控制血糖——三餐前门冬胰岛素、睡前地特胰岛素；根据血糖情况调整用药。

(3) 血糖监测：建议连续动态血糖监测。

(4) 并发症的预防：每 2 周一次产前检查，每日在家自测血压，每月监测糖化血红蛋白、肝肾功能等。从孕 12～16 周开始，每日服用小剂量阿司匹林（100～150mg）预防子痫前期。

(5) 胎儿监护：定期产前超声检查，排除胎儿畸形及了解胎儿宫内发育情况，32 周后行胎心监测（NST）。

3.3　围分娩期管理

患者于妊娠 14 周时予以改皮下胰岛素注射控制血糖，调整皮下胰岛素注射，剂量为三餐前门冬胰岛素（14U—12U—10U），睡前地特胰岛素（20U），孕期配合饮食控制、体重管理，每 2 周产检监测血糖情况，空腹血糖浓度 5.0～6.0mmol/L；餐后 2h 血糖浓度 5～8mmol/L；血糖大轮廓监测 80% 血糖值能达理想值范围，每月监测糖化血红蛋白水平（5.5%～5.8%），孕 14 周开始每日服用阿司匹林 100mg，产检血压 110～140/72～85mmHg，监测尿蛋白阴性，体重随孕周增长，34 周停用阿司匹林。孕 38 周产检，体格检查：BP 135/98mmHg，体重 86kg，双下肢水肿（++）。就诊当天晨起空腹指尖血糖浓度 6.1mmol/L（夜间 2 点有加餐），随机尿糖（−），尿酮体（−），尿微量白蛋白/肌酐 49.42mg/gCr（升高），糖化血红蛋白 6.2%。产科超声提示胎儿大于孕龄，估重 4000g，羊水过多（轻度）。

问题8　分娩的建议有哪些？

1. 分娩时机与方式

推荐没有血管并发症且血糖控制良好的糖尿病孕妇，在妊娠 39 周～39^{+6} 周分娩。但对有血管并发症或血糖控制不佳的孕妇，建议 36 周～38^{+6} 周分娩。无论何种类型的糖尿病并非剖宫产指征，无特殊情况均可经阴道分娩，但如合并其他的高危因素，应进行选择性剖宫产或放宽剖宫产指征[3]。

2. 产时处理

分娩潜伏期，可每2～4h进行1次血糖监测，在活跃期可增加到每1～2h/次。对于1型糖尿病合并妊娠的患者，分娩期的血糖监测频率要高于2型糖尿病或妊娠期糖尿病患者。推荐的产时血糖浓度目标是3.9～7.0mmol/L。临产后建议使用静脉输注葡萄糖+胰岛素代替皮下注射胰岛素来维持血糖浓度。当血糖浓度≤6.7mmol/L时，应停用胰岛素。在静脉输注胰岛素时，建议每小时检测1次指尖血糖。产前接受胰岛素泵治疗的患者，可使用至产程潜伏期，进入活跃期需转换为静脉输注胰岛素。

【本例患者接受建议后的医疗处置（围分娩）】
(1) 立即住院监护，强化胰岛素治疗将血糖控制在理想范围。
(2) 已孕38周，考虑并发子痫前期，应积极终止妊娠，考虑孕妇为初产妇，肥胖，巨大儿可能，评估阴道分娩较困难，遂放宽剖宫产指征予以剖宫终止妊娠，围手术期继续予以静脉输注胰岛素控制血糖。
(3) 与麻醉科积极讨论围术期镇痛麻醉方式，尽量予以椎管内麻醉。
(4) 新生儿出生后立即监测末梢血糖，进行脐血pH值分析，积极开奶，按高危儿由新生儿科医生管理。
(5) 积极预防产后出血，警惕剖宫产术口愈合不良、脂肪液化等可能。
(6) 积极预防感染，围手术期规范抗生素使用。

3.4 产后管理

孕38周因血糖控制不佳，并发子痫前期，巨大儿可能，剖宫产终止妊娠。围术期予以静脉输注胰岛素控制血糖，分娩新生儿体重4130g（巨大儿），Apgar评分9分—10分—10分，羊水清，2300mL，手术顺利，术中出血250mL，术后转监护病房观察，术后正常进食后胰岛素按孕前剂量使用，预防剂量使用低分子肝素至出院，母乳喂养。

问题9 产后建议哺乳吗？

推荐母乳喂养。进行母乳喂养的产妇低血糖的风险可能会增加，因此，哺乳期应适当降低胰岛素的用量，于哺乳前加餐，注意增加血糖监测频率，预防低血糖的发生。进行母乳喂养的糖尿病患者，在孕前糖尿病饮食推荐能量摄入的基础上，每日可额外增加500kcal的能量。

问题10 产后如何避孕？

产后即时即应采取避孕措施。对于今后无生育意愿或有终末器官并发症不适合再妊娠者，签署知情同意后，可施行输卵管结扎术[1-2]。

【本例患者接受建议后的医疗处置（产褥期）】
(1) 产后血栓栓塞疾病的筛查及预防。该孕妇合并肾脏功能受损，肥胖，手术产，制动等多种高危因素。在围分娩期往往都是血栓高风险人群，应警惕产后血栓形成风险，根据主流权威指南的血栓评分标准予以相应措施预防产后血栓，血栓预防措施首选低分子肝素皮下注射,按 RCOG 的 VTE 评分为 3 分(BMI 为 33 评 1 分,剖宫产评 1 分,子痫前期 1 分),予术后 12h 低分子肝素 6000U 皮下注射每天一次,用至出院,一般约为 3～5 天[5-6]。

(2)产后仍然要积极按医学营养治疗原则进行饮食管理,随着胎盘的娩出,患者对于胰岛素的敏感性会增加,胰岛素的需求量可降至妊娠期的 50% 或恢复至孕前用量。因此,从产后即刻起,胰岛素的用量可根据孕前用量逐减,可降至妊娠期的 50% 甚至无需用药。产后一周内应继续血糖轮廓监测,根据监测血糖情况来指导调整用药。初步预测胰岛素剂量为三餐前门冬胰岛素(8U—6U—5U),睡前地特胰岛素(10U)。

(3)产后 6～18 周应进行血压、尿常规及血脂和血糖检查,产后 12 个月内应恢复到孕前体重,并通过健康的生活方式进行体重管理。

(4)建议应该终生积极进行心血管代谢风险评估。

3.5 产科医师妊娠合并糖尿病管理知识要点

3.5.1 孕前咨询计划妊娠

(1)对于育龄期的女性,一经确诊糖尿病(1 型,2 型),即须进行孕前教育:有效避孕、计划性妊娠。以内分泌科、产科、营养科、运动康复科多学科联合门诊产检。

(2)对于准备妊娠的糖尿病患者,建议 HbA1c 水平为 10.0% 时,暂不妊娠。

(3)当 BMI > 27kg/m² 时,应控制体重。

(4)停用可能致畸的药物,如 ACEI、ARB、利尿剂、他汀类药物等,如有必要,改用其他孕期可用药物。

(5)每天至少服用叶酸 400μg、钙剂 1000mg、维生素 D 600U。

(6)孕前检查:

①常规检测:包括血常规、尿常规、生化分析、TORCH 检查、免疫组合(乙型肝炎病毒、梅毒、人类免疫缺陷病毒抗体)、血型鉴定、宫颈刮片。

②糖尿病特殊检查内容:HbA1c、促甲状腺激素、甲状腺过氧化物酶抗体、尿白蛋白/肌酐比。

③眼科检查:若孕前已有视网膜病变,应于孕前或孕期前 3 个月进行眼科检查,之后孕期每 3 个月及产后 1 年均需进行一次眼科检查。

3.5.2 早孕期(妊娠 12 周内)

(1)妊娠 7～9 周时进行 B 超检测,确认孕周是否正确。孕 11～14 周胎儿超声 NT 检查。

(2)在整个妊娠期间,所有合并糖尿病的患者,均需每 1～2 周至糖尿病门诊和产科门诊就诊。

(3)评估患者的 HbA1c 水平,推荐每个月或者每 2 个月评估 1 次,HbA1c 水平的目标值是 6.0%～6.5%,如没有明显低血糖的发生,理想的 HbA1c 水平是小于 6.0%,如果出现低血糖的情况,HbA1c 水平可放宽到 7.0%。

3.5.3 中孕期

(1) 自 12～16 周起每日可服用 100～150mg 阿司匹林以减少发生子痫前期的风险。
(2) 若 16 周后胰岛素抵抗增加，应该适当调整胰岛素的用量。
(3) 完善胎儿排畸超声检查，尤其是胎儿心脏超声检查。

3.5.4 晚孕期

(1) 超声监测胎儿生长和羊水量。
(2) 孕 32 周后，应进行每周 1～2 次无应激试验。
(3) 35 周后胰岛素需求会小幅减少。
(4) 对于妊娠合并糖尿病孕妇，若合并血管病变，或血糖控制欠佳，则建议在 36～38^{+6}周时终止妊娠；对于血糖控制良好，无血管合并症的孕妇，建议在 39～39^{+6}孕周期间终止妊娠。
(5) 终止妊娠方式可选择引产，或者有指征的剖宫产。

3.5.5 分娩期

(1) 建议分娩时每 2～4h 监测 1 次血糖，确保血糖浓度维持在 3.9～7.0mmol/L。
(2) 临产后可使用静脉葡萄糖＋胰岛素注射，应每小时监测 1 次血糖。
(3) 有指征建议择期尽早进行剖宫产或引产。

3.5.6 产褥期

(1) 随着胎盘的娩出，胰岛素的需求量即应谨慎减少，甚至可降至妊娠期的 50%。
(2) 推荐进行母乳喂养。哺乳期产妇每日可额外增加 500kcal 的能量。
(3) 有效避孕。对于今后无生育打算或有终末器官并发症的不适于再妊娠者，经患者及家属同意后，可施行输卵管结扎术。

【参考文献】

[1] ALEXOPOULOS A S, BLAIR R, PETERS A L. Management of preexisting diabetes in pregnancy: a review [J]. JAMA, 2019, 321(18): 1811-1819.
[2] 1 型糖尿病合并妊娠多学科综合管理专家组. 1 型糖尿病合并妊娠多学科综合管理专家共识[J]. 中华糖尿病杂志, 2020, 12(08): 576-584.
[3] 隽娟, 杨慧霞. 美国糖尿病学会 2021 年"妊娠合并糖尿病诊治指南"介绍[J]. 中华围产医学杂志, 2021, 24(1): 73-74.
[4] American Diabetes Association. Management of diabetes in pregnancy: standards of medical care in diabetes-2022[J]. Diabetes Care, 2022, 45(Suppl 1): S232-S243.
[5] Queensland Health. Queensland clinical guidelines: venous thromboembolism (VTE) in pregnancy and the puerperium[A]. 2020.
[6] RCOG. Thrombosis and embolism during pregnancy and the puerperium, reducing the risk (Green-top Guideline No. 37a)[A]. 2015.

4 内分泌科医师妊娠合并糖尿病的围产期管理及 2 型糖尿病合并妊娠

李泽　张莹

全球 20 岁以上孕妇高血糖患病率为 15.8%，每年超过 2000 万孕妇罹患此症。我国各地区患病率有差异，平均为 17.5%。妊娠期高血糖包含以下三个概念：①妊娠期糖尿病（gestational diabetes mellitus，GDM）是指妊娠期间发生的糖代谢异常，但血糖未达到显性糖尿病的水平，占妊娠期高血糖的 83.6%。诊断标准为：孕期任何时间行 75g 口服葡萄糖耐量试验（oral glucose tolerance test，OGTT），5.1mmol/L≤空腹血糖浓度＜7.0mmol/L，OGTT 1h 血糖浓度≥10.0mmol/L，8.5mmol/L≤OGTT 2h 血糖浓度＜11.1mmol/L，任 1 个点血糖达到上述标准即诊断 GDM。由于空腹血糖随孕期进展逐渐下降，孕早期单纯空腹血糖浓度＞5.1mmol/L 不能诊断 GDM，需要随访。②妊娠期显性糖尿病（overt diabetes mellitus，ODM），也称妊娠期间的糖尿病，指孕期任何时间被发现且达到非孕人群糖尿病诊断标准，约占孕期高血糖的 8.5%。③孕前糖尿病（presentational diabetes mellitus，PGDM）指孕前确诊的 1 型糖尿病（Type 1 diabetes mellitus，T1DM）、2 型糖尿病（Type 2 diabetes mellitus，T2DM）或特殊类型糖尿病，约占孕期高血糖的 7.9%。PGDM 相较于 GDM，血糖浓度波动更大，更易出现各种并发症，大部分情况需要胰岛素治疗[1-2]。

4.1 初次产检病史采集和管理

患者，女，37 岁。因"发现血糖升高 5 年，孕 6 + 周"入院。患者 5 年前第 1 次妊娠期间孕 24 + 周时产检发现血糖升高，诊断为"妊娠期糖尿病"，孕期予饮食、运动控制，自诉血糖控制稳定，于孕 39 + 周时行"剖宫产"产下一男婴，重 3.95kg，无脐带绕颈，无胎儿窘迫。产后未按医嘱复诊复查 OGTT，未规律监测血糖。产后体重逐渐增重了 10kg，无明显口干、多饮、多尿等症状。两年前单位体检发现血糖升高，空腹血糖浓度 7.5mmol/L，OGTT 餐后 2h 血糖浓度 11.8mmol/L，诊断为 T2DM，不规律服用格列吡嗪、二甲双胍进行治疗，未监测血糖，血糖情况不详。此次为自然受孕，至广医三院妇产门诊就诊，查妇科 B 超示：宫内妊娠，单活胎，约孕 6 + 周。查空腹血糖浓度 7.8mmol/L，甘油三酯 8.9mmol/L。考虑为"糖尿病合并妊娠"，转内分泌代谢科门诊，为进一步控制血糖入院。

体格检查：体温 36.3℃，心率 75 次/min，呼吸 20 次/min，血压 123/69mmHg，身高 158cm，孕前体重 68kg，目前体重 68.5kg。神清，一般情况好，甲状腺不大；心率 75 次/min，律齐，双肺呼吸音清，未闻及干湿性啰音；肝脾肋下未及，下肢无水肿。颈部可见黑棘皮，无皮肤紫纹，无满月脸、水牛背。

问题 1　如何通过病史采集获取与诊治相关的临床信息？

首先要采集糖尿病合并妊娠患者的现病史，回顾其既往病史，了解患者糖尿病起病及治疗情况，对患者的血糖控制水平，有无并发症、合并症等情况全面评估，进而评估母婴安全，制定孕期降糖治疗方案。

（1）明确糖尿病发病情况、病程，可以为糖尿病分型提供依据，病程长短可以初步预估可能出现的糖尿病慢性并发症情况。该患者是37岁育龄期女性，5年前妊娠期间发现血糖升高，没有酮症倾向，病程呈现慢性进展特点，初步支持T2DM诊断考虑。

（2）充分了解治疗经过，包括评估患者是否具备糖尿病自我管理相关常识，了解既往饮食及运动情况，孕前血糖控制水平；是否规律监测血糖及进行并发症筛查，以及起病以来的治疗用药情况及用药依从性，评估既往用药对本次妊娠的潜在风险。备孕期间循证医学证据较充分的降糖药物仅有二甲双胍和胰岛素，若在使用其他降糖药物的情况下意外怀孕，则可能对胎儿存在不良影响，需使患者充分知情，告知风险利弊，决定继续妊娠或终止妊娠。孕前血糖控制影响本次妊娠质量，血糖控制欠佳者流产、胎儿畸形等孕期不良事件明显增加。该患者缺乏糖尿病相关自我管理，两年来不规范服用二甲双胍和格列吡嗪，未监测血糖，孕前血糖控制不理想。本次妊娠母胎均存在风险，治疗方案应强调糖尿病教育，教会患者正确执行孕期糖尿病饮食、运动计划，规律监测，提高用药执行力。

（3）并发症评估分为急性并发症和慢性并发症。急性并发症重点评估糖尿病酮症酸中毒、高糖高渗状态。对于注射胰岛素的糖尿病孕妇，还需要评估其低血糖风险。慢性并发症需评估糖尿病视网膜病变、糖尿病肾病、糖尿病大血管病变。上述并发症通过眼底照相、尿白蛋白/肌酐比（urinary albumin/creatinine ratio，UACR）及血肌酐水平检测，计算肾小球滤过率（estimated glomerular filtration rate，eGFR）值，判断肾功能分期；通过血压检测、颈动脉彩超等了解糖尿病大血管病变。妊娠可能加重上述慢性并发症病情。

（4）全面了解既往病史及系统回顾合并症。重点了解患者血脂、血压情况，有无合并血脂紊乱、高血压、超重/肥胖、高尿酸血症、代谢综合征。因存在以上情况者，孕期血糖控制难度及孕期母胎风险加大，全面了解既往病史及系统回顾能帮助医师了解患者全面情况。

（5）了解月经与婚育史及家族史。需要着重了解患者有无多囊卵巢综合征（polycystic ovarian syndrome，PCOS）表现，有无不良孕产史，包括GDM史等。家族史需要了解家族中糖尿病发病情况，排除某些特殊类型糖尿病可能。

（6）此外，采集病史时还需关注患者受教育程度、家庭和单位支持情况，从而评估患者治疗依从性，制定长期、合理的治疗方案。

问题2　为进一步的临床处理，体格检查的注意事项是什么？

需关注患者体重增长情况，体质指数（body mass index，BMI），血压，有无黑棘皮症，有无甲状腺、颈部淋巴结、心肺体查等。糖尿病患者需严格饮食、运动控制，管理体重，但处于孕期亦需要合理增重，保证胎儿发育，避免饥饿性酮症，所以需根据患者孕前BMI水平提出孕期体重管理计划，推荐：低体重者（BMI<18.5kg/m²）孕期体重增加总量12.5～18.0kg，平均增重速度0.51kg/周；正常体重者（BMI 18.5～24.9kg/m²）孕期体重增加总量11.5～16.0kg，平均增重速度（范围）0.42（0.35～0.50）kg/周；超重者（BMI 25.0～29.9kg/m²）孕期体重增加总量7～11.5kg，平均增重速度（范围）0.28（0.23～0.33）kg/周；肥胖者（BMI>30.0kg/m²）孕期体重增加总量5.0～9.0kg，平均增重速度（范围）0.22（0.17～0.27）kg/周。黑棘皮症提示患者存在较严重的胰岛素抵抗，胰岛素起始治疗时所需剂量可能需适当加量。合并高血压患者要留意有无双下肢水肿。其他宫高、腹围等检查推荐规律产检时测量。

【本例患者的处置】
计算该患者 BMI 为 27.4kg/m²，属于超重水平，按指南推荐孕期总体重增重 7～11.5kg，平均增重速度（范围）0.28（0.23～0.33）kg/周，需在后续孕期加强管理体重增速，但要注意孕妇有无焦虑情绪、早孕反应、妊娠期一过性甲状腺毒症，防止饥饿性酮症。

问题 3　如何监测血糖？

1. 血糖监测方法

参见本编第 1 章血糖监测的方法相关内容。

2. 尿糖的监测

妊娠期间尿糖阳性并不能真正反映孕妇的血糖水平，不建议将尿糖作为妊娠期常规监测手段。

【本例患者的处置】
该患者孕前未规律用药，血糖控制情况不详，此次门诊发现空腹血糖偏高，目前为早孕期，先兆流产风险高，入院应即予完善糖化血红蛋白检查评估既往血糖情况。密切监测血糖情况，频率为 7 次/日，了解每日大轮廓血糖，加强饮食、运动宣教和管理。饮食、运动控制不佳时尽早予胰岛素治疗，必要时可直接予连续动态血糖监测。

问题 4　在糖尿病及慢性并发症方面，该行哪些检查与治疗？

（1）定期监测肝肾功能、电解质、血常规、甲状腺功能、血脂谱、血酮体水平，了解各系统性疾病可能情况。

（2）患有糖尿病的女性如果准备妊娠，应做详细的眼科检查，告知妊娠可增加糖尿病视网膜病变（diabetic retinopathy，DR）的发生危险和（或）使其进展。怀孕的糖尿病患者应在妊娠前或第 1 次产检、妊娠后每 3 个月及产后 1 年内进行眼科检查。对于增殖性 DR，激光治疗可减少 DR 病变加重的危险。妊娠前及妊娠期良好的血糖控制，可避免病情发展。

（3）关于糖尿病肾病（diabetic kidney disease，DKD），推荐采用随机尿测定 UACR 及测定血清肌酐。随机尿 UACR ≥ 30mg/g 为尿白蛋白排泄增加。临床上常将 UACR 30～300mg/g 称为微量白蛋白尿，UACR > 300mg/g 称为大量白蛋白尿。使用慢性肾脏病流行病学合作研究（CKD-EPI）或肾脏病膳食改良试验（MDRD）公式计算 eGFR。当患者 eGFR < 60mL/(min·1.73m²)时，可诊断为 GFR 下降。妊娠可造成轻度 DKD 患者暂时性肾功能减退。肾功能不全对胎儿的发育有不良影响；较严重的肾功能不全患者（血清肌酐 > 265μmol/L），或肌酐清除率 < 50mL/(min·173m²)时，妊娠可对部分患者的肾功能造成永久性损害。因此，不建议这部分患者妊娠。肾功能正常者，如果妊娠期血糖控制理想，对肾功能影响较小。

（4）T2DM 确诊时及 T1DM 在诊断后 5 年应进行糖尿病神经病变筛查，随后至少每年筛查 1 次。远端对称性多发神经病（diabetes distal symmetrical polyneuropathy，DSPN）是最常见的糖尿病神经病变，约占所有糖尿病神经病变的75%。有典型症状者易于发现和诊断，最常见的早期症状包括疼痛和感觉异常等，但高达50%的DSPN患者可能无症状。无症状者建议通过体格检查作出诊断，有条件可进行神经电生理检查。建议在临床工作中联合应用踝反射、针刺痛觉、震动觉、压力觉、温度觉五项检查来筛查DSPN。针刺痛觉和温度觉检查常反映小纤维神经情况，踝反射、震动觉和压力觉常反映大纤维神经情况。糖尿病神经相关病变包括胃轻瘫、尿潴留及体位性低血压等，可进一步增加妊娠期间的糖尿病管理难度，可根据患者有无相关症状决定进一步检查及治疗。

(5) 有怀孕意愿的糖尿病妇女应该接受心血管病变的评估与筛查。在尚无心血管病变症状的T2DM患者中早期评估大血管病变的无创检查手段推荐颈动脉B超。颈动脉为动脉硬化的好发部位，其硬化病变的出现往往早于冠状动脉及脑血管，且颈动脉走行明确，位置表浅，易于显示，便于检查。颈动脉B超主要观察颈动脉内中膜厚度、动脉硬化斑块。颈总动脉IMT>0.9mm确定为内中膜增厚。动脉硬化斑块的判定标准：血管纵行扫描及横断面扫描时，均可见该位置存在突入管腔的回声结构或突入管腔的血流异常缺损，或局部IMT≥1.3mm。踝臂指数(ankle brachial index, ABI)是指胫后动脉或足背动脉的收缩压与肱动脉收缩压的比值。ABI主要用于评价动脉阻塞和管腔狭窄程度，是临床上早期诊断下肢阻塞性病的常用手段。心电图运动试验用于T2DM冠心病早期诊断与心功能监测。计划怀孕的糖尿病女性心功能建议达到能够耐受平板运动试验的水平[1,2]。

【本例患者的处置】

该孕妇血糖升高已5年余，确诊糖尿病2年余，未曾进行糖尿病慢性并发症筛查，目前为早孕，亦不排除孕期出现糖尿病慢性并发症进展的情况。因此本次住院期间应完善包括眼底照片、UACR、eGFR、ABI、肢体感觉阈值、颈动脉B超在内的检查，全面评估眼底、肾脏、神经、血管等方面的并发症，并在后续孕期持续关注上述并发症有无发展，中晚孕至少各查1次。

问题5 糖尿病合并妊娠的筛查和诊断标准是什么？

(1) 高危人群筛查：妊娠期高血糖危险人群包括有GDM史、巨大儿分娩史、肥胖、PCOS、一级亲属糖尿病家族史、早孕期空腹尿糖阳性、无明显原因的多次自然流产史、胎儿畸形及死胎史、新生儿呼吸窘迫综合征分娩史等。妊娠期高危人群第1次产检即应检查血糖，如达到非孕人群糖尿病诊断标准，可诊断ODM。具有GDM高危因素，如第1次产检血糖正常，应定期检测血糖，必要时及早行OGTT。如果血糖持续正常，也必须于孕24～28周行75g OGTT，必要时于孕晚期再次评估。

(2) 非高危人群筛查：建议所有未曾评估血糖的孕妇于妊娠24～28周行一步法75g OGTT评估糖代谢状态。

问题6 计划妊娠的糖尿病患者孕前如何管理？

1. 孕前咨询

(1) 一般建议。建议所有计划妊娠的糖尿病或糖尿病前期(糖耐量异常或空腹血糖受损)妇女进行妊娠前咨询。有GDM史者再次妊娠时发生GDM的可能性为30%～50%，因此，产后1年以上计划妊娠者，最好在计划妊娠前行OGTT，或至少在妊娠早期行OGTT。如血糖正常，仍需在妊娠24～28周再行OGTT。

(2)计划妊娠之前回顾如下病史。①糖尿病的病程；②急性并发症；③慢性并发症；④糖尿病治疗情况；⑤其他伴随疾病和治疗情况；⑥月经与婚育史；⑦家庭和工作单位的支持情况。

(3)评估代谢与妊娠之间的相互影响。评价血糖、HbA1c、血压、血脂、肝肾功能、体重等指标。

(4)评估糖尿病慢性并发症。①视网膜病变：妊娠可加重糖尿病视网膜病变，未经治疗的增殖期视网膜病变患者不建议怀孕；②糖尿病肾病：妊娠可加重已有的肾脏损害，妊娠可对部分患者的肾功能造成永久性损害，肾功能不全对胎儿的发育有不良影响；③糖尿病大血管病变：有怀孕意愿的糖尿病妇女应该接受心血管病变的评估与筛查。

2. 孕前药物应用

对二甲双胍无法控制的高血糖及时加用或改用胰岛素控制血糖，停用二甲双胍以外的其他类别口服降糖药；停用血管紧张素转化酶抑制剂（angiotensin converting enzyme inhibitors，ACEI）、血管紧张素Ⅱ受体拮抗剂（angiotensin Ⅱ receptor antagonist，ARB）、β受体阻滞剂和利尿剂类降压药，改为拉贝洛尔或二氢吡啶类钙通道阻滞剂控制血压；停用他汀类及贝特类调脂药物。

3. 孕前综合管理

(1)加强糖尿病相关知识教育，纠正不良生活习惯，如戒烟。

(2)血糖控制目标：在不出现低血糖的前提下，空腹和餐后血糖尽可能接近正常，建议 HbA1c 水平<6.5% 时妊娠。应用胰岛素治疗者 HbA1c 水平<7.0%。

(3)血压控制目标：血压控制在 130/80mmHg 以下。

(4)超重/肥胖者减重：以 BMI 正常或接近正常，或减轻现体重 5%～10% 为目标。

(5)心功能建议达到能够耐受平板运动试验的水平。

> 【本例患者的处置】
> 该病例为计划外怀孕，应于孕前全面评估血糖、血脂、血压水平，完善糖尿病慢性并发症筛查，调整适合备孕期使用的降糖方案。若时间充足，可考虑先减重，将 BMI 减至正常，或以目前体重的 10% 为目标，可大幅减少胰岛素抵抗，甚至争取无药缓解，实现孕期不用或少量使用胰岛素。该患者未进行孕前咨询，未评估血糖控制水平及慢性并发症情况，孕前血糖控制不理想，且服用的口服降糖药（格列吡嗪）无妊娠中使用的适应症，这些均为本次妊娠带来不利影响。

4.2 孕期管理

问题 7　糖尿病合并妊娠的孕期生活方式如何管理？

参见本编第 1 章"妊娠期糖尿病孕妇生活方式管理"相关内容。

> 【本例患者的处置】
> 该孕妇血糖偏高，目前 BMI 为超重，孕期需控制体重增长速度，应积极予饮食控制，严格执行分餐，控制总热量；目前无先兆流产表现，应鼓励有氧和抗阻运动；同时密切监测血糖、血酮体，防止低血糖和饥饿性酮症发生，若血糖仍控制不佳则尽早启用胰岛素治疗。

问题8　妊娠期高血糖的特点及血糖控制目标是什么？

1. 妊娠期高血糖的特点

孕期存在胰岛素抵抗，这种抵抗从胎盘形成开始时即出现，胎盘分泌胎盘激素如雌激素、孕激素、人胎盘激素、催乳素导致胰岛素抵抗增加，GDM患者以餐后血糖升高为主，PDMG及ODM则表现为空腹及餐后血糖均升高，以餐后血糖升高更为明显。PGDM患者胰岛素需求从妊娠16周左右逐渐上升，随着孕周的发展，胰岛素抵抗在孕24～28周快速增强，32～36周时达高峰，直至足月妊娠时略有下降，在胎盘分娩后逐渐消失。为代偿不断增加的胰岛素抵抗，随着孕周进展，胰岛素分泌量可增加2～3倍，而胰岛素敏感性下降了45%～80%。当胰岛β细胞无法代偿时，即出现血糖升高。孕晚期的血糖升高常常具有以下特点：餐后血糖升高速度及水平明显，血糖高峰大约出现在进餐后60～90min，餐后高血糖可维持到下一餐前达到最低水平；而全天血糖的谷点出现在凌晨2:00—6:00，有15%的妊娠糖尿病患者多在18:00—22:00和0:00—6:00发生低血糖。PGDM患者通常在孕34～36周后胰岛素剂量需求会小幅降低（5%～10%），但妊娠后期如胰岛素需求显著降低（>15%）时，则提醒临床医生需调查潜在的胎盘功能障碍。因为胰岛素抵抗是由胎盘产生的激素所介导的，妊娠晚期胰岛素需求的下降可能是胎盘损害的标志，临床中对于妊娠晚期胰岛素需求明显减少（>15%）的患者，在排除了任何改善胰岛素敏感性的干预措施参与的情况下，应进行胎盘功能不全的检查，同时加强对孕妇和胎儿的监测。

2. 所有类型的妊娠期高血糖孕期血糖目标

空腹血糖浓度<5.3mmol/L，餐后1h血糖浓度<7.8mmol/L，餐后2h血糖浓度<6.7mmol/L。随着对疾病认识的深入，葡萄糖目标范围内时间（time in range，TIR）成为血糖控制的重要目标，孕期T1DM力求TIR大于70%，T2DM及GDM至少应大于90%，尽可能减少葡萄糖低于目标范围时间（time below range，TBR）及葡萄糖高于目标范围时间（time above range，TAR）。孕期血糖控制应避免低血糖，T1DM低血糖风险最高，其次为T2DM和ODM，GDM低血糖风险最低。孕期血糖浓度<3.3mmol/L，需调整治疗方案，给予即刻处理[1-2]。

问题9　糖尿病合并妊娠的降糖药物治疗选择有哪些？

1. 孕期胰岛素应用时机

胰岛素属于大分子类物质，不通过胎盘，而且能有效控制血糖，为妊娠期高血糖治疗的首选。PGDM患者在计划妊娠阶段，若二甲双胍单药治疗HbA1c无法降至6.5%以下，则需开始胰岛素治疗。孕前血糖未达标准者，如发现妊娠，需立即开始胰岛素治疗以尽快尽早使血糖达标。ODM患者多数高血糖明显，绝大多数患者诊断后需要即刻予以胰岛素控制血糖，以帮助患者尽短时间内使血糖达标。20%～30%的GDM患者不能单纯通过生活方式干预获得血糖达标，而需要胰岛素治疗。因此诊断GDM后，经生活方式干预约1周，如果患者空腹血糖浓度≥5.3mmol/L，或餐后2h血糖浓度>6.7mmol/L，或调整饮食后出现饥饿性酮症，而增加热量摄入后又超过妊娠期血糖标准者，则应当及时启用胰岛素治疗，使血糖尽早达标。

2. 孕期胰岛素类型

目前临床上已有多种胰岛素制剂用于妊娠期高血糖的治疗，包括所有的人胰岛素（短效、中效及预混的人胰岛素)和胰岛素类似物(门冬胰岛素、地特胰岛素)。人胰岛素是利用基因重组技术生产,制剂与人体胰岛素结构、功能相同。短效胰岛素在皮下注射后0.5h左右起效,达峰时间2~4h,持续6~8h,所以需要在餐前半小时提前注射,但因为其达峰时间滞后,可能导致部分患者餐后血糖控制欠佳,而下一餐前发生低血糖。中效胰岛素在注射后1~2h起效,6~8h达峰值,持续12~18h,中效胰岛素无法兼顾全天血糖,而且达峰时间可能引起夜间低血糖。胰岛素类似物可弥补人胰岛素的不足。速效胰岛素类似物门冬胰岛素目前尚未有研究发现其可以通过胎盘影响胎儿,是我国唯一批准可用于妊娠期的速效胰岛素类似物,皮下注射后15min起效,30~70min达峰,持续2~4h,相较于人胰岛素更符合生理胰岛素分泌,更有利于餐后血糖控制。地特胰岛素是目前我国唯一批准用于孕期的长效胰岛素类似物,它的作用时间接近24h,在相关临床研究中,地特胰岛素比中效人胰岛素控制空腹血糖效果更佳,低血糖发生更少。

妊娠期高血糖应用胰岛素需结合孕期高血糖类型、孕周和血糖水平选择合适的胰岛素治疗方案。应遵循个体化原则,治疗方案多样化。对PGDM患者及大多数ODM患者更推荐胰岛素强化方案,即三短一长方案(三餐前短效或速效胰岛素+睡前中效或地特胰岛素)或胰岛素泵方案,以最大程度模拟生理性胰岛素分泌模式。血糖浓度波动大的T1DM患者,应用胰岛素泵更好地控制血糖,减少血糖浓度波动。GDM患者高血糖程度相对轻,可根据不同高血糖时段,选择相应胰岛素剂型,如以空腹血糖升高为主,则选择睡前基础胰岛素;如以餐后血糖升高为主,则选择短效或速效胰岛素。因妊娠期胰岛素抵抗有导致餐后血糖升高显著的特点,预混胰岛素应用存在局限性,故不作常规推荐。

3. 孕期胰岛素注射方案

胰岛素的使用剂量需从小剂量[0.3~0.8U/(kg·d)]起始,逐渐加量,根据高血糖的特点,合理分配餐前及基础胰岛素剂量,分配原则是早餐前最多,中餐前最少,晚餐前用量居中。如仅需基础胰岛素,起始剂量≤0.2U/(kg·d);使用胰岛素过程中,需密切监测血糖,增加随访频率,根据患者血糖水平监测结果及时调整胰岛素剂量,每次调整后观察2~3d判断疗效,每次以增减2~4U或不超过胰岛素每天用量的20%为宜,直到达到血糖控制目标。孕中晚期对胰岛素需要量有不同程度的增加,孕32周后胎盘功能成熟或逐渐老化,32~36周胰岛素需要量达高峰,36周后维持平台期或稍下降。强调血糖达标的同时应避免低血糖,孕期应调整胰岛素治疗方案,以达到近乎正常的血糖浓度,同时避免低血糖,以优化孕产妇和胎儿的健康[1-2]。

问题10 可否选择孕期口服降糖药?

目前在我国,除二甲双胍以外的口服降糖药物均不推荐在孕期服用。二甲双胍对于控制血糖、减少孕妇体重增加以及新生儿严重低血糖方面都有益处,早孕期间服用二甲双胍不增加任何先天畸形的风险。对二甲双胍治疗的育龄期T2DM患者以及严重胰岛素抵抗应用二甲双胍治疗的PCOS患者,可在服用二甲双胍的基础上怀孕。怀孕后是否停用二甲双胍,需视血糖及患者意愿综合判断,酌情继续应用或停用二甲双胍。由于我国尚无二甲双胍孕期应用的适应证,需在知情同意的情况下应用,不推荐妊娠期单用二甲双胍,需在胰岛素基础上联合应用。

问题 11 如何治疗孕期糖尿病酮症酸中毒（DKA）与低血糖？

1. 妊娠合并 DKA 的临床表现及诊断

恶心、呕吐、乏力、口渴、多饮、多尿，少数伴有腹痛；皮肤黏膜干燥、眼球下陷、呼气有酮臭味，病情严重者出现意识障碍或昏迷；实验室检查显示血糖浓度 >13.9mmol/L、尿酮体阳性、血液 pH<7.35、二氧化碳结合力 <13.8mmol/L、电解质紊乱。发病诱因：T1DM 不规范治疗，妊娠期暴发性 1 型糖尿病，妊娠期间漏诊、未及时诊断或治疗的糖尿病，胰岛素治疗不规范，饮食控制不合理，产程中和手术前后应激状态，合并感染，使用糖皮质激素等。

2. DKA 抢救时应遵循的原则

（1）加强补液，先快后慢，先盐后糖，注意出入量平衡。

（2）胰岛素降糖治疗，血糖过高时（>16.6mmol/L）可予 0.2～0.4U/kg 胰岛素一次性静脉注射，此外予胰岛素持续静脉滴注，以 0.1U/(kg·h) 或 4～6U/h 的速度输入。

（3）维持电解质平衡，见尿补钾，因胰岛素降糖过程中钾离子内流，引起细胞外低钾，必要时需预防性补钾，防止严重低钾血症。

（4）密切监测血糖、血酮体水平，从胰岛素治疗开始每小时监测血糖。

（5）动态复查血气分析，DKA 患者在注射胰岛素后会抑制脂肪分解，进而纠正酸中毒，如无循环衰竭，一般无需额外补碱，严重酸中毒时（pH≤6.9）考虑适当补碱。孕妇严重糖尿病 DKA 对母体和胎儿均可造成不良影响，需密切监测孕妇和胎儿生命体征，必要时提前中止妊娠。

3. 孕期血糖控制应避免低血糖

孕期血糖浓度 <3.3mmol/L 定义为低血糖，需调整治疗方案，减少胰岛素用量，调整饮食结构和频次。当低血糖发生需立即进食碳水化合物，严重低血糖时直接予静脉滴注葡萄糖纠正低血糖[1-2]。

问题 12 糖尿病合并妊娠伴有血脂紊乱或高血压的治疗选择是什么？

1. 糖尿病合并妊娠伴高血压的治疗

妊娠期高血压疾病主要包括妊娠期高血压及原发性高血压合并妊娠，当收缩压≥140mmHg 和（或）舒张压≥90mmHg 时，应该考虑降压药物治疗。孕期常用的降压药包括拉贝洛尔、二氢吡啶类钙通道阻滞剂、α 受体阻滞剂酚妥拉明等。孕期不推荐使用 ACEI 和 ARB 类降压药。孕期降压治疗要与产科医生密切合作，动态复查尿蛋白水平，判断有无子痫前期或更严重的妊娠期高血压状态。糖尿病合并妊娠患者，尤其是合并肾病和高血压者，患子痫前期的风险大大增加，建议孕 12～28 周间，应给予小剂量阿司匹林口服预防。

2. 糖尿病合并妊娠伴有血脂紊乱的治疗

由于激素水平的改变，孕妇的血脂会随孕周波动；妊娠期间较高的雌孕激素水平使脂肪细胞降解能力增强，肝脏合成胆固醇水平升高，同时肝脏脂蛋白酶、胆固醇卵磷脂酰基转移酶活力下降，对内源性脂质代谢减弱，促使孕妇血脂水平升高。低密度脂蛋白胆固醇血症（low-density lipoprotein-cholesterol，LDL-C）在孕 8 周后即开始逐渐升高，孕 36 周时较孕前增加 42%～57%，产后 8 周 LDL-C 仍较高；总胆固醇（total cholestro，TC）在中孕时期平均上升 50%，产后 6 周基本降至正常；甘油三酯（triglyceride，TG）水平在孕 36 周较孕 14 周时提高了 3 倍，产后 24h 可迅速下降至正常水平，产后 6 周可恢复至孕前水平。胆固醇是胚胎发育和胎儿神经系统发育必不可少的物质，因此这种孕期血脂的生理性改变被认为是有益的，较少导致严重的健康问题，但严重的血脂紊乱则需引起关注并及时干预。主要危害为以下两种情况，第一是严重的高 TG 血症引起急性胰腺炎，第二是较高的 LDL-C 促进动脉粥样硬化性心脏病的形成，导致孕期心血管事件的发生。由于常用的贝特类和他汀类等降脂药在孕期可能对胎儿产生致畸的风险，因此在孕期均不推荐使用。若在备孕前有服用他汀类药物则需停药至少一个月，直至母乳喂养结束。目前唯一推荐在孕期使用的降 TG 治疗药物为 omega-3-脂肪酸，若急需快速有效降低 TG 水平预防急性胰腺炎时可考虑血浆分离置换。孕期降胆固醇的药物目前仅有胆汁酸螯合剂，如考来维仑，在 FDA 药物妊娠分级属于 B 级[1-2]。

【本例患者的处置】
应先在专业人员指导下强化生活方式干预，密切监测血糖，部分情况下早孕期血糖可控制理想，但不排除随孕周增加血糖出现波动，单靠饮食运动无法达标，应尽早启用胰岛素治疗。根据血糖监测情况，若餐后血糖偏高则在相应餐前给予门冬胰岛素治疗，空腹血糖偏高则予地特胰岛素治疗，即三短一长方案，根据血糖情况调整用量，同时注意防止低血糖。暂时无使用口服降糖药指征。血糖控制平稳后门诊由产科、产前诊断科、营养科和内分泌科共同进行围产期保健。

4.3 产后管理

问题 13 糖尿病合并妊娠的母儿产后如何管理？
(1) 妊娠期高血糖对母儿两代人的影响不因妊娠终止而结束。
(2) 产后 GDM 一般可停用胰岛素，PGDM 和 ODM 胰岛素剂量至少减少 1/3。
(3) 鼓励母乳喂养。
(4) PGDM 患者产后管理同普通 DM 人群；ODM 患者产后需要重新评估糖尿病类型及糖代谢状态；母儿两代人代谢相关疾病风险均明显增加，GDM 患者需进行短期及长期随访。
(5) GDM 患者随访：产后 4～12 周行 75g OGTT 评估糖代谢状态。长期随访为 GDM 产后 1 年再行 75g OGTT 评估糖代谢状态。之后的随访间期为无高危因素者 1～3 年 OGTT 筛查 1 次。除推荐规律随访外，妊娠期高血糖患者均在产后推荐生活方式长期自我管理，包括合理膳食、坚持运动及维持健康体重[1-2]。

【本例患者的处置】
产后应鼓励母乳喂养，继续严格实施生活方式干预，控制体重，产后 6 周左右复查 OGTT，重新评估糖代谢情况并遵医嘱定期随访复查。

4.4 内分泌科医师妊娠合并糖尿病管理知识要点

4.4.1 孕前咨询计划妊娠
(1) 对于育龄期的女性，一经确诊糖尿病(1 型，2 型)，即须进行孕前教育：有效避孕、计划性妊娠。有条件的应从孕前开始由包括内分泌医生、母胎医学专家、注册营养师、糖尿病健康教育专家等在内的多学科专家联合诊疗管理。对不适宜妊娠者，做好计划生育相关指导。

（2）孕前全面评估血糖、血脂、血压水平，完善糖尿病慢性并发症（糖尿病视网膜病变、糖尿病肾病、神经病变和心血管疾病等）筛查，调整适合备孕期并使用降糖方案。若时间充足，可考虑先减重，将 BMI 减至正常，或以目前体重的 10% 为目标，可大幅减少胰岛素抵抗，甚至争取无药缓解，实现孕期不用或少量使用胰岛素。尽量控制 HbA1c 水平在 6.5% 以内再妊娠。

4.4.2 孕期管理

DIP 妇女，建议以内分泌科、产科、营养科、运动康复科多学科联合门诊产检，先在专业人员指导下强化生活方式干预，密切监测血糖，孕期血糖尽量控制理想并达标，鉴于孕期生理变化的特殊性，需要频繁地调整胰岛素的用量并强调每日自我血糖监测的重要性，尤其是对合并 1 型糖尿病的孕妇，孕早期易出现低血糖，在血糖水平较低时发生酮症酸中毒的风险较高，指导患者及其家属如何预防、识别、治疗低血糖和酮症酸中毒十分重要。需警惕随孕周增加血糖出现波动且单靠饮食和运动血糖无法达标者，应尽早启用胰岛素治疗；根据血糖监测情况，若餐后血糖偏高则在相应餐前给予门冬胰岛素治疗，空腹血糖偏高则予地特胰岛素治疗，即三短一长方案，根据血糖情况调整用量，同时注意防止低血糖。二甲双胍目前认为孕期使用安全，可以作为胰岛素的联合用药在患者充分知情的情况下使用。随孕周、分娩、感染以及影响血糖的药物（糖皮质激素、宫缩抑制剂等）的使用，降糖药物需要适宜性调整剂量，避免低血糖和酮症酸中毒的发生。预防子痫前期发生，并动态监测糖尿病视网膜病变、糖尿病肾病发生及进展情况。

胎儿先天性畸形风险增加与围生期血糖控制程度有关。如果 DIP 妇女存在如肥胖、血糖控制欠佳、大于胎龄儿（>90%）、既往死产、高血压或小于胎龄儿（<10%）等共病因素，推荐其更早或更频繁监测胎儿健康。

4.4.3 产后管理

产后 GDM 患者一般可停用胰岛素，PGDM 患者和 ODM 患者的胰岛素剂量至少减少 1/3。鼓励母乳喂养，继续予严格生活方式干预，控制体重，产后 4~12 周复查 OGTT 重新评估糖代谢情况并遵医嘱定期随访复查。

【参考文献】

[1] 中华医学会糖尿病学分会. 中国 2 型糖尿病防治指南（2020 年版）[J]. 中华糖尿病杂志，2021，13(4)：315-409.

[2] American Diabetes Association. Management of diabetes in pregnancy：standards of medical care in diabetes-2021[J]. Diabetes Care，2021，44(Suppl 1)：S200-S210.

5 产前诊断科对糖尿病妇女胎儿的全周期管理及 2 例病例分析

李志华　胡柳琴　李映桃　周梦阳　梁伟璋

妊娠期间的糖尿病有两种情况，一种为孕前糖尿病（pregestational diabetes mellitus，PGDM）的基础上合并妊娠，又称糖尿病合并妊娠；另一种为妊娠前糖代谢正常，妊娠期才出现的血糖异常，即孕妇妊娠期内首次发生糖耐量减低为临床特征的糖代谢紊乱疾病，为妊娠期糖尿病（gestational diabetes mellitus，GDM），孕期 80% 以上为 GDM。华人属于 GDM 发病率较高的群体，中国 GDM 的发病率为 17.5%～18.9%，明显超过世界平均水平。随着人们生活方式的改变和二孩、三孩生育政策的放开，高龄产妇比例随之加大，GDM 的发病率呈现逐年升高趋势。据国际糖尿病联盟统计，全球约有 1/6 的新生儿受到高血糖的影响。GDM 多见于妊娠中、晚期，病因众多且复杂，其中之一可能与孕中、晚期某些拮抗胰岛素的激素如人体胎盘催乳素、游离皮质醇、雌激素、孕激素等明显升高，以及妊娠对胰岛素拮抗有关。GDM 与母儿的不良妊娠结局相关，对母体的影响主要为妊娠高血压和子痫前期、剖宫产及产后出血等。对胎儿的影响包括高胰岛素血症、巨大儿、胎儿生长受限、流产和早产、羊水过多、胎儿窘迫和胎死宫内、胎儿畸形等。孕期高血糖及酮症均有致畸作用，导致多发畸形，是目前构成糖尿病孕妇围产儿死亡的主要原因[1]。如何多学科协作，对 GDM 孕妇及胎儿进行规范化、精细化的全周期管理，改善母儿预后值得妇幼工作者探讨。

5.1 妊娠合并糖尿病妇女胎儿的孕期管理

病例 1：患者，女，34 岁。患者平素月经规律，末次月经 2020 年 2 月 29 日，推算预产期 2020 年 12 月 5 日。本次受孕为自然受孕，停经 30 余天自测尿妊娠试验阳性，未行早孕超声检查，孕早期无阴道流血等不适，孕 12$^+$ 周在外院开始不规律产检。孕 12$^+$ 周外院胎儿超声提示 NT：2.1mm，CRL：59mm，唐氏筛查 21 - 三体综合征高风险 1/229，18 - 三体综合征高风险：1/205，未行进一步检测；孕 13$^+$ 周外院查空腹血糖浓度 7.65mmol/L，未行 OGTT、Ⅲ级超声检查。孕 37 周外院产科中晚孕 Ⅰ 级超声提示宫内妊娠，单活胎，头位，胎儿大小胎盘羊水及胎儿脐动脉血流未见异常。患者诉 6 天前胎动频繁，4 天前发现胎动消失，无腹痛、阴道流血、流液等不适，当时未予重视，2021 年 1 月 2 日当地医院产科超声提示：宫内妊娠，单死胎，随机指尖微量血糖浓度 15.1mmol/L，超声检查提示死胎。患者遂就诊于广医三院，急诊多普勒未听见胎心，拟"停经 44^{+1} 周，超声提示胎死宫内 1 天"入院；入院诊断"糖尿病合并妊娠，死胎，过期妊娠，孕 6 产 2 孕 44$^+$ 周，头位单胎"。入院随机检查血糖浓度 12.9mmol/L，血酮体浓度 0.2mmol/L，糖化血红蛋白 10.9%；尿液分析：酮体 1+；入院后超声检查为死胎，EFW：4500g，BPD95mm，

FLC77mm，AC398mm，羊水大区20mm。在会阴保护下顺产一死男婴（分娩过程出现肩难产），体重4800g，身长59cm，头围33cm；孕妇及家人拒绝行胎儿组织基因芯片检测。

婚育史：患者孕6产2，2003年足月在医院顺产一子（未规律产检），体重约3500g；2005年足月在家顺产一子（未规律产检），体重3000g，2007年和2008年分别孕16⁺周自然流产。

该孕妇已经育有两子，不重视产检，不清楚GDM可以导致不良母胎结局发生，从而导致过期妊娠，巨大儿，死胎发生，那么糖尿病妇女孕期该如何对胎儿进行全周期管理呢？

问题1　怎样重视早孕期超声检查?

糖尿病妇女的胎儿，因早孕期高血糖及酮症而致畸，常在全孕期逐渐体现，表现为多发畸形，可发生于各个系统或器官，如心血管（大血管异位，房、室间隔缺损）、中枢神经系统（无脑儿、脑脊膜膨出、小头畸形）、骨骼（尾骨退化综合征）、消化道（食管气管瘘、肠闭锁、肛门闭锁），以及肺发育不全，肾发育不全、多囊肾等，需产前诊断科超声全周期管理重点检测。早孕期主要监测胎儿早期流产、胚胎停育、胎儿颈项透明层及常见六大致死性畸形等。

妊娠未达14周称为早期妊娠（first trimester），早期妊娠的产前超声检查包括以下内容。

1. 孕7～8周普通阴道超声检查

排除宫外孕，检查胚胎宫内发育情况，是否早期流产、胚胎停育等，核实孕周，并排除子宫畸形、子宫附件肿瘤等异常。早孕期单超声图片见图2-5-1。

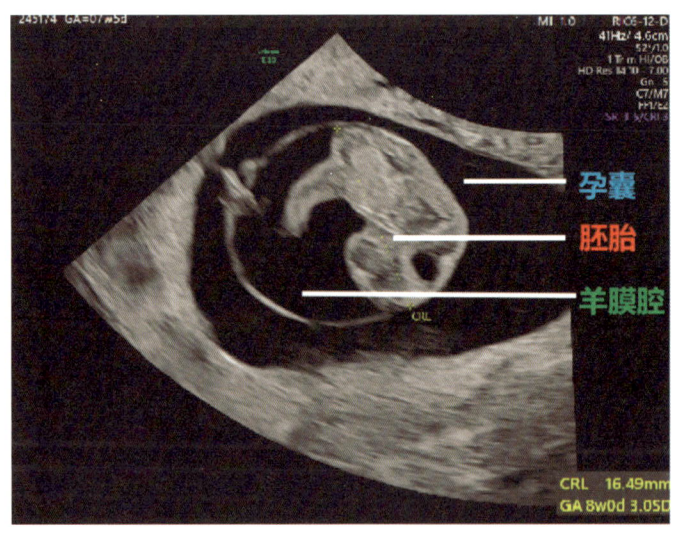

图2-5-1　早孕期单胎超声图片（可以显示是否子宫内妊娠、测量孕囊大小、胚胎长度、观察是否有胎心）

2. NT超声检查

胎儿颈项透明层（nuchal translucency，NT）是早孕期胎儿唐氏筛查的重要检查指标，最佳检测时间为孕11～13⁺⁶周，其指围绕在胎儿颈项后部流动性的半透明蛋白膜，正常胎儿颈部半透明组织厚度是指胎儿背侧软组织和皮肤之间的厚度。目前已经在国内多家机构开展，它的厚度与唐氏综合征等染色体病呈正相关，被认为是筛查唐氏综合征胎儿有效的指标，因此 NT 值结合母体 β-HCG、PAPPA 等血清学指标进行唐氏筛查作为早孕期唐氏筛查的重要手段，其检出率比中孕期唐氏筛查明显提高。有研究发现胎儿 NT 增厚的原因可能与心血管畸形如心室间隔缺损、主动脉狭窄等出现的心功能衰竭，头面颈部血管及淋巴管发育不全相关。因此早孕期 NT 检查作为除 NT 测量外进行结构畸形筛查的重要手段，可以排除早孕期较严重的异常，如无脑儿、脑脊膜膨出、腹壁裂、脐膨出、骨发育不良、较严重先心、膈疝、内脏反位等。因此糖尿病孕妇需要在孕 11～13^{+6} 周进行详尽 NT 检查；若 NT 增厚或合并胎儿结构畸形则有介入性产前诊断指征，排除染色体、基因微缺失微重复综合征甚至罕见遗传性疾病的可能；在介入性产前诊断结果正常情况下，NT 增厚则胎儿结构畸形发生率及围产期死亡率明显增加，需要定期超声检查。标准 NT 切面见图 2-5-2。

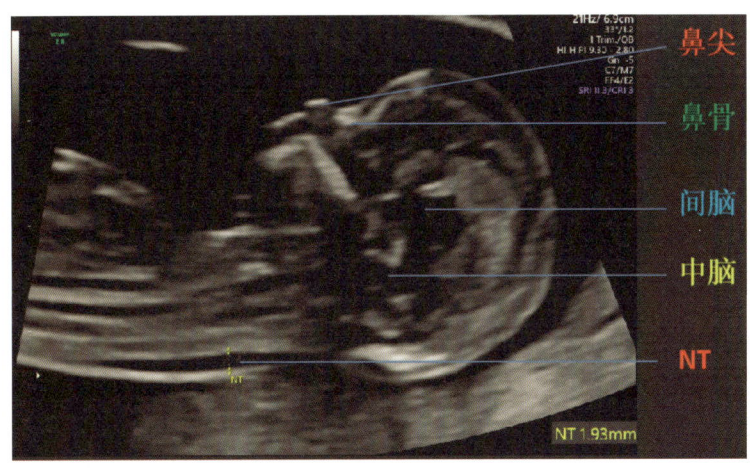

图 2-5-2 标准 NT 切面（自然状态下，胎儿头颈及上胸正中矢状面，避免过屈或过伸位，游标内缘置于 NT 无回声带内侧缘，垂直并测量 NT 无回声带最宽处）

【本例患者的早孕期超声检查情况】

该孕妇未行早孕超声检查，及时行 NT 检查，未发现明显异常，通过核对头臀长与末次月经推算的孕周基本相符；而且当地医院为孕妇做了早孕期唐氏筛查，在早唐结果为高风险情况下该孕妇未到产前诊断中心进一步咨询并进行介入性产前诊断。该孕妇早在孕 13$^+$ 周外院查空腹血糖浓度 7.65mmol/L，应该诊断 PGDM，接受糖尿病相关进一步检查和规范治疗。因 DM 将增加子代先天畸形风险，如无脑儿、小头畸形、先天性心脏病和尾骨退化异常等，这些风险与妊娠前 10 周糖化血红蛋白（HbA1c）水平数值成正相关。孕前将 HbA1c 水平控制在 6.5%（48mmol/mol）以内（因为胚胎器官的分化主要在孕 5～8 周），可将先天性畸形、子痫前期和早产的发生风险降到最低。死胎是否畸形为最后确诊，但与高血糖肯定相关[1-2]，这个病例提示妇幼工作者高度重视糖尿病的筛查、诊断和规范治疗的重要性。

问题 2　如何规范中晚孕期超声检查？

妊娠合并糖尿病血糖控制不良可以导致胎儿生长发育异常甚至胎死宫内，可导致胎儿各个系统结构畸形,需要孕中晚期进行规范的超声检查发现。产科超声检查分为以下几种类型。

1. Ⅰ级产前超声检查

进行胎儿主要生物生长参数的测量,不进行胎儿解剖结构的检查也不进行胎儿结构畸形的筛查;同时评估胎盘及羊水情况。对于 PGDM 孕妇,建议孕 20 周后每 4 周一次进行胎儿生长参数的评估和羊水的测量,而孕 28 周以上则建议每 2 周复查一次超声。对于 GDM 孕妇,超声监测与 PGDM 患者类似。然而,对于仅通过饮食控制保持血糖正常水平的孕妇,胎儿监护可能不那么严格。

2. Ⅱ级产前超声检查

完成Ⅰ级超声检查内容基础上,按卫生部产前诊断技术管理办法(卫基妇发〔2002〕307号)规定,初步筛查六大类严重结构畸形:无脑儿、严重脑膨出、严重开放性脊柱裂、严重胸腹壁缺损伴内脏外翻、单腔心、致死性软骨发育不良。

3. Ⅲ级产前超声检查

Ⅲ级产前超声检查又称为系统产前超声检查。该检查适合所有孕妇,尤其适合有以下适应证的孕妇:Ⅰ级产前超声检查或Ⅱ级产前超声检查发现或疑诊胎儿畸形、有胎儿畸形高危因素者。目的为对胎儿解剖结构进行系统筛查,一般建议在孕 20～24 周进行,以尽可能发现胎儿结构畸形,但期望所有胎儿畸形都能通过Ⅲ级超声检查检出是不可能也不现实的,另外检查条件和图像质量受孕妇腹壁脂肪厚度、胎儿体位、仪器分辨率、羊水因素等影响。

检查内容:(1)胎儿数目;(2)胎方位;(3)观察并测量胎心率;(4)胎儿生物学测量,包括双顶径、头围、小脑横径、股骨长度、腹围;(5)胎儿解剖结构检查,包括①胎儿头颅:观察颅骨强回声环,观察颅内重要结构,包括大脑半球、脑中线、侧脑室、丘脑、小脑半球、小脑蚓部、颅后窝池;②胎儿颜面部:观察上唇皮肤的连续性;③胎儿颈部:观察胎儿颈部有无包块、皮肤水肿;④胎儿胸部:观察胎儿双肺、心脏位置;⑤胎儿心脏:显示并观察胎儿心脏四腔心切面、左心室流出道切面、右心室流出道切面,怀疑胎儿心脏大血管畸形者,建议行针对性产前超声检查(胎儿超声心动图检查);⑥胎儿腹部:观察腹壁、肝、胃、双肾、膀胱、脐带腹壁入口;⑦胎儿脊柱:通过脊柱矢状切面观察脊柱,必要时可补充脊柱冠状切面及横切面扫查;⑧胎儿四肢:观察双侧肱骨,双侧尺骨、桡骨,双侧股骨,双侧胫骨、腓骨。

4. Ⅳ级产前超声检查

Ⅳ级产前超声检查又称为针对性产前超声检查。该检查适用范围:Ⅰ级产前超声检查、Ⅱ级产前超声检查和Ⅲ级产前超声检查发现或疑诊胎儿畸形、有胎儿异常的高危因素、母体血生化检验异常者。

检查内容:针对胎儿、孕妇特殊问题进行特定目的的检查,如胎儿超声心动图检查、胎儿神经系统检查、胎儿肢体检查、胎儿颜面部检查等。

另外,需要强调,超声检查是一种影像学方法,不是一种万能的方法,具有一定的局限性,部分胎儿畸形产前诊断非常困难,需要针对性的检查才可能被发现,且诊断的准确度有限。某些疾病的诊断准确率仅为 50%,例如某些先天性心脏病,其漏诊率高达 1/3～2/3;肌肉骨骼系统畸形产前超声总的检出率为 23%～55% 不等。由于不同部位器官检出时间不同,最佳筛查时间不同,且胎儿畸形的形成是动态过程,只有当病变发生明显的形态改变且能被超声仪器探测出来时,超声才可以发现及诊断。在胎儿时期曾经出现的异常,也可能有轻—重、重—轻的变化,应动态的观察。可以采用 MR 等其他影像检查补充。

【本例患者的中晚孕期超声检查情况】

该孕妇妊娠中晚期几乎未进行任何产检,未进行规范超声检查,未进行Ⅱ级超声检查,不明确胎儿是否合并结构畸形,仅在孕 37 周进行一次Ⅰ级超声检查。对于糖尿病合并妊娠的孕妇仅仅两次超声检查是远远不够的,孕妇不重视糖尿病的管理,易导致巨大儿、过期妊娠和死胎的不良妊娠结局。

问题 3　如何规范唐氏筛查和产前诊断?

1. 唐氏筛查

唐氏综合征(Down's Syndrome),也被称为 21 三体综合征(T21),是最常见导致严重智力障碍的疾病,患者的 21 号染色体比正常人多出一条,共 47 条染色体,临床表现为智力低下、特殊面容、肌张力低下、眼裂上斜、鼻梁扁平、舌大外伸和流涎,约 40% 患者伴有先天性心脏病。唐氏综合征患者一般可活至成年,但由于智力的障碍,他们需要长期看护,给家庭带来巨大的负担。唐氏综合征是染色体异常引起的,因此不能通过药物或手术治疗,尚无明确的有效治疗方法,产前筛查和诊断是防控的有效措施。唐氏综合征发病率随着孕妇的年龄增加而增高,孕妇 35 岁以后显著上升。

唐氏综合征筛查方式包括早孕期筛查、中孕期筛查、孕妇外周血胎儿游离 DNA 检测(NIPT)。目前早孕期唐氏筛查内容包括胎儿 NT + 母血生化指标(孕周为 11 ~ 13^{+6} 周),准确率达 70%,假阳性率 5% ~ 7%。中孕期唐筛内容是母血生化指标(孕周为 15 周 ~ 20^{+6} 周),准确率达 55%,假阳性率 5% ~ 7%。除对唐氏综合征和 18 三体进行风险评估外,还可对胎儿神经管畸形发生进行风险评估。由于中孕期唐氏筛查检出率低,目前在能开展 NT 超声检查的单位一般采用早孕期唐氏筛查,部分开展早孕期唐氏筛查和中孕期唐氏筛查的单位采用联合筛查或序贯筛查[3-4]。

2. 胎儿染色体非整倍体无创基因检测(non-invasive prenatal testing,NIPT)

NIPT 又称无创 DNA 检查,是通过抽取孕妇 5mL 血液样本来检测胎儿游离 DNA,使用高通量测序技术,结合先进的生物信息学分析,对胎儿患有 21、18、13 - 三体综合征的风险进行较为准确的评估,该检测方法提高了唐氏综合征的检出率,假阳性率非常低,是近年产前筛查胎儿常见非整倍体的技术性突破。NIPT 通过母血检测胎儿 DNA 筛查常见非整倍体,假阳性率约为 0.1%,其准确性、特异性及敏感性均可达到 97.08% ~ 100%,远高于唐氏筛查结果,目前一、二代基因测序技术已较为成熟,正向三代测序发展[4]。

(1)NIPT 检测适宜孕周:12 ~ 23^{+6} 周;

(2)NIPT 检测适用人群:①血清学筛查结果显示胎儿常见染色体非整倍体风险值介入高风险切割值与 1/1000 之间的人群;②有介入性产前诊断禁忌症(如先兆流产、发热、出血倾向、RhD 阴性血等);③孕 20^{+6} 周以上错过血清学筛查最佳时间,但要求评估 21、18、13 - 三体综合征风险者。

(3)NIPT 检测慎用人群:①早中孕期产前筛查高风险;②预产期年龄≥35 岁;③重度

肥胖（BMI＞40kg/m²）；④IVF-ET受孕；⑤有染色体异常分娩史，除外父母双方染色体异常的情况；⑥双胎或多胎妊娠。

(4) NIPT检测不适用人群：①孕周＜12周者；②夫妇一方有明确染色体异常者；③一年内接受过异体输血、移植手术、异体细胞治疗者；④胎儿超声检测提示有结构异常需要进行产前诊断者；⑤有基因遗传病家族史或提示胎儿患基因病高风险者；⑥孕妇合并恶性肿瘤者。

3. 介入性产前诊断

介入性产前诊断是微创性的产前诊断，需侵入子宫腔内取胎盘绒毛/羊水/脐带血进行胎儿染色体分析、单基因病、酶学、病毒微生物等检测。即采用绒毛活检、羊膜腔穿刺取羊水、脐静脉穿刺取脐血等微创性方法直接获得胎儿的细胞或组织，再根据产前诊断目的进行基因组学等检测。绒毛活检术：在超声波的引导下，抽取绒毛组织进行查验，最佳孕周为11～13^{+6}周（孕周以超声检查推算或确认为准）。羊膜腔穿刺术：在超声波的导引下，抽取羊水进行综合查验，最佳孕周一般为16～24周（孕周以超声检查推算或确认为准）。

对早孕期唐氏筛查结果提示高风险者，可进行孕14周内绒毛活检术取绒毛或16周后行羊膜腔穿刺术取羊水进行染色体快速基因诊断及染色体核型分析，排除胎儿染色体异常。如果该孕妇合并阴道流血、急性感染期等禁忌症，作为慎用人群可以选择NIPT检测进一步对常见3种三体综合征进行风险评估。如果该孕妇为RhD阴性，NIPT检测提示21-三体综合征高风险，且超声检查提示胎儿存在先心等结构畸形，则建议在孕16周后行羊膜腔穿刺术取羊水进行羊水快速基因诊断、基因芯片及染色体核型分析（术后24～72h内进行抗D免疫球蛋白注射）[4]。

> 【本例患者的唐氏筛查情况及产前诊断】
> 该孕妇已经行早孕期唐氏筛查结果提示高风险：21-三体综合征风险值1/229，18-三体综合征风险值1/205，均在高风险范围内，可进行孕14周内绒毛活检术取绒毛或16周后行羊膜腔穿刺术取羊水进行染色体快速基因诊断及染色体核型分析，排除胎儿染色体异常。但该妇女已分娩两个健康孩子，质疑检查结果，也未去上级医疗机构进一步确诊和评估，错失诊断和规范保健时机。

问题4　如何进行巨大儿的监测与评估？

ACOG巨大儿指南（2020）中巨大儿的定义是不考虑胎龄因素，当胎儿体重绝对值＞4000g或4500g，则为"巨大儿"，我国的巨大儿定义是任何孕周胎儿体重＞4000g。巨大儿是GDM孕妇最常见的并发症，发生率15%～50%。GDM孕妇的空腹血糖升高、孕期体重增加、糖尿病家族史、分娩巨大儿史都是巨大儿发生的主要危险因素。当母体血糖控制受损且血糖水平高时，葡萄糖会穿过胎盘，但胰岛素不能穿过胎盘。在妊娠中期，胎儿胰腺对高血糖有反应，并以自主的方式分泌胰岛素（高胰岛素血症），高胰岛素血症和高血糖结合导致蛋白质和脂肪储存在胎儿中导致巨大儿发生。在妊娠中期和晚期，HbA1c水平＜6%（42mmol/mol）发生大于胎龄儿、早产和子痫前期的风险最低[1]。

超声检查是目前临床运用最广、最直接、最快捷以及最有效的物理学检查方式，其可快速准确地了解胎儿的生长发育情况，同时对胎儿体质量进行监测。许多学者以腹围为主要指标，双顶径、股骨长这两项为辅助指标来预测妊娠期糖尿病性巨大儿，其不足之处主要为阳性预测率偏低。临床上为了减少或者避免这种误差，通常对胎儿进行多项指标超声综合测量，以双顶径/头围/腹围/股骨长综合预测胎儿体重，定期进行超声质控，提高检查水平，尽可能获取标准切面，减小测量误差，以提高超声预测体重的准确率。

妊娠期糖尿病性巨大儿处于不正常发育状态，从而导致胎儿躯干以及头部发育不对称，与正常新生儿相比，其肩与头、胸与头的比例明显增加，双顶径又较双肩径小，所以极易发生肩难产。有相关数据显示，肩难产在自然分娩中的发生率约为0.2%～3.0%。巨大儿出生时的体重范围为4000～4199g、4200～4399g、4400～4499g，其相对应的肩难产的发生率分别为2.00%、4.00%、6.00%，当出生体重≥4500g时，肩难产发生率＞20%[5]。

糖尿病巨大儿超声评估：产前通过二维超声估计胎儿体重（estimated fetal weight, EFW）仍是最广泛应用的诊断和监测方法，当EFW超过正常值标准90%上限，可产前超声诊断为巨大儿，发现疑似巨大儿时，首先要通过早孕CRL核实孕周，排除GDM常见胎儿中枢神经系统及先心等畸形，若EFW或AC均超过90%，则发生巨大儿机会增加。但无论如何精准测量或采用其他方法，EFW都与胎儿出生后的体重存在不同程度误差，而增加随机误差的其他因素还包括孕妇肥胖、羊水过少、设备质量差和操作经验不足。有研究发现三维超声可以监测软组织，比二维超声更能准确预测出生体重，也有研究者建议在分娩前7d进行超声波检查可以获得出生体重的最佳预测结果[5]。

> 【本例患者的巨大儿产前评估情况】
> 该孕妇由于孕期未对血糖进行任何管理，发生死胎后入院，入院随机血糖浓度12.9mmol/L，血酮体浓度0.2mmol/L，糖化血红蛋白水平10.9%；入院后广州医科大学附属第三医院Ⅰ级超声检查结果如下：胎头变形，未探及胎心搏动，EFW 4100g，羊水AFI 91mm；分娩体重4800g。在分娩过程中发生肩难产，由于处理得当，未发生阴道裂伤、产后出血等母体并发症。死胎与巨大儿的发生均与血糖控制不良相关。

5.2 妊娠合并糖尿病妇女分娩期超声影像管理

问题5　妊娠合并糖尿病妇女分娩期的超声影像管理的作用是什么？

产时超声主要用于判断胎方位、胎头位置及胎姿势，它可以作为产时超声的一种辅助检查方法。

1. 评估胎方位

国际妇产科超声学会（ISUOG）指南[6]指出：产时超声评估胎方位的准确率较临床触诊高，临床医生是否有经验在触诊的准确率上没有明显的差异。一般临床上是通过触诊胎儿的矢状缝及前后囟门判断胎方位，但通过产时超声评估触诊胎方位准确性的研究发现，触诊比较主观且准确性相对较低，医生是否有经验在触诊的准确率差异上无统计学意义。当采用产时超声检查为诊断标准时，发现触诊的错误率为20%～70%。产时准确了解胎方位非常重要，研究显示对于枕后位、枕横位或头盆不称等需要临床干预处理时，触诊评估的准确率往往较低，且胎方位异常或者头盆不称是剖宫产及母儿发病率的高危因素。阴道手术在助产前也需要准确判断胎方位，否则会增加母儿损伤及阴道助产失败的风险[7-8]。

2. 评估胎头位置

ISUOG 指南[6]指出，阴道触诊确定胎头位置具有一定的主观性，而产时超声对胎头位置的判断比较客观并且准确率相对较高。胎头位置是指胎头相对于母体坐骨棘平面的高度（非头位不参考该指南）。一项给胎儿头部放置分娩模拟器判断胎头位置与医生触诊判断胎头位置进行比较的研究发现，医生触诊胎头位置时具有一定的主观性，导致胎头位置判断错误，在临床实践中，这种错误的判断可能会对分娩处理不利。所以，客观地判断胎头位置显得尤为重要，产时可采用超声进行辅助判断，最好采用经会阴超声的横切面或正中矢状切面。

3. 评估胎头下降（进展）及胎头姿势

ISUOG 指南[6]指出，第一产程或第二产程进展缓慢或产程停滞时，重复的产时超声在评估胎头下降时优于阴道触诊。产时超声对胎头位置及胎方位的判断比较客观和准确，可以将多个超声指标联合使用。当产程进展缓慢或者产程停滞时，多次重复的测量可以提高准确率，且临产后的孕妇对于超声检查的接受度也高于阴道触诊检查。胎头姿势是指胎儿头与脊柱的关系，超声可以通过头与脊柱之间的角度帮助判断胎头姿势，同时可以直观地判断胎先露异常。

4. 评估肩难产

巨大儿发生肩难产的风险明显升高，而肩难产是产科的一种紧急情况，占头位分娩数的 0.6%～2.8%，虽不常见，但给母婴带来严重损伤，是导致医疗纠纷的常见原因。有些学者试图利用产前测量胎儿双肩径来预测肩难产，但对双肩径预测肩难产的准确性和实用性争议较大。也有研究发现产前超声提示胸围/头围比值≥0.99 可能是肩难产良好的预测指标之一。而产时超声可以监测胎方位、胎头位置、胎头下降进展及胎头姿势，因此产时超声可以从胎方位与母体骨盆关系、产程进展两个方面来预测肩难产[5]。

（1）某些骨盆特征容易导致肩部分娩困难：如果发现前后出口直径狭窄（男型骨盆或扁平型骨盆）或长而陡峭的耻骨联合（主要见于类人猿骨盆），预示肩难产风险增加；在存在其他易感因素时，肩难产甚至可以发生在异常的女型骨盆孕妇中。

（2）随着分娩的进行，某些宫口扩张和胎头下降异常预示着肩难产的风险增加，可能是因为他们与巨大儿或胎儿骨盆不对称有关。研究发现第一产程的活跃期延长与肩难产有强关联，第二产程延长伴胎儿头部娩出后胎头由前冲状态转为回缩即"乌龟征"均是肩难产的重要风向标。

【本例患者的巨大儿分娩期超声评估情况】

在分娩过程中发生肩难产，分娩体重 4800g，由于处理得当，未发生阴道裂伤、产后出血等母体并发症。

5.3 妊娠合并糖尿病妇女合并胎儿生长受限的孕期管理

病例 2：患者，女，44 岁，自然受孕，外院胎儿超声提示 NT1.1mm，孕 15^{+4}周因高龄妊娠行 NIPT 检测提示 18、21、13-三体风险均为低风险。孕早期至孕 21+周多次超声检查均提示胎膜下血肿。Ⅲ级超声提示胎儿结构未见明显异常。2020 年 12 月 2 日孕 26^{+3}周外院产科超声提示羊水过多（羊水最大径线 8.6cm），胎儿偏小一周。2020 年 12 月 5 日

孕 26^+ 周外院 75g OGTT 提示：4.28mmol/L—9.66mmol/L—8.80mmol/L，诊断 GDM；孕 29^{+4} 周广医三院Ⅳ级超声检查提示羊水过多（羊水最大径线 10.4cm，羊水指数 26.5cm），胎儿体重约 1233g，可疑 FGR。广医三院建议行介入性产前诊断，患者拒绝检查。孕 33^{+2} 周超声提示胎儿生长受限合并羊水过多，行羊膜腔穿刺术胎儿 CMA 检测，结果提示 15q22.31q26.1 存在 22Mb 纯合区域（ROH），进一步行父母双方基因芯片验证后证实存在母源性纯合，发现父源性基因不表达，15 号染色体的 q11-13 区域印记基因的异常甲基化表现为 Prader-willi 综合征（致病），告知相关不良预后，患者于孕 36 周决定终止妊娠。

问题 6　糖尿病妇女合并胎儿生长受限（fetal growth restriction，FGR）如何规范孕期管理？

FGR 是指胎儿受各种不利因素影响，未能达到其遗传的生长潜能，表现为足月胎儿出生体重 <2500g，或胎儿体重低于同孕龄平均体重的两个标准差，或低于同孕龄正常体重的第 10 百分位数，严重的 FGR 是指胎儿体重小于同孕龄第 3 百分位数。数据显示，FGR 发病率 3%～10%，我国平均发病率约 6.39%，是围产期常见并发症之一。妊娠早期高血糖具有抑制胚胎发育的作用，另外糖尿病合并微血管病变者，胎盘血管也常伴发异常，导致胎儿宫内血流供应减少，影响胎儿发育，GDM 孕妇中 FGR 发生率约 21%。受到血糖控制不良、妊娠并发症及剖宫产等方面的影响，一些孕妇需要提前终止妊娠，这会引起早产儿发生率的升高[6-8]。

1. **FGR 的诊断思路**

2019 我国在临床实践中诊断 FGR 的步骤总结为三步：核实孕周与胎龄，超声评估胎儿大小和寻找病因。

诊断 FGR 首先要核实孕周。产科医生在作出诊断或开具检查时，首先应向孕妇核实月经史与相关辅助生殖等技术信息，并结合孕早期彩超检查结果，准确评估胎龄后，结合当前超声及其他指标作辅助判断；孕 32～34 周宫高测量发现 FGR 的敏感性为 65%～86%，特异性为 96%；超声仍是目前最理想的 FGR 评估方法，评估内容应包括羊水量、生物物理评分（biophysical profile，BPP）、多普勒和胎儿生长趋势[6-8]。

超声是评估胎儿生长的主要手段，主要通过测量胎儿双顶径、头围、腹围和股骨长，运用 Hadlock C 公式预测胎儿体重（estimated fetal weight，EFW）。对于疑似或已确诊 FGR 孕妇的超声监测频率，美国、英国、新西兰和加拿大等发达国家推荐 2～4 周超声检查一次。我国推荐疑似 FGR 的孕妇间隔 2～3 周 B 超检查一次，动态监测胎儿生长情况[6-8]。

而超声发现 FGR 后，一定要积极寻找病因，引起 FGR 的原因包括：①胎儿因素，如胎儿结构畸形（先天性心脏病、腹壁裂等）、胎儿遗传性疾病等。②母体因素，如营养不良、妊娠合并症（糖尿病、慢性高血压、自身免疫性疾病）、妊娠并发症（如子痫前期、妊娠期肝内胆汁淤积症等）。③胎盘、脐带因素，胎盘因素如轮状胎盘、胎盘绒毛膜血管瘤、绒毛膜下血肿、小胎盘、副胎盘等；脐带异常如单脐动脉、脐带过细、脐带扭转和脐带打结等[7]。

2. **发现 FGR 后超声医生应该怎么做**

（1）问病史，包括询问 FGR 患者生育史，排除胎儿疾病如结构畸形和染色体病；排除母体疾病，询问是否存在子痫前期的风险；询问 GDM。

（2）详细的超声检查，包括判断有无胎儿结构异常、有无软指标的异常、有无宫内感染的征象。

(3)监测胎儿血流频谱,包括 UA/MCA/UT/DV。

(4)转诊产前诊断中心进一步检查。

3. 胎儿血流多普勒频谱检查的结果的评价

(1)运用多普勒血流探测仪监测胎儿-胎盘循环血流动力学变化以评估胎盘功能及胎儿血流,是一种无创性的检查手段。通过监测子宫动脉、脐动脉、胎儿大脑中动脉和静脉导管等血管血流动力学,判定胎儿宫内缺血缺氧情况及其严重程度,对于选择终止妊娠时机具有重要意义。胎儿脐血流是反映胎儿胎盘循环状态的指标之一,一般在妊娠28周进行脐血流检查。脐动脉通过多普勒血流探测仪测量脐动脉血流搏动指数和阻力指数,评估胎盘功能。若脐动脉阻力随孕周增加而升高,提示可能存在胎盘功能不全。脐动脉血流动态监测可以减少29%的FGR高危胎儿围产期死亡。脐动脉舒张末期血流缺失或反向及静脉导管舒张末期血流缺失或反向都会增加FGR的死胎风险[7]。

(2)根据胎儿脐动静脉、大脑中动脉、静脉导管等血流的检测结果,可以综合判定胎儿宫内的供养状态和安危状况。脐动静脉血流测定已在临床应用多年,随机对照试验表明应用脐动脉血流测定评估胎儿健康状况可以改善围产儿结局,而且文献荟萃分析也表明,脐动脉多普勒血流测定可以明确地减少围产儿死亡。ISUOG临床指南强调脐动脉多普勒血流测定不应作为健康孕妇的筛查试验。因尚没有证据表明其在正常孕妇中有使用价值,对怀疑有胎盘功能不良的孕妇(如怀疑FGR或胎盘病变),应进行脐动脉血流测定以评估胎儿胎盘循环[7]。

(3)脐动脉舒张末期血流降低、缺失或反流提示应加强胎儿监护或分娩。如果脐动脉舒张末期出现逆向血流者,应加做大脑中动脉血流及静脉导管血流,脑-胎盘率(C/P)是大脑中动脉搏动指数(PI)与脐动脉PI之比,正常妊娠的C/P平均值约为1.8~1.9,C/P降低与胎心监护异常和羊水粪染等胎儿宫内不良状况以及多种新生儿不良结局(低Apgar评分和酸中毒等)显著相关。C/P显著减低(C/P<1)提示严重胎儿窘迫,需行紧急剖宫产。在预测不良围产结局和胎儿窘迫所致的紧急剖宫产方面,C/P较单用UA或者MCA指标更有价值[9]。

4. 对FGR胎儿的定期超声监护

(1)一旦诊断FGR,建议每2周行超声监测胎儿生长情况,同时评估羊水、监测脐动脉血流。

(2)脐动脉血流正常的FGR,每2周复查一次,至孕足月。

(3)脐血流PI增高,甚至出现脐动脉血流舒张末期血流缺失或反向时,建议转诊至有FGR监护和诊治经验的医疗中心。

(4)对脐动脉舒张末期血流频谱缺失(AEDV)的住院患者行CTG/NST检查,每天1~2次,多普勒每周3次,孕32周分娩。

(5)脐动脉舒张末期血流频谱反向,行CTG/NST检查每天2次,多普勒每天1次,30周分娩。

(6)静脉导管a波异常,行CTG/NST检查,每天2次,多普勒每天1次。26~30周分娩,<26周的胎儿需与父母交待胎儿的预后。

5. FGR胎儿分娩时机的选择

FGR本身不是剖宫产的指征。考虑剖宫产的指征:①早发型FGR伴脐动脉AEDV/

REDV、DV 改变，异常 CTG/NST；②重度子痫前期；③阴道分娩禁忌症[7]。

6. 血清学指标对 FGR 的预测价值

胎盘生长因子（placental growth factor，PLGF）是一种分泌型二聚体糖蛋白，主要是由胎盘组织生成，是血管内皮生长因子（vascular endothelial growth factor，VEGF）家族中的一员，通过与其受体结合发挥生物学效应，促进血管生长，有很强的生血管作用。由于受各种因素影响，胎盘滋养细胞分泌 PLGF 减少，导致绒毛内血管生成障碍，胎盘血管网生成不良，氧及营养物质运输障碍，最终导致 FGR。

可溶性血管内皮生长因子受体 1（soluble fms like tyrosine kinase receptor 1，sFlt-1）是 VEGF 的受体 Flt-1 的剪接体，缺少跨膜区与胞质区，仅保留了配体结合域，只能与 VEGF、PLGF 结合而不转录其信号，从而阻碍了血管的生成。

国外文献报道 sFlt-1 与子痫前期及 FGR 相关。有体外研究表明，缺氧可诱导滋养细胞 sFlt-1 的表达升高，所以推测可能妊娠期相对的缺氧环境使胎盘滋养细胞表达的 sFlt-1 增高，sFlt-1 竞争性与 PLGF、VEGF 相结合，使胎盘血管生成不良，从而形成 FGR；研究结果显示 FGR 组孕妇血清中 sFlt-1 表达高于对照组，PLGF 表达低于对照组，即胎儿生长受限母体血清中 PLGF 与 sFlt-1 存在负性相关，sFlt-1 增加时常伴 PLGF 降低，sFlt-1/PLGF 值的变化提示与胎儿生长受限相关，若此动态平衡紊乱可致胎盘发生缺血缺氧而影响胎儿生长发育，对胎儿生长受限的诊断、预防、治疗以及合并其他异常情况的临床诊治和管理提供了重要价值[7]。

但是单独使用生化指标预测 FGR 的准确性较低，对于 FGR 高危者，血清学指标联合超声、多普勒检查可以提高 FGR 检出率[10]。

> **【本例 GDM 合并 FGR 患者的管理】**
> 该孕妇整个孕期做了非常规范的产检和定期超声检查，但是作为 44 岁的高龄妊娠，该孕妇首选 NIPT 检测评估胎儿染色体异常风险是不合适的，超过 35 岁以上的高龄孕妇在没有禁忌症的情况下应当首选介入性产前诊断以排除染色体异常。孕妇在孕 26 周发现羊水过多，且 OGTT 异常，大多数医生认为是 GDM 导致羊水过多且 NIPT 低风险，未提示该孕妇需要及时进行产前诊断；孕 29⁺ 周已经高度怀疑 FGR 合并羊水过多，大家仍想当然认为是母体疾病导致胎儿发育异常及羊水异常；直至 33⁺² 周，在孕妇已经进行合理规范血糖管理而胎儿生长趋势不理想，仍为 FGR 且仍合并羊水过多的情况下，才进行介入性产前诊断排除胎儿遗传因素，而待羊水结果及父母 CMA 结果验证后证实胎儿为 Prader-willi 综合征已经 36 周，至 36⁺ 周才引产，给孕妇及家人带来沉重的身心创伤。

5.4 产前诊断科医生对妊娠合并糖尿病胎儿的全周期管理的知识要点

（1）妊娠合并糖尿病血糖控制不良将增加子代先天畸形风险，如无脑儿、小头畸形、先天性心脏病和尾骨退化异常等。对妊娠合并糖尿病妇女和胎儿的全周期管理，控制血糖达标，可以降低胎儿异常发生风险。可以根据不同孕期胎儿及孕妇的特点，进行相应产前筛查和诊断。

（2）早中孕期，可以进行胎儿 NT 检查并核实孕周，进行唐氏筛查，必要时行 NIPT 检测甚至介入性产前诊断。

（3）中晚孕期进行胎儿畸形筛查和胎儿超声心动图检查，必要时进行胎儿血流（脐动静脉、大脑中动脉、静脉导管等血流的检测）监测。孕32周后定期胎心监护，必要时可行远程胎心监护。

（4）重视胎儿生长发育评估，及时识别糖尿病妇女合并巨大儿及FGR，并进行规范超声检查及多普勒血流频谱检测，适时以适当方式终止妊娠。

（5）产时超声可以更加准确评估胎方位及胎头下降情况，可以有效降低母胎并发症，改善母儿预后。

【参考文献】

[1] American Diabetes Association. Management of diabetes in pregnancy：standards of medical care in diabetes-2021[J]. Diabetes Care. 2021，44(Suppl 1)：S200 – S210.

[2] LIANG H，MA S，XIAO Y，et al. Comparative efficacy and safety of oral antidiabetic drugs and insulin in treating gestational diabetes mellitus：an updated PRISMA-compliant network meta-analysis[J]. Medicine，2017，96(38)：7939.

[3] CHENG Y，LU X，TANG J，et al. Performance of non-invasive prenatal testing for foetal chromosomal abnormalities in 1048 twin pregnancies[J]. Mol Cytogenet，2021，14(1)：32.

[4] PANG Y，WANG C，TANG J，et al. Clinical application of noninvasive prenatal testing in the detection of fetal chromosomal diseases[J]. Mol Cytogenet，2021，14(1)：31.

[5] CYGANEK K，SKUPIEN J，KATRA B，et al. Risk of macrosomia remains glucose-dependent in a cohort of women with pregestational type 1 diabetes and good glycemic control[J]. Endocrine，2017，55(2)：447 – 455.

[6] GHI T，EGGEBO T，LEES C，et al . ISUOG practice guidelines：intrapartum ultrasound[J]. Ultrasound in Obstetrics Gynecology. 2018，52(1)：128 – 139.

[7] 中华医学会围产医学分会胎儿医学学组，中华医学会妇产科学分会产科学组. 胎儿生长受限专家共识(2019版)[J]. 中华围产医学杂志，2019，22(6)：361 – 380.

[8] ZENG Z，XU Y，ZHANG B. Antidiabetic activity of a lotus leaf selenium (se)-polysaccharide in rats with gestational diabetes mellitus[J]. Biological Trace Element Research，2017，176(2)：321 – 327.

[9] 张阳，邹丽. 胎儿窘迫诊断相关问题[J]. 中国实用妇科与产科杂志，2019，35(9)：1058 – 1061.

[10] JAMES D K，STEER P J，WEINER C P，et al. 高危妊娠[M]. 3版. 段涛，杨慧霞，主译. 北京：人民卫生出版社，2008：1297 – 1301.

6 新生儿科对妊娠合并糖尿病妇女婴儿合并围产期窒息的规范管理及案例分析

邱国莹　吴繁　黄卫亮　林黎黎　苏志文　李映桃　陈娟娟　刘梦玥

胎儿的生长发育与母体的健康密切相关，孕期疾病可通过影响母体的脏器功能、检查损伤、治疗药物作用等途径对胎儿造成影响，导致不良预后。对于孕妇内分泌系统疾病而言，最常见的是妊娠期糖尿病（gestational diabetes mellitus，GDM），糖尿病合并妊娠相对少见。妊娠合并糖尿病母体循环代谢异常和炎症因子导致胎盘缺氧，影响胎盘血管发育[1]，导致绒毛发育不成熟[2]，造成长期慢性气体及营养物质交换障碍，引起胎儿低氧血症和酸中毒，是围产期胎儿窘迫的病理基础[3]，部分新生儿可发展为窒息，甚至发生缺氧缺血性脑病。

胎儿窘迫和新生儿窒息统称为围产期窒息，新生儿窒息常与胎儿窘迫有关，围产期窒息的防治对降低新生儿死亡率和致残率有重要意义[4]。

6.1 妊娠合并糖尿病妇女之胎儿窘迫病史采集和管理

患者，女，36岁，自然受孕，因"停经35周，自觉胎动消失1天"，于2020年3月6日10：40入住高危产科。约9：50产科门诊胎心监护示（见图2-6-1）：胎心变异消失，频发晚期减速。彩超检查提示：双顶径10.6cm，股骨长7.8cm，羊水指数25，脐动脉S/D比值3.7，体重估约4000g。门诊以"孕35周，胎儿宫内窘迫"收入院。否认高血压、糖尿病等病史。本次妊娠未做过任何孕期检查。

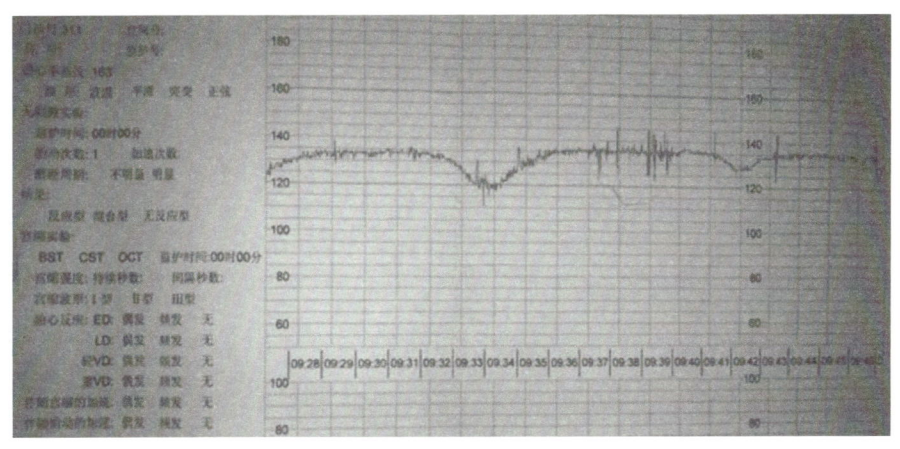

图2-6-1　门诊胎心监护

既往史：孕2产1。初次分娩在10年前，妊娠期间未做过孕期检查，孕38周时因"自觉胎动消失1周"入院，后检查发现胎死宫内而引产，胎死宫内的具体原因不详。

入院体格检查：身高160cm，体重75kg（孕前55kg），体温36℃，血压115/75mmHg，心率90次/min，微量血糖浓度11.8mmol/L（餐后3+小时）。

心肺查体未见异常；宫高43cm，腹围105cm，腹软，无宫缩，无阴道流血、流液，胎头高浮，胎心率138次/min。

阴道检查：宫颈中位，质中，宫颈管未消失，宫口未开，先露-5。

入院诊断：(1)胎儿宫内窘迫；(2)怀疑妊娠合并糖尿病；(3)孕2产1，孕35周，先兆早产。入院后请新生儿科会诊。

问题1　新生儿科医生如何进行病史分析，识别妊娠期糖尿病与胎儿窘迫的高危因素？

胎儿窘迫，又称胎儿宫内窘迫，是指孕妇、胎儿或胎盘的各种高危因素引起胎儿在子宫内缺氧和酸中毒，表现为胎心率及一系列代谢和反应的改变，以及危及其生命和健康的综合表现。

凡是能影响胎儿和母体之间气体交换，引起胎儿低氧血症的因素，都可以引起胎儿窘迫。常见的原因如下：①孕妇缺氧性疾病：如妊娠合并心脏病、肺部疾病、贫血、妊娠期糖尿病等；②胎盘异常；③脐带异常；④胎儿疾病；⑤产程异常。

> **【本例高危因素】**
>
> 孕母妊娠35周，胎儿估算体重估约4000g（>P_{97}），双顶径10.6cm、股骨长7.8cm，均大于35周胎龄水平，宫高43cm、腹围105cm（>P_{90}），不排除巨大儿可能。同时伴有羊水量多，之前有不良孕产史，这几个因素综合起来需考虑是否有妊娠期合并症——妊娠期糖尿病，以及胎儿是否合并其他先天畸形。虽然孕妇本人否认糖尿病病史，但未行任何产前检查。通过继续采集病史，孕妇早晨7:00进食，快速血糖仪测末梢血糖，结果为11.8mmol/L（餐后3+h），非空腹血糖仅作参考，所以在诊断上要慎重考虑"妊娠合并糖尿病"。

问题2　如何产前诊断胎儿窘迫？

目前临床缺乏统一的诊断标准。胎儿窘迫有急性和慢性之分，急性胎儿窘迫主要发生在分娩期；慢性胎儿窘迫多因母体妊娠合并症或并发症所致，主要发生在妊娠晚期并常延续至临产，病情加重时常表现为急性胎儿窘迫。慢性胎儿窘迫可针对孕妇病情特点及严重程度、孕周、胎儿成熟度和缺氧程度综合拟定处理方案；而一旦加重表现为急性胎儿窘迫，即使采取了果断解救措施，新生儿仍可能预后不良[5-6]。

1. 胎动

胎动减少是提示胎儿可能宫内状况不良甚至死胎的第一信号，但临床上尚无理想的胎动计数方法，也缺乏公认的胎动减少的定义。

国内专家认为：①若胎动≤3次/h，12h胎动≤20次则为异常。②孕妇可将每周的胎动次数算出平均数，如果每天胎动次数大于平均数的50%，或少于平均数的30%，也为异常胎动。③如果胎动频繁或无间歇地躁动，也可能是胎儿宫内缺氧的表现，均需前往医院进行评估。加拿大妇产科医师学会（SOGC）2018年提出[5]：孕妇感知胎动≤6次/2h后应立即前往产科行进一步的母胎状况评估。

2. 电子胎心监护（electronic fetal heart monitoring，EFM）

作为一种评估胎儿宫内状态的手段，其目的在于及时发现胎儿宫内缺氧，以便及时采取进一步措施。

（1）正常或反应型：胎心率基线，120～160次/min，在20min内有2次加速，加速>15次/min，持续时间>15s；可以没有加速，但必须有正常的基线率和基线的变异，变异范围在10～20次/min之间；正常基线率伴有早期减速，但必须伴有加速。

（2）可疑胎儿窘迫图形：在20min内没有加速，但基线率正常，基线变异在5～10次/min之间；胎心率基线>160次/min或<120次/min，变异幅度>25次/min或<5次/min；轻度变异减速（胎心率下降，但不低于80次/min，30s内可恢复）。

（3）胎儿窘迫图形：在正常宫缩的情况下，晚期减速连续出现达15min以上者，胎心率曲线变异消失（短变异减少或消失持续60min以上者）；重度心动过缓（胎心率基线由正常范围前进行性减慢达100次/min以下，持续10min）；重度变异减速（胎心率降至60～70次/min，持续60s以上，反复出现持续30min以上）；晚期减速或变异减速合并短变异减少/消失者。

3. 改良生物物理评分

仅包括反映短期内胎儿酸碱平衡状态的EFM和反映较长时间内胎盘功能的羊水量的两项评估：如果EFM为反应型且羊水深度>2cm，认为正常；如果EFM为无反应型和（或）羊水深度<2cm，则视为异常。其诊断胎儿窘迫的灵敏度为73.68%[5]。

4. 超声血流动力学检测

胎儿脐动静脉、大脑中动脉、静脉导管等血流的检测结果，可以综合判定胎儿宫内的供养状态和安危状况。脐动脉舒张末期血流降低、缺失或反流提示应加强胎儿监护或分娩。如果脐动脉舒张末期出现逆向血流者，应加做大脑中动脉血流及静脉导管血流，必要时促胎肺成熟及时分娩。

5. 胎儿头皮血气分析

被认为是目前唯一客观且可定量分析胎儿娩出前是否存在缺氧和酸中毒的方法。血样由胎儿先露部位获得（通常是头皮，有时可为臀部），此操作仅能在破膜后进行。禁忌症为胎儿有血液系统疾病或孕妇患单纯疱疹、HIV等感染疾病。诊断胎儿窘迫的指标有血pH<7.20，p_{O_2}<1.3kPa(10mmHg)，p_{CO_2}>8.0kPa(60mmHg)。

6. 羊水性状监测

血性羊水提示有无胎盘早破、血管破裂等出血情况。羊水异味应注意有无宫内感染。金黄色羊水应注意溶血性疾病。羊水粪染可认为是胃肠道成熟的反应，另一方面，羊水胎粪污染与胎儿缺氧引起迷走神经兴奋，肠蠕动亢进和肛门括约肌松弛有关等[5-6]。

> **【本例患者的胎儿窘迫诊断】**
> 孕母胎动已消失1d，门诊胎心监护高度异常，基线平直型伴自然减速，结合既往有孕38周死胎病史，目前孕35周早产合并妊娠期糖尿病，孕期未控制血糖，易导致胎儿慢性宫内缺氧，有胎死宫内危险，目前妊娠期糖尿病合并胎儿窘迫诊断已明确。

问题3　胎儿窘迫的处理原则是什么？

常用的保守措施：吸氧、改变体位、静脉输液、停用缩宫素、纠正仰卧综合征、宫缩过强者使用宫缩抑制剂、阴道检查以排除脐带脱垂等。

胎儿窘迫如果无法去除病因，保守性措施治疗无效，应在短时间内结束分娩。若短时间内经阴道分娩困难,可考虑剖宫产,让胎儿脱离宫内缺氧环境,出生后再给予治疗。

【本例患者的胎儿窘迫处理】

孕妇于 2020 年 3 月 6 日 10:40 入住产科病房,即刻予吸氧、静脉输液、阴道检查,同时完善血常规、尿常规、生化组合、凝血常规、感染八项等辅助检查。当日 11:00 再次胎心监护提示(见图 2-6-2):胎心基线 130 次/min,无变异、无周期性变化。

妊娠期糖尿病血糖控制不良者常合并子痫前期、羊水增多及巨大儿等发生率较高。此胎儿考虑为巨大儿,自觉胎动减少一天,存在胎儿慢性宫内缺氧,缺氧往往延续至临产并加重,自然分娩过程中容易出现产程延长、死产、肩难产、新生儿窒息、新生儿骨折和神经损伤等情况。结合胎心监护胎心率曲线变异消失,高度怀疑胎儿宫内窘迫,难以耐受自然分娩,建议尽快手术分娩。家属了解病情后,同意手术分娩,完善术前准备。

另外需注意糖尿病母亲新生儿肺表面活性物质合成和分泌减少,肺发育未成熟,且为早产儿,容易发生新生儿呼吸窘迫综合征,以上种种因素,提示需要产前做好新生儿复苏准备。

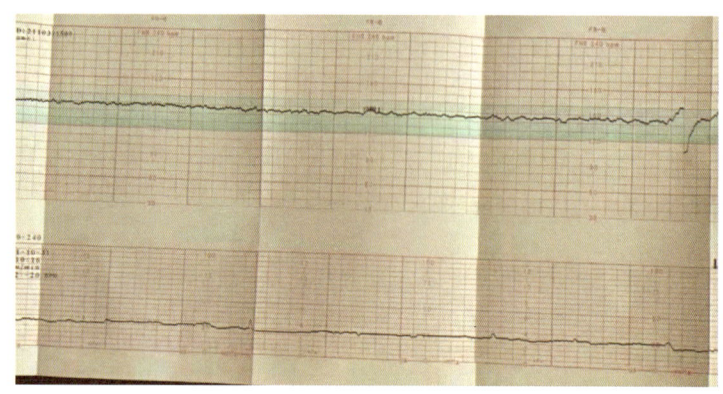

图 2-6-2 病房胎心监护

6.2 妊娠合并糖尿病妇女之新生儿窒息的产时管理

以上孕妇在气管插管全麻下行紧急剖宫产,于 11:25 娩出一女婴。出生时羊水清,四肢软无肌张力,无自主呼吸。体重估计 4000g。术中见脐带胎盘外观未见明显异常。产妇糖化血红蛋白水平 7.5%。

此患儿出生时四肢软无肌张力,无哭声、无呼吸,迅速断脐后将患儿放在预热的辐射台上复苏抢救。

问题 4 新生儿窒息的高危因素有哪些?

新生儿窒息,是指由于产前、产时或产后的各种病因使新生儿出生后不能建立正常呼吸,引起缺氧并导致全身多脏器损害,是围产期新生儿死亡和致残的主要原因之一。新生儿窒息通常为胎儿窘迫的延续[6]。

凡是使胎儿、新生儿血氧浓度降低的任何因素都可引起窒息,可出现于妊娠期,但绝大多数出现在产程开始后。具体的高危因素见表 2-6-1。

表 2-6-1 新生儿窒息的高危因素

产前高危因素		产时高危因素	
产妇糖尿病	过期妊娠	急诊剖宫产	持续胎儿心动过缓
妊娠高血压	多胎妊娠	产钳或胎吸助产	产妇使用全身麻醉剂、镇痛、催产药
慢性高血压	胎儿大小与孕期不符	臀先露或其他异常先露	子宫强制性收缩
胎儿贫血或同种免疫疾病	孕妇用药,如镁剂、β受体阻滞剂	早产	产前4h内用过麻醉药
胎儿贫血或新生儿死亡史	孕妇吸毒	急产	羊水胎粪污染
妊娠中、后期出血	胎儿畸形或异常	羊膜炎	脐带绕颈
孕妇感染	胎动减弱	脐带脱垂	胎盘早剥
孕妇心、肺、肾、甲状腺或神经系统疾病	年龄<16岁或>35岁	第二产程延长(>2h)	前置胎盘
羊水过多、过少	无产前检查	滞产(>24h)	明显的产时出血
胎膜早破	胎儿水肿	巨大儿	

【本例患者的高危因素】

①不明原因的足月死胎史;②胎动消失,门诊胎心监护显示胎儿基线变异消失,伴有频繁的减速,高度提示胎儿存在宫内缺氧的症状(宫内窘迫);③S/D比值3.7,亦提示胎儿窘迫;④孕35周,双顶径已达10.6cm,股骨长7.8cm,超声检查估重4000g,为巨大儿,存在羊水过多(羊水指数25),随机血糖高,糖化血红蛋白水平7.5%。考虑妊娠期糖尿病,另外羊水过多也不排除合并消化道畸形或其他先天畸形等可能;⑤病房胎心监护提示胎儿濒临死亡。早产合并妊娠期糖尿病新生儿,肺表面活性物质缺乏,死亡率高。

问题5 如何做好新生儿复苏准备工作?

根据新生儿复苏指南要求[7]:产前明确的高危因素有早产、胎盘早剥、重度子痫、宫内窘迫、羊水粪染或血性羊水、羊水过多或过少、母甲亢危象、妊娠期糖尿病、胎儿水肿、巨大儿、多胎妊娠等,复苏人员需提早做准备。

产程中突发的高危因素如脐带脱垂、产时大出血、肩难产、全麻等,不仅需要快速正确的产科处理,还需迅速通知有复苏经验的人员到达现场,并准备相关药物及器械。

根据以上情况,新生儿复苏前准备工作包括组成团队、检查物品、产前咨询。另外,即便有团队领导,每个成员仍有责任进行不断的评估,以确保措施的正确,所以,成员之间需要闭环式有效交流,并安排专人记录复苏情况,复苏完成后需讨论整个复苏过程,改善团队技术水平。

> 【本例的新生儿出生前准备工作】
> 分娩前,产科、新生儿科的医护人员有效地沟通协调,了解胎龄、胎数、羊水情况以及孕母的高危因素。确定复苏团队及领导者,进行复苏前的讨论,分配各成员复苏任务,制订新生儿复苏计划,并检查复苏物品及调测器械在良好的工作状态,如出现超出团队能力范围的情况时,明确如何呼叫寻求进一步支援[8]。

问题6 新生儿复苏如何操作;濒死儿复苏原则和早产儿复苏原则是什么?

1. 新生儿窒息目前采用的复苏方案为 ABCD 方案

A(airway):建立通畅气道技术;
B(breathing):正压通气技术;
C(circulation):胸外按压技术;
D(drug):药物治疗。

"评估—决策—措施"的程序,在整个复苏中不断重复。评估主要基于以下 3 个体征:呼吸、心率、血氧饱和度。通过评估这 3 个体征中的每一项来确定每一步骤是否有效,其中心率对于进入下一步骤是最重要的[10]。

2. 濒死儿的复苏原则

首先需要强化的是时间管理,患儿一经断脐,应立即放置在预热辐射台,摆正鼻吸位后即刻行气管插管 + 人工正压通气,助手 1 配合胸外按压,助手 2 迅速行脐静脉置管给药,一般勿超 30s 就应全部准确施行到位,全过程所耗时间越短则成功率越高。胸外按压可以为心脏和大脑提供重要血流,胸外按压一旦开始切忌中断,如还没插管就行胸外按压则不妥,待要插管时按压会被迫中断[9]。

关于用氧方面,使用 100% 氧气,同时考虑到复苏时人工通气频率快,建议氧流量调至 10~15L/min[11]。由于新生儿高氧暴露有害的证据日益增多,特别是早产儿,因此,需及时在患儿右侧掌腕部监测脉搏血氧饱和度及脉搏(心率),并用 3 - 导联心电监测。一旦循环恢复,根据目标 SpO_2 调整氧浓度。注意,如果新生儿心率很低或循环很差,脉搏血氧饱和度仪的功能会受影响(不显示脉搏和氧饱和度),此时,心电监护仪是可选的方法,心电图可以显示电信号,尽管心脏实际上并没有泵血(无脉搏的电活动),对这样的新生儿,无脉搏的电活动应与心跳停止一样对待。

对于濒死儿几乎一定会用药,且需要尽早使用。复苏前即应准备好相应的药物,以备随时可用。一旦气管插管成功,在进行正压通气和胸外按压的同时,行脐静脉置管,评估病情后按需给药,开始用药量要足够(如果开放脐静脉通路有困难,可气管内给药一次,迅速起效。如果需要多次用药,则需继续开放脐静脉通路,或者胫骨骨髓腔内给药)。另安排人员取断下来的脐带采血做血气分析,辅助病情判断。

如果患儿对以上措施均无反应,应注意有无其他影响复苏效果的并发症,如气胸、低血容量等。

3. 早产儿复苏原则

轻柔复苏、避免早产儿头低脚高位、人工正压通气或 CPAP 时避免气道压力过高。通过血氧饱和度仪、血气分析仪,调节人工正压通气相关操作(用氧浓度、吸气峰压/呼气末压、按压频率），避免快速静脉输液和使用高张液体，从而达到减少神经系统损伤风险的目的。

早产儿复苏及稳定后，需要监测并控制用氧及通气，监测患儿体温、血糖，观察呼吸及循环情况。如果发生新生儿呼吸窘迫综合征，结合病史情况，判断是否需要肺表面活性物质治疗。

【本例新生儿复苏操作】

此患儿出生时四肢软无肌张力，无哭声、无呼吸，迅速断脐后将患儿放在预热的辐射台上，听诊无心率，复苏团队即刻判断为濒死儿，迅速进行气管插管、正压通气、胸外按压、脐静脉置管内使用肾上腺素等复苏步骤后，新生儿恢复至心率 105 次/min，血氧 90%，有自主呼吸。患儿稳定后，逐步下调氧浓度，连接 T-组合复苏器，完善相关评估后，拟转入 NICU。Apgar 评分：1min—5min—10min 为 1（心率 1 分）-5（各项均 1 分）-9（肌张力 1 分，余各 2 分）。血气分析：pH 6.85、p_{CO_2} 96mmHg、p_{O_2} 18mmHg、BE-19mmol/L、Lact>15.0mmol/L。

问题 7　新生儿窒息的诊断标准如何？

新生儿出生窒息的诊断需要凭借 Apgar 评分，并结合血气分析结果。因此，在二级及以上或有条件的医院，在新生儿娩出后应即刻做脐动脉血气分析，这对评价窒息的预后有重要价值。

(1) 轻度窒息：Apgar 评分 1min≤7 分，或 5min≤7 分，且伴脐动脉血 pH<7.2。

(2) 重度窒息：Apgar 评分 1min≤3 分，或 5min≤5 分，且伴脐动脉血 pH<7.0。

未取得脐动脉血气分析结果的，仅 Apgar 评分异常，可称之为"低 Apgar 评分"，考虑到目前国际、国内疾病诊断编码的现状，并未取得相关的国内外编码，因此，"低 Apagr 评分"仅在作临床流行病学和比较研究时可以应用。

结合围产期病史，重视宫内窘迫，尤其胎心率异常情况，对于没有条件做脐动脉血气的单位，可作为诊断的辅助条件，如不同时间、不同程度的胎心异常情况（如可变减速、晚期减速、胎心变异消失等）。

【本例新生儿的窒息诊断】

结合孕母病史、Apgar 评分及脐动脉血气结果，该患儿诊断：(1) 新生儿重度窒息；(2) 早产儿；(3) 巨大儿；(4) 糖尿病母亲的婴儿。

6.3　妊娠合并糖尿病妇女之新生儿复苏后监测及转运

新生儿复苏后，拟实施安全转运至 NICU。转运前，采用 STABLE 模式评估患儿条件：血糖（S，sugar）维持正常浓度>2.2mmol/L，体温（T，temperature）维持于 36.5～37.5℃，气道（A，airway）通畅，血压（B，blood pressure）稳定，基本实验室检查（L，lab work）如血气、血糖等，情感支持（E，emotional support）如医患沟通。通知转运组及 NICU，预热暖箱（箱温 35℃，湿度>50%，超低出生体重儿应提高至 85%）、毛被、薄膜等。检测氧源，核对转运急救箱用物及药品，保障转运绿色通道保证通畅。摆好体位、保暖，常压或正压通气下转运至新生儿科。因病情需要,保留静脉通路转运。

问题8　新生儿复苏后有哪些评估监护措施?

(1)体温管理:转运前通知NICU预热暖箱至箱温35℃,箱内湿度>50%。新生儿转运前体温(腋下)应维持在36.5~37.5℃。

(2)脐动脉血气分析:需复苏的新生儿,断脐后立即行脐动脉血气分析,结合Apgar评分有助于新生儿窒息的诊断和预后的判断,及时对脑、心、肺、肾及胃肠等器官功能进行监测,并适当干预。

(3)早期发现并发症:如合并中、重度缺氧缺血性脑病,有条件的医疗单位可给予亚低温治疗。

(4)亚低温治疗的标准为胎龄≥36周,出生体重≥2500g,并且同时具有以下情况:①有胎儿宫内窘迫的证据;②有新生儿窒息的证据;③有新生儿缺氧缺血性脑病或aEEG脑功能监测异常的证据[12]。满足以上情形者,需及时亚低温治疗,避免高温以加重脑损伤,并预测、治疗和防治多器官功能障碍。如无法提供该项治疗,病情稳定后,应尽快将患儿转运至可以进行评估和治疗的单位。

(5)生命体征监测,维持内环境稳定,包括血氧饱和度(维持在90%~95%)、心率(>100次/min)、血糖(维持正常浓度>2.2mmol/L)、血压(判断有无低血容量性休克,如失血、苍白、末梢毛细血管再充盈时间、大动脉搏动等)、红细胞压积、血气分析及电解质等。

【本例新生儿复苏后的注意事项】

濒死儿经有效复苏,出生后5min Apgar评分仍≤5分,出现神经系统并发症(如缺氧缺血性脑病等)的比例将增加,存活的濒死儿中近1/3可能发生较为严重的神经并发症[13]。此患儿暂无明显神经行为异常表现,完善脑功能监测。

另外,患儿为早产儿、巨大儿、糖尿病母亲的婴儿,由于肺发育不成熟,容易发生新生儿呼吸窘迫综合征,同时易合并新生儿低血糖症、低镁血症以及低钙血症,也是新生儿不良预后的高危因素。而且,新生儿窒息恢复呼吸和自主循环后,可能会出现血流动力学的不稳定、内环境紊乱等,加强呼吸、循环和脑功能监测等尤为重要,对该患儿需严密监测,随时调整高级生命支持方案。

6.4　妊娠合并糖尿病妇女之婴儿合并窒息的管理知识要点

(1)妊娠合并糖尿病妇女之婴儿合并胎儿窘迫的处理原则:孕妇孕期出现高血糖,必须早期诊断及时治疗,严格控制血糖达标,如血糖控制理想可明显改善母儿结局。对于DIP妇女之新生儿,一定要警惕孕晚期慢性胎儿窘迫和产时急性胎儿窘迫的发生,新生儿窒息通常为胎儿窘迫的延续,一旦发生新生儿窒息事件,积极有效的新生儿复苏措施更是重中之重,而产前的产儿科良好合作和沟通是关键,主张三部曲:产前胎儿评估、产时新生儿规范复苏及复苏后监测和安全转运。

(2)新生儿窒息的诊断:结合Apgar评分及脐动脉血气分析结果,作出新生儿窒息的诊断。

(3)新生儿复苏技术要点:A建立通畅气道技术—B正压通气技术—C胸外按压技

术—D 药物治疗。复苏程序：评估—决策—措施。

（4）新生儿转运原则：STABLE 原则：S（sugar）血糖、T（temperature）体温、A（airway）气道、B（blood pressure）血压、L（lab work）基本实验室检查、E（emotional support）情感支持。

（5）新生儿复苏后监测事项：体温管理、脐动脉血气分析、并发症早期发现、生命体征监测、内环境稳定的维持。

【参考文献】

[1] GABBAY-BENZIV R, BASCHAT A A. Gestational diabetes as one of the "great obstetrical syndromes"—the maternal, placental, and fetal dialog[J]. Best Pract Res Clin Obstet Gynaecol, 2015, 29(2): 150-155.

[2] JARMUZEK P, WIELGOS M, BOMBA-OPON D. Placental pathologic changes in gestational diabetes mellitus[J]. Neuro Endocrinol Lett, 2015, 36(2): 101-105.

[3] 邵肖梅, 叶鸿瑁, 丘小汕. 实用新生儿学[M]. 5版. 北京: 人民卫生出版社, 2019.

[4] 曹泽毅. 中华妇产科学[M]. 3版. 北京: 人民卫生出版社, 2014: 370-377.

[5] 张阳, 邹丽. 胎儿窘迫诊断相关问题[J]. 中国实用妇科与产科杂志, 2019, 35(9): 1058-1061.

[6] 张为远, 黄景华. 中华围产医学[M]. 北京: 人民卫生出版社, 2012: 608-612.

[7] 中国新生儿复苏项目专家组, 中华医学会围产医学分会新生儿复苏学组. 中国新生儿复苏指南（2021年修订）[J]. 中华围产医学杂志, 2022, 25(1): 4-12.

[8] 叶鸿瑁, 虞人杰. 新生儿复苏教程[M]. 7版. 杭州: 浙江大学出版社, 2019.

[9] 杨传忠, 朱小瑜. 新生儿重度窒息濒死儿复苏方法的建议[J]. 中华围产医学杂志, 2016, 19(1): 7-11.

[10] 李映桃, 罗太珍. 产科急救团队演练和技术操作示范[M]. 广东: 广东科技出版社, 2018.

[11] 中国新生儿复苏项目专家组. 国际新生儿复苏教程更新及中国实施意见[J]. 中华围产医学杂志, 2018, 21(2): 73-80.

[12] 卫生部新生儿疾病重点实验室, 复旦大学附属儿科医院. 亚低温治疗新生儿缺氧缺血性脑病方案（2011）[J]. 中国循证儿科杂志, 2011, 6(5): 337-339.

[13] LAPTOOK A R, SHANKARAN S, AMBALAVANAN N, et al. Outcome of term infants using Apgar scores at 10 minutes following hypoxic-ischemic encephalopathy[J]. Pediatrics, 2009, 124(6): 1619-1626.

7 麻醉科医生对妊娠合并糖尿病酮症酸中毒围分娩期的麻醉和镇痛管理及案例分析

王寿平　揭英锡　谢洁红　徐崇彬　李映桃　周梦阳　梁伟璋

随着二孩、三孩生育政策的放开，高龄产妇的增多，肥胖人群增加，体力劳动减少以及妊娠期糖尿病（GDM）的诊断标准的放宽，我国妊娠合并糖尿病（DIP）的发病率日益增高。研究显示，根据国际糖尿病与妊娠研究协会的统计，中国大陆地区 DIP 的患病率为 14.8%～17.8%[1-2]。由于糖尿病对母婴的危害极大，DIP 的特殊病理生理及所伴随的并发症对麻醉医师确保手术顺利、母婴安全提出挑战，且 DIP 孕产妇的合并症和并发症多，为麻醉和镇痛带来一定的风险，使得在麻醉处理上存在一些独特的问题。

7.1 妊娠合并糖尿病合并 DKA 病史采集和管理

患者，女，32岁，因"胎儿宫内窘迫，孕2产1，孕 32^{+4} 周，先兆早产；糖尿病合并妊娠；瘢痕子宫"于 2020 年 2 月 6 日 18:30 入院。末次月经 2019 年 6 月 8 日，预产期为 2020 年 4 月 4 日。

孕 4^+ 月自觉胎动至今，于外院孕 14 周建卡定期产检，建卡时测血糖浓度 11.8mmol/L，诊断糖尿病，建议到内分泌代谢科就诊，患者未遵医嘱，唐氏筛查提示：21-三体为高风险，13、18-三体均为低风险，在某院行产前诊断未见异常。

12 月 10 日因"糖尿病合并妊娠，孕 24 周"到某院治疗，予胰岛素皮下注射降糖治疗，三餐前皮下注射门冬胰岛素（欠详细），最后调整的胰岛素用量为 22U—19U—18U，晚餐用地特胰岛素 22U。空腹和餐后指尖微量血糖浓度波动范围分别为 3.8～7.8mmol/L 和 7.2～12.8mmol/L；1 月 25 号自行停用胰岛素；2 月 5 日无明显诱因出现腹泻 2 次，呕吐 1 次，到某院治疗，予静滴硫酸镁抑制宫缩保胎治疗，胎心监测异常，考虑胎儿宫内窘迫，建议转诊广医三院。

既往史：无特殊。

孕产史：孕 2 产 1，8 年前孕期未行糖尿病筛查，因"巨大儿"于外院剖宫产一女婴，体重 4120g，健在。

入院体格检查：身高 150cm，体重 65kg。体温 36.3℃，心率 90 次/min，呼吸 20 次/min，血压 110/74mmHg，神志清。孕前体重 60kg，身高 150cm，BMI 23.4kg/m²。宫高 35cm，腹围 95cm，可扪及规律宫缩，4 次/10 分，胎位 LOA，胎心 140 次/min，阴查：宫口未开，胎膜未破，S-3。

入院辅助检查：Glu 15.21mmol/L、KET 1.3mmol/L、糖化血红蛋白水平 10.1mg/dL。

血气分析：CO_2CP 21mmHg，pH 7.256，乳酸浓度 2.30mmol/L，阴离子间隙 17.1mmol/L，实际剩余碱 -15.6mmol/L。

尿液检查：尿葡萄糖(4+)，尿酮体(3+)。

心电图：窦性心动过速，长QTc间期。

血常规、肝肾功能、离子5项、凝血五项、心脏彩超和肝肾脾超声未见明显异常。

胎心监护3类胎监，不规律宫缩，胎儿窘迫。

入院诊断：(1)糖尿病合并妊娠：酮症酸中毒；(2)胎儿宫内窘迫；(3)孕2产1，孕32^{+4}周，先兆早产；(4)瘢痕子宫。

问题1 麻醉科医生如何进行病史分析识别DIP发生DKA的高危因素和诱因？

DKA是糖尿病最严重的急性并发症之一，主要表现为高血糖、代谢性酸中毒和酮症[3]。诱发因素包括感染、呕吐、脱水、饥饿、胰岛素不足。早期三多一少症状加重；酸中毒失代偿后，疲乏、食欲减退、恶心、呕吐、多尿、口干、头痛、嗜睡、呼吸深快、呼气中有烂苹果味；后期严重失水，尿量减少、眼眶下陷、皮肤黏膜干燥、血压下降、心率加快、四肢厥冷；晚期不同程度意识障碍，昏迷。糖尿病产妇可发生酮症酸中毒，DKA是胰岛素绝对或相对缺乏的结果，导致细胞处于饥饿状态，并伴随着皮质醇、胰高血糖素、肾上腺素等分泌增加。妊娠期DKA的高危因素包括：GDM史、既往血糖升高史、糖尿病家族史者及上次妊娠有羊水过多、分娩巨大儿史者；以及高龄(≥35岁)、既往有胎儿窘迫、FGR、不明原因死胎史、不明原因新生儿死亡史以及孕前超重、肥胖、高血压、高脂血症者[4]。

【本例患者的DKA的高危因素和诱因】

患者8年前孕期未行糖尿病筛查，因"巨大儿"于外院剖宫产一女婴，体重4120g，若进行糖耐量筛查，诊断妊娠期糖尿病可能性大，此为DKA的高危因素。诱因主要有以下三点：①本次妊娠，外院孕14周建卡定期产检，建卡时测血糖浓度11.8mmol/L，诊断糖尿病，建议到内分泌代谢科就诊，患者未遵医嘱，胰岛素治疗欠及时。②在孕24周～31周予胰岛素治疗，最后用量为22U—19U—18U，晚餐用地特胰岛素22U。空腹和餐后指尖微量血糖浓度波动范围分别为3.8～7.8mmol/L和7.2～12.8mmol/L，仍未达标，但患者自行停药。③停药10天无明显诱因出现腹泻2次，呕吐1次，发生了胃肠炎。

问题2 如何诊断DIP合并DKA？

DKA的诊断及其标准：根据《中国妊娠期高血糖诊治指南(2022)》，妊娠合并DKA的诊断指标为：恶心、呕吐、乏力、口渴、多饮、多尿，少数伴有腹痛、胎心率异常，不明原因的死胎、皮肤黏膜干燥、眼球凹陷、呼气有酮臭味，病情严重者出现意识障碍或昏迷；实验室检查可发现随机血糖浓度>13.9mmol/L(250mg/dL)、尿酮体阳性、血pH<7.35、二氧化碳结合力<13.8mmol/L、血酮体>5mmol/L、电解质紊乱等[5]。

【本例患者的DKA诊断】

患者有恶心、呕吐、乏力、腹泻、腹痛等不适，入院查Glu 15.21mmol/L、KET 1.3mmol/L、糖化血红蛋白水平10.1mg/dL。血气分析：CO_2CP 21mmol/L，pH 7.256，乳酸浓度2.30mmol/L，阴离子间隙17.1mmol/L，实际剩余碱-15.6mmol/L。尿液检查：尿葡萄糖(4+)，尿酮体(3+)。达到妊娠合并糖尿病DKA诊断标准。

问题 3　DIP 合并 DKA 的处理原则是什么?

围术期高血糖对患者的预后有很多危害:(1)围术期心脏事件高发;(2)血液高粘滞、血栓形成和脑水肿;(3)术后伤口感染风险升高。而一旦发生 DKA,则会有更严重的并发症。所以,对孕产妇实施严格的血糖监测及管理,避免 DKA 发生。而一旦发生 DKA,需要多科室协同紧急处理。妊娠期间对 DKA 的管理是一种医疗紧急情况,需要在加强监护病房进行强化治疗。孕产期 DKA 的处理原则同非孕期。DKA 的治疗包括补液、胰岛素治疗、纠正酸中毒和电解质异常(血钾低时先补钾)、治疗基础疾病、处理诱发病、防止并发症、密切监测孕产妇和胎儿状况等。补液是治疗的关键环节,基本原则为"先快后慢,先盐后糖",补液期间应监测血压、排尿量、中心静脉压等。一般采用小剂量(短效)胰岛素治疗方案治疗。DKA 的发生可归因于绝对或相对的胰岛素缺乏。因此,静脉胰岛素治疗不仅能纠正高血糖,还能抑制酮酸的合成。

国内外专家均不建议在母体处于酮症酸中毒的情况下进行剖宫产,因为此时孕妇仍处于较高的风险中,而紧急剖宫产对胎儿的受益可能也有限。一旦母体代谢状况被纠正,胎儿的情况也会随之改善。但若胎儿宫内窘迫经纠正酮症酸中毒无改善,仍需急诊剖宫产终止妊娠。围手术期管理应侧重于控制患者血糖水平、低血压的防治以及纠正酸碱、电解质紊乱,积极纠正产妇的异常状态,尽可能维持最佳的胎儿环境[4]。

> **【本例患者的 DKA 处理】**
> 孕妇于 18:30 入住产科重症监护病房,随即组织内分泌科、产科、新生儿科、麻醉科等多学科会诊。给予面罩吸氧、胰岛素 50U + 生理盐水 50mL 静脉泵入,初始剂量 6U/h 调控血糖,平衡液 500mL 快速静脉滴注补液。2h 后 Glu 11.21mmol/L、KET 0.6mmol/L、血钾 4.1mmol/L,持续胎心监护显示Ⅲ类胎监。考虑患者诊断 DKA 明确,胎儿窘迫,孕 32^{+4} 周,先兆早产,瘢痕子宫,短期阴道分娩困难,拟行急诊剖宫产手术终止妊娠。

问题 4　DIP 妇女的术前麻醉如何评估?

既往有糖尿病病史的患者,术前评估应当核查病史及辅助检查结果,并进行体格检查,明确糖尿病类型、病程、围产期药物治疗情况、血糖水平是否达标、低血糖发作情况、有无酮症酸中毒,有无糖尿病合并症和并发症以及并发症的严重程度等。此外,应重视心脏风险评估,包括无症状性缺血、基线心电图、RCRI 和活动耐量,中高危者考虑无创心功能评估。

1. 术前核查

核查患者的血常规、基线血糖水平、肾功能、甲功、蛋白尿、血压、口服降糖药、胰岛素方案和其他药物的使用情况。特别是对于长期存在 1 型或 2 型糖尿病的患者,应进行有针对性的病史询问和体检检查,明确并发症。心率变异性的降低可能是心脏自主神经病变的早期指标[6]。

2. 气道评估

孕妇困难插管的发生率较一般人群高 10 倍。青少年型糖尿病孕妇,28% 出现小关节、颈椎及寰椎关节活动受限，身材矮小，发育迟缓，病态肥胖等。2型糖尿病容易发生肥胖症，1型糖尿病患者容易发生结缔组织糖基化、关节僵硬，影响颈椎活动度及张口度。"祈祷征(prayer sign)"可以帮助评估是否存在关节僵硬。如并存子痫前期者，全身水肿可累及气道及咽喉组织导致困难气管插管，严重的气道水肿可导致上呼吸道梗阻、缺氧、窒息。所以麻醉医师术前严格探视病人，制定必要的麻醉方案是非常重要的[7]。

3. 自主神经及周围神经病变

DIP妇女，多伴有自主神经功能不全的并发症。表现为胃肠动力差(围术期反流误吸风险增加)、卧立位低血压、心率变异性降低。术中预防性补液，及时应用血管活性药物使血压维持平稳。周围神经病变可表现为远端肢体感觉或运动缺失，而区域阻滞麻醉时也可出现此症状，因此对于此类病人应于术前详细记录感觉或运动缺失的程度和范围，提示硬膜外麻醉时应预防不良体位所导致的神经损伤，并加以鉴别[6]。

4. 血糖控制目标

围手术期血糖水平的管理围绕着降低患者的总体发病率和死亡率、避免严重的高血糖症或低血糖症、维持生理电解质和体液平衡以及预防酮症酸中毒。患有1型糖尿病的女性低血糖风险很高，因此低血糖教育非常重要。患有自主神经病变的产妇可能对低血糖的症状意识降低，并且对抗调节反应不足。患有2型糖尿病的女性有肥胖的风险，因此建议她们在怀孕期间避免体重过度增加。术前禁食、麻醉、手术等刺激容易导致代谢紊乱和血糖的波动，具体体现在：①手术的应激反应；②禁食禁饮、全麻意识改变等掩盖了低血糖的症状；③与麻醉和手术相关的循环障碍，可能改变皮下胰岛素的吸收。手术引起了"应激反应"，即儿茶酚胺、皮质醇、生长激素的分泌，在某些情况下，还会分泌胰高血糖素。患有GDM的孕妇禁食后引起低血糖的风险很高。一项研究报告称，隐性低血糖在孕妇中普遍存在，尤其是患有GDM病的孕妇，隐性低血糖的发生率为40%。孕妇低血糖风险越高，新生儿低血糖风险越高。目前资料显示产时血糖浓度高于140~180mg/dL(7.8~10mmol/L)会升高新生儿低血糖以及母体酮症酸中毒的风险[8-9]。美国妇产科医师协会推荐产时血糖浓度的合理目标范围为3.9~7.0mmol/L[10]。此外，应避免低血糖，血糖浓度小于2.2mmol/L会诱发心律失常及其他心脏事件和认知障碍。

5. 术前准备

对于DIP妇女，口服降糖药物应在术晨停用，其中长效的药物如二甲双胍应提前72h停用。新陈代谢本身需要消耗体内1/2的胰岛素，故手术当天的基础胰岛素可正常使用，若禁食时间较长可酌情减量1/2~1/3。手术当天禁食，故餐时胰岛素停用。另外，应在手术当天早上测量空腹血糖，如果手术时间超过1h，应在术中监测血糖。如果血糖控制不好(血糖浓度>11.1mmol/L)，应考虑静脉输注胰岛素和葡萄糖，并常规监测血糖。围手术期高血糖症(血糖>11.1mmol/L)可以通过小剂量皮下注射(4~10单位)短效胰岛素来控制。但应该注意避免低血糖。孕期接受长效胰岛素治疗的患者应在择期手术前1~2天改用中效胰岛素。密切的围手术期血糖监测对于避免血糖过高至关重要。如果血糖控制不佳(HbA1c水平>8%)，患者最好在手术前2~3d入院。对于可以行择期手术的剖宫产，手术应安排在早上第一台，以避免长期禁食导致低血糖的发生。在术前禁食禁饮中，应密切监测产妇的血糖[7,11]。

【本例患者术前评估情况】

(1)患者8年前因"巨大儿"于外院剖宫产一女婴,体重4120g,孕期未行糖尿病筛查,有妊娠期糖尿病病史可能性大;(2)本次妊娠,外院孕14周建卡定期产检,建卡时测血糖浓度11.8mmol/L,诊断糖尿病,未遵医嘱及时规范治疗;(3)仅在孕24~31周予胰岛素治疗,用量高达22U—19U—18U,晚餐用地特胰岛素22U。空腹和餐后指尖微量血糖浓度波动范围分别为3.8~7.8mmol/L和7.2~12.8mmol/L,仍未达标;(4)孕31周后自行停止胰岛素用药,停药10天后出现腹泻2次,呕吐1次,胃肠炎,并发先兆早产和胎儿窘迫,糖尿病进行性加重达到DKA诊断标准。(5)转入院后酮症酸中毒逐渐纠正,但胎儿窘迫情况无好转,有急诊剖宫产指征。评估患者已禁食禁饮大于6h,神志清,生命体征平稳,暂未发现自主神经和心脏病变,血糖Glu 11.21mmol/L、KET 0.6mmol/L,心电图示窦性心动过速,长QTc间期。血常规、肝肾功能、离子五项、凝血五项、心脏彩超和肝肾脾超声未见明显异常。身高150cm,体重65kg,麻醉过程出现困难插管的机率不高,麻醉风险评级Ⅱ~Ⅲ级。

问题5 DIP妇女的麻醉方法有哪些选择?

国内外报道DIP孕妇的总剖宫产率为35.3%,≥35岁高龄妇女合并糖尿病剖宫产发生率为41.7%~60%。同时,与非糖尿病孕妇相比,PGDM妇女的急诊剖宫产率是GDM妇女的1.52倍。麻醉方法的选择需要考虑患者个体化,衡量每种方法的风险和益处。对大多数产妇来说,椎管内麻醉仍然是首选的麻醉方式,因为无论从降低母亲并发症的角度还是减少胎儿药物暴露的角度,椎管内麻醉都优于全身麻醉。通过减少产妇循环中的儿茶酚胺分泌,椎管内麻醉可增加胎盘灌注并降低胎儿酸中毒的风险。不过,与非糖尿病患者相比,糖尿病患者椎管内阻滞局麻药的起效时间可能延迟,阻滞平面可能较广,血压下降的程度也较大[7]。

1. 椎管内麻醉管理

DIP产妇的身体和心理均处于特殊状态。分娩期疼痛和紧张等因素易导致交感神经兴奋,血液循环中的儿茶酚胺增加,从而使心率和血压升高,对产妇术中安全造成威胁。此类患者的特殊情况和手术应激因素,易导致血糖浓度波动、血液各类激素和因子的变化。缩短麻醉起效时间和手术时间,降低交感神经-肾上腺髓质兴奋程度,对维持产妇手术过程中血流动力学的稳定,维持血糖浓度具有重要作用。此类患者首选椎管内麻醉,硬膜外麻醉抑制儿茶酚胺的释放(与脊髓节段水平无关),去甲肾上腺素和皮质醇浓度不会增加,防止血糖浓度升高。但是,椎管内麻醉在DIP产妇中有其特殊风险,因DIP血糖长期控制不佳会产生神经系统并发症,其中包括中枢神经病变、周围神经病变、自主神经病变等,药理学与毒理学研究已证实局麻药的神经毒性作用可以引起可逆及非可逆的神经损伤。椎管内阻滞后出现神经功能恢复延迟、神经系统并发症的报道不断增加,尤其多见于产科麻醉。在糖尿病临床研究中,与非糖尿病患者相比,糖尿病患者对局麻药的敏感性增加,区域阻滞后的感觉、运动阻滞持续时间显著延长,阻滞后发生严重神经功能障碍的风险远高于普通人群。因此,施行椎管内麻醉时应注意对有神经系统病变的糖尿病患者可能有更大的风险。此外,在糖尿病患者中使用区域性技术可能会增加感染和血管损伤的风险。DIP与先兆子痫的风险增加有关,一般会在妊娠12周后对先兆子痫高危的妇女使用低剂量阿司匹林作为预防药物,行椎管内麻醉要注意阿司匹林的应用情况及停药时间,并关注低分子肝素的桥接情况[8]。

2. 全身麻醉管理

对于无法使用椎管内麻醉的产妇可以选择全身麻醉。采用全身麻醉的产妇由于意识的消失容易掩盖低血糖的症状，术中应密切监测血糖。长期患有糖尿病的产妇容易出现糖尿病性僵硬关节综合征，这是由于慢性高血糖引起胶原蛋白的组织糖基化，导致头倾时寰枕运动受限，全麻插管出现困难气道的风险较高。此外，有的产妇原有的 2 型糖尿病也与肥胖有关，这同样也增加困难气道的可能性。因此，对于所有接受全身麻醉的产妇，在麻醉诱导前，应准备好常规和紧急气道管理设备。因术后早期恢复进食，可以减少血糖浓度波动，所以术中预防恶心呕吐和肠梗阻非常重要。此外，还应注意每种麻醉药物都对血糖有不同的影响，但大多数静脉麻醉药对血糖的影响相对较小，例如依托咪酯对肾上腺皮质功能有一定抑制，但单次注射或短时间应用对肾上腺皮质功能并不出现临床意义的影响[7]。

【本例患者的麻醉方法选择】

该妇女虽然为 PGDM，但孕期保健欠规范，妊娠 12 周后未对其作为先兆子痫高危的妇女使用低剂量阿司匹林作为预防药物，也就不需要在行椎管内麻醉时注意阿司匹林的应用情况及停药时间。此外，患者并未出现糖尿病相关的中枢及周围神经病变，在充分告知病情及风险后，椎管内麻醉仍然是其首选的麻醉方式。

7.2 妊娠合并糖尿病妇女剖宫产的术中管理

产妇 19:30 入手术室，常规心电监护，血压 112/61mmHg，心率 96 次/min，呼吸 28 次/min，SpO_2 100%。患者呼吸略促，无烂苹果气味。给予面罩吸氧，抽取桡动脉血行血气分析：pH 7.240，$PaCO_2$ 14.5mmHg，BEecf -21mmol/L，HCO_3^- 6.2mmol/L，TCO_2 7mmol/L，Glu 10.02mmol/L，Na^+ 134mmol/L，K^+ 3.9mmol/L。行椎管内麻醉，并监测胎心。

问题 6　DIP 妇女剖宫产如何术中管理？

术中管理的关键是维持血流动力学和内环境稳定。糖尿病孕妇的胎儿不能耐受母体低血压，术中维持血压稳定极其重要。麻醉后尽量使产妇左侧倾斜体位，加快补液及适当应用血管活性药物，预防麻醉后仰卧位低血压综合症。硬膜外腔给药少量、分次、缓慢，避免交感神经快速阻滞导致母体低血压。另外，术中管理也要侧重于控制患者血糖水平，维持在 6～10mmol/L 较理想，手术的应激会使得体内分泌很多升糖激素，使得血糖升高。而且创伤越大、手术时间越长，血糖升高越明显。调整适当的静脉输注胰岛素、葡萄糖和钾的比例。术中应每小时监测一次血糖水平，术后应立即监测[11]。

【本例患者的麻醉和手术过程】

产妇左侧卧位，常规消毒铺巾，取 L3-4 间隙行腰硬联合麻醉，使用 0.5% 罗哌卡因 3mL 行蛛网膜下腔阻滞（脑脊液稀释），留置硬膜外导管，腰麻后 5min 测平面相当于 T10 水平，硬膜外追加一次 2% 利多卡因 5mL，麻醉平面升高至 T7 水平，麻醉效果满意，继续胰岛素 50U + 生理盐水 50mL 静脉泵入，剂量 2U/h 调控血糖，平衡液 500mL 静脉滴注。顺利剖出一活男婴，体重 2150g。1min Apgar 评分 5 分（呼吸、心率、肤色、反应、肌张力各扣 1 分）、5min 和 10min Apgar 评分均为 9 分（肌张力扣 1 分）。胎盘胎膜自然娩出且完整。

7.3 妊娠合并糖尿病妇女剖宫产术后管理

手术历时共75min，生命体征平稳，手术及麻醉过程顺利，术中出血约350mL，尿量约200mL，术中补液1100mL。

问题7　DIP妇女剖宫产如何术后管理？

DIP妇女术后容易引起各种并发症，为避免儿茶酚胺激增和血糖浓度波动，术后镇痛非常重要，其中包括硬膜外镇痛和静脉镇痛。硬膜外镇痛可以选择低浓度的局麻药，其有以下优点：①经硬膜外镇痛副作用少，避免了静脉麻醉药带来的恶心、呕吐、头晕等副作用；②效果确切，镇痛良好，有助于患者术后快速康复。静脉镇痛可以选择复合用药镇痛模式，如阿片类药物与非甾体镇痛药物结合等。静脉自控镇痛起效快，但是不良作用明显，且镇痛效果不如硬膜外自控镇痛。主要是由于硬膜外麻醉阻滞交感神经传导通路和交感传出神经，降低交感神经系统张力，导致手术区域伤害性刺激不能传入低级交感中枢，释放的肾上腺素减少。此外，麻醉药物直接注入硬膜外腔后主要作用于脊髓后角的阿片受体，仅需要小剂量即可达到镇痛目的，而静脉麻醉时，麻醉药物进入血液后与血清蛋白相结合，且只有一部分可以通过血脑屏障，导致镇痛效果不如硬膜外镇痛[12-13]。术后管理也要侧重于控制患者血糖浓度，维持在6～10mmol/L较理想，注意能量的补充，维持水、电解质的稳定，胰岛素的使用剂量需相应调整为产前剂量的1/3～1/2，或孕前剂量[10]。

> 【本例患者的术后镇痛】
>
> 术毕接硬膜外止痛泵行术后镇痛。术毕血气分析：pH 7.260，$PaCO_2$ 16.7mmol/L，BEecf −20mmol/L，HCO_3^- 7.5mmol/L，TCO_2 8mmol/L，Glu 11.06mmol/L，Na^+ 137mmol/L，K^+ 3.7mmol/L。将产妇送回产科ICU病房。硬膜外镇痛方案为0.1%罗哌卡因+氢吗啡酮0.6mg PCEA，术后第2天，拔除硬膜外导管，镇痛效果良好，镇痛期间VAS评分均小于3分。术后继续予门冬胰岛素基础用量泵入：0.5U/h（3:00～22:00），0.4U/h（22:00～次日3:00），另外予100g葡萄糖静脉滴注配合门冬胰岛素2.5U/h泵入。指尖微量血糖浓度波动在7.6～14.7mmol/L。复查血气分析：pH 7.378，$PaCO_2$ 26mmHg，HCO_3^- 9.8mmol/L，K^+ 3.81mmolL，Ca^{2+} 1.87mmol/L。产妇术后第3天，改三餐前皮下注射门冬胰岛素，用量为8U—6U—6U，晚餐用地特胰岛素8U。空腹血糖浓度5.7～8.0mmol/L，餐后2h血糖浓度6.9～11.1mmol/L。产妇术后第7天出院。患儿经广医三院儿科医师会诊后以"(1)早产儿；(2)新生儿轻度窒息；(3)新生儿肺炎"收入院。生后第22天出院。
>
> 本例患者，确诊糖尿病酮症酸中毒，多学科协作，积极治疗酮症的同时，因胎心异常无改善，诊断胎儿窘迫行急诊剖宫产术，采用腰硬联合麻醉，母儿平稳度过分娩期，取得了良好的母儿预后。

7.4 妊娠合并糖尿病妇女围分娩期的麻醉和镇痛管理知识要点

（1）DIP为高危妊娠，应孕前咨询，了解妊娠与DIP相互不良影响，控糖达标后计划妊娠。

（2）DIP妇女应该规范多学科联合产检，医护人员应对DIP妇女进行有关DKA的诱因、体征和症状等相关知识的教育，降低血糖和DKA的发生风险；注意饮食、加强运动、监测血糖、规范降糖药物的治疗，积极监测产科合并症和并发症，适时适当方式终止妊娠。

（3）DIP妇女围分娩期加强与麻醉科的合作，做好镇静镇痛和麻醉管理，产时血糖浓度的一个合理目标范围为3.9～7.0mmol/L。避免妊娠、分娩、手术、感染等刺激诱发DKA。一旦孕期发生DKA，处理原则与非妊娠患者相同，不建议在母体处于酮症酸中毒的情况下进行剖宫产，因为此时孕妇仍处于较高的风险中，而紧急剖宫产对胎儿的受益可能也有限。一旦母体代谢状况被纠正，胎儿的情况也会随之改善。但若胎儿宫内窘迫经纠正酮症酸中毒无改善，仍需急诊剖宫产终止妊娠。围手术期管理应侧重于控制患者血糖浓度，防治低血压以及纠正酸碱、电解质紊乱，积极纠正产妇的异常状态，尽可能维持最佳的胎儿环境，改善DIP母儿妊娠预后。

【参考文献】

[1] MACK L R, TOMICH P G. Gestational diabetes: diagnosis, classification, and clinical Care[J]. Obstet. Gynecol Clin North Am, 2017, 44(2): 207-217.

[2] GAO C, SUN X, LU L, et al. Prevalence of gestational diabetes mellitus in mainland China: a systematic review and meta-analysis[J]. J Diabetes Investig, 2019, 10(1): 154-162.

[3] DALFRA M G, BURLINA S, SARTORE G, et al. Ketoacidosis in diabetic pregnancy[J]. J Matern Fetal Neonatal Med, 2016, 29(17): 2889-2895.

[4] 陈海霞, 李兆生, 卢澄钰, 等. 妊娠合并糖尿病酮症酸中毒12例临床分析[J]. 实用妇产科杂志, 2017, 33(2): 148-153.

[5] 中华医学会妇产科学分会产科学组, 中华医学会围产医学分会, 中国妇幼保健协会妊娠合并糖尿病专业委员会. 妊娠期高血糖诊治指南(2022)[J]. 中华妇产科杂志, 2022, 57(2): 561-569.

[6] SUDHAKARAN S, SURANI S R. Guidelines for perioperative management of the diabetic patient[J]. Surg Res Pract, 2015(5): 1-8.

[7] 姚尚龙, 武庆平. 中国产科麻醉现状及挑战[J]. 临床麻醉学杂志, 2016, 32(8): 734-737.

[8] SIM Y E, SIA A L, TAN C W, et al. Implications of diabetes in obstetric anaesthesia[J]. Trends in Anaesthesia and Critical Care, 2019(24): 26-31.

[9] FILARDI T, CATANZARO G, MARDENTE S, et al. Non-coding RNA: role in gestational diabetes pathophysiology and complications[J]. International Journal of Molecular Sciences, 2020, 21(11): 4020.

[10] ACOG Committee on Practice Bulletins. ACOG practice bulletin No. 190: gestational diabetes mellitus. 2018, 131(2): e49-e64.

[11] LIU N, JIN Y, WANG X, et al. Safety and feasibility of oral carbohydrate consumption before cesarean delivery on patients with gestational diabetes mellitus: a parallel, randomized controlled trial[J]. Journal of Obstetrics and Gynaecology Research, 2021, 47(4): 1272-1280.

[12] YANG C, GENG W L, HU J, et al. The effect of gestational diabetes mellitus on sufentanil consumption after cesarean section: a prospective cohort study[J]. BMC Anesthesiol, 2020, 20(1): 14.

8 临床药师对妊娠合并糖尿病围产期的安全用药与管理及 1 型糖尿病合并妊娠（R 级）案例分析

谭湘萍　梅峥嵘　王颖　殷锦锦　刘恩　严鹏科　李映桃　刘梦玥

随着糖尿病发病率日益升高，以及妊娠期糖尿病（gestational diabetes mellitus，GDM）筛查诊断受到广泛重视，妊娠合并糖尿病（diabetes in pregnancy，DIP）患者不断增多。DIP 患者发生母胎不良结局的风险明显增加，包括先天畸形、自然流产、早产、子痫前期、巨大儿及围产儿死亡等，DIP 还会使子代远期肥胖、高血压和 2 型糖尿病的发生风险显著增加[1-2]。DIP 妇女孕期合并症和并发症高发，需要药物治疗，但很多临床医生不愿意给孕妇开药，这是可以理解的，主要是担忧药物对胎儿的影响。

8.1　妊娠合并糖尿病妇女孕前用药咨询与管理

患者，女，30 岁。10 年前诊断为 1 型糖尿病，使用皮下注射胰岛素治疗。胰岛素泵基础量为 1.6U/h，三餐前为 5U，空腹血糖浓度 5.0～6.0mmol/L，餐前半小时血糖浓度 5.3～7.7mmol/L，餐后 2h 血糖浓度 6.0～8.6mmol/L。2012 年曾因糖尿病视网膜病变行双眼人工晶体植入术。2013 年行双侧糖尿病视网膜病变激光电凝术，并改用皮下胰岛素泵治疗，否认家族遗传史。

生育史：孕 3 产 0，曾早孕胚胎停育 1 次，2017 年孕 21 周死胎引产 1 次。

入院体格检查：血压 120/70mmHg，身高 158cm，体重 50kg，BMI 20.02kg/m^2，复查甲状腺功能五项、肝肾功能正常，尿蛋白阴性，肝胆胰脾泌尿系统彩色超声检查未提示明显异常。糖化血红蛋白水平 6.8%。

孕前于药师门诊进行孕产用药咨询。

问题 1　孕前咨询中的安全用药主要有哪些内容？

国内外 DIP 的指南均建议计划妊娠的糖尿病女性进行孕前咨询[3-4]。孕前咨询中与药物相关的内容如下。

1. 维生素

推荐育龄女性从孕前 3 个月开始每日补充 0.4mg 叶酸，以减少胎儿神经管缺陷（NTD）的发生。由于糖尿病合并妊娠女性的子代发生 NTD 的风险增加，有一些权威机构认为这些女性使用更大剂量叶酸可能获益；但尚无研究探讨该人群的最佳叶酸剂量，不同的组织推荐意见有所不同。我国指南对糖尿病患者备孕时叶酸补充的剂量未做特殊要求。美国糖尿病学会（ADA）推荐，每天补充至少 0.4mg 叶酸[4]；有研究证明补充该剂量的叶酸有效。美国妇产科医师学会（ACOG）推荐，计划妊娠的糖尿病女性每天应补充至少 0.4mg 叶酸，并表明加大剂量（0.8～1mg）可能对高风险女性有益，如有其他 NTD 危险因素者[5]。加拿大妇产科医师学会推荐每天补充 1mg 叶酸[6]。美国内分泌学会建议，糖尿病女性从孕前 3

个月开始每天补充5mg叶酸,并在妊娠12周时调整叶酸剂量为0.4～1.0mg/d,并维持至哺乳期结束[7]。而马来西亚的指南推荐所有的糖尿病备孕女性从孕前3个月开始补充5mg/d叶酸直到孕12周。综上,我们认为,对于糖尿病备孕女性,建议从孕前3个月开始补充叶酸0.4mg/d,但是对于夫妻一方有NTD个人史或者既往分娩过NTD婴儿的糖尿病母亲或者胎儿NTD高风险(如孕前服用丙戊酸钠和卡马西平)的糖尿病母亲,建议孕前大剂量补充叶酸(一般为5mg/d)直至孕12周。

2. 降糖药

糖尿病备孕女性建议在孕前调整降糖药的使用。

(1)胰岛素:不穿越胎盘,能实现严格的代谢控制,是糖尿病患者孕期用药的首选药物。建议使用具有良好胎儿安全性的胰岛素,如中效(NPH)重组人胰岛素、普通胰岛素、赖脯胰岛素、门冬胰岛素和地特胰岛素,避免使用预混胰岛素。数十年来发表的大量观察数据支持NPH重组人胰岛素在妊娠中的安全性和有效性。作为中效胰岛素可以根据孕妇的热量摄入和胰岛素敏感性的变化,频繁地、快速地调整剂量。甘精胰岛素比其他胰岛素具有更大的促有丝分裂潜力和与胰岛素样生长因子-1(IGF-1)受体有更高亲和力[8]。从理论上讲,这可能会导致胎儿增长和巨大儿,但人类的小型观察性研究并不支持[9-11]。目前尚无将甘精胰岛素与NPH进行比较的随机试验。一项meta分析纳入了来自331例在早、中和(或)晚期妊娠时使用甘精胰岛素的妊娠女性的观察数据,发现与使用NPH相比,母亲和新生儿的不良事件未出现有统计学意义的增加[12]。在早期妊娠时使用该药物的女性数量过少,因此无法确定其在先天性畸形方面的安全性,但该药可能不会经胎盘转运或仅有极少量转运[13-15]。地特胰岛素是一种长效胰岛素,故其在24h内的剂量调整存在类似的限制。然而与甘精胰岛素不同,2012年美国FDA批准地特胰岛素的妊娠药物分类从C类改为B类。这次重新分类的依据是一项随机对照试验的结果,该试验在310例患有1型糖尿病的妊娠女性中比较了地特胰岛素与NPH,评估了以糖化血红蛋白为评判指标的母体有效性和以低血糖发作为评判指标的安全性。地特胰岛素无论是在低血糖的发生率,还是在糖化血红蛋白的达标方面均不劣于NPH[16]。地特胰岛素的药品说明书指出,其妊娠结局以及胎儿和新生儿的健康状况与NPH无差异,但研究数据不完整。地特胰岛素可能不会经胎盘转运或只有极少量转运[17-18]。对于短效胰岛素,妊娠期可使用赖脯胰岛素和门冬胰岛素。三种速效胰岛素类似物(赖脯胰岛素、门冬胰岛素、赖谷胰岛素)的免疫原性与重组人胰岛素类似,但仅赖脯胰岛素和门冬胰岛素接受了妊娠期研究,且研究证实其在妊娠期使用是安全的,胎盘通过量极少,且无致畸作用[19-23]。与重组人胰岛素相比,这两种胰岛素类似物还可降低餐后血糖浓度波动和延迟性餐后低血糖的风险[22]。一项观察性研究表明,妊娠期使用赖脯胰岛素的妊娠结局与重组人胰岛素无差别,但患者的满意度更高[23]。各类胰岛素的特点[3]如表2-8-1所示。

表2-8-1 各类胰岛素的特点

种类	起效时间/min	药效峰值/h	持续时间/h
普通胰岛素	30～60	2～4	6～8
鱼精蛋白锌胰岛素	60～180	5～7	13～18
门冬胰岛素	1～15	1～2	4～5

续表 2-8-1

种类	起效时间/min	药效峰值/h	持续时间/h
赖脯胰岛素	1～15	1～2	4～5
甘精胰岛素	60～180	无	24
地特胰岛素	60～180	8～10	18～26

(2) 口服降糖药。对于使用口服降糖药的患者，建议从孕前更换为胰岛素治疗，以保证用药连续性，同时避免口服降糖药通过胎盘影响胎儿。两项探讨二甲双胍和格列本脲作为 DIP 治疗药物的 RCT 研究显示，治疗失败率分别为 23% 和 25%～28%[24-25]，控制血糖的效果有限。这两种药物均可通过胎盘，有随访研究显示，孕期使用二甲双胍治疗的 DIP 孕妇子代 9 岁时的体重、腰围等指标高于胰岛素治疗组[26]。随机对照研究显示，使用二甲双胍治疗多囊卵巢综合征的孕妇子代 4 岁时的 BMI 和肥胖率更高[27-28]，其对子代的远期影响缺乏长期有效的安全性数据，因此，这两个药物不建议作为 DIP 治疗的一线药物。对于一些需要药物治疗的 DIP 孕妇，由于各种原因无法安全有效地使用胰岛素时，在充分告知风险的情况下口服药物是一种替代的方法；推荐优选二甲双胍，而不是格列本脲[29]。但是由于胎盘供血不足可能导致生长受限或酸中毒，对于合并高血压、子痫前期或宫内生长受限的孕妇不应使用二甲双胍[30-31]。另外，双盲随机对照试验并未发现对于多囊卵巢综合征女性使用二甲双胍治疗和促排卵具有预防自发流产和治疗 DIP 的优势，并且尚无循证医学证据表明此类患者孕期应继续服用二甲双胍[32]。因此，ADA 建议：当二甲双胍用于治疗多囊卵巢综合征和促排卵时，应在孕 12 周前停止用药[4]，而其他口服和非胰岛素注射降糖药物仍缺乏长期安全性数据，不建议在孕期使用。

英国妇产科学会建议，噻唑烷二酮类（例如：罗格列酮、吡格列酮）可降低外周胰岛素抵抗，在非妊娠期作为二线治疗药物，可与二甲双胍或磺脲类药物联合应用，或当二甲双胍或磺酰脲药物不能耐受或有禁忌时，作为二线药物使用。妊娠期该类药物是禁用的。磷酸西他列汀是一种二肽基肽酶-4（dipeptidyl peptidase-4，DPP-4）抑制剂。其可促进胰腺的胰岛素分泌，抑制胰高血糖素的分泌。此类药物妊娠期禁用。胰高血糖素样肽-1（glucagon-like peptide-1，GLP-1）受体激动剂和 SGLT2 抑制剂在妊娠期也是禁用的。

(3) 降压药及其他。孕前停用可能对胎儿有不良影响的治疗药物，也是非常重要的。当有高血压的糖尿病女性备孕时，应停用 ACEI 和 ARB 类药物，换用孕期安全有效的降压药（如甲基多巴、硝苯地平、拉贝洛尔，但不推荐使用阿替洛尔）。由于孕期使用利尿剂会导致子宫胎盘血流灌注减少，因此孕期同样不推荐使用。孕期使用 ACEI 与 ARB 这两类药物，与胎儿肾损伤及新生儿肾功能衰竭相关，因此妊娠中晚期禁用；妊娠早期使用是否也会致畸尚有争议，但谨慎起见建议换用安全性更好的药物。如果孕前未停用 ACEI 和 ARB，应在确认妊娠时立即停用。另外考虑到妊娠早期使用他汀类药物有可能增加胎儿出生缺陷的风险，因此妊娠期禁用他汀；建议备孕的糖尿病女性停用他汀类药物。

【本例患者接受临床药师咨询后的处置】
(1) 服用含叶酸的复合维生素或叶酸 0.4～0.8mg/d。
(2) 继续胰岛素泵调控血糖，目前已达目标血糖，可以备孕。

8.2 妊娠合并糖尿病妇女孕期安全用药与管理

患者，女，30岁。停经 29^{+1} 周，发现羊膜囊突出宫颈管口半天入院。LMP：2019-8-30，EDC：2020-5-7。孕期产科和内分泌科定期产检，胎儿NT、唐氏筛查和Ⅲ级超声均未发现异常，近2天发现阴道分泌物增多，无腹痛和阴道流血，产检发现羊膜囊突出宫颈管口，宫口开大0.5cm，拟先兆早产入院。血糖监测情况：空腹血糖浓度3.3～7.2mmol/L，餐后2h血糖浓度6.1～11.8mmol/L，50%血糖未达理想值，糖化血红蛋白水平6.8%，随机尿糖（++），尿酮体（-）。基础胰岛素方案为门冬胰岛素泵入0.5U/h（22:00～次日3:00），0.6U/h（3:00～22:00），三餐前为6U。

既往史：10年前已诊断为1型糖尿病。2012年曾因糖尿病视网膜病变行双眼人工晶体植入术。2013年行双侧糖尿病视网膜病变激光电凝术，并改用皮下胰岛素泵治疗，否认家族遗传史。

生育史：孕3产0，曾早孕胚胎停育1次，2017年孕21周死胎引产1次。

问题2 DIP妇女孕期的安全用药咨询主要有哪些内容？

无论是孕前糖尿病（PGDM），还是GDM，都会涉及妊娠期的抗高血糖用药。其中，用药时胎龄与损害性质有密切关系。受精后2周内孕卵着床前后，药物对胚胎的影响是"全"或"无"的："全"的表现为胚胎早期死亡导致流产；"无"则为胚胎继续发育，无异常。受精后3～8周内（即停经5～10周以内）处于胚胎器官分化阶段，胚胎开始定向发育，受到有害的药物作用后，机体产生形态上的异常而导致畸形，称为"致畸高度敏感期"。如神经组织于受精后15～25日、心脏于受精后20～40日、肢体于受精后24～46日均易受药物影响。受精后第9周至足月是胎儿生长、器官发育、功能完善阶段，唯有神经系统、生殖器官和牙齿仍继续分化。特别是神经系统的分化、发育和增生，是在妊娠晚期和新生儿期达最高峰。在此期间受到药物作用后，由于肝酶结合功能差及血脑通透性高，易使胎儿受损，对中枢神经系统的损害还可表现为胎儿生长受限，出生体重和功能行为异常，早产率亦有所增加。

1. **妊娠期的抗高血糖用药**

仍遵循孕前的用药建议，胰岛素是怀孕期间进行葡萄糖管理的标准药物，服用口服降糖药女性应在受孕前开始使用胰岛素治疗，以利于在妊娠早期的器官发育的关键时期优化血糖控制。只有有限的数据表明二甲双胍和格列本脲在妊娠糖尿病的治疗中是有效和安全的，但这些数据主要反映在器官形成基本完成后的妊娠中期，而且口服药物治疗的孕妇长期结局方面的数据仍较少。因此，胰岛素仍然是孕妇的首选治疗方法。对于无法安全有效地使用胰岛素的孕妇，在充分告知风险的情况下推荐优选二甲双胍。但因胎盘供血不足导致生长受限或酸中毒、高血压、先兆子痫或有宫内生长受限风险的女性则不应使用二甲双胍。

孕妇常用胰岛素治疗组合方案有持续皮下注射胰岛素泵或多次短效胰岛素注射，必要时加用中效胰岛素/基础胰岛素的干预治疗，但有研究提出这两种方案的降糖效果并无统计学意义上的差异[33]。初始剂量的设定方案：我国《妊娠合并糖尿病诊治指南（2014）》建议应从小剂量起始，即0.3～0.8U/（kg·d），每天计划应用的胰岛素总量应分配到三餐前使用，分配原则是早餐前最多，中餐前最少，晚餐前用量居中；每次调整后一般观察2～3d判断疗效，每次以增减2～4U或不超过胰岛素每天总剂量的20%为宜，直至达到血糖控制目标。随着妊娠的进展，孕妇对胰岛素的总需求量会逐渐产生变化。一般妊娠早期胰岛素的需求量开始增加，在妊娠中期常常出现明显的下降，16周时最低；而在16周后胰岛素抵抗逐渐升高，应每周提高约5%的胰岛素用量；直至妊娠晚期，胰岛素用量相比于妊娠早期约提高一倍[34]。需要注意的是，在使用胰岛素控制血糖时，应加强孕妇的自我血糖监测，尤其是1型糖尿病孕妇，更应积极预防低血糖发生的可能。

2. 降压药及其他

DIP孕期保健，主要是降低与糖尿病相关疾病风险，如子痫前期。降压药的建议与备孕期建议一致。因DIP会增加子痫前期的发生风险，基于临床试验和meta分析的研究结果，2020年ADA《妊娠合并糖尿病诊治指南》建议，患有糖尿病的女性，如果没有禁忌症，从妊娠12～16周开始服用阿司匹林（日剂量为81～150mg，国内常用100～150mg）以降低子痫前期的发生风险；成本效益分析显示这种方法能够降低子痫前期的发病率并降低医疗成本，但目前仍需更多的研究来评估产前服用阿司匹林对子代远期的影响。另外，中孕期推荐每日摄入1000mg钙剂及至少600U维生素D以保障母婴骨骼的健康。

问题3 DIP妇女合并早产情况下的安全用药主要有哪些内容？

DIP妇女早产风险较正常妇女高。对于早产的相关治疗，主要涉及到抗宫缩治疗、胎儿神经脑保护、产前糖皮质激素促胎肺成熟治疗等，还有抗菌药物的使用。

1. 宫缩抑制剂

有先兆早产症状但早产预测阴性者，多数为因妊娠晚期子宫生理性收缩或心理因素所致的不规律宫缩，不必使用宫缩抑制剂；有先兆早产症状且早产预测阳性者，必须使用宫缩抑制剂；已早产临产者，则需立即使用有效的宫缩抑制剂。另外，宫缩抑制剂的使用最好能早在先兆早产阶段，此时有可能完全抑制宫缩，避免早产的发生；若已早产临产，使用宫缩抑制剂只能延长孕周2～7d，并不降低早产率，但有助于将胎儿在宫内及时转运到有新生儿重症监护室（NICU）设备的医疗中心，并为产前促胎肺成熟的治疗创造机会。特别强调所有宫缩抑制剂均有不同程度的副作用而不宜长期应用。常用的宫缩抑制剂包括β肾上腺素能受体激动剂、吲哚美辛、硝苯地平和缩宫素拮抗剂等。对于妊娠糖尿病或糖尿病合并妊娠相关早产，抗早产的宫缩抑制剂首选硝苯地平或吲哚美辛。由于这两种药物说明书上均无抗宫缩适应症，因此使用时应按超说明书用药管理，须患者知情同意。

（1）硝苯地平为钙离子拮抗剂，可抑制子宫平滑肌兴奋性收缩，在延迟孕周至37周后分娩的作用可能优于其他宫缩抑制剂。用法用量：用于抗宫缩，推荐起始剂量为20mg口服，然后一次10～20mg，每日3～4次，根据宫缩情况调整，可持续48h，服药中注意观察血压，防止血压过低，已用硫酸镁者慎用，以防血压急剧下降；硝苯地平对于血糖的影响，目前大多研究结果认为没有可预测的或临床上显著的不利影响[35]。

（2）吲哚美辛是一种前列腺素抑制剂，通过抑制环氧合酶，减少花生四烯酸转化为前列腺素，从而抑制宫缩。该药在妊娠32周前使用或使用时间不超过48h，对胎儿的副作用较小，主要用于妊娠32周前的早产，可经阴道或直肠给药，也可口服。用法用量：初始剂量一次50～100mg，然后每6h给25mg，维持48h[36]。该药在临床试验、文献和上市后自愿上报的报告中，不到1%的患者报告了高血糖症。

（3）利托君：为β肾上腺素能受体激动剂，刺激子宫及全身的肾上腺素能β受体，降低细胞内钙离子浓度，从而抑制子宫平滑肌的收缩。用法用量：利托君100mg加入5%葡萄糖液体 500mL 中,开始时 0.05mg/min(5 滴/min)速度静脉滴注,以后每隔 10~15min 增加 0.05mg(5 滴),至宫缩停止。最高滴速为 0.35mg/min(35 滴/分)。宫缩抑制后继续维持 12h,以后逐渐减量后改为口服。如心率≥140 次应停药。该药的药物说明书上明确列入使用的绝对禁忌证为孕妇心脏病、肝功能异常、子痫前期、产前出血、未控制的糖尿病、心动过速、低血钾、肺动脉高压、甲状腺功能亢进症、绒毛膜羊膜炎。相对禁忌证为糖尿病、偏头痛、偶发心动过速[35]。所以,对于 PGDM 或 GDM 早产患者,利托君是需要尽量避免使用的。目前研究已表明,糖尿病患者使用利托君会增加胰岛素的需求,如果不监测血糖水平并及时处置,可能会发生严重高血糖甚至酮症酸中毒[38]。因此,如 GDM 患者血糖控制良好因早产需使用利托君时,应严密监测血糖、血钾等,及时补充胰岛素剂量,避免发生严重不良反应。

(4)阿托西班:该药是一种选择性缩宫素受体拮抗剂,竞争性结合子宫平滑肌及蜕膜的缩宫素受体,使缩宫素兴奋子宫平滑肌的作用减弱,不良反应轻微,无明显的用药禁忌。用法用量:静脉注射或静脉滴注初始剂量一次 6.75mg,静脉注射,注射时间大于 1min,紧接着以 18mg/h 的速度静脉滴注 3h,然后以 6mg/h 的速度静脉滴注,最长可滴注 45 小时,整个疗程总剂量不宜超过 0.33g。阿托西班一般耐受性较好,大多数母体副作用较轻,该药药品说明书提示亦可能会引起血糖升高,概率为 1%~10%,因此使用阿托西班期间,需密切监测血糖,尤其是合并 PGDM 或 GDM 早产患者[37]。

由于宫缩抑制剂持续使用 48h 以上不能明显降低早产率,但明显增加药物不良反应,因此不推荐 48h 后的持续宫缩抑制剂治疗,且 2 种或以上宫缩抑制剂联合使用可能增加不能反应的发生,应尽量避免联合使用。

2. 新生儿脑保护用药——硫酸镁的应用

中华医学会《早产临床诊断与治疗指南(2014)》[35]推荐妊娠 32 周前早产者常规应用硫酸镁作为胎儿中枢神经系统保护剂治疗。研究指出,硫酸镁不但能降低早产儿的脑瘫风险,且能减轻妊娠 32 周早产儿的脑瘫严重程度。因此,如 PGDM 或 GDM 患者发生 32 周前早产,与非糖尿病妇女一样,应给予硫酸镁进行胎儿脑保护治疗,但由于该药说明书并无此适应症,因此使用时应按超说明书用药管理,须患者知情同意。对于用法用量,全球未统一,2019 年加拿大妇产科医生协会建议:硫酸镁首剂 4g 静脉滴注(30min),1g/h 静脉维持直到分娩,最长不超过 24h[47]。

3. 促胎儿肺成熟用药——糖皮质激素的应用

在妊娠晚期,如果 DIP 患者预计或计划在 34^{+6} 周时提前分娩,应给予 1 个疗程糖皮质激素促胎肺成熟。糖皮质激素可促进胎儿的肺成熟,加速 1 型和 2 型肺泡细胞的发展,促进肺表面活性物质的合成,改善肺容积,增加肺的顺应性,降低血管渗透性,从而建立胎儿娩出后的呼吸功能。分娩前给药时机在早产前 24h 至 7d 内,应用糖皮质激素的患者,其新生儿呼吸窘迫综合征发生率明显降低。主要药物有倍他米松和地塞米松,两者效果相当。用法用量:倍他米松 12mg 肌内注射,24h 重复 1 次,共 2 次;地塞米松 5mg 或 6mg 肌内注射,12h 重复 1 次,共 4 次。若早产临产,来不及完成整个疗程,也应给药。在妊娠期糖尿病女性中,糖皮质激素可能诱导一过性高血糖。高血糖效应会在首剂糖皮质激素后约 12h 出现,并持续约 5 日。因此在首剂倍他米松后 12h 开始定期监测(每隔 1~4h)血糖至第 2 剂后的 24h,此后如果血糖控制良好,则减少监测频率至一日数次。若血糖值大于 6.7mmol/L，给予皮下胰岛素。关于给予糖皮质激素后，胰岛素用量调整变化，在一项纳入 16 例需胰岛素治疗的糖尿病女性的病例系列研究中，接受了倍他米松治疗的女性由于给予第 1 剂后血糖升高，为保持血糖稳定，并将其控制在目标水平，随后 5 日的每日胰岛素剂量分别在基线水平上增加 6%、38%、36%、27% 和 17%[39]。加拿大 2018 年临床实践指南规范了给予第 1 剂倍他米松后 7 天的胰岛素调整方案：第 1 天，基础胰岛素剂量增加 25%；第 2 天和第 3 天，增加所有胰岛素剂量 40%；第 4 天，所有胰岛素剂量增加 20%；第 5 天，增加所有胰岛素剂量 10%～20%；第 6 天和第 7 天，逐渐减少胰岛素剂量至给予第 1 剂倍他米松之前的剂量[40]。国内广州医科大学附属第三医院李映桃主任团队建议使用地塞米松促胎儿肺成熟，若患者用皮下泵，个体化增加基础胰岛素剂量 0.1～0.3U/h；皮下注射患者，增加地特胰岛素 4～6U/d，共 2 天即可。所以，建议使用促胎儿肺成熟药物后应密切监测患者血糖浓度，根据血糖浓度及时调整胰岛素注射剂量，避免出现糖尿病酮症酸中毒。此外，地塞米松和倍他米松说明书中均无促胎儿肺成熟适应症，因此使用时应按超说明书用药管理，须患者知情同意。

4. 抗菌药物的使用

对于胎膜完整的早产，使用抗菌药物不能预防早产，除非分娩在即而下生殖道 B 族溶血性链球菌（GBS）检测阳性，否则不推荐应用抗菌药物[36]。早产使用抗菌药物主要用于 GBS 的预防。

优选青霉素 G 实施预防性治疗，也可选择氨苄西林，或选择第一、二代头孢菌素。患者对青霉素过敏且有全身性过敏反应风险时推荐克林霉素，前提是药敏试验证实分离株对克林霉素敏感。需要注意的是，对红霉素耐药时通常也会对克林霉素耐药。如果分离株对红霉素耐药，则可能对克林霉素发生诱导型耐药，即使标准体外检测方法表明其对克林霉素敏感也是如此。因此如果 GBS 分离株对红霉素耐药，则应进行检测诱导型耐药的 D-zone 测试以确认其对克林霉素的敏感性。

β-内酰胺类抗菌药物（包括青霉素类和头孢菌素类），以及克林霉素类的药品不良反应报道中均未见其对血糖代谢的影响。

> 【本例患者接受临床药师咨询后的处置】
> (1) 服用含叶酸的复合维生素或叶酸 0.4mg/d，钙尔奇 1 片/d。
> (2) 继续胰岛素泵调控血糖，妊娠、感染、临产均增加血糖平稳调控的难度，调整胰岛素剂量，尽量达到目标血糖。
> (3) 必要时使用青霉素 G 或氨苄西林或一、二代头孢菌素预防 GBS 感染。
> (4) 使用阿托西班抑制宫缩，延长孕周。
> (5) 调控血糖浓度小于 10mmol/L，再用地塞米松 6mg（did）共 2d，肌内注射促胎肺儿成熟治疗，使用地塞米松期间，调整基础胰岛素量增加 20%～30%，具体方案为门冬胰岛素泵入 0.7U/h（22:00～次日 3:00），0.9U/h（3:00～22:00），三餐前为 6U（或依患者进食量和血糖调整）。

8.3 妊娠合并糖尿病妇女分娩期安全用药与管理

患者，女，30 岁。1 型糖尿病 10 年，停经 36^{+1} 周，因腹痛伴见红半天入院。LMP：

2019-8-30，EDC：2020-5-7。孕期产科和内分泌科定期产检，胎儿NT、唐氏筛查和Ⅲ级超声均未发现异常，孕29周曾因先兆早产入院安胎1周。孕36周胎儿Ⅰ级超声无异常，估计胎儿重量2660g。10:00发现阴道分泌物增多，伴腹痛和阴道流液，拟先兆临产入院。GBS检测阴性。目前血糖情况：空腹血糖浓度4.2～6.9mmol/L，餐后2h血糖浓度5.9～10.8mmol/L，38%血糖未达理想值，糖化血红蛋白水平6.5%，随机尿糖(+)，尿酮体(-)。目前基础胰岛素方案为门冬胰岛素泵入0.4U/h(22:00～次日3:00)，0.52U/h(3:00～22:00)，三餐前为6U。

个人史、家族史和生育史同前。

问题4　DIP妇女围分娩期的安全用药主要有哪些内容？

DIP妇女围分娩期最重要的任务是控制血糖达标。尚不清楚降低新生儿不良结局风险的理想产时血糖目标水平，该水平很难确定，因为产时母体血糖浓度并不是唯一影响新生儿代谢结局的因素。产前血糖控制、孕龄、出生体重及妊娠和新生儿并发症也会影响新生儿代谢。目前资料显示产时血糖浓度范围超过140～180mg/dL(7.8～10mmol/L)会造成新生儿低血糖以及母体酮症酸中毒风险升高，美国妇产科医师协会[41]和美国内分泌协会临床实践指南[37,42]推荐产时血糖浓度的一个合理目标范围为3.9～7.0mmol/L。

1. 产程中的血糖管理

应给孕产妇提供足够的葡萄糖，以满足基础代谢需要和应激状态下的能量消耗；供给胰岛素，防止糖尿病酮症酸中毒的发生，控制高血糖，利于葡萄糖的利用；保持适当血容量和电解质代谢平衡。

对于已在妊娠期间接受了胰岛素或口服降糖药治疗的女性，由于分娩过程中葡萄糖和胰岛素需求产生变化，必须监测血糖浓度。监测频率取决于产程阶段、饮食，以及是否在使用外源性胰岛素。血糖控制取决于内源性胰岛素分泌和胰岛素抵抗，因此1型糖尿病女性的监测频率应高于许多2型糖尿病或妊娠期糖尿病女性。我国妊娠糖尿病诊治指南建议每1～2h监测1次血糖，采用快速血糖仪监测，便于调整胰岛素或葡萄糖输液的速度。UpToDate[43]建议在分娩潜伏期，每2～4h监测1次血糖浓度，在分娩活跃期，对未接受胰岛素输注的女性每1～2h测量1次血糖浓度，若正在输注胰岛素，则每小时监测1次。

产程中糖尿病合并妊娠孕妇血糖浓度波动较大，需根据监测的血糖浓度使用胰岛素，关于胰岛素的使用，我国2014年妊娠合并糖尿病诊治指南[4]建议手术前后、产程中、产后非正常饮食期间应停用所有皮下注射胰岛素，改用胰岛素静脉滴注，以避免出现高血糖或低血糖，具体胰岛素的用量为当血糖浓度大于5.6mmol/L，采用5%葡萄糖液加短效胰岛素，按1～4U/h的速度静脉滴注，或按照表2-8-2的方法调整血糖。而Uptodate临床顾问没有强调一定要改为静脉注射胰岛素，建议：当血糖浓度高于6.6mmol/L(120mg/dL)时，每升高1.1mmol/L(20mg/dL)则给予1个单位的皮下胰岛素，从而维持血糖正常。临产期间可以使用静脉输注胰岛素代替皮下注射胰岛素来维持血糖正常。当血糖浓度≤6.7mmol/L时停用胰岛素。也有建议，在产程的活跃期及分娩期可通过双管静脉输液装置来单独调整胰岛素剂量及葡萄糖静脉输入量以预防低血糖的发生。注意及时静脉补充钾，因胰岛素会将细胞外钾运入细胞内，在血糖极高的状态下，可出现低钾血症。

表2-8-2 产程或手术中小剂量胰岛素应用标准

血糖浓度/ mmol·L^{-1}	胰岛素用量/ U·h^{-1}	静脉输液种类	配伍原则(液体量/mL+ 胰岛素用量/U)
<5.6	0	5%质量分数的葡萄糖/乳酸林格液	不加胰岛素
5.6(含)~7.8	1.0	5%质量分数的葡萄糖/乳酸林格液	500mL+4U
7.8(含)~10.0	1.5	0.9%质量分数的氯化钠注射液	500mL+6U
10.0(含)~12.2	2.0	0.9%质量分数的氯化钠注射液	500mL+8U
≥12.2	2.5	0.9%质量分数的氯化钠注射液	500mL+10U

注：静脉输液的速度为125mL/h。

2. 引产血糖管理

理想情况下，引产应安排在清晨。患者在引产前夜应维持使用其常规的夜间中效胰岛素、短效或速效胰岛素、口服降糖药或持续性胰岛素输注[42]。如果患者夜间使用的是长效胰岛素，则剂量需降低50%或换为NPH胰岛素（剂量为长效胰岛素晚间剂量的1/3）。

在引产当日早晨，让患者进食少量早餐（平时早餐摄入量的一半），并减少50%的胰岛素剂量（NPH和短效/速效胰岛素）。在使用持续性胰岛素输注泵的女性中，输注速率设定为基础速率的50%，再根据碳水化合物摄入量给予餐时胰岛素。如果预计宫颈成熟/产程潜伏期会超过8h，且紧急手术分娩的风险较低（如胎儿监护图形良好、产妇状态稳定），允许在此期间持续经口摄入日摄入量的50%（1000~1200kcal）。测定餐前、餐后和睡前的血糖浓度，并给予速效胰岛素或餐时胰岛素纠正剂量，以达到妊娠期标准的餐前和餐后正常血糖值。分娩后，胰岛素需求急剧下降，谨慎的做法是将胰岛素剂量降至分娩前剂量的25%~40%，以防止低血糖[43]。

3. 计划性剖宫产血糖管理

围手术期血糖管理要尽量避免低血糖和血糖大幅波动，对于合并糖尿病高血糖危象（如糖尿病酮症酸中毒、高血糖高渗性综合征）的患者应推迟择期手术。若计划行剖宫产，尤其是在患有1型糖尿病的患者，应将手术安排在清晨，以尽量减少禁食禁饮对血糖的影响。如果患者正在接受胰岛素治疗，应维持使用其常规的夜间中效胰岛素、短效或速效胰岛素、口服降糖药，或持续性胰岛素输注，直至入院。然而，如果患者夜间使用的是长效胰岛素（地特或甘精胰岛素），则剂量需要减低50%，或换为中性低精蛋白锌胰岛素（用长效胰岛素的1/3剂量）。

手术当天早晨应停用胰岛素和口服降糖药，并且禁止患者经口摄入任何物质。对于1型或2型糖尿病患者，如果手术推迟在当日更晚时间进行，应给予基础胰岛素（约为中效或长效胰岛素晨间剂量的1/3）和5%葡萄糖输注，以避免酮症。需频繁监测血糖水平，每1~3h一次，但1型糖尿病或血糖水平未处于目标范围时应提高监测频率；在此期间可根据需要给予短效或速效胰岛素以控制高血糖。手术麻醉前，静脉补液应使用生理盐水而非葡萄糖溶液，因为给予大量葡萄糖会降低脐血pH值并导致新生儿发生低血糖[44]。糖尿病女性在清晨接受手术通常无需使用胰岛素。

若剖宫产手术时间超过1h，应在术中监测血糖浓度。应避免术中高血糖，以最大程度降低新生儿低血糖的风险,以及母亲发生伤口感染和代谢性并发症的风险。关于择期手术血糖的控制目标,围手术期血糖管理医药专家共识[46]建议空腹或餐前血糖浓度控制在6.1~7.8mmol/L,餐后2h或不能进食的随机血糖浓度控制在7.8~10mmol/L。

术中低血糖的处理:当血糖浓度≤3.9mmol/L,应停止胰岛素的静脉输注,同时给予75~100mL 20%的葡萄糖静滴10~15min后监测血糖直至血糖浓度≥4.0mmol/L。

【本例患者接受临床药师咨询后的处置】
临产后改静脉泵调控血糖,根据进食的热卡和碳水化合物的量,调整胰岛素泵入的量。产程顺利,阴道分娩活女婴,体质量2650g,Apgar评分10分—10分—10分,新生儿转新生儿重症监护室(NICU)。

8.4 妊娠合并糖尿病妇女产褥期安全用药及管理

问题5 DIP妇女产褥期的安全用药主要有哪些内容?

胎盘娩出后,妊娠期特征性的胰岛素抵抗状态迅速消失,胰岛素需求骤降,建议放宽血糖控制目标,避免过度治疗引起的低血糖。另外,DIP妇女产后出血高发,注意产后出血的预防。

1. 降糖药物的使用

1型糖尿病患者在分娩后最初24~48h的胰岛素需求显著减少,需要频繁监测血糖水平以避免低血糖。在24~48h后,每日总胰岛素用量为0.6U/kg(产后体重)或分娩前胰岛素剂量的50%左右。对于大多数患者而言,产后住院期间的血糖目标:餐前血糖浓度<7.8mmol/L,且随机血糖浓度<10mmol/L。英国妇产科学会建议,一旦1型糖尿病的妇女产后恢复正常饮食,计划母乳喂养,应将皮下胰岛素注射量调整孕前量或为25%~40%孕前量,与能量消耗增加有关;产后不建议严格控制血糖,且大多数糖尿病妇女能够自我调整胰岛素的剂量[45]。

大多数2型糖尿病患者在产后的血糖浓度往往正常或仅轻度升高,在24~48h后,妊娠对血糖和内源性胰岛素水平的影响消失。产后可继续使用胰岛素治疗,也可使用二甲双胍治疗。二甲双胍是治疗2型糖尿病的首选二线口服药物,不会引起低血糖。产后2周时建议进行早期随访,评估血糖控制情况、调整胰岛素和口服降糖药剂量,有助于适应产褥期不断变化的代谢环境。

妊娠期糖尿病女性建议在分娩后接受24~72h的空腹血糖水平监测,以检查有无显性糖尿病(空腹血糖浓度>7.0mmol/L)。根据患者血糖情况,决定是否需要使用胰岛素或者二甲双胍进行治疗。

2. 产后出血的预防及用药

DIP妇女发生早产、子痫前期、巨大儿、产后出血等不良妊娠结局风险增加。应识别有产后出血危险因素的DIP孕妇,并确保可能需要的资源准备充分,包括相关人员、宫缩剂和其他药物、局部止血剂、控制出血的器械和血液制品等。常用的宫缩剂有缩宫素、米索前列醇、卡贝缩宫素、麦角新碱、卡前列素氨丁三醇、卡前列素甲酯栓(可直肠或阴道给药)[48]。目前这些预防和治疗产后出血治疗药物均未见对产妇血糖有影响的报道。

3. 母乳喂养及用药

母乳喂养对婴儿具有营养和免疫益处，同时对母亲和子代还具有远期益处，因此包括糖尿病患者在内的所有产妇都应该进行母乳喂养。母乳喂养需要每日额外 500kcal 的能量，相当于 100g 碳水化合物和 20g 蛋白质。哺乳期间，由于代谢需求高，母体血糖水平迅速下降，会增加夜间低血糖的风险。建议在专科医生的指导下进行血糖监测，根据情况调整胰岛素和口服降糖药的用量。

（1）胰岛素是一种大分子肽链，虽然能进入乳汁，但是乳汁中的量很少。而且胰岛素是母乳中的正常成分，可以降低母乳喂养婴儿患 1 型糖尿病的风险，不会造成婴儿低血糖和其他不良反应。哺乳期使用胰岛素不影响母乳喂养。

（2）口服降糖药二甲双胍和格列本脲均可进入乳汁中。目前的循证资料表明，二甲双胍用于哺乳期是安全有效的，包括哺乳 6 月龄以内的婴儿，婴儿从乳汁中摄取药物量仅为母体药量的 0.3%～0.7%。格列本脲也可进入乳汁中，婴儿从乳汁中摄取药物量约为母体药量的 0.53%～1.05%，目前没有经乳汁导致婴儿不良反应的报道，认为哺乳期用药风险小[46]。英国妇产科学会建议，2 型糖尿病妇女在母乳喂养期间可继续服用二甲双胍或格列本脲，其他口服降血糖药在母乳喂养期间应避免使用[45]。

另外需要说明的是，药品说明书上哺乳期妇女的用药信息往往比较保守，像盐酸二甲双胍片的说明书标示"哺乳期妇女应慎用本品，必须使用本品时，应停止哺乳"。因此，哺乳期使用二甲双胍后继续哺乳，属于超说明书用药，应综合目前循证医学证据，按超说明书用药管理，须患者知情同意。

> **【本例患者接受临床药师咨询后的处置】**
>
> 该产妇顺产后，产时出血 220mL，予缩宫素 20u + 平衡液 250mL 静脉滴注，肌肉注射卡前列腺素氨丁三醇 250ug 预防和治疗产后出血。继续胰岛素泵调控血糖，分娩当天血糖浓度波动在 5.8～11.8mmol/L，尿酮体（-）。产后 24h 出血量 320mL。产后母乳喂养，产后胰岛素剂量较产前减少 30%。产后 5 天母儿出院，随访新生儿情况良好。

8.5 妊娠合并糖尿病妇女围产期的安全用药与管理的知识要点

（1）建议计划妊娠的糖尿病女性进行多学科孕前咨询，强调妊娠安全用药与管理也是重要的内容之一。

（2）建议停用可能导致不良妊娠结局的药物，如 ACEI、ARB、利尿剂、他汀类药物等，如有必要，改用其他孕期可用药物。

（3）胰岛素不通过胎盘，是围产期控糖的首选药物。因口服降糖药对子代的远期影响缺乏长期有效的安全性数据，不建议作为 DIP 治疗的一线药物。对于使用口服降糖药的妇女，建议从孕前更换为胰岛素治疗，以保证用药连续性，同时避免口服降糖药通过胎盘影响胎儿。对于一些需要药物治疗的 DIP 孕妇，由于各种原因无法安全有效地使用胰岛素时，在充分告知风险的情况下口服降糖药是一种替代的方法，推荐优选二甲双胍，而不是格列本脲。

（4）自 12～16 周起至孕 28 周，每日可服用 100～150mg 阿司匹林以降低子痫前期的发生风险。

(5) 因围产期血糖代谢的生理和病理特点,注意胰岛素剂量、剂型的个体化选择,在妊娠中晚期、分娩期和产褥期,以及使用治疗早产等相关升高血糖药物时,及时调整胰岛素的剂量,维持血糖达标,避免出现低血糖、高血糖和酮症,预防产后出血和产褥感染。

(6) 鼓励 DIP 妇女母乳喂养,降糖药首选胰岛素,二甲双胍也可作为一种优选的替代药物。

【参考文献】

[1] BRITTON L E, HUSSEY J M, BERRY D C, et al. Contraceptive use among women with prediabetes and diabetes in a US national sample[J]. Midwifery Womens Health, 2019, 64(1): 36–45.

[2] MORRIS J R, TEPPER N K. Deion and comparison of postpartum use of effective contraception among women with and without diabetes[J]. Contraception, 2019, 100(6): 474–479.

[3] 中华医学会妇产科学分会产科学组,中华医学会围产医学分会妊娠合并糖尿病协作组. 妊娠合并糖尿病诊治指南(2014)[J]. 中华妇产科杂志, 2014, 49(8): 561–569.

[4] American Diabetes Association. Management of diabetes in pregnancy: standards of medical care in diabetes – 2020[J]. Diabetes Care, 2020, 43(Suppl. 1): S183–S192.

[5] ACOG Committee on Practice Bulletins—Obstetrics. ACOG practice bulletin No. 201: pregestational diabetes Mellitus[J]. Obstet Gynecol, 2018, 132(6): e228–e248.

[6] WILSON R D, AUDIBERT F, BROCK J, et al. Pre-conception folic acid and multivitamin supplementation for the primary and secondary prevention of neural tube defects and other folic acid-sensitive congenital anomalies[J]. Obstet Gynaecol Can, 2015, 37(6): 534–552.

[7] BLUMER I, HADAR E, HADDEN D R, et al. Diabetes and pregnancy: an endocrine society clinical practice guideline[J]. J. Clin. Endocrinol. Metab., 2013, 98(11): 4227–4249.

[8] KURTZHALS P, SCHÄFFER L, SÖRENSEN A, et al. Correlations of receptor binding and metabolic and mitogenic potencies of insulin analogs designed for clinical use[J]. Diabetes, 2000, 49(6): 999–1005.

[9] GALLEN I W, JAAP A, ROLAND J M, et al. Survey of glargine use in 115 pregnant women with type 1 [J]. Diabet. Med., 2008, 25(2): 165–169.

[10] PÖYHÖNEN-ALHO M, RÖNNEMAA T, SALTEVO J, et al. Use of insulin glargine during pregnancy[J]. Acta. Obstet. Gynecol. Scand., 2007, 86(10): 1171–1174.

[11] DI CIANNI G, TORLONE E, LENCIONI C, et al. Perinatal outcomes associated with the use of glargine during pregnancy[J]. Diabet. Med., 2008, 25(8): 993–996.

[12] LEPERCQ J, LIN J, HALL G C, et al. Meta-analysis of maternal and neonatal outcomes associated with the use of insulin glargine versus NPH Insulin during pregnancy[J]. Obstet. Gynecol. Int., 2012(7): 649070.

[13] HEDRINGTON M S, DAVIS S N. The care of pregestational and gestational diabetes and drug metabolism considerations[J]. Expert Opin. Drug Metab. Toxicol., 2017, 13(10): 1029–1038.

[14] KOVO M, WAINSTEIN J, MATAS Z, et al. Placental transfer of the insulin analog glargine in the ex vivo perfused placental cotyledon model[J]. Endocr. Res., 2011, 36(1): 19–24.

[15] POLLEX E K, FEIG D S, LUBETSKY A, et al. Insulin glargine safety in pregnancy: a transplacental transfer study[J]. Diabetes Care, 2010, 33(1): 29–33.

[16] MATHIESEN E R, HOD M, IVANISEVIC M, et al. Maternal efficacy and safety outcomes in a randomized, controlled trial comparing insulin detemir with NPH insulin in 310 pregnant women with type 1 diabetes[J]. Diabetes Care, 2012, 35(10): 2012–2017.

[17] HEDRINGTON M S, DAVIS S N. The care of pregestational and gestational diabetes and drug metabolism considerations[J]. Expert Opin. Drug Metab. Toxicol, 2017, 13(10): 1029-1038.

[18] SUFFECOOL K, ROSENN B, NIEDERKOLER E E, et al. Insulin detemir does not cross the human placenta[J]. Diabetes Care, 2015, 38(2): e20-21.

[19] HIRSCH I B. Insulin analogues[J]. N. Engl. J. Med., 2005, 352(2): 174-183.

[20] WYATT J W, FRIAS J L, HOYME H E, et al. Congenital anomaly rate in offspring of mothers with diabetes treated with insulin lispro during pregnancy[J]. Diabet Med, 2005, 22(6): 803-807.

[21] HOD M, DAMM P, KAAJA R, et al. Fetal and perinatal outcomes in type 1 diabetes pregnancy: a randomized study comparing insulin aspart with human insulin in 322 subjects[J]. Am J Obstet Gynecol, 2008, 198(2): 186-187.

[22] MATHIESEN E R, KINSLEY B, AMIEL S A, et al. Maternal glycemic control and hypoglycemia in type 1 diabetic pregnancy: a randomized trial of insulin aspart versus human insulin in 322 pregnant women[J]. Diabetes Care, 2007, 30(4): 771-776.

[23] BHATTACHARYYA A, BROWN S, HUGHES S, et al. Insulin lispro and regular insulin in pregnancy[J]. QJM, 2001, 94(5): 255-260.

[24] HEBERT M F, MA X, NARAHARISETTI S B, et al, Obstetric-fetal pharmacology research unit network. Are we optimizing gestational diabetes treatment with glyburide? The pharmacologic basis for better clinical practice[J]. Clin Pharmacol Ther, 2009, 85(6): 607-614.

[25] MALEK R, DAVIS S N. Pharmacokinetics, efficacy and safety of glyburide for treatment of gestational diabetes mellitus[J]. Expert Opin Drug Metab Toxicol, 2016, 12(6): 691-699.

[26] ROWAN J A, RUSH E C, PLANK L D, et al. Metformin in gestational diabetes: the offspring follow-up (MiG TOFU): body composition and metabolic outcomes at 7-9 years of age[J]. BMJ Open Diabetes Res Care, 2018, 6(1): e000456.

[27] HANEM L G E, STRIDSKLEV S, JÚLÍUSSON P B, et al. Metformin use in PCOS pregnancies increases the risk of offspring overweight at 4 years of age: follow-up of two RCTs[J]. J. Clin. Endocrinol Metab., 2018, 103(4): 1612-1621.

[28] TARRY-ADKINS J L, AIKEN C E, OZANNE S E. Neonatal, infant, and childhood growth following metformin versus insulin treatment for gestational diabetes: a systematic review and metaanalysis[J]. PLoS Med., 2019, 16(8): e1002848.

[29] ACOG Committee on Practice Bulletins—Obstetrics. ACOG practice bulletin No. 190: gestational diabetes mellitus[J]. Obstet Gynecol, 2018, 131(2): 49-64.

[30] BARBOUR L A, SCIFRES C, VALENT A M, et al. A cautionary response to SMFM statement: pharmacological treatment of gestational diabetes[J]. Am. J. Obstet. Gynecol., 2018, 219(4): e1-e7.

[31] BARBOUR L A, FEIG D S. Metformin for gestational diabetes mellitus: progeny, perspective, and a personalized approach[J]. Diabetes Care, 2019, 42(3): 396-399.

[32] VANKY E, STRIDSKLEV S, HEIMSTAD R, et al. Metformin versus placebo from first trimester to delivery in polycystic ovary syndrome: a randomized, controlled multicenter study[J]. J Clin Endocrinol Metab, 2010, 95(12): 448-455.

[33] FARRAR D, TUFFNELL D, WEST J, et al. Continuous subcutaneous insulin infusion versus multiple daily injections of insulin for pregnant women with diabetes[J]. Cochrane Database of Systematic Reviews, 2016(6): CD005542.

[34] GARCÍA-PATTERSON A, GICH I, AMINI S, et al. Insulin requirements throughout pregnancy in women with type 1 diabetes mellitus: three changes of direction[J]. Diabetologia, 2010, 53(3): 446-451.

[35] KAZUMI T, HOZUMI T, ISHIDA Y, et al. Effect of nifedipine retard on glucose-induced insulin response in patients with and without non-insulin-dependent diabetes mellitus and hypertension[J]. Curr. Ther. Res., 1998, 59(2): 80-90.

[36] 中华医学会妇产科学分会产科学组. 早产临床诊断与治疗指南(2014)[J]. 中华妇产科杂志, 2014, 48(7): 481-485.

[37] HEUS R, MOL B W, ERWICH J, et al. Adverse drug reactions to tocolytic treatment for preterm labour: prospective cohort study[J]. BMJ Clinical Research, 2009, 338: b744.

[38] RICHARDS S R, KLINGELBERGER C E. Intravenous ritodrine as a possibly provocative predictive test in gestational diabetes: a case report[J]. J Reprod Med, 1987, 32(10): 798-800.

[39] MATHIESEN E R, CHRISTENSEN A B, HELLMUTH E, et al. Insulin dose during glucocorticoid treatment for fetal lung maturation in diabetic pregnancy: test of an algorithm[correction of analgoritm][J]. Acta Obstet Gynecol Scand, 2002, 81(9): 835-839.

[40] DIABETES CANADA CLINICAL PRACTICE GUIDELINES EXPERT COMMITTEE, FEIG D S, BERGER H, et al. Diabetes and pregnancy[J]. Can. J. Diabetes, 2018, 42(Suppl 1): S255-S282.

[41] ACOG. Practice bulletin No.190: gestational diabetes mellitus[J]. Obstet Gynecol, 2018, 131(2): e49-e64.

[42] BLUMER I, HADAR E, HADDEN D R, et al. Diabetes and pregnancy: an endocrine society clinical practice guideline[J]. J. Clin. Endocrinol. Metab., 2013, 98(11): 4227-4249.

[43] https://www.uptodate.com.

[44] KENEPP N B, KUMAR S, SHELLEY W C, et al. Fetal and neonatal hazards of maternal hydration with 5% dextrose before caesarean section[J]. Lancet, 1982, 1(8282): 1150-1152.

[45] PIERCY C N.. Handbook of obstetric medicine[M]. 6th ed. Baca Raton: CRC Press, 2020: 88-105.

[46] 广东省药学会. 围手术期血糖管理医药专家共识[J]. 今日药学, 2018, 28(2): 73-83.

[47] MAGEE L A, DE SILVA D A, SAWCHUCK D, et al. No.376-magnesium sulphate for fetal neuroprotection[J]. J. Obstet. Gynaecol. Can., 2019, 41(4): 505-522.

[48] 中华医学会妇产科学分会产科学组. 产后出血预防与处理指南(2014)[J]. 中华妇产科杂志, 2014, 49(9): 641-646.

9 重症医学科医师对疑难重症妊娠合并糖尿病病例分析及高级生命支持的应用

贾明旺　王懿春　李映桃　梁伟璋　李玉芳

妊娠合并糖尿病(DIP)分为妊娠期糖尿病(GDM)和糖尿病合并妊娠(PGDM)，孕期血糖控制不佳往往导致严重并发症，DIP患者子痫前期发病率、剖宫产率，以及产后发生2型糖尿病等风险均增加[1]。有部分孕产妇会因严重的糖尿病并发症入住重症监护病房(ICU)，也有一部分孕产妇是因为其他的疾病入住ICU，但存在GDM。这些患者在ICU的治疗抢救中需要用到什么样的高级生命支持治疗，以及这类高级生命支持治疗有什么特殊性？了解这些，无论是对产科医生还是ICU医生都非常有必要。

9.1 妊娠合并糖尿病合并子痫妇女的营养支持治疗

病例1：患者，女，36岁，因"发现血压升高4⁺月，剖宫产术后半天"于2018年10月23日入院。患者末次月经2018年3月22日。本次因"原发性不孕"于外院行IVF-ET植入冻胚2枚，存活1枚。孕12周产检时发现血压升高达140/100mmHg，孕期行OGTT检查提示：4.37mmol/L—10.1mmol/L—8.77mmol/L。

患者9月25日于当地医院产检测血压160/100mmHg，当地医院建议其住院治疗，但患者及其家属拒绝，未予特殊处理。

10月12日于当地医院产检测血压170/105mmHg，当地医院再次建议其住院治疗，但患者及其家属再次拒绝。

3天前患者出现头痛，无头晕，伴恶心、呕吐。10月22日到当地医院测血压210/120mmHg，遂入住当地医院，予解痉、降压、镇静等治疗。

10月23日10:39出现抽搐、发绀，不省人事，考虑子痫发作，予镇静处理；10:42患者抽搐停止，与患者家属沟通后急诊送手术室行剖宫产顺利娩出一活女婴，术中出血350mL，术程顺利。

术后转ICU，复查PLT 40×10^9/L，ALT 162U/L，AST 193U/L，ALB 20.7g/L，TBIL 21.4μmol/L，K 6.0mmol/L，Crea 162μmol/L。血小板较前明显下降，考虑HELLP综合征，遂在呼吸机辅助通气情况下车床转入广医三院。拟诊断"(1)产前子痫；(2)HELLP综合征；(3)妊娠期糖尿病；(4)孕1产1孕30⁺⁵周单活婴剖宫产术后"收住重症医学科。

入院查体：体温37.1℃，脉搏132次/min，呼吸26次/min，血压170/104mmHg，体重55kg(孕前)。患者镇静状态，双肺呼吸音粗，闻及少许湿啰音，心率132次/min，律齐，未闻及病理性杂音。腹部膨隆，腹部伤口敷料可见渗出，伤口周围可见散在瘀斑，腹软，无压痛、反跳痛，宫底脐下1指，质硬，轮廓清，阴道少许暗红色流血。

辅助检查：WBC 21.4×10⁹/L，NEU 91.0%，RBC 3.63×10¹²/L，PLT 40×10⁹/L，PT 14.5S，Fbg 2.25g/L，ALT 162U/L，AST 193U/L，ALB 20.7g/L，TBIL 21.4μmol/L，K 6.0mmol/L，Crea 162μmol/L。

问题1　妊娠期糖尿病患者在ICU治疗期间，如患者部分时间不能经口饮食，如何进行营养支持治疗；可进口饮食患者又如何进行营养支持治疗？

所有入住ICU的患者需要进行营养支持治疗（nutrition support therapy），包含经口营养补充、肠内营养及肠外营养3种支持治疗。后两者通常被称为"人工营养"（artificial nutrition），目前人们更倾向于用"营养支持治疗"来代替"人工营养"。所有ICU住院患者，特别是住院时间超过48h的患者，均应考虑实施营养支持治疗。若患者不能经口进食，则给予成年危重患者早期肠内营养（48h以内），对于存在经口进食或肠内营养禁忌证的患者，需要在3～7d内启动肠外营养[2]。成人每日热量目标约为25～30kcal/kg。为避免过度喂养，不建议过早给予危重症患者全目标量肠内及肠外营养，可在3～7d内达标。在患者入住ICU后或接受营养支持治疗后需进行血糖监测，初始2天至少需每4h测1次血糖，当血糖浓度超过10mmol/L时，需用胰岛素控制血糖。建议胰岛素持续泵注，避免血糖浓度波动过大。

1. 肠内营养（enteral nutrition，EN）

肠内营养是指经口服或管饲途径，通过胃肠道提供营养物质的一种营养支持治疗方式。临床常用的肠内营养制剂主要有粉剂、混悬液和乳剂。其中，含氨基酸混合物或水解蛋白、单糖、双糖或低聚糖、低脂肪的粉剂加水后形成溶液；含多聚体糊精或可溶性淀粉、溶解度小的钙盐、高脂肪的粉剂加水后形成稳定的混悬液。临床常用的肠内营养制剂的能量密度分别是0.9kcal/mL、1kcal/mL、1.3kcal/mL和1.5kcal/mL。

管道喂养途径包括鼻胃（十二指肠）管、鼻空肠管、胃造口、空肠造口等。喂养途径的选择取决于喂养时间长短、患者疾病情况、精神状态及胃肠道功能。一般情况下，EN输注以连续滴注为佳，在EN刚开始的1～3d，需要让肠道逐步适应，采用低浓度、低剂量、低速度，随后再逐渐增加营养液浓度、滴注速度和投给剂量。一般第1日用1/4总需要量，营养液浓度可稀释1倍，如患者耐受良好，第2日可增加至1/2总需要量，第3、4日增加至全量。EN的输注速度开始宜慢，一般为25～50mL/h，随后每12～24h增加25mL/h，最大速率为125～150mL/h，如患者不耐受应及时减慢输注速度或停止输注。此外，在输注过程中应注意保持营养液的温度。肠内营养是一种简便、安全、有效的营养支持方式，但如果使用不当，也会发生一些并发症，影响患者的生活质量及营养支持治疗的效果。

临床上常见的EN并发症主要有机械性并发症、胃肠道并发症、代谢并发症和感染并发症。遇到不同的并发症需要对管道、营养液、患者体位等进行调整。以下情况需延迟启动肠内营养支持治疗[3]：①在休克未得到有效控制，血流动力学及组织灌注未达到目标时，推迟肠内营养时间；在使用液体复苏或血管活性药物控制休克情况后，需尽早使用低剂量肠内营养，此时需警惕是否存在肠道缺血表现。②存在危及生命的低氧血症、高碳酸血症或酸中毒时，推迟肠内营养时间；在稳定性低氧血症以及代偿性或允许性高碳酸血症及酸中毒时，可开始肠内营养。③存在活动性上消化道出血的患者需推迟肠内营养时间；

在出血停止后或无症状表明存在再出血时，可开始肠内营养。④存在明显肠道缺血的患者需推迟肠内营养时间。⑤肠瘘引流量大，且无法建立达到瘘口远端的营养途径时，需推迟肠内营养时间。⑥存在腹腔间隔室综合征的患者需推迟肠内营养时间。⑦胃内抽吸量大于500mL/6h时，需推迟肠内营养时间。

2. 肠外营养(parenteral nutrition，PN)

肠外营养是指通过胃肠道以外的途径(即静脉途径)提供营养物质的一种方式。当患者必需的所有营养物质均从胃肠外途径供给时，称为全肠外营养(total parenteral nutrition，TPN)[4]。TPN的营养物质必须完整，包括水、碳水化合物、氨基酸、脂肪、电解质、维生素和微量元素。特殊情况下，也可加入某些特殊营养物质(如药理营养素)，其独特的药理作用可能影响预后。此外确定适当的能量摄入，避免摄入过度或不足十分必要。间接测热法可提供机体能量消耗最准确的数据，但不易获得，临床常采用一些公式估算患者的总能量消耗(total energy expenditure，TEE)，以指导制定热量目标[5]。一般我们采用拇指法则，即成人每日热量目标为25～30kcal/kg。肥胖患者采用校正体重，透析患者采用干体重。校正体重=理想体重+[0.4×(实际体重-理想体重)]。理想体重(ideal body weight，IBW)有多种计算方式，国外推荐男性使用Devine公式，女性使用Robinson公式。男性：IBW=50+2.3×[身高(cm)/2.54-60]；女性：IBW=48.67+1.65×[身高(cm)/2.54-60]。也可使用简易公式：男性：IBW=身高(cm)-105，女性：IBW=身高(cm)-100。能量的供给包括氨基酸供给和非蛋白热量(non protein caloric，NPC)供给。其中氨基酸的供给量应根据患者体重和临床情况而定，健康成人每日氨基酸需要量是1.2～1.5g/kg，NPC供能推荐成人每日葡萄糖供给量<7g/kg、脂肪供给量<2.5g/kg。各种成分所提供的热量：1g葡萄糖可提供约4kcal热量、1g脂肪可提供约9kcal热量、1g氨基酸可提供约4kcal热量。电解质平衡的管理需动态监测患者的症状体征、液体出入量及血电解质指标(即血钠、血钾、血钙、血镁、血磷等)。

肠外营养液经静脉给予，输注途径可分为外周静脉置管(peripheral venous catheter，PVC)和中心静脉置管(Central venous catheter，CVC)[2]。外周静脉指浅表静脉，通常指上肢静脉，成人下肢静脉血栓静脉炎风险高，故不适合PN。中心静脉置管又分为经外周置入中心静脉导管(Peripherally inserted central catheter，PICC)、经皮直接穿刺中心静脉置管(暂时性中心静脉置管)和静脉输液港(永久性中心静脉导管)等。通过PVC给予肠外营养具有静脉入路容易、护理方便、不存在中心静脉置管风险和较为经济等优点。但高渗营养液易引起血栓性静脉炎，PN超过14d者，通常应行CVC。外周肠外营养适用于接受较低渗透浓度(通常建议≤900mOsm/L)营养液的短期治疗。

经过多年临床实践，PN的理论、技术和营养制剂的开发都有了较大发展，但PN可能导致一系列并发症，严重者甚至危及生命。并发症主要包括导管相关并发症及代谢性并发症，所以临床上需要及时处理导管问题和及时调整营养液配方，优化周期性营养方案。虽然PN在某种程度上具有不可替代的意义，但以下情况并不适宜或应慎用：①肠道功能正常，能获得足量营养的；②计需PN支持少于5d的；③心血管功能紊乱或严重代谢紊乱尚未控制或纠正期；④预计发生PN并发症的风险大于其可能带来的益处的；⑤需急诊手术，术前不宜强求PN；⑥临终或不可逆昏迷。

【本例患者的营养支持治疗】

该患者体重55kg，因患者消化系统功能良好，予留置胃管，术后第一日予肠内营养混悬液（TPF-D）500mL（500kcal）维持24h。患者耐受良好，无恶心、呕吐等不适。术后第二日肠内营养混悬液（TPF-D）增加至1000mL（1000kcal）维持24h。其余经过抗惊厥、控制血压、抗感染、控制血糖等治疗，第三日即10月25日转回产科继续治疗。

9.2 妊娠期糖尿病合并肾结石并发脓毒性休克的支持治疗

病例2：患者，女，23岁，因"停经26^{+4}周，腰痛3天，发热1天余，气促4h"于2019年2月6日入院。患者末次月经2018年8月4日，本次受孕为自然受孕。2019年1月10日停经22^{+5}周检查OGTT结果示空腹血糖4.9mmol/L，餐后1h血糖浓度9.9mmol/L，餐后2h血糖浓度10.5mmol/L，糖化血红蛋白正常。2019年2月3日无明显诱因下出现左侧腰痛，呈持续性，可忍受，2019年2月4日晚上23时出现畏寒、发热，未监测体温，于医院住院，诊断"发热查因：怀疑急性肾盂肾炎"。

入院查体：体温39.9℃，心率143次/min，呼吸22次/min，血压135/75mmHg，检查血常规白细胞$5.19×10^9$/L，N 94.8%，血沉33mm/H。

尿常规：尿蛋白2+、白细胞+、隐血+、尿酮体3+、白细胞总数1346.8/μL，细菌509.5/μL。

双肾B超：左输尿管上段稍扩张并左肾轻度积液，考虑左肾输尿管梗阻可能，双肾小结石可疑。

予以补液、退热等对症治疗，2019年2月5日凌晨3时转院，测体温38.9℃，心率136次/min，血压84/47mmHg，查体左肾叩击痛阳性，右肾叩击痛阴性，查血常规白细胞$12.06×10^9$/L，N95.7%，快速CRP 207.17mg/L，尿常规：尿蛋白2+、白细胞+/−、尿酮体2+、白细胞记数290/μL，细菌4/μL，予头孢西丁等治疗。2019年2月6日2:30患者出现呼吸困难，气促，经鼻导管吸氧，监测血氧饱和度91%~93%，胸片示双肺见斑片状密度增高影，边缘模糊，提示双肺感染，生命体征：体温波动于36.7~38.1℃，脉搏为111~128次/min，呼吸为26~40次/min，血压77~129/30~72mmHg，因病情危重，转入广医三院。拟诊断"脓毒性休克、妊娠期糖尿病A1级、孕2产1孕26^+周单胎"收住重症医学科。

入院查体：体温37.6℃，脉搏110次/min，呼吸35次/min，血压85/49mmHg（去甲肾上腺素维持，1μg/min·kg），体重63.0kg，身高154cm。呼吸急促，双肺呼吸音粗，两下肺闻及湿啰音，未闻及干啰音。腹肌柔软，无压痛、反跳痛，左肾区有叩击痛，右肾区无叩击痛。宫颈厚，宫高24cm，腹围93cm，胎心音170次/min，规则，无宫缩。

辅助检查：白细胞$18.23×10^9$/L，中性粒细胞比例95.7%，乳酸4.73mmol/L，降钙素原15.14ng/mL，白蛋白25.6g/L，尿红细胞63个/μL，尿白细胞835个/μL，腹部超声示双肾盂轻度分离。双肾血流未见明显异常。双侧输尿管上段轻度扩张，中下段显示不清。左侧输尿管膀胱壁段结石（大小5mm×4mm）。

患者行左侧输尿管镜下取石术+左侧输尿管支架置入术后转回ICU。体格检查：心率121次/min，血压90/64mmHg[去甲肾上腺素维持，1.2μg/(min·kg)]，呼吸30次/min，外周血氧 97%。体温 38.6℃。双肺呼吸音粗，未闻及明显的干湿性啰音，心率 121 次/min，律齐，未闻及明显杂音，腹部膨隆，腹软，无压痛、反跳痛，肾区无叩击痛。辅助检查：白细胞 $17.81 \times 10^9/L$，中性粒细胞比例 94.1%，乳酸 3.93mmol/L，降钙素原 18.34ng/mL。

问题 2　GDM 患者更容易合并重症感染，当已发展为脓毒性休克时该如何处理？

脓毒症（Sepsis）是指因感染引起的宿主反应失调导致的危及生命的器官功能障碍。脓毒性休克定义为脓毒症合并严重的循环、细胞和代谢紊乱，其死亡风险较单纯脓毒症更高[6]。对于感染或疑似感染的患者，当脓毒症相关序贯器官衰竭评分（Sequential Organ Failure Assessment，SOFA）较基线上升≥2 分可诊断为脓毒症。由于 SOFA 评分操作起来比较复杂，临床上也可以使用床旁快速 SOFA（quick SOFA，qSOFA）标准识别重症患者，如果符合 qSOFA 标准中的至少 2 项时，应进一步评估患者是否存在脏器功能障碍。脓毒性休克为在脓毒症的基础上，出现持续性低血压，在充分容量复苏后仍需血管活性药来维持平均动脉压（mean arterial pressure，MAP）≥65mmHg，以及血乳酸浓度 >2mmol/L[7]。

1. 液体复苏

脓毒性休克患者的液体复苏应尽早开始，对脓毒症所致的低灌注，推荐在拟诊为脓毒性休克起 3h 内输注至少 30mL/kg 的晶体溶液进行初始复苏，完成初始复苏后，评估血流动力学状态以指导下一步的液体使用。采用被动抬腿试验、容量负荷试验、补液后每搏输出量的变化、收缩压变化、脉压变化及机械通气后胸内压变化以及超声下腔静脉变异率等动态检测指标预测液体反应性可以提高诊断精度[8]。对于需使用血管活性药物的脓毒性休克患者，推荐以 MAP 65mmHg 作为初始复苏目标，对于血乳酸水平升高的患者，建议以乳酸指导复苏，将乳酸恢复至正常水平。初始液体复苏及随后的容量替代治疗中，推荐使用晶体液，当需要大量的晶体溶液时，建议可以加用白蛋白。

2. 抗感染治疗

对于怀疑脓毒症或脓毒性休克患者，在不显著延迟启动抗菌药物治疗的前提下，推荐常规进行微生物培养（至少包括两组血培养）。抗菌药物在入院后或判断脓毒症以后尽快使用，最佳在 1h 内，延迟不超过 3h[8]。多项研究表明，未能进行适当的经验性抗菌药物治疗可显著增加脓毒症和脓毒性休克患者的发病率和病死率。因此，初始经验性抗感染治疗方案应采用覆盖所有可能致病菌的单药或联合治疗。多数情况下，可使用一种碳青霉烯类或广谱青霉素/β-内酰胺酶抑制剂组合，也可使用 3 代或更高级别的头孢菌素，当然最好根据当地细菌谱选择单药或多药联合治疗方案。在确定致病菌的情况下，应降阶梯至最小抑制浓度（MIC 值）低的敏感抗菌药物治疗以精准治疗和减少耐药菌出现。脓毒症及脓毒性休克患者的抗菌药物疗程建议为 7～10d，必要时可根据病情适当延长。

3. 血管活性药物

去甲肾上腺素作为首选血管加压药，对于快速性心律失常风险低或心动过缓的患者，可将多巴胺作为替代药物。而在去甲肾上腺素基础上加用血管加压素（最大剂量 0.03U/min）以达到目标 MAP 或降低去甲肾上腺素的用量。

4. 血糖管理

对于 ICU 脓毒症患者，推荐采用程序化血糖管理方案，推荐每 1～2h 监测一次血糖，连续两次测定血糖浓度 >10mmol/L 时启用胰岛素治疗，目标血糖浓度为≤10mmol/L。血糖水平及胰岛素用量稳定后每 4h 监测一次。建议对有动脉置管的患者采集动脉血测定血糖。

5. 其他治疗

对于脓毒性休克患者，在经过充分的液体复苏及血管活性药物治疗后如果血流动力学仍不稳定，建议静脉使用氢化可的松，剂量为每天 200mg。不推荐使用抗凝血酶治疗脓毒症和脓毒性休克。对于脓毒症合并急性肾损伤的患者，可进行血液净化（blood purification，BP）治疗[8]。如需行 BP 治疗，选择连续血液净化治疗（continuous blood purification therapy，CBPT）和间歇血液净化治疗均可。对于血流动力学不稳定的脓毒症患者，建议使用 CBPT。对脓毒症诱发急性呼吸窘迫综合征（ARDS）的患者进行机械通气时推荐设定潮气量为 4～6mL/kg。推荐设定平台压上限为 30cmH$_2$O。对脓毒症导致的中到重度 ARDS（PaO$_2$/FiO$_2$≤200mmHg）患者，建议使用较高的 PEEP。

【本例患者的感染性休克治疗】

该患者入院后，考虑氧合指数低，予经口气管插管接呼吸机辅助通气，并留置颈内深静脉。予不同部位采集血培养 2 次，随后美罗培南 1.0g(q8h) 治疗。予 500mL 林格氏液 30min 内滴注完，随后再次 500mL 林格氏液 1h 内滴注完，并 20% 白蛋白 100mL(1g 白蛋白可保留 18mL 水) 滴注。3h 内，予晶体液 1500mL + 20% 白蛋白 100mL 液体复苏，患者血压升至 113/59mmHg[去甲肾上腺素维持，0.8μg/(min·kg)]，予转入手术室行左侧输尿管镜下取石术 + 左侧输尿管支架置入术。术后转回我科继续治疗，予监测患者血糖(q4h)，患者血糖浓度维持在 6～10mmol/L，并予行 CBPT 的 CVVH 模式治疗。

9.3 血液净化治疗的应用

问题 3 脓毒性休克患者的血液净化治疗及其他疗法是什么？

血液净化（BP）主要通过某种特定的装置将患者血液引出体外，清除或替换部分致病物质，最终达到治疗疾病的目的[9]。BP 可分为间断性 BP 和连续性血液净化（CBPT）两类。间断性 BP 包括血液透析（hemodialysis，HD），血液滤过（hemofiltradon，HF），血液灌流（hemoperfusion，HP）和血浆置换（plasma exchange，PE）等[10]。HD 对尿素、肌酐等小分子物质具有较高的清除率，而对中分子物质的清除率较低。HF 清除中分子（如炎性因子、内毒素等）的效果较好。对于分子量较大的物质，以 HP 的疗效较佳。此外，HP 还可吸附部分血脂，在临床上广泛应用于高脂血症患者[11]。CBPT 是一种连续渐进的，更符合血流动力学的稳定性的 BP 技术，适用于不能耐受间歇性 BP 的患者。CBPT 有多种治疗模式，包括连续性静脉-静脉血液滤过（continuous vcnovenous haemofiltration，CVVH）、缓慢连续超滤（slow continuous uhrafiltration，SCUF）、连续静脉-静脉血液透析（continuous venovenous hemodialysis，CVVHD）、连续静脉-静脉血液透析滤过（continuous venovenous hemodiltration，CVVHDF）、连续性高通量透析（continuous higll flux dialysis，CHFD）、配对血浆滤过吸附（couple plasma filtration absorption，CPFA）、高容量血液滤过（high volume hemofiltration，HVHF）、脉冲式高容量血液滤过（pulse hish volume haemofiltration，PHVHF）等[10]。每一种血液净化方式都各有特点，且适用于不同疾病或不同状态。

血液净化目的主要有两大类，一是急性肾损伤伴或不伴有其他脏器功能的损伤；二是非肾脏疾病或非肾损伤的急危重症状态，如器官功能不全的支持、缓慢清除水分和溶质、稳定水电解质等内环境、中毒等。

1. 急性肾损伤（acute kidney injury，AKI）

血液净化治疗 AKI 的指征[10]：①AKI 患者伴有血流动力学不稳定；②AKI 患者伴有颅内压增高或脑水肿；③AKI 患者伴有心功能不全；④AKI 患者伴有高分解代谢；⑤AKI 患者伴有严重水、电解质和酸碱紊乱；⑥AKI 伴有肺水肿。目前已知的各种血液净化方式均能用于 AKI 的治疗。对血流动力学不稳定的 AKI 患者，建议采用 CBPT 或持续缓慢低效透析（slow low-effeeiency dialysis，SLED）。CBPT 时置换液超滤量应达 20mL/（kg·h）以上，采用间断或延长 BP 时，每周尿素清除指数（Kt/V）至少应达到 3.9。AKI 诊断目前采用 2012 年改善全球肾脏病预后组织（KDIGO）所确立的 KDIGO-AKI 诊断标准：48h 内血肌酐高 >10.3mg/dL（>26.5μmol/L），或血肌酐增高至≥基础值的 1.5 倍，且明确或经推断其发生在之前 7d 之内；或持续 6h 尿量 <0.5mL/（kg·h）。AKI 血液净化的治疗时机目前尚缺乏公认的标准，应根据临床和实验室指标的变化趋势，而非单一尿素氮和肌酐值来决定 BP 的时机。一旦出现危及生命的容量、电解质和酸碱平衡等异常，即应紧急行 BP。对于危重症患者伴有的 AKI 应早期开始 CBPT 治疗，液体超负荷（fluid overload，FO）是开始 CRRT 治疗的重要指标之一，当累积的体液超过体质量 10% 时定义为 FO。何时终止 CBPT 治疗的指征目前无统一标准。推荐患者临床病情好转和肾功能恢复（尿量增加）可暂停肾脏替代治疗。

2. 急性失代偿性心力衰竭（acute decompensated heart failure，ADHF）

对于 FO 及利尿剂抵抗的 ADHF 患者，可在肾功能恶化前尽早行血液净化治疗，常用的模式有 SCUF 和 CVVH。体外循环血量过大可造成有效循环血量不足和严重低血压，治疗时血流量建议 <200mL/min，净超滤率 <30mL/（kg·h）。ADHF 是急性呼吸窘迫的常见病因，有致死可能。ADHF 的病因包括左心室收缩或舒张功能障碍、心脏负荷改变，以及瓣膜疾病。心力衰竭可为新发，也可为慢性疾病加重。这类临床综合征的特征是心脏充盈压升高，导致液体迅速积聚于肺间质和肺泡腔，进而引发呼吸困难（心源性肺水肿）。ADHF 也可表现为左心充盈压升高和呼吸困难而不伴肺水肿。少数情况下，ADHF 表现为低心输出量状态，其特征是乏力、显著的运动耐受不良、厌食和认知功能障碍。ADHF 且利尿剂抵抗和（或）肾功能损伤的患者可进行超滤。相对于利尿剂治疗，超滤通过清除等张液体维持生理性电解质平衡，可调节液体清除的容量和速率，以及可以降低神经激素活性等。

3. 脓毒症（sepsis）

CBPT 治疗脓毒症的时机建议早期干预，诊断脓毒症休克 12～48h 内开始 CBPT 治疗。CVVH/CVVHDF 为主要治疗模式，亦可采用多种模式混合的 CBPT，如 CVVH/CVVHDF、脉冲式高容量血液滤过（pulse high volume hemofiltration，PHVHF）、持续性缓慢低效透析（SLED）、高截留量血液滤过（HCOHF）、高吸附血液滤过（HAHF）、HP、PE、配对血浆分离吸附（CPFA）等。CBPT 治疗脓毒症包含两个方面：一是针对脓毒症相关的 AKI，二是针对脓毒症引发的全身炎症反应综合症（SIRS）以及多器官功能障碍综合征（MODS）。脓毒症诱导的急性肾小管坏死（acute tubular necrosis，ATN）常常与肾前因素有关，如肾灌注降低和全身性低血压。但是在脓毒症相关的高输出量性心力衰竭时可能会观察到肾脏灌注压增加。其他因素也可促使该影响产生，如细胞因子的释放及细胞因子激活中性粒细胞。如何界定"早期治疗的时机"，目前尚无一致性指标。建议临床医生可将危重患者入院或入住ICU的天数、AKI标准和器官（MODS、SOFA）及全身病情（APACHE Ⅱ）评判的标准结合，制定早期开始CBPT治疗的指标。脓毒症患者在进行器官支持治疗的前提下，尽早开始CBPT治疗。血液滤过作为一种血液净化模式，可清除导致感染性休克血流动力学崩溃的炎性分子，从而改善预后。然而小规模随机试验数据表明，在脓毒症休克患者中，常规应用血液滤过（高容量或连续性）模式的肾脏替代治疗来代替传统的血液透析证据尚不足。初步研究表明，与常规HD相比，高容量血液滤过或许能给脓毒症的AKI患者带来获益。小样本随机试验进行的Meta分析和一项多中心前瞻性研究（IVOIRE）未得出获益结果。同样的，一项评价脓毒症患者予CVVH治疗的随机试验也没有显示炎症介质清除或临床结局的改善。另一项试验因中期分析显示无论是重症脏器功能衰竭发生的频率还是严重程度，血液滤过组要明显高于对照组，研究因此提前结束。

4. 抗凝方案的选择

体外循环的凝血是CBPT所面临的主要问题。它不仅与生物不相容性所致的患者凝血系统的激活有关，还与治疗过程中可能发生的血流停滞、血液浓缩以及动静脉壶中的气液接触等因素有关，同时血液制品的输入和患者的高黏滞状态也会增加循环凝血的可能性。进行CBPT前，需评估使用抗凝剂给患者带来的益处与风险。

对于低出血风险患者。建议使用小剂量普通肝素（UFH）抗凝。最初在体外循环动脉端单次快速给予肝素2000～5000U（30U/kg），接着持续输注5～10U/（kg·h），维持静脉端活化部分凝血活酶时间（APTT）45～60s，或正常值的1.5～2.0倍。在伴有弥散性血管内凝血或血小板减少症的患者中，肝素剂量需大幅减少。肝素是目前CBPT最为常用的抗凝剂，通过增强抗凝血酶Ⅲ的活性而抑制凝血酶（Ⅱa因子）和Xa因子。相对分子质量介于5000～30 000。肝素不被透析或血液滤过清除，主要在肝脏代谢，代谢产物由肾脏排出，其半衰期约为90min，但在肾功能不全的患者中半衰期可延长至3h。低分子肝素为普通肝素的解聚产物，相对分子质量在5000左右，主要通过抑制Xa因子活性而发挥抗凝作用，降低出血风险。低分子肝素主要通过肾脏清除，平均半衰期约为2.5～6h，在肾衰竭患者中其半衰期明显延长，不被透析或血液滤过清除。与普通肝素相比，低分子肝素在抗凝的有效性及安全性上并没有显示出独特的优势，抗凝效果不易监测。

对于无肝衰竭的高出血风险患者，CBPT时建议使用局部枸橼酸盐抗凝，而不是无抗凝或使用其他抗凝剂，建议不使用局部肝素化的抗凝方式。使用定制的0.5%枸橼酸盐溶液，其钠浓度为140mEq/L，起始速度1000～1500mL/h动脉端通路输入，维持体外血流速为130～200mL/min。滤器后钙离子浓度反映抗凝的充分性，通过检测滤器前后血清离子钙浓度间接指导枸橼酸盐的用量。逐步调整0.5%枸橼酸盐剂量使滤后钙离子浓度小于0.35mmol/L。枸橼酸盐在血液中的正常浓度为0.07～0.14mmol/L，抗凝的理想浓度通常为3～4mmol/L。枸橼酸盐蓄积可导致低钙血症、代谢性酸中毒、大量代谢后亦可继发碱中毒。外周血钙离子浓度反映抗凝的安全性，建议维持在生理性浓度1.0～1.2mmol/L。使用枸橼酸盐抗凝的患者应密切监测有无电解质异常（特别是高钠血症、代谢性碱中毒、低钙血症）。至少每6h检测1次血电解质，监测的项目包括钠、钾、氯、离子钙、镁和血气分析并计算阴离子间隙。至少每日监测1次血总钙浓度以计算钙比值或钙间隙。接受CRRT

治疗的患者中，枸橼酸盐抗凝与基于肝素的抗凝效力几乎相当，但前者出血风险更低。

伴肝素诱导的血小板减少症(HIT)患者，不能使用任何形式的肝素抗凝。对于有HIT、没有严重肝衰竭且正在使用全身阿加曲班治疗的患者，建议CRRT中使用阿加曲班抗凝，而不是枸橼酸盐。建议首剂剂量250μg/kg，维持剂量2μg/(kg·min)，肝衰竭患者减量至0.5μg/(kg·min)的负荷量，然后输注使APTT达到目标值1.5～3.0。阿加曲班在肝脏代谢，可通过APTT水平有效监测抗凝效果。肝衰竭患者需要减少阿加曲班剂量。目前没有针对阿加曲班抗凝活性的拮抗物。

对于不能使用肝素或枸橼酸盐且没有全身使用阿加曲班治疗HIT的患者，可在无抗凝条件下进行CBPT。非抗凝实施CBPT可因为滤器内凝血导致滤器重复失效、CBPT停顿时间延长、治疗效果下降、滤器中凝血进一步造成输血需求增加，增加治疗成本。无抗凝条件下提高滤器使用寿命的策略包括功能良好的血管通路、通过盐水冲洗和前稀释法补充透析液以降低血液浓缩、增加血液流速、采用弥散治疗、减少除泡器内血液与空气的接触，以及确保即时的警报响应。

> **【本例患者的血液净化治疗】**
>
> 该患者予CVVH治疗。置换液总量为32L，置换速度为3000mL/h，血流量200mL/min，采用枸橼酸盐体外抗凝，枸橼酸盐270mL/h，碳酸氢钠50mL/h，氯化钙5mL/h，根据患者体内及体外游离钙离子调整。考虑患者感染严重，行CVVH治疗12h后予更换滤器继续行CVVH治疗。经液体复苏、抗感染、手术及CVVH治疗后体温波动于37.0～37.5℃，心电监护：心率100次/min，血压105/52mmHg，血氧饱和度99%。GCS15分，CVP波动在8～10cm H_2O，血糖浓度波动于5.0～6.8mmol/L。双侧瞳孔等大等圆，直径约2.5mm，对光反射灵敏。双肺呼吸音粗，未闻及明显的干湿性啰音。心率100次/min，律齐，未闻及明显杂音，腹部膨隆，腹软，胎心142次/min。病情平稳后予转产科继续治疗。

9.4 妊娠合并糖尿病合并高脂血症性胰腺炎的支持治疗

病例3：患者，女，38岁，因"停经34^{+6}周，上腹痛16h"入院。患者末次月经2019年8月28日，本次受孕为自然受孕。2020年2月19日孕25^+周OGTT示：空腹6.32mmol/L—1h 16.89mmol/L—2h 14.71mmol/L。诊断为糖尿病合并妊娠，分别给予三餐前门冬胰岛素+睡前地特胰岛素6U—0U—4U—14U，空腹血糖浓度波动于4.7～5.4mmoL/L，餐后血糖浓度波动于5.2～7.0mmoL/L。患者因有甲状腺功能减退症现给予优甲乐片75mg(qd)，因考虑患者有不良孕产史给予安卓每天一次用至20周之后改为达肝素钠每天一次每次5000U，近10天改为克赛一日4000U皮内注射，隔日8000U皮内注射，最后一次用药于4月27日9时用克赛。患者近20天全身皮肤瘙痒，未就诊。自诉近两日食欲差，于昨日12:30出现上腹隐痛，17:00呕吐一次，无腹泻，不伴有阴道流血流液，18时出现左侧腰背部疼痛，20:00至医院就诊，肝功能提示"AST178U/L，ALT95U/L"，未行凝血功能检查，血液呈乳糜状，行肝胆脾B超无明显异常，转入广医三院治疗。门诊拟"(1)孕4产1，孕34^{+6}周LOA单活胎待产；(2)上腹痛查因"收入院。孕晚期精神食欲佳，睡眠好，大小便正常。孕前体重56kg，现体重63kg，BMI（孕前）22.4kg/m²。孕期体重共增加7kg。

入院查体：体温37.4℃，脉搏114次/min，呼吸20次/min，血压108/65mmHg，体重63kg，身高165cm。

专科检查：宫高32cm，腹围105cm，先露头，未衔接。胎方位LOA，未衔接。胎心音132次/min，胎心规则，律齐。上腹部有压痛，宫体无压痛，可扪及不规则宫缩。估计胎儿体重2700g。

辅助检查：甘油三酯67.65mmol/L，总胆固醇18.04mmol/L，CT示胰腺饱满，左侧肾周筋膜增厚，考虑胰腺炎可能。

患者于2020年4月28日6:50在全麻下行子宫下段剖宫产+双侧子宫动脉上行支结扎+盆腔粘连松解术+腹腔置管引流术，剖宫产术后患者需围生期管理，请重症医学科会诊。经病人及家属同意，转入重症医学科进一步行高级生命支持治疗。

问题4 DIP合并急性胰腺炎如何诊断和规范治疗？

急性胰腺炎（acute pancreatitis，AP）是常见的消化系统急症之一，常见的病因包括胆道疾病、高脂血症、酒精及其他病因[12]。而妊娠合并AP中，高脂血症是最常见的病因[13]，所以高脂血症性急性胰腺炎（hyperlipidemia in acute pancreatitis，HLAP）是产科一个较为常见的疾病。

AP的诊断标准：①急性、突发、持续、剧烈的上腹部疼痛，可向背部放射；②血清淀粉酶和（或）脂肪酶活性至少高于正常上限值3倍；③增强CT/MRI呈AP典型影像学改变（胰腺水肿或胰周渗出积液）。临床上符合上述3项标准中的2项，即可诊断为AP[12]。AP并静脉乳糜状血或甘油三酯（Triglyceride，TG）>11.3mmol/L可诊断为HLAP。患者的TG水平与AP持续脏器功能不全独立相关，脏器功能不全的发生率随着TG水平的升高而呈上升趋势。因而在疾病起始阶段快速降低血脂水平，打断TG和炎症之间的恶性循环，是诊治的关键[14]。临床上在TG>11.3mmol/L时的HLAP就需要使用降血脂治疗，常用的方法如下。

1. 血液净化

血液净化是最有效的降血脂方法，包括血浆置换（plasma exchange，PE）、双重滤过血浆置换治疗（double filtration plasmapheresis，DFPP）、冷冻凝结滤过、免疫吸附、肝素诱导吸附等。目前在重症临床中常用的是：PE、DFPP、血脂吸附联合血液滤过。①PE是指通过血浆分离器将血液分离成血浆和细胞成分，去除血浆中的致病因子，有选择地回输细胞成分，并补充丢失的血浆。降血脂的PE具体操作：置换量约2.5L/h，血浆置换量2000～3000mL，时间约4h，根据病情需要连续置换3～5d。②DFPP指血液通过膜式血浆分离器，分离出的血浆再通过膜孔径更小的血浆成分分离器，将患者血浆中相对分子质量远大于白蛋白的致病因子如免疫球蛋白、免疫复合物、脂蛋白等分离出，将含有大量白蛋白的血浆成分回输至体内，它可以利用不同孔径的血浆成分分离器来控制血浆蛋白的除去范围。针对高TG的双重膜式滤过血浆置换术的操作流程为：使用可进行DFPP的血液净化装置，连接管路和膜式血浆分离器、血浆成分分离器，设置血流速度为100～120mL/min，血浆分离速度20～25mL/min，血浆废弃液速度60～75mL/h，治疗时间至少4h。治疗前后检测血脂水平、肝功能等。DFPP清除血脂的效率低于单重PE，但不需要血浆，在血源紧张时是很好的选择。③血脂吸附联合血液滤过，血脂吸附指使用血液灌流的方法，使血液通过有吸附脂质作用的滤器达到降低脂质的目的。由于吸附材料具有饱和性，应多次进行直到血脂降到正常水平。血液灌流时参数设置：血流量150～210mL/min，治疗时间2～2.5h。血液滤过不仅通过对流与弥散来清除中、小分子的炎症介质，阻断全身炎症反应，还能通过血液过滤器吸附TG，去除循环中的乳糜微粒。

2. 药物治疗

胰岛素既可降低血糖，又可以活化脂蛋白脂肪酶，加速乳糜微粒分解。肝素和胰岛素合用，可刺激脂蛋白-脂肪酶的活化而加速乳糜的降解使TG水平降低。肝素除降低血脂外，还有改善微循环和防止中性粒细胞激活的作用。同时给予氟伐他汀、非诺贝特等降血脂药物以进一步降低血脂；对于HLAP患者，注意不应输注脂肪乳剂。

> **【本例患者的支持治疗】**
>
> 4月28日予同型普通冰冻血浆行血浆置换术，根据专家共识计算患者血容量(L) = 0.065×体重(kg)×(1-Hct) = 血浆置换量，约为2400mL，遂予枸橼酸盐体外抗凝行血浆置换术，并予非诺贝特口服及生长抑素持续静脉泵注治疗。4月29日复查：甘油三酯20.29(mmol/L)↑，总胆固醇10.51(mmol/L)↑，血脂较前明显下降，但甘油三酯仍高于10mmol/L，予再次行血浆置换治疗，置换量及方式同前。4月30日复查：甘油三酯5.71(mmol/L)↑，总胆固醇6.11(mmol/L)↑，血脂较前明显下降，胰岛素静脉泵入调控血糖，血糖浓度波动在6.8～12.1mmol/L，予转回产科进一步治疗。

9.5 重症医学科医师重症妊娠合并糖尿病病例分析及高级生命支持的应用的知识要点

（1）有部分孕产妇会因糖尿病的严重并发症需入住ICU，也有一部分孕产妇是因为其他的疾病入住ICU，但存在GDM。这些患者在ICU的治疗抢救中需要用到什么样的高级生命支持治疗以及这类的高级生命支持治疗的特殊性与非孕妇基本相似，不同的是需关注妊娠对疾病严重度的影响以及严重的DIP合并症及并发症对母胎预后的影响。

（2）多学科合作，高级生命支持改善重症DIP母体内环境，尽可能维持最佳的胎儿环境，把握终止妊娠的时机并选择适当的方式，可改善DIP母儿妊娠预后。

【参考文献】

[1] CAUGHEY A B, TURRENTINE M. ACOG practice bulletin No. 190: gestational diabetes mellitus[J]. Obstet Gynecol, 2018, 131(2): e49-e64.

[2] SINGER P, BAR, BERGER M M, et al. ESPEN guideline on clinical nutrition in the intensive care unit [J]. Clin Nutr, 2019, 38(1): 48-79.

[3] REINTAM B A, STARKOPF J, ALHAZZANI W, et al. Early enteral nutrition in critically ill patients: ESICM cilinical practice guidelines[J]. Intensive Care Med, 2017, 43(3): 380-398.

[4] RIDLEY E J. Parenteral nutrition in critical illness: total, supplemental or never[J]. Curr Opin Clin Nutr Metab Care, 2021, 24(2): 176-182.

[5] BOSY-WESTPHAL A, HÄGELE F A, MÜLLER M J. What is the impact of energy expenditure on energy intake[J]. Nutrients, 2021, 13(10): 3508.

[6] EVANS L, RHODES A, ALHAZZANI W, et al. Surviving sepsis campaign: international guidelines for management of sepsis and septic shock 2021[J]. Intensive Care Med, 2021, 47(11): 1181-1247.

[7] 曹钰, 柴艳芬, 邓颖, 等. 中国脓毒症/脓毒性休克急诊治疗指南(2018)[J]. 临床急诊杂志, 2018, 19(9): 567-588.

[8] ELLENDER T, BENZONI N. Updates in sepsis resuscitation[J]. Emerg Med Clin North Am, 2020, 38(4): 807-818.

[9] FENG Y, PENG J Y, PENG Z. Blood purification in sepsis and systemic inflammation[J]. Curr Opin Crit Care, 2021, 27(6): 582-586.

[10] 血液净化急诊临床应用专家共识组. 血液净化急诊临床应用专家共识[J]. 中华急诊医学杂志, 2017, 26(1): 24-36.

[11] BAMBAUER R, BAMBAUER C, LEHMANN B, et al. LDL-apheresis: technical and clinical aspects[J]. Scientific World Journal, 2012: 314283.

[12] 中华医学会外科学分会胰腺外科学组. 中国急性胰腺炎诊治指南(2021)[J]. 中华消化外科杂志, 2021, 20(7): 730-739.

[13] LIBERIS A, PETOUSIS S, TSIKOURAS P. Lipid disorders in pregnancy[J]. Curr Pharm Des, 2021, 27(36): 3804-3807.

[14] BERGLUND L, BRUNZELL J D, GOLDBERG A C, et al. Evaluation and treatment of hypertriglyceridemia: an endocrine society clinical practice guideline[J]. J Clin Endocrinol Metab, 2012, 97(9): 2969-2989.

附录1 不同血糖监测方法在妊娠合并糖尿病中的应用进展

陈佳　李映桃　吴伟珍　温景锋
梁黎璇　陈娟娟　王艳　曾丽珠

妊娠合并糖尿病(DIP)包括孕前糖尿病(PGDM)和妊娠期糖尿病(GDM),是妊娠期最常见的合并症之一。DIP的全球发生率为16.9%,超过90%的DIP发生在低收入和中等收入国家[1]。DIP妇女血糖控制不良容易导致自然流产、胎儿畸形、子痫前期、死胎、巨大儿、新生儿低血糖等严重并发症。按目标血糖为准则,灵活运用饮食、运动、药物调控血糖使胎母体重达标,可有效地降低不良妊娠结局。血糖监测是糖尿病(diabetes mellitus,DM)管理中最重要的部分,血糖监测有多种方法,本文就不同血糖监测方法在DIP妇女围生期的应用推荐进行阐述,以指导临床合理应用。

一、血糖监测的方法及分类

按监测地点分医院内血糖监测和家庭内自我血糖监测(self-monitoring of blood glucose,SMBG);

按监测指标分点值血糖监测、糖化血红蛋白(HbA1c)监测、糖化血清蛋白监测(glycated albumin,GA)和持续的动态血糖监测(continuous glucose monitoring,CGM)等。

2015年中华医学会糖尿病学分会发布的《中国血糖监测临床应用指南(2015年版)》[2]提出,临床上常用血糖监测方法包括SMBG、HbA1c、GA和CGM。

二、临床上常用的血糖监测方法SMBG、HbA1c、GA和CGM在DIP妇女中的应用

与非孕妇不同的是,妊娠期糖代谢的主要生理特点为在妊娠早中期,随孕周增加,胎儿对营养物质需求量增加,孕妇血浆葡萄糖水平随妊娠进展而降低,空腹血糖约降低10%。而到妊娠中晚期,孕妇体内拮抗胰岛素样物质明显增加,为维持正常糖代谢水平,胰岛素需求量则需相应调整并增加[3]。所以,对DIP妇女,尤其是使用胰岛素者,不同时段选择恰当的监测血糖方法,可以动态了解母体血糖变化情况,及时调整胰岛素方案,减少胎母并发症的发生。

(一)SMBG

SMBG是用微量血糖仪测定指尖血血糖(毛细血管血糖),是临床上最基本的监测血糖的方式,是DM综合治疗和自我管理的基石,可提供实时血糖信息,有助于及时干预以维持正常血糖水平。SMBG的优势:操作简单易学,可帮助医生及时掌握病情变化,随时调整并为患者制定个体化生活方式和药物干预方案;反映实时血糖水平,发现高血糖,防控

低血糖；评估生活事件和降糖药对血糖的影响程度；激励患者参与疾病管理，提高依从性。美国糖尿病学会（American Diabetes Association，ADA）、美国妇产科协会（American College of Obstetricians and Gynecologists，ACOG）和中国的指南均建议 DIP 孕产妇常规行 SMBG[2]。

Hawkins 等[4]对 GDM 进行了 SMBG 监测次数对妊娠结局的影响研究发现：315 例每日监测血糖 4 次，675 例每周监测血糖 1 次，前者孕妇每周体重增长、分娩巨大儿、大于胎龄儿的发生率明显低，故得出结论认为孕期行 SMBG 监测次数适当增加有助于减少孕期不良并发症的发生。Cosson 等[5]研究 SMBG 的依从性与妊娠结局的关系中发现，SMBG 依从性差的妇女发生先兆子痫的风险更高，且对于餐后 SMBG 监测不足的孕妇，即使孕期频繁调整胰岛素剂量，在分娩时检测的 HbA1c 仍较高并达标率低。

2020 年美国 ADA 推荐，DIP 妇女最佳的 SMBG 血糖控制目标值在 PGDM 与 GDM 均相同，具体为空腹 <95mg/dL（5.3mmol/L），餐后 1h <140mg/dL（7.8mmol/L）或餐后 2h <120mg/dL（6.7mmol/L）。但对于 1 型糖尿病（Type 1 diabetes mellitus，T1DM）妇女来说，不出现低血糖的情况下很难达到以上标准，因此，对于达到以上标准值时常出现低血糖，尤其是有反复低血糖发作病史和对低血糖无意识的 T1DM 妇女，建议设定个性化的、适当放宽的血糖目标值，并根据临床经验进行个性化的"安全的"治疗，严防低血糖的发生[6]。

血糖监测的时间点和频率，国内外指南均建议根据 DIP 妇女的孕周、血糖控制达标率、胰岛素使用情况和低血糖发生率等来设定，理论上可自由选择一天中的任意时间点。具体如下：①血糖监测时间点。GDM A1 级妇女监测空腹和餐后血糖；对于使用胰岛素注射治疗的 DIP 妇女，建议监测餐前血糖，以便适当调整餐前速效胰岛素的剂量；ADA[7]对于多次注射胰岛素或胰岛素泵治疗的 DM 患者，建议在正餐、加餐前、睡前、运动前和怀疑低血糖时都要进行 SMBG，SMBG 的时间点包括空腹血糖、餐前血糖、餐后 2h 血糖、睡前血糖、夜间血糖，但未强调每天具体的监测次数。②血糖监测频率。ADA[7]建议：用胰岛素治疗的 DIP 妇女，HbA1c 未达标或治疗开始时，SMBG >5 次/d；若已达标则 SMBG 2～4 次/d。中国《妊娠合并糖尿病诊治指南》[8]建议，GDM A1 级，每周至少监测 1 次全天血糖（末梢空腹血糖及三餐后 2h 血糖共 4 次）；GDM A2 级，每周至少监测 1 次全天大轮廓血糖（三餐前 30min、三餐后 2h 和夜间血糖共 7 次）。

ADA[7]还建议，T1DM 妇女在运动前和运动中至少每 30min 监测 1 次，并在运动结束后监测 1 次，运动低血糖的标准为 <72mg/dL（4.0mmol/L），或出现低血糖症状（出汗、饥饿、心慌、颤抖、面色苍白、反应迟钝等）时，应随时进行 SMBG 并及时进食纠正低血糖。

SMBG 也存在某些局限性：①不能提供每日血糖分布图的完整信息，完全依赖患者的依从性。②针刺采血可能引起患者不适感，若操作不规范可能影响结果的准确性，且受血糖仪检测技术和采血部位的影响，不同品牌血糖仪采血及同一品牌不同采血部位的检测结果差异大。③在休克、重度低血压、糖尿病酮症酸中毒、糖尿病高渗性昏迷、重度脱水及严重水肿等情况下，不建议使用 SMBG。

（二）HbA1c

HbA1c 是血红蛋白与糖类（如葡萄糖、6-磷酸葡萄糖或 1,6-二磷酸果糖）经非酶促结合而成的，其合成过程缓慢且不可逆，伴随红细胞的生命周期。血红蛋白的半衰期为

120d，故 HbA1c 反映既往 2～3 个月血糖平均水平的指标。自 Rahbar[9] 发现 HbA1c 与 DM 的关系至今，HbA1c 已成为国际通用的评价 DM 患者长期血糖控制水平的"金标准"。2010—2011 年，ADA 和 WHO 相继将 HbA1c 纳入 DIP 诊断标准，并以 HbA1c 水平≥6.5% 作为诊断切点[10-11]。近年来，国内学者开展的相应调查研究结果表明，中国成人糖尿病 HbA1c 诊断的最佳切点为 6.2%～6.4%[12-14]。

临床监测 HbA1c 的方法有多种，包括色谱法、电泳法、免疫法、化学法等，其中高效液相离子层析法被公认为金标法。HbA1c 检测操作简单，不受患者进食、短期生活方式改变的影响，但会受红细胞寿命、妊娠、种族差异等影响。它可提供信息评价因长期高血糖对毛细血管的血液循环以及组织细胞氧供给的直接影响，以及其造成组织损伤的风险程度。

研究发现，在妊娠早期 HbA1c 水平低于 6%～6.5% 的胎儿不良结局的发生率最低，妊娠中晚期 HbA1c 水平 <6% 的大于胎龄儿、早产和子痫前期的风险最低。ADA 指南指出，HbA1c 水平应作为妊娠期血糖控制的第 2 项指标，建议对 GDM 妇女，HbA1c 水平控制在 <5.5%；DM 孕妇如果无低血糖风险，HbA1c 水平控制在 <6%，如有低血糖倾向，HbA1c 水平控制可放宽至 <7%；鉴于妊娠期间红细胞动力学的改变及血糖参数的生理变化，建议 HbA1c 监测比非孕期监测更频繁（1 次/月）[15]。目前国内外检测 HbA1c 方法未统一，大大影响了其在 DIP 妇女的临床应用和评价。

HbA1c 在 DIP 妇女的临床应用的局限性。妊娠期红细胞的生理性更新加快，HbA1c 呈现"生理性下降。Hashimoto 等[16] 研究表明，HbA1c 在妊娠晚期水平升高与缺铁有关，妊娠期铁蛋白与 HbA1c 水平呈负相关，故孕期铁代谢的特点可能导致 HbA1c 对血糖水平的高估；其次，研究发现，高脂血症会影响 HbA1c 的结果，使其偏高，而妊娠期处于生理性高脂状态，也有可能使 HbA1c 水平升高，导致对孕期血糖水平的高估[17]；另外，还有研究[18] 显示，维生素 C 会抑制糖基化，使 HbA1c 水平下降，且孕期保健指南中常规建议补充的复合维生素中，维生素 C 是最常见的成分，这也可能导致对孕期血糖水平的低估。

因 HbA1c 代表葡萄糖的总体水平，无法通过它了解空腹、餐前、餐后及夜间点血糖情况，所以也无法以此来进行指导性的饮食、运动及药物治疗，更无法以此及时发现低血糖，需与自我血糖监测的结果结合起来，才能完整地反映 DIP 妇女的血糖控制情况，预测并评估母胎的妊娠预后。

（三）GA

GA 能反映 DM 患者检测 2～3 周内的平均血糖水平，是评价 DM 患者短期血糖控制情况的良好指标，不受饮食、药物、贫血或蛋白量变化等因素的影响[2]。作为一种新的血糖检测方法，目前国内外还未形成统一的参考值。各国指南均未将其列入 DIP 妇女的常规血糖监测的指引中。

近年国内外亦开展了 GA 正常参考值的研究。2009 年上海市糖尿病研究所采用全国 10 个中心的临床协作研究，最终入选了 380 例 20～69 岁正常人群并初步建立中国人 GA 正常参考值为 10.8%～17.1%。同期北京地区的研究显示，GA 正常参考值为 11.9%～16.9%[2]。2014 年王凤环等[19] 通过对 908 例健康孕妇进行分析，得出 GA 范围为 9.40%～14.7%，且孕 12～16 周、24～28 周、36～38 周的 GA 参考值范围分别为 10.53%～

15.30%、10.00%～13.98%、9.03%～13.50%。2015年郝宝珺等[20]提出，妊娠中期GA的正常参考值范围为11.1%～15.3%。2012年Hiramatsu等[21]对日本9个中心糖代谢正常的574例孕妇测量GA水平，提出GA的参考值范围为11.5%～15.7%，GA值在孕晚期明显下降，且在妊娠早、中、晚期GA的参考范围分别为(14.4±2.2)%、(13.7±1.9)%、(13.0±2.0)%。

GA在DIP妇女的应用研究中发现，其与新生儿体重相关。Li等[22]研究表明，妊娠24～28周，GA浓度超过13.0%时，新生儿出生体重大于3500g及分娩巨大儿的风险增加。妊娠36～38周，GA浓度超过12.0%时，新生儿出生体重大于3500g以及分娩巨大儿的风险增加。Sugawara等[23]研究表明，GA与新生儿低血糖、低血钙、红细胞增多症等并发症呈显著正相关。但因果糖胺不受每次进食的影响，也不能用于直接指导每日胰岛素及口服降糖药的用量。

（四）CGM

CGM通过植入皮下的葡萄糖感应器连续监测组织间液葡萄糖水平，监测到每10s的血糖变化，每5min将获得的平均值转换成血糖值储存起来，每天有288个血糖值，可连续监测3～6d，最长可监测14d，对比传统血糖监测每天只测2～7个血糖值，是全新的技术突破。1999年其通过了美国食品药品监督管理局(Food and Drug Administration，FDA)的批准，在临床应用已有20余年。CGM犹如血糖的"Holter"监测仪，能发现血糖浓度波动变化的趋势、幅度、频率、时间以及原因等，可指导调整并优化治疗方案，为精确调整胰岛素治疗提供有力依据。

研究指出[24]，T1DM妇女使用CGM可减少巨大胎儿的发生、降低新生儿低血糖、减少NICU的住院时间和总体住院时间。一项针对T1DM孕妇使用CGM评估血糖变化情况的观察性队列研究[22]显示，平均血糖浓度和达到血糖控制目标的时间与大于胎龄儿的发生都存在关联，考虑到孕期HbA1c水平的变化情况，使用CGM报告的平均血糖值较HbA1c值更加有助于孕期血糖的控制，证明了CGM在T1DM孕妇中的应用价值。GDM妇女应用CGM可使胰岛素使用频率增加，血糖控制更好，孕期体重增重减少[25]。刘晓霞等[26]研究结果显示，餐后血糖峰值浓度下降至(7.52±1.22)mmol/L，而谷值血糖浓度也下降至(6.31±2.41)mmol/L，表明CGM系统能有效协助控制GDM患者的血糖，避免血糖的过度上升。

McLachlan等[27]结果表明，CGM能额外提供患者SMBG中缺失的62%的血糖信息，大多数患者认为CGM易于使用(44/48，92%)，对自我血糖控制有益(43/48，90%)，其使用性超过了其不便(37/48，77%)。Yu等[28]招募了340例GDM妇女，随机分配190例使用SMBG，150例使用CGM，与SMBG相比，CGM使用者先兆子痫[5/150(3.3%) vs 19/190(10%)，$P=0.019$]、首次剖宫产[51/150(34.0%) vs 88/190(46.3%)，$P=0.028$]和早产[7/150(4.7%) vs 22/190(11.6%)，$P=0.024$]的发病率更低。

CGM最大的优势

不但解决了患者指尖血糖监测针刺的痛苦，还能侦察到传统血糖监测方法易忽略的血糖信息，尤其是餐后高血糖和夜间无症状性低血糖。Lapolla等[29]指出妊娠期间反复出现高血糖及低血糖的症状，均可严重影响母体及胎儿的健康，增加不良妊娠结局的风险。而低血糖为最严重的不良反应,尤其要警惕难以觉察的夜间无症状低血糖的发生,若严重的低血糖不能及时纠正,不仅会诱发母体心脑血管意外及永久性脑损伤,甚至可导致胎死宫内。CGM 其他优势包括:①可发现如食物种类、运动类型、药物品种、精神因素、生活方式等与血糖变化有关的因素;②了解传统血糖监测方法难以发现的餐后高血糖、夜间低血糖、黎明现象、苏木杰现象等;③帮助制订个体化的治疗方案;④提高治疗依从性;⑤提供一种用于糖尿病教育的可视化手段。

CGM 的弊端

植入皮肤时易造成疼痛及不适,穿戴 CGM 也可能引起瘙痒、刺激、过敏反应和疤痕;CGM 监测组织间液葡萄糖水平,在血管和组织间液葡萄糖水平达到平衡之前,需 5~20min 的时间。因此,在血糖快速波动期间,可能出现"延迟效应"。

综上所述,不同血糖监测方法各有利弊,均有不同的、彼此不可替代的临床应用价值。SMBG 数据可显著影响医生决策,且大多数医生认为 SMBG 数据对治疗决定的影响作用与 HbA1c 水平相当或更大。鉴于 CGM 检测可对患者的血糖值进行持续的动态监测且可对患者的血糖值进行储存,侦察到传统血糖监测方法易忽略的血糖信息,如隐匿性高血糖和夜间低血糖,还可对患者的运动、饮食等情况进行同步的记录,进而对患者的血糖水平进行综合性分析,似乎具有更好的血糖控制作用,以及更好的 DIP 母婴安全结果,但 CGM 指标不能代替 SMBG 以实现最佳的餐前和餐后血糖目标。2020 年美国 ADA[15] 指南建议,除了在餐前和餐后 SMBG 外,CGM 有助于达到 DIP 和孕期的 HbA1c 控制目标,还能降低 T1DM 孕妇巨大儿和新生儿低血糖的发生风险,但 CGM 指标不能代替 SMBG 以实现最佳的餐前和餐后血糖目标。如何在中国不同地域因地制宜地对 DIP 孕妇进行规范的围生期血糖监测,实现良好的母儿预后,仍需进一步探究。

【参考文献】

[1] GUARIGUATA L, LINNENKAMP U, BEAGLEY J, et al. Global estimates of the prevalence of hyperglycaemia in pregnancy[J]. Diabetes Res. Clin. Pract., 2014, 103(2): 176-185.

[2] 中国医学会糖尿病学分会. 中国血糖监测临床应用指南(2015 版)[J]. 糖尿病天地, 2016, 10(5): 205-217.

[3] 谢幸, 苟文丽. 妇产科学[M]. 8 版. 北京: 人民卫生出版社, 2013.

[4] HAWKINS J S, CASEY B M, LO J Y, et al. Weekly compared with daily blood glucose monitoring in women with diet-treated gestational diabetes[J]. Obstet. Gynecol., 2009, 113(6): 1307-1312.

[5] COSSON E, BAZ B, GARY F, et al. Poor reliability and poor adherence to self-monitoring of blood glucose are common in women with gestational diabetes mellitus and may be associated with poor pregnancy outcomes [J]. Diabetes Care, 2017, 40(9): 1181-1186.

[6] ACOG Committee on Practice Bulletins—Obstetrics. ACOG practice bulletin No. 190: gestational diabetes mellitus[J]. Obstet Gynecol, 2018, 131(2): e49-e64.

[7] American Diabetes Association. Standards of medical care in diabetes—2015[J]. Diabetes Care, 2015, 38 (Suppl 1): 1-93.

[8] 杨慧霞, 徐先明, 王子莲, 等. 妊娠合并糖尿病诊治指南(2014)[J]. 糖尿病天地(临床), 2014, 8(11): 489-498.

[9] RAHBAR S. The discovery of glycated hemoglobin: a major event in the study of nonenzymatic chemistry in

biological systems[J]. Ann N Y Acad Sci, 2005, 1043: 9-19.

[10] American Diabetes Association. Diagnosis and classification of diabetes mellitus[J]. Diabetes Care, 2010, 33(Suppl 1): S62-S69.

[11] World Health Organization. Use of glycated haemoglobin (HbA1c) in the diagnosis of diabetes mellitus: abbreviated report of a WHO consultation[R]. Geneva: WHO, 2011: 1-25.

[12] 李清, 包玉倩, 贾伟平, 等. 糖化血红蛋白水平的不同切点在糖尿病诊断中的应用[J]. 上海医学, 2011, 34(5): 341-344.

[13] 梁国威, 何美琳, 徐旭, 等. 疑似糖尿病患者中 HbA1c 诊断糖尿病应用价值及其切点研究[J]. 医学研究杂志, 2012, 41(12): 140-143.

[14] 朱长清, 石凌波, 康红, 等. 糖化血红蛋白筛查和诊断糖尿病及糖尿病前期的切点分析[J]. 广东医学, 2014, 35(11): 3564-3566.

[15] American Diabetes Association. Management of diabetes in pregnancy: standards of medical care in diabetes—2020[J]. Diabetes Care, 2020, 43(Suppl 1): S183-S192.

[16] HASHIMOTO K, OSUGI T, NOGUCHI S S, et al. A1C but not serum glycated albumin is elevated because of iron deficiency in late pregnancy in diabetic women[J]. Diabetes Care, 2010, 33(3): 509-511.

[17] 郭婷, 宋毅. 糖尿病患者血糖、糖化血红蛋白和血流变的相关性分析[J]. 临床医药文献电子杂志, 2017, 4(75): 14688-14689.

[18] KRONE C A, ELY J T A. Ascorbic acid, glycation, glycohemoglobin and aging[J]. Med Hypotheses, 2004, 62(2): 275-279

[19] 王凤环, 李华萍, 赵芳. 孕期糖化血清白蛋白的正常参考值范围及相关影响因素初探[J]. 实用妇产科杂志, 2014, 30(6): 443-446.

[20] 郝宝珺, 沈洁, 吕蒙, 等. 糖化血清白蛋白在妊娠期糖尿病筛查中的临床价值[J]. 中国糖尿病杂志, 2015, 23(4): 299-300.

[21] HIRAMATSU Y, SHIMIZU I, OMORI Y, et al. Determination of reference intervals of glycated albumin and hemoglobin A1c in healthy pregnant Japanese women and analysis of their time courses and influencing factors during pregnancy[J]. Endocr J, 2012, 59(2): 145-151.

[22] LI H P, WANG F H, TAO M F, et al. Association between glycemic control and birthweight with glycated album in Chinese women with gestational diabetes mellitus[J]. J. Diabetes Investig., 2016, 7(1): 48-55.

[23] SUGAWARA D, SATO H, ICHIHASHI K, et al. Glycated albumin level during late pregnancy as a predictive factor for neonatal outcomes of women with diabetes[J]. J Matern Fetal Neonatal Med, 2018, 31(15): 2007-2012.

[24] FEIG D S, DONOVAN L E, CORCOY R, et al. Continuous glucose monitoring in pregnant women with type 1 diabetes (CONCEPTT): a multicentre international randomised controlled trial[J]. Lancet, 2017, 390(10110): 2347-2359.

[25] ZAHARIEVA D P, RIDDELL M C, HENSKE J. The accuracy of continuous glucose monitoring and flash glucose monitoring during aerobic exercise in type 1 diabetes[J]. J Diabetes Sci Technol, 2019, 13(1): 140-141.

[26] 刘晓霞, 徐全东, 廉旭蓉, 等. 动态血糖监测系统在妊娠期糖尿病患者中的应用及对妊娠结局的影响[J]. 中国妇幼保健, 2017, 32(23): 5876-5878.

[27] MCLACHLAN K, JENKINS A, O'NEAL D. The role of continuous glucose monitoring in clinical decision-making in diabetes in pregnancy[J]. Aust N Z J Obstet Gynaecol, 2007, 47(3): 186-190.

[28] YU F, LV L, LIANG Z, et al. Continuous glucosemonitoring effffects on maternal glycemic control and pregnancy outcomes in patients with gestational diabetes mellitus: a prospective cohort study[J]. J Clin Endocrinol Metab, 2014, 99(12): 4674-4682.

[29] LAPOLLA A, CHILELLI NC. Role of glycemic variability in gestational diabetes mellitus (GDM): still an uphill climb[J]. Endocrine, 2013, 43(2): 249-250.

附录2 2022年中国妊娠期高血糖诊治指南与美国糖尿病学会妊娠合并糖尿病诊治指南比较

黄俊巧 李映桃 刘梦玥 吴伟珍 陈佳 温景锋 肖晓梅 赵永朝

糖尿病(diabetes mellitus，DM)已成为影响人类健康的主要疾病之一。在美国，因肥胖人群增加及2型糖尿病(type 2 diabetes mellitus，T2DM)患病人数的持续增长，妊娠早期未确诊的T2DM孕妇人数也随之增加[1-3]。在我国，随着DM患病人数的快速增长以及生育政策调整后高龄产妇的增加，妊娠期高血糖也成为妊娠期最常见的并发症之一。而妊娠前及妊娠期的规范管理可以降低高血糖相关母儿近远期并发症的发生率，也是全生命周期理念下预防DM的关键环节[4-6]。2021年12月，美国糖尿病学会(American Diabetes Association，ADA)基于近年循证医学证据更新了《糖尿病诊治指南》(以下简称"ADA指南")，旨在提供DM的规范护理、整体治疗目标和指导方针，以及评估护理质量的工具，也为妊娠合并糖尿病妇女围生期保健和产后随访提供了实用性的临床指导。2022年1月，中华医学会(Chinese Medical Association，CMA)发布了《妊娠期高血糖诊治指南(2022)》(以下简称"CMA指南")，对妊娠期高血糖的分类以及不同类型糖代谢异常的妊娠前、妊娠期及产后的监测和管理分别进行了阐述，旨在进一步改善妊娠期高血糖的母儿结局，以期规范和提升我国妊娠期高血糖的诊治水平。现就两份指南进行对比解读。

一、疾病分类

ADA指南仍沿用一贯以来的分类，妊娠合并糖尿病包括妊娠前糖尿病(pregestational diabetes mellitus，PGDM)和妊娠期糖尿病(gestational diabetes mellitus，GDM)。PGDM主要包括1型糖尿病(type 1 diabetes mellitus，T1DM)和2型糖尿病(T2DM)，而GDM是妊娠期首次发现和诊断的糖尿病。

CMA指南则是将妊娠合并糖尿病的概念更新为妊娠期高血糖，包括PGDM、DM前期和GDM。其中，GDM分为A1和A2型。A1型GDM是指经过营养管理和运动指导可以将血糖控制理想者；A2型GDM则需加用降糖药物才能将血糖控制理想者。CMA指南的更新旨在提高备孕女性、孕妇和临床医生对妊娠期高血糖的关注和目标血糖管理，具体疾病的诊断和分型更加细化，在我国筛查率和诊断率都不太理想的情况下十分必要。

二、诊断

(一)两份指南的诊断标准基本一致

1. PGDM的诊断标准

(1)妊娠前已确诊DM的患者；(2)妊娠前未确诊、妊娠期首次产检时发现血糖升高达到以下任何一项标准应诊断为 PGDM：①空腹血糖浓度（fasting plasma glucose，FPG）≥7.0mmol/L（126mg/dL，1mmol/L=18mg/dL）；②伴有典型的高血糖或高血糖危象症状，且任意血糖浓度≥11.1mmol/L（200mg/dL）；③75g 口服葡萄糖耐量试验（oral glucose tolerance test，OGTT）服糖后 2h 血糖浓度≥11.1mmol/L（200mg/dL）；④糖化血红蛋白（glycosylated hemoglobin，HbA1c）水平≥6.5%（采用美国国家 HbA1c 标准化项目/DM 控制与并发症试验标化的方法）。

2. DM 前期的诊断标准

妊娠前和产后符合以下任何一项标准可诊断：①FPG 5.6～6.9mmol/L（100～125mg/dL），也称之为空腹血糖受损（impaired fasting glucose，IFG）；②妊娠前 75g OGTT，FPG＜5.6mmol/L，服糖后 2h 血糖浓度 7.8～11.0mmol/L（140～199mg/dL），也称之为糖耐量受损（impaired glucose tolerance，IGT）；③HbA1c 水平 5.7%～6.4%。

3. GDM 的诊断标准

（1）"一步法"——75g OGTT。

妊娠前及首次产检筛查未诊断 DM 的妇女在妊娠 24～28 周进行 75g OGTT，达到或超过以下任何一项标准可诊断为 GDM，即 FPG 5.1mmol/L（92mg/dL），1h 血糖浓度 10.0mmol/L（180mg/dL），2h 血糖浓度 8.5mmol/L（153mg/dL）。

（2）"两步法"——50g 葡萄糖负荷试验（glucose load test，GLT，非禁食），阳性时行 100g OGTT。

步骤 1：对既往未诊断为 DM 的妇女在妊娠 24～28 周时进行 50g GLT，检测 1h 血糖浓度。如果负荷后 1h 血糖浓度≥7.2mmol/L（130mg/dL）或 7.5mmol/L（135mg/dL）或 7.8mmol/L（140mg/dL），则进行 100g OGTT。

步骤 2：100g OGTT 应在患者禁食时进行。当 FPG 和服糖后 1h、2h、3h 血糖浓度中至少有两项达到或超过 Carpenter-Coustan 标准[7]时，才可诊断为 GDM，即 FPG 5.3mmol/L（95mg/dL），1h 血糖浓度 10.0mmol/L（180mg/dL），2h 血糖浓度 8.6mmol/L（155mg/dL），3h 血糖浓度 7.8mmol/L（140mg/dL）。

（二）两份指南描述的侧重点不同

不同的诊断标准可识别不同程度的母亲高血糖和母儿风险，使得专家们对 GDM 的最佳诊断策略仍有分歧。因妊娠期红细胞更新快的生理特点，不建议妊娠≥15 周后应用 HbA1c 诊断 GDM。ADA 和 CMA 指南均建议所有孕妇尽量于妊娠 15 周之前于首次产前检查时进行 FPG 和 HbA1c 筛查，以除外漏诊的 PGDM。但 CMA 指南中的诊断标准取消了普通人群妊娠 24～28 周及之后 OGTT 2h 血糖浓度≥11.1mmol/L 诊断 PGDM 的标准。其依据为有研究表明，由于亚洲人群与欧美人群的糖代谢特点存在差异，产后随诊发现，单纯依据妊娠期 OGTT 2h 血糖浓度≥11.1mmol/L 诊断的 PGDM，在产后 6 周至 1 年进行 OGTT 检查时，仅 10.7% 的女性达到 DM 的诊断标准[8]。因此，妊娠期 OGTT 2h 血糖浓度≥11.1mmol/L 诊断 PGDM 在我国尚缺乏循证医学证据支持，建议该类孕妇妊娠期按照 GDM 管理，产后行 OGTT 检查以进一步明确诊断[9]。关于 GDM 的诊断，CMA 指南采用一步法，而 ADA 指南认为采用一步法和两步法均可，且美国妇产科协会仍建议优先选择两步法。另外，ADA 指南中无明确的妊娠期 DM 前期诊断标准，建议筛查早期糖代谢异常的预

附录2　2022年中国妊娠期高血糖诊治指南与美国糖尿病学会妊娠合并糖尿病诊治指南比较

警范围为FPG 6.1～6.9mmol/L(110～125mg/dL)或HbA1c水平为5.9%～6.4%，在此范围内提示发生GDM、母胎不良预后和需用胰岛素干预治疗的可能性大，应该按GDM进行规范管理，但目前尚无证据明确管理后患者的受益情况。两份指南描述的不同点见表1，体现中美两国因人种不同，高血糖人群特点略有差异。

表1　两份指南描述的不同点

	ADA指南	CMA指南
高危人群	包括所有肥胖或超重的女性[即体质量指数(body mass index, BMI)>25kg/m² 或亚裔美国人>23kg/m²]并且具有以下一种或多种危险因素：①一级亲属罹患DM；②高危种族或民族，例如非裔美国人、拉丁裔美国人、美洲原住民、亚裔美国人及太平洋岛民；③心血管病史；④高血压[血压≥140/90mmHg (1mmHg=0.133kPa)]或正在治疗的高血压；⑤高密度脂蛋白<0.90mmol/L(35mg/dL)，甘油三酯>2.8mmol/L(250mg/dL)；⑥患有多囊卵巢综合征；⑦缺乏体能运动；⑧与胰岛素抵抗相关的其他因素，如重度肥胖、黑棘皮症等；⑨HbA1c≥5.7%，IFG或IGT；⑩有巨大儿分娩史(新生儿出生体质量≥4000g)和GDM史	肥胖(尤其是重度肥胖)、一级亲属患有T2DM、冠心病史、慢性高血压、高密度脂蛋白<1mmol/L和(或)甘油三酯>2.8mmol/L、GDM史或巨大儿分娩史、多囊卵巢综合征史、妊娠早期空腹尿糖反复阳性、年龄>45岁
筛查和诊断的时机	高危人群：妊娠15周前，诊断标准同非妊娠期，筛查并诊断PGDM，筛查GDM高危人群； 普通人群：妊娠24～28周，筛查GDM，达到标准时诊断GDM	高危人群：首次产检时(妊娠早期)，诊断标准同非妊娠期，筛查并诊断PGDM以及DM前期； 普通人群：妊娠24～28周，筛查GDM或PGDM，根据筛查结果诊断GDM或PGDM。若首次产前检查在妊娠28周以后，建议行OGTT检查；若具有GDM高危因素，但首次OGTT检查结果正常者，必要时可在妊娠晚期重复OGTT检查
妊娠期PGDM诊断标准	同妊娠前	同妊娠前。但取消了OGTT 2h血糖浓度≥11.1mmol/L(妊娠24～28周及以后)诊断PGDM的标准

续表1

	ADA 指南	CMA 指南
妊娠期 DM 前期的诊断	无明确的诊断标准，建议筛查早期糖代谢异常的预警范围为 FPG 6.1～6.9mmol/L（110～125mg/dL）或 HbA1c 水平 5.9%～6.4%	若妊娠早期首次产检筛查 FPG 5.6～6.9mmol/L 可诊断为妊娠合并 IFG FPG 在 5.1～5.6mmol/L 范围内，不作为 GDM 的诊断依据，建议在妊娠 24～28 周直接行 OGTT 检查，也可以复查 FPG，FPG≥5.1mmol/L 可诊断为 GDM；FPG＜5.1mmol/L 则行 75g OGTT 检查并诊断
GDM 诊断策略	一步法和两步法均可	一步法

三、孕前咨询及孕前保健

（一）两份指南的相同点

1. 降低母儿风险方面

包括血糖目标设定、生活方式和行为管理。重点强调妊娠前血糖达标，最好是 HbA1c 水平＜6.5%，以减少子代先天性畸形、巨大儿、子痫前期和其他并发症的发生风险。研究显示，PGDM 可增加子代先天性畸形风险，如无脑儿、小头畸形、先天性心脏病和尾骨退化异常等，这些疾病发生风险与妊娠早期 10 周内的 HbA1c 数值成正相关，妊娠前将 HbA1c 水平控制在 6.5% 以内（因为胚胎器官的分化主要在妊娠 5～8 周），可将先天性畸形、子痫前期和早产的发生风险降至最低[10]。

2. 孕前保健方面

对于 PGDM 妇女，需关注医学营养指导、糖尿病教育以及糖尿病合并症和并发症的筛查，并对肥胖人群的生活方式进行干预。在计划妊娠或确认妊娠时，多学科会诊进行咨询和评估妊娠风险，内容包括妊娠前血糖控制水平，有无甲状腺功能异常，有无 DM 合并视网膜病变、肾病、神经病变和心血管疾病等。对 DM 特异性检测应包括 HbA1c、肌酐和尿白蛋白/肌酐比值，并根据视网膜病变的程度密切随访眼底变化。

3. 安全用药方面

建议未使用有效避孕措施且有性生活的育龄期女性应避免使用且在妊娠后停止使用存在潜在危害的药物（如血管紧张素转化酶抑制剂、血管紧张素受体阻滞剂、他汀类药物），若为意外妊娠，也并不建议终止妊娠，需调整用药方案。妊娠期有效且安全的降压药物包括甲基多巴、硝苯地平、拉贝洛尔、地尔硫䓬、可乐定和哌唑嗪，不推荐使用阿替洛尔和利尿剂[11]，应避免使用他汀类药物[12]。首选的降糖药是胰岛素，计划妊娠前可将口服降糖药物更换为胰岛素；应用二甲双胍的妇女如果仍倾向选择该药，可在医师指导下继续使用。推荐计划妊娠前每日至少服用 400μg 叶酸或含叶酸的复合维生素[13]。因 PGDM 可增加子痫前期的发生风险，推荐妊娠12周开始服用阿司匹林(75～162 mg/d)以降低子痫前期的发生风险[14]。

(二) 两份指南的不同点

1. 多学科会诊人群

ADA指南建议所有PGDM的妇女应进行多学科会诊；CMA指南则建议PGDM合并视网膜、肾脏、心血管和周围神经病变者进行多学科会诊。

2. 避孕咨询人群

ADA指南建议从青春期开始，所有育龄期PGDM女性都应接受孕前咨询，在得到有效治疗或HbA1c达标之前，均应进行有效的避孕(长效或可逆的避孕方案)。CMA指南则建议确诊为PGDM、DM前期或有GDM史的妇女应计划妊娠，并行孕前咨询和病情评估，对暂时不适宜妊娠的人群[如增殖性糖尿病视网膜病变未采取激光治疗者，糖尿病肾病合并较严重的肾功能不全者[血清肌酐>265μmol/L，肌酐清除率<50mL/(min·1.73 m^2)]、糖尿病合并心血管疾病者等]提供避孕咨询。

3. 眼底检查

ADA指南建议妊娠早、中、晚期分别对PGDM妇女进行眼底检查，直至产后1年。CMA指南强调PGDM妇女计划妊娠或明确妊娠时应进行一次眼底检查，专科随访。体现两国医疗资源和保健策略稍有差异。

四、生活方式和行为管理

(一) 两份指南的相同点

两份指南均认为70%～85%的GDM妇女可以仅通过改变生活方式来控制血糖达标，诊断后应予医学营养疗法、体能活动和体质量管理治疗。由患者和熟悉GDM管理的营养师共同制定个体化的膳食方案，根据妊娠前BMI和妊娠期体质量增长情况指导每日摄入的总热量，优先选择多样化、血糖生成指数较低、对血糖影响较小的食物。通过运动干预，每周至少5天，每天30 min中等强度的运动(有氧运动及抗阻力运动)，血糖水平可得到改善，胰岛素开始使用时间推迟或剂量需求减少。运动时要警惕低血糖的发生，并做好防范。妊娠期体质量的增长目标根据2009年美国医学研究所的建议个体化设置。

(二) 两份指南的饮食计划不同

ADA指南认为没有确切的研究可以确定GDM女性特定的最佳摄入热量，也未建议其热量需求与普通孕妇应有所不同。饮食计划应以营养评估为基础，并以膳食参考摄入量为指导，建议每日最低限度需摄入175g碳水化合物、71g蛋白质和28g纤维素。CMA指南建议应控制每日总热量摄入，妊娠早期不低于1600kcal/d(1kcal=4.184kJ)，妊娠中晚期1800～2200kcal/d为宜；伴妊娠前肥胖者应适当减少热量摄入，但妊娠早期不低于1600kcal/d，妊娠中晚期应适当增加热量摄入。推荐每日碳水化合物摄入量占总热量的50%～60%为宜[15-17]，蛋白质不应低于70g，饱和脂肪酸不超过总热量的7%，并且推荐每日摄入25～30g膳食纤维。过分限制热量摄入(少于1500kcal/d)可引发酮症，对孕妇和胎儿产生不利影响[18]。每天的餐次安排为3次正餐和2～3次加餐，早、中、晚三餐的热量应分别控制在每日摄入总热量的10%～15%、30%、30%，每次加餐的热量可以占

5%～10%。两份指南中的不同，体现了由于中国饮食以高碳水化合物为主，美国饮食以高糖、高脂为主，管理侧重点不同，且CMA指南更细化和可操作性更强。

五、妊娠期降糖药物治疗

（一）两份指南的相同点

两份指南均建议最佳的血糖控制目标上限值作为需要采取药物治疗的阈值，对于孕产妇和胎儿都有益处。

1. 胰岛素

胰岛素不能透过胎盘，是治疗GDM的一线用药，用药时机为GDM孕妇饮食联合运动管理血糖不达标，或调整饮食后出现饥饿性酮症、增加热量摄入血糖又超过妊娠期控制标准。根据血糖监测的结果个体化选择治疗方案，剂量可依据血糖控制目标，结合孕妇体质量，按照每2～4U胰岛素降低1mmol/L血糖的原则进行调整，警惕低血糖的发生。可以使用的胰岛素剂型包括超短效、短效、中效和长效胰岛素。因妊娠期胰岛素的治疗方案需根据每日生理的胰岛素需求以及妊娠早、中、晚期不同程度的胰岛素抵抗而调节，安全注射管理复杂，建议必要时转诊到可以提供团队保健的专业中心。

2. 口服降糖药

不建议口服降糖药作为治疗GDM的一线用药，因其能穿过胎盘，并且缺乏对后代远期安全性的研究[19]。若孕妇因主客观条件无法使用胰岛素（如拒绝使用、无法安全注射胰岛素或难以负担胰岛素的费用）时，可使用二甲双胍控制血糖。

（二）两份指南的不同点

1. 胰岛素

ADA指南认为每日多次胰岛素注射和持续皮下胰岛素注射都是合理的，未显示妊娠期哪种方式更佳；CMA指南推荐采用基础胰岛素（长效或中效）联合餐前超短效或短效胰岛素的强化治疗方案。妊娠合并T1DM或者少数妊娠合并T2DM且血糖控制不理想的孕妇，可考虑使用胰岛素泵控制血糖。

2. 口服降糖药

ADA指南认为，在独立随机对照试验中发现，格列本脲和二甲双胍仅能使23%和25%～28%的GDM妇女血糖达标，两种药物都可选择，但其对后代远期安全性的研究不足[20]。①磺脲类：可以穿过胎盘，脐带血浆中格列本脲的浓度约为母体水平的50%～70%[13,16]。Meta分析和系统回顾性分析发现，与胰岛素和二甲双胍相比，格列本脲可增加新生儿低血糖、巨大儿和新生儿腹围增大的发生风险[21-22]。②二甲双胍：易通过胎盘，导致脐带血二甲双胍水平与母体水平相近或更高[23]。系统回顾性分析显示，与胰岛素相比，二甲双胍的新生儿低血糖发生风险较低，孕妇体质量增加较少[24-25]。多项随访研究发现，口服二甲双胍的GDM妇女后代的BMI、体质量、腰围身高比和腰围高于注射胰岛素者[26-28]。目前并未发现对于多囊卵巢综合征女性使用二甲双胍治疗促排卵的同时，具备预防自然流产和GDM的优势，建议确认妊娠后应停用[29-31]。由于胎盘功能不全可能导致胎儿生长受限或酸中毒，对于高血压、子痫前期或有胎儿生长受限风险的孕妇，应禁用二甲双胍。

附录2 2022年中国妊娠期高血糖诊治指南与美国糖尿病学会妊娠合并糖尿病诊治指南比较

CMA指南未提及格列本脲在妊娠期的使用指征。仅建议妊娠合并T2DM孕妇和A2型GDM孕妇在增加胰岛素的剂量但降糖效果不明显的情况下需考虑胰岛素抵抗等因素,可以加用二甲双胍,但如果患者为妊娠合并T1DM、肝肾功能不全、心力衰竭、糖尿病酮症酸中毒(diabetic ketoacidosis,DKA)或急性感染时,应禁用二甲双胍。两份指南用药方面细节稍不同,CMA指南口服降糖药中只详细提到二甲双胍的适应证和禁忌证,关于胰岛素的使用方法也更加明确,以达到同质化安全医疗。

六、血糖的监测

两份指南推荐的血糖目标值、血糖监测方法和频率大致相同,但CMA指南妊娠期目标血糖的下限值未提及,且低血糖标准也与ADA指南不同,具体异同分别见表2和表3。另外,两份指南均强调连续血糖监测有助于HbA1c水平达标,降低合并T1DM的GDM孕妇的巨大儿和新生儿低血糖发生风险,但持续动态血糖监测不能代替自我血糖监测以实现最佳的餐前和餐后血糖控制目标。鼓励逐渐规范微创、无创、远程等血糖监测新技术在妊娠期的应用,建议根据疾病的程度和阶段合理选择不同的血糖监测方法和技术。

表2 围生期血糖目标值

指标	PGDM			GDM	
	备孕	妊娠期	产后	妊娠期	产后
FPG/mmol·L^{-1}	3.9～6.1	3.9～5.3① <5.3②	3.9～7.0	<5.3	3.9～7.0
餐后1h血糖/mmol·L^{-1}	—	6.1～7.8① <7.8②	—	<7.8	—
餐后2h血糖/mmol·L^{-1}	—	5.6～6.7① <6.7②	—	<6.7	—
HbA1c水平	6.0%～6.5%	<6%,必要时可放宽至<7%	—	<6%,必要时可放宽至<7%	—

注:①ADA指南的标准;②CMA指南的标准。未标注者为两份指南标准相同。必要时指反复出现低血糖。

表3 围生期血糖监测方法和频率

项目	ADA指南	CMA指南
血糖监测方法	自我监测空腹和餐后血糖,部分PGDM妇女或血糖控制不良妇女需加测餐前血糖①	
血糖监测频率	未详细提及,但强调应避免出现妊娠期低血糖(≤3.9mmol/L)	①A1型GDM至少每周监测1d空腹和三餐后血糖;②A2型GDM至少每2～3d监测三餐前后血糖;③睡前胰岛素应用初期、夜间低血糖发作、增加睡前胰岛素剂量但FPG仍控制不佳的情况下加测夜间血糖,避免夜间血糖<3.3mmol/L
妊娠期HbA1c的监测频率	比妊娠前更频繁地监测HbA1c水平,如每个月监测1次	①用于GDM妇女的首次评估;②A2型GDM孕妇每2～3个月监测1次;③PGDM孕妇分别在妊娠早、中、晚期至少监测1次

注:①两份指南标准相同。

七、母儿并发症

（一）低血糖和酮症

1. 两份指南的相同点

（1）妊娠期要警惕低血糖和酮症酸中毒（DKA）的发生，其常见于 PGDM 妇女，尤其是 T1DM 患者在妊娠早期胰岛素剂量调整不及时以及 GDM 首次添加胰岛素时，发生低血糖的风险均可增加。因妊娠期血糖的内分泌负反馈调节发生改变，常导致低血糖难以察觉，因此指导患者及家属如何预防、识别、治疗低血糖十分必要。

（2）妊娠是一种生酮状态，T1DM 以及少部分 T2DM 妊娠妇女在血糖水平较低的情况下比未妊娠女性更容易发生 DKA。一旦出现不明原因的恶心、呕吐、乏力、头痛甚至昏迷者，要高度警惕 DKA。DKA 易导致胎死宫内。当随机血糖浓度 >11.1mmol/L 时，应及时监测尿酮体和血酮体，出现酮症时应行血气分析以明确诊断。DKA 一旦确诊，应立即启动多学科会诊，采用静脉补液和小剂量胰岛素持续静脉泵入治疗。

2. 两份指南的不同点

ADA 指南中低血糖的标准为血糖浓度 ≤3.9mmol/L（70mg/dL）；CMA 指南认为目前尚缺乏充分的循证医学证据来制定妊娠期低血糖的定义和分类，但一般情况下随机血糖浓度不得低于 3.3mmol/L。

（二）其他并发症

在低血糖和酮体以外的其他并发症方面，两份指南的侧重点不同。ADA 指南指出，T2DM 患者罹患高血压和其他并发症的风险可能与 T1DM 相似或更高；而在妊娠丢失方面，T1DM 患者妊娠早期流产高发，T2DM 患者妊娠晚期流产高发。PGDM 和慢性高血压的孕妇，建议血压控制的目标值为 110～135/85mmHg，以降低孕产妇高血压进展风险和最大限度减少胎儿生长受限的发生。CMA 指南提出，妊娠期高血糖孕妇在产检时应注意以下两个方面：①加强感染监测，注意询问孕妇有无阴道炎症表现，常规筛查阴道分泌物，定期检查尿常规，必要时进行尿培养。②注意胎儿生长发育及安全性的监测。血糖控制不达标的妊娠期高血糖孕妇妊娠早期流产及胎儿畸形的发生风险明显升高，妊娠期间应定期行胎儿超声检查，注意胎儿中枢神经系统和心脏的发育；应进行动态超声监测羊水量，发现羊水过多时应除外胎儿发育异常并增加血糖的监测频率。A1 型 GDM 孕妇应从妊娠 36 周开始做胎心监护；A2 型 GDM 或 PGDM 孕妇的胎心监护应从妊娠 32 周开始，如合并其他高危因素监护孕周可提前。

八、产后管理与产后随访

在产后管理与产后随访方面，两份指南处理意见相同。

1. 产后胰岛素的使用

分娩后胰岛素抵抗程度急剧降低，需要重新评估和调整胰岛素的需求量，通常产后最初几天胰岛素需求量约为分娩前的一半，胰岛素敏感性在接下来的 1～2 周内恢复到妊娠前水平。对于使用胰岛素的妇女，应特别注意在母乳喂养和作息不规律的情况下预防低血糖。

2. 母乳喂养

两份指南均建议产后母乳喂养,因母乳喂养有利于增加婴儿的营养和免疫能力,增加母乳喂养次数以及延长母乳喂养时间均有助于预防 GDM 产妇远期 T2DM 的发生。

3. DM 的筛查

GDM 妇女产后 4~12 周使用 75g OGTT 和临床适用的非妊娠诊断标准筛查 DM 前期或 DM。并强调有 GDM 病史的妇女应至少每 3 年接受一次 DM 或 DM 前期的筛查。应继续进行生活方式干预和(或)使用二甲双胍预防或延缓有 IGT 和 GDM 病史的妇女发展为 DM。在有 GDM 和 IGT 病史的女性中,每 5~6 名妇女接受超过 3 年的 DM 生活方式干预者,仅 1 例需要加用二甲双胍来预防 DM 的发生[32]。

4. 产后避孕

所有育龄期 DM 妇女都应定期检查并制定生育方案和生育间隔时间,以确保有效的避孕措施得到实施和维持。避孕的选择和建议与非 DM 妇女相同,需提醒无论采用何种避孕方法,均有意外妊娠的风险。

九、CMA 指南产科管理建议

CMA 指南在分娩时机、分娩方式、围分娩期的血糖管理和新生儿的处理等方面的产科管理建议如下,而 ADA 指南未涉及该方面,此部分内容主要由美国妇产科医师协会(American College of Obstetricians and Gynecologists,ACOG)制定的指南阐述,CMA 与 ACOG 的建议基本一致。

1. 分娩时机

A1 型 GDM 孕妇经饮食和运动管理后,血糖控制良好者可监测到妊娠 40~41 周终止妊娠;A2 型 GDM 需要胰岛素治疗且血糖控制良好者、PGDM 血糖控制满意且无其他母儿合并症者,推荐在妊娠 39~39^{+6} 周终止妊娠。PGDM 伴血管病变、血糖控制不佳或有不良产史者,终止妊娠时机应个体化处理。

2. 分娩方式

DM 本身不是行剖宫产术分娩的指征,应根据母儿状况决定分娩方式。DM 伴严重微血管病变或其他产科手术指征时可行择期剖宫产术分娩,血糖控制不佳且超声检查估计胎儿体质量≥4000g 者或既往有死胎、死产史者,可适当放宽剖宫产指征。

3. 围分娩期的血糖管理

注意保证每天供给足够热量,以满足基础代谢需要和应激状态下的能量消耗,非正常进食者需补充葡萄糖。择期手术者术前 1 天睡前正常使用中效或长效胰岛素,手术日停用早餐前的胰岛素,手术前后、产程中和产后非正常饮食期间停用皮下注射胰岛素,改用胰岛素静脉滴注,每 1~2h 必须测定血糖水平,根据血糖水平维持小剂量胰岛素静脉滴注,避免出现高血糖或低血糖。

4. 新生儿的处理

DM 孕妇分娩的新生儿是发生低血糖的高危儿,分娩后应立即提供常规新生儿护理,并注意低血糖症状,定期监测新生儿血糖,监测时间为初次喂养后(出生后 1.5h 内)以及出生后 24h 内每 3~6h 检测 1 次喂养前血糖,有低血糖症状的新生儿需随时监测血糖。新生儿血糖监测目标值:出生后 4h 内血糖浓度≥2.2mmol/L,24h 内血糖浓度≥2.6mmol/L。

如存在低血糖症状同时血糖水平低于目标值，及时转诊儿科治疗。

十、指南推荐总结

（一）ADA 指南推荐

A 级：①从青春期开始，所有 DM 育龄期女性都应接受孕前咨询。②DM 女性计划妊娠，在得到有效治疗或 HbA1c 达标之前，均应进行有效的避孕。③孕前咨询应强调将血糖控制在正常范围内，最好是 HbA1c 水平＜6.5%，以减少子代先天性畸形、子痫前期、巨大儿和其他并发症的发生风险。④GDM 的治疗主要通过生活方式的改变，如血糖仍不达标，则应增加药物治疗。⑤胰岛素是治疗 GDM 的一线用药。二甲双胍和格列本脲因可透过胎盘且缺乏长期安全性数据，不应作为一线用药。⑥二甲双胍用于治疗多囊卵巢综合征和诱导排卵时，确定妊娠后应停用。⑦DM 和慢性高血压的孕妇，建议血压控制目标值为 110～135/85mmHg，以降低孕产妇高血压进展风险。⑧有 GDM 病史且处于 IGT 的女性，应接受强化的生活方式干预和（或）二甲双胍预防 DM。

B 级：①T1DM 或 T2DM 的妇女计划妊娠前应进行多学科会诊。未使用有效避孕措施且有性生活的育龄期女性应避免使用且在妊娠后停止使用存在潜在危害的药物（如血管紧张素转化酶抑制剂、血管紧张素受体阻滞剂、他汀类药物）。②T1DM 或 T2DM 的妇女计划妊娠或确认妊娠时，应咨询并评估可能会发生或加重 DM 视网膜病变的风险。③建议对妊娠合并糖尿病妇女自我监测空腹和餐后血糖，血糖目标值为 FPG＜5.3mmol/L（95mg/dL）和餐后 1h 血糖浓度＜7.8mmol/L（140mg/dL）或餐后 2h 血糖浓度＜6.7mmol/L（120mg/dL）。部分 PGDM 妇女需监测餐前血糖。④由于妊娠期红细胞更新加快，正常妊娠期妇女的 HbA1c 水平比非妊娠期妇女略低。若可保障无低血糖的发生，妊娠期 HbA1c 水平理想的目标值为＜6%，若需预防低血糖，可放宽至＜7%。⑤除监测餐前和餐后血糖外，持续性血糖监测有助于患者 HbA1c 水平达标。⑥对有 GDM 史的产妇，在产后 4～12 周行 75g OGTT 筛查 DM 前期和 DM，诊断标准参照非妊娠人群。⑦有 GDM 病史的妇女，应每 1～3 年筛查 T2DM 或 IGT。

（二）CMA 指南推荐

A 级：①推荐妊娠 24～28 周行 75g OGTT 检查作为 GDM 的诊断方法。②确诊为 DM、DM 前期或有 GDM 史的妇女，应计划妊娠，并行孕前咨询和病情评估。③保证维生素和矿物质的摄入，预防出生缺陷。④在妊娠前和妊娠期间，应进行规律运动，规律有效的运动可明显降低妊娠妇女尤其是超重和肥胖者的 GDM 发生风险、提高 GDM 的血糖达标率，减少母儿不良结局的发生。⑤孕妇因拒绝使用或无法安全注射胰岛素，且无二甲双胍应用禁忌证时，可考虑选择二甲双胍作为替代治疗药物。⑥产后随访时发现有 DM 前期的妇女，应进行生活方式干预和（或）使用二甲双胍，以预防 DM 的发生。

B 级：①推荐对所有首次产前检查的孕妇进行 FPG 检测。②有 DM 高危因素的孕妇应加强健康宣教和生活方式的管理。③建议妊娠早期 FPG 在 5.1～5.6mmol/L 范围内的孕妇在妊娠 24～28 周直接行 OGTT 检查。也可以复查 FPG，FPG≥5.1mmol/L 可诊断为 GDM，FPG＜5.1mmol/L 时则行 75g OGTT 检查。④对 DM、DM 前期的妇女提供个体化的医学营养治疗指导、生活方式管理以及健康知识宣教。⑤推荐 DM 妇女妊娠前应尽量将 HbA1c 控制在6.5%以内,以降低胎儿先天性畸形的发生风险。⑥二甲双胍可以通过胎盘进入胎儿体内,但目前尚未发现二甲双胍对子代有明确的不良作用。二甲双胍禁用于妊娠合并T1DM、肝肾功能不全、心力衰竭、DKA和急性感染等的孕妇。⑦建议妊娠期高血糖孕妇使用微量血糖仪自行监测空腹和餐后血糖水平;PGDM合并妊娠、使用胰岛素泵或注射基础胰岛素的孕妇还应监测餐前血糖水平。⑧妊娠期高血糖孕妇要高度警惕DKA的发生。DKA一经确诊,应启动多学科会诊,静脉补液和小剂量胰岛素持续静脉泵入治疗。⑨DM本身不是行剖宫产术分娩的指征,分娩方式的选择应根据母儿状况决定。妊娠期血糖控制不佳且超声检查估计胎儿体质量≥4000g者或既往有死胎、死产史者,可适当放宽剖宫产指征。

总之,两份指南的更新,体现ADA和CMA引领学科发展及同质化医疗的作用巨大。ADA指南适用于所有DM人群的规范护理、整体治疗目标和指导方针制定,CMA指南适用于妊娠期高血糖的规范管理,并从妊娠期高血糖的分类及诊断标准,孕前咨询、病情评估及孕前保健,妊娠期营养管理与指导,运动指导与管理,降糖药物治疗,孕妇糖脂代谢等指标的监测,母儿并发症,围生期处理,产后管理与随访,GDM的预防等十个方面,详细阐述全生命周期理念对妊娠期高血糖的管理,方法也更加具体明确,便于各级医疗单位落地执行。ADA指南和CMA指南的异同,还体现了妊娠期高血糖具有区域人群的特点,以及卫生经济学对妊娠人群疾病诊治的影响,ADA和CMA都在与时俱进,探讨适合国情的最佳方案。

【参考文献】

[1] FEIG D S, HWEE J, SHAH B R, et al. Trends in incidence of diabetes in pregnancy and serious perinatal outcomes: a large, population-based study in Ontario, Canada, 1996-2010[J]. Diabetes Care, 2014, 37(6): 1590-1596.

[2] PENG T Y, EHRLICH S F, CRITES Y, et al. Trends and racial and ethnic disparities in the prevalence of pregestational type 1 and type 2 diabetes in Northern California: 1996-2014. Am J Obstet Gynecol. 2017, 216(2): e1-e8.

[3] JOVANOVIČ L, LIANG Y, WENG W, et al. Trends in the incidence of diabetes, its clinical sequelae, and associated costs in pregnancy[J]. Diabetes Metab Res Rev, 2015, 31(7): 707-716.

[4] American Diabetes Association. Management of diabetes in pregnancy: standards of medical care in diabetes-2022[J]. Diabetes Care, 2022, 45(Suppl 1): S232-S243.

[5] 中华医学会妇产科学分会产科学组,中华医学会围产医学分会,中国妇幼保健协会妊娠合并糖尿病专业委员会. 妊娠期高血糖诊治指南(2022)[第一部分][J]. 中华妇产科杂志, 2022, 57(1): 3-12.

[6] 中华医学会妇产科学分会产科学组,中华医学会围产医学分会,中国妇幼保健协会妊娠合并糖尿病专业委员会. 妊娠期高血糖诊治指南(2022)[第二部分][J]. 中华妇产科杂志, 2022, 57(2): 81-90.

[7] CARPENTER M W, COUSTAN D R. Criteria for screening tests for gestational diabetes[J]. Am J Obstet Gynecol, 1982, 144(7): 768-73.

[8] WEI Y, ZHANG Q, JUAN J, et al. Is it suitable for DM diagnosis using an abnormal two-hour glucose value only after 24th gestational weeks in China[J]. J Matern Fetal Neonatal Med, 2022, 35(6): 1075-1080.

[9] ZHU W W, FAN L, YANG H X, et al. Fasting plasma glucose at 24-28 weeks to screen for gestational

diabetes mellitus: new evidence from China[J]. Diabetes Care, 2013, 36(7): 2038-2040.

[10] LUDVIGSSON J F, NEOVIUS M, SÖDERLING J, et al. Maternal glycemic control in type 1 diabetes and the risk for preterm birth: a population-based cohort study[J]. Ann Intern Med, 2019(10): 691-701.

[11] American College of Obstetricians and Gynecologists' Committee on Practice Bulletins—Obstetrics. ACOG practice bulletin No. 203: chronic hypertension in pregnancy[J]. Obstet Gynecol, 2019, 133(1): e26-e50.

[12] CHANG J C, CHEN Y J, CHEN I C, et al. Perinatal outcomes after statin exposure during pregnancy[J]. JAMA Netw Open, 2021, 4(12): e2141321.

[13] KOLETZKO B, GODFREY K M, POSTON L, et al. Nutrition during pregnancy, lactation and early childhood and its implications for maternal and long-term child health: the early nutrition project recommendations[J]. Ann Nutr Metab, 2019, 74(2): 93-106.

[14] MAGEE L A, BROWN M A, HALL D R, et al. The 2021 international society for the study of hypertension in pregnancy classification, diagnosis & management recommendations for international practice[J]. Pregnancy Hypertens, 2022, 27: 148-169.

[15] DUARTE-GARDEA M O, GONZALES-PACHECO D M, READER D M, et al. Academy of nutrition and dietetics gestational diabetes evidence-based nutrition practice guideline[J]. J Acad Nutr Diet, 2018, 118(9): 1719-1742.

[16] TSAKIRIDIS I, KASAPIDOU E, DAGKLIS T, et al. Nutrition in pregnancy: a comparative review of major guidelines[J]. Obstet Gynecol Surv, 2020, 75(11): 692-702.

[17] Diabetes Canada Clinical Practice Guidelines Expert Committee, FEIG D S, BERGER H, et al. Diabetes and pregnancy[J]. Can J Diabetes, 2018, 42(Suppl 1): S255-S282.

[18] American Diabetes Association. Management of diabetes in pregnancy: standards of medical care in diabetes-2020[J]. Diabetes Care, 2020, 43(Suppl 1): S183-S192.

[19] ACOG. ACOG practice bulletin No. 190: gestational diabetes mellitus[J]. Obstet Gynecol, 2018, 131(2): e49-e64.

[20] MALEK R, DAVIS S N. Pharmacokinetics, efficacy and safety of glyburide for treatment of gestational diabetes mellitus[J]. Expert Opin Drug Metab Toxicol, 2016, 12(6): 691-699.

[21] BALSELLS M, GARCÍA-PATTERSON A, SOLÀ I, et al. Glibenclamide, metformin, and insulin for the treatment of gestational diabetes: a systematic review and meta-analysis[J]. BMJ, 2015, 21(350): 102.

[22] GUO L, MA J, TANG J, et al. Comparative efficacy and safety of metformin, glyburide, and insulin in treating gestational diabetes mellitus: a meta-analysis[J]. J Diabetes Res, 2019, 4: 9804708.

[23] ABDULJALIL K, PANSARI A, NING J, et al. Prediction of maternal and fetal acyclovir, emtricitabine, lamivudine, and metformin concentrations during pregnancy using a physiologically based pharmacokinetic modeling approach[J]. Clin Pharmacokinet, 2022, 61(5): 725-748.

[24] NACHUM Z, ZAFRAN N, SALIM R, et al. Glyburide versus metformin and their combination for the treatment of gestational diabetes mellitus: a randomized controlled study[J]. Diabetes Care, 2017, 40(3): 332-337.

[25] WANG X, LIU W, CHEN H, et al. Comparison of insulin, metformin, and glyburide on perinatal complications of gestational diabetes mellitus: a systematic review and meta-analysis[J]. Gynecol Obstet Invest, 2021, 86(3): 218-230.

[26] ROWAN J A, RUSH E C, PLANK L D, et al. Metformin in gestational diabetes: the offspring follow-up (MiG TOFU): body composition and metabolic outcomes at 7-9 years of age. BMJ Open Diabetes Res Care, 2018, 6(1): e000456.

[27] HANEM L G E, STRIDSKLEV S, JúLíUSSON P B, et al. Metformin use in pcos pregnancies increases the risk of offspring overweight at 4 years of age: follow-up of two rcts[J]. J Clin Endocrinol Metab, 2018, 103(4): 1612-1621.

[28] TARRY-ADKINS J L, AIKEN C E, OZANNE S E. Neonatal, infant, and childhood growth following metformin versus insulin treatment for gestational diabetes: a systematic review and meta-analysis[J]. PLoS Med, 2019, 16(8): e1002848.

[29] Practice Committee of the American Society for Reproductive Medicine. Practice committee of the American society for reproductive medicine. Role of metformin for ovulation induction in infertile patients with polycystic ovary syndrome (PCOS): a guideline[J]. Fertil Steril, 2017, 108(3): 426-441.

[30] RAPERPORT C, CHRONOPOULOU E, HOMBURG R. Effects of metformin treatment on pregnancy outcomes in patients with polycystic ovary syndrome[J]. Expert Rev Endocrinol Metab, 2021, 16(2): 37-47.

[31] 陈佳,李映桃,王振宇,等.2018年美国妇产科学会与2019年美国糖尿病学会妊娠期糖尿病指南比较[J]. 国际妇产科学杂志, 2019, 46(3): 336-341.

[32] RATNER R E, CHRISTOPHI C A, METZGER B E, et al. Prevention of diabetes in women with a history of gestational diabetes: effects of metformin and lifestyle interventions[J]. J Clin Endocrinol Metab, 2008, 93(12): 4774-4779.